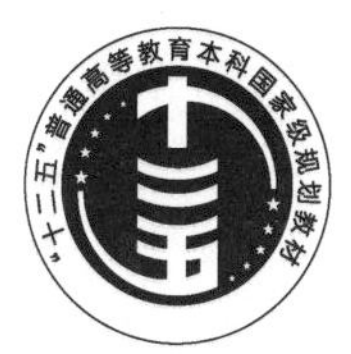

“十二五”普通高等教育本科国家级规划教材
普通高等教育案例版系列教材

案例版

供临床、预防、基础、口腔、麻醉、影像、药学、检验、护理、法医等专业使用

病理生理学

第3版

主　编　石增立　王万铁

副主编　郭军堂　周新文　王淑秋　石　磊　邓峰美　周艳芳

编　委（以姓氏笔画为序）

王万铁（温州医科大学）　王淑秋（佳木斯大学基础医学院）
韦　星（南华大学衡阳医学院）　邓峰美（成都医学院）
石　磊（滨州医学院）　石增立（潍坊医学院 滨州医学院）
刘　巍（滨州医学院）　许益笑（温州医科大学）
李　凡（昆明医科大学）　李淑莲（河南大学基础医学院）
李新芝（石河子大学医学院）　张根葆（皖南医学院）
林　岷（福建医科大学）　周艳芳（广东医科大学）
周新文（华中科技大学同济医学院）　赵成海（中国医科大学）
姚素艳（锦州医科大学）　郭军堂（潍坊医学院）
康艳平（锦州医科大学）

编写秘书　楼国强（温州医科大学）
许益笑（兼）

科学出版社
北　京

郑 重 声 明

为顺应教学改革潮流和改进现有的教学模式，适应目前高等医学院校的教育现状，提高医学教育质量，培养具有创新精神和创新能力的医学人才，科学出版社在充分调研的基础上，首创案例与教学内容相结合的编写形式，组织编写了案例版系列教材。案例教学在医学教育中，是培养高素质、创新型和实用型医学人才的有效途径。

图书在版编目（CIP）数据

病理生理学 / 石增立，王万铁主编．—3 版．—北京：科学出版社，2020.1

“十二五”普通高等教育本科国家级规划教材

ISBN 978-7-03-063798-7

Ⅰ．①病… Ⅱ．①石… ②王… Ⅲ．①病理生理学－医学院校－教材 Ⅳ．① R363

中国版本图书馆 CIP 数据核字（2019）第 280618 号

责任编辑：李国红　王锞韫 / 责任校对：郭瑞芝

责任印制：霍　兵 / 封面设计：范　唯

科学出版社 出版

北京东黄城根北街 16 号

邮政编码：100717

http://www.sciencep.com

天津市新科印刷有限公司印刷

科学出版社发行　各地新华书店经销

*

2006 年 8 月第　一　版　开本：850×1168　1/16

2020 年 1 月第　三　版　印张：18

2024 年 3 月第三十二次印刷　字数：589 000

定价：69.80 元

（如有印装质量问题，我社负责调换）

前　　言

根据教育部“国家中长期教育改革和发展规划纲要”提出的深化教育教学改革的要求，为适应医学教育课程体系与教学内容改革的需要，结合病理生理学的学科特点，借鉴国外以问题为中心的教学模式，本教材在现有教学体系及核心内容的基础上，增加了临床案例，并对案例进行标准化处理，以案例涉及内容为主线，将其融入理论授课之中，以期提高学生的学习兴趣和求知欲望，达到启发学生的创造性思维的目的。

第 3 版教材的编写是在充分总结和汲取第 2 版教材使用、编写经验的基础上，除了继续保持教材的科学性和先进性，内容简练、实用、易懂，案例紧扣理论主题等特色外，还采用双色印刷，以提升教材的质量和可读性，使知识点更加明确，旨在突出以学生为中心的教育理念。另外，本教材在第 2 版的基础上对部分内容作了适当的调整。例如，为了适应疾病谱的改变，合并了“细胞增殖分化异常与疾病”“细胞凋亡与疾病”二章为“细胞增殖和凋亡异常与疾病”一章；增加了临床常见的“糖代谢紊乱”“脂代谢紊乱”和“多器官功能障碍综合征”三章内容；在“水、电解质代谢紊乱”中增加了“铁代谢紊乱”和“锌代谢紊乱”二节内容；在“肝功能不全”中增加了“肝性黄疸”一节内容。

本教材以临床医学类专业为主，兼顾预防医学、基础医学、口腔医学、药学、医学检验、护理学、法医学、康复医学、中医学等专业及专升本学生的要求。同时可满足以下层次的需求：①教育部规定的教学大纲；②执业医师资格考试；③硕士研究生入学考试准备。同时，适合国家各类以案例命题的考核方向，力求面向临床、服务临床。

本教材参编人员来自全国 15 所医学院校本科教学一线的教授、专家，诸位编者具有案例式教学的实践经验，许多案例内容是他们多年教学经验的积累。编写过程中，尽管诸位编者竭尽所能，但由于病理生理学内容进展更新速度快、国内缺乏案例版教材相关参考资料，以及编者水平所限，不当之处在所难免，敬请各位同仁及读者不吝赐教，提出批评、建议，以便下一版教材的质量进一步提高。

石增立　王万铁

2019 年 6 月

目　　录

第一章 绪　　论

学习目标

掌握：病理生理学的基本概念、性质和教学内容。

熟悉：病理生理学的课程特点和学习方法。

了解：病理生理学的发展简史和未来趋势。

第一节　病理生理学的任务与性质

一、任　　务

病理生理学（pathophysiology）是研究疾病发生、发展过程中功能和代谢改变的规律及其机制的学科。在医学教学中，是一门医学基础理论主干课程。它的主要任务是以患病机体为对象，研究整个疾病过程中机体的功能、代谢的动态变化及其发生机制，从而揭示疾病发生、发展和转归的规律，阐明疾病的本质，为疾病的防治提供理论和实验依据。

疾病的发生机制十分复杂，必须通过不断的深入研究才能得以阐明。例如，右心衰竭的患者为什么会出现颈静脉怒张、口唇发绀、静脉压升高、肝大、腹水、双下肢水肿，X 线胸片显示右心扩大等表现（症状和体征）？肝硬化的患者为什么早期会出现表情淡漠、反应迟钝，随后出现扑翼样震颤，接着出现烦躁不安，治疗不及时几天之后患者会出现昏迷等？这些问题的回答都涉及病理生理学研究的范畴。

二、性　　质

病理生理学是一门综合性学科，不仅具有本学科的特征和体系，而且与基础医学多个学科密切相关。要深入了解疾病过程中机体的功能、代谢变化及发生发展的机制，需要具有人体生理学和生物化学等学科的坚实基础。患病机体表现出的各种变化又与人体解剖学、病理学、免疫学、微生物学等多门基础医学密切相关。熟悉和掌握好上述相关学科的基本理论和方法，是医学生学好病理生理学的重要条件。

病理生理学又是一门联系基础医学与临床医学的“桥梁学科”。通过学习病理生理学，使学生将已学习掌握的基础医学知识融会贯通，并运用到对患病机体生命活动规律的认识中，熟悉疾病或一些特定病理过程的发生发展规律及其内在调控机制，可为学好后期临床医学课程和临床实践奠定坚实的基础。

临床医务工作者在医疗实践中同样需要用病理生理学的知识来分析疾病的症状、体征及实验室检测指标的变化，从而指导和改进对疾病的诊疗。

第二节　病理生理学的主要内容和学习方法

病理生理学的理论知识和研究对象涉及临床所有疾病。根据医学课程的分工，病理生理学的主要教学内容是在多种系统或器官疾病进程中带共性的功能、代谢改变规律及其内在调节机制，而针对一些具体疾病独特的病理生理学问题将在临床相关学科讲授。

一、理论课主要教学内容

病理生理学理论课教学主要包括以下三部分：

1. 总论　包括绪论和疾病概论，主要介绍病理生理学课程和学科发展的基本情况，讨论疾病的相关概念，疾病发生、发展的原因、规律、基本调节机制和转归，为我们正确理解和掌握具体疾病的特殊规律打基础。

2. 基本病理过程　基本病理过程（fundamental pathological process）又称病理过程，是指可在多种器官或系统疾病中出现的共同的、成套的功能和代谢变化，例如水、电解质代谢紊乱，酸碱平衡紊乱，糖、脂代谢紊乱，缺氧，发热，炎症，应激，缺血－再灌注损伤，弥散性血管内凝血，休克，

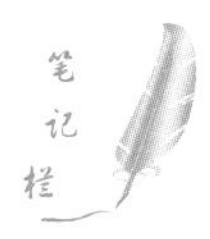

细胞增殖与凋亡障碍等。基本病理过程不是一个独立的疾病，而是疾病的重要组成部分，其原因也是非特异性的。一个基本病理过程可存在于许多疾病过程中，一种疾病过程中又可以先后或同时出现多个基本病理过程（表 1-1）。因此，深入了解基本病理过程的发生机制，对进一步认识疾病的本质有很大帮助。

表 1-1 基本病理过程与几种常见疾病的关系

疾病	基本病理过程
肺炎	发热、炎症、缺氧、酸碱平衡紊乱、休克
痢疾	发热、炎症、水电、酸碱平衡紊乱、休克
流脑	发热、炎症、休克、DIC

3. 各系统器官病理生理学 又称病理生理学各论，主要讨论机体重要的同一器官、系统的不同疾病中出现的共同的病理生理变化及其机制。如心血管系统疾病时的心功能不全、呼吸系统疾病时的呼吸功能不全、严重肝病时的肝功能不全、泌尿系统疾病时的肾功能不全和脑功能不全以及多系统器官功能不全。

二、实验课程的特点

虽然病理生理学是一门理论性学科，但它的理论来源于实验研究，因此它又是一门实验性较强的学科。为此，在病理生理学的教学中除理论课以外，还安排了相应的实验课程，其目的在于通过实验设计、具体操作、观察以及对实验结果的分析，验证理论课学习的知识，加深对理论课的理解和记忆，提高学生的实践技能，培养学生独立思考、提出科学问题以及分析综合和解决问题的能力。

作为一门与疾病密切联系的课程，病理生理学实验课大量涉及人类疾病模型的复制。常用的疾病模型包括整体动物、离体器官或组织和离体细胞，三种研究模型各具特点，在疾病研究中应根据具体需要灵活运用（参见第二章）。

三、学习方法

病理生理学是一门理论性和逻辑性很强的课程，因此，在学习过程中要特别注重学习方法。

（一）掌握重点内容

在病理生理学课程的所有章节中，重点内容包括相关概念、病因和发病机制、机体的功能和代谢改变以及防治的病理生理基础。在学习过程中，对这些内容要不断总结和梳理。

（二）体会课程的特点

病理生理学的教学内容中处处充满着辩证法，如矛盾的对立与统一（损伤与抗损伤）、矛盾的转化（因果交替）、局部与整体相互关联等，因此，在病理生理学的教与学中要充分运用辩证的思维和方法，正确认识疾病发生发展过程中共性与个性、变化与发展的关系，在理解的基础上加强记忆。

由于不同病理过程的高度复杂性以及研究时间、空间、研究对象和研究手段的差异性，同一致病因素所引起的结果可能完全不同。所以，在学习中要善于追根求源，融会贯通。虽然在教材编写中尽量采用已经被公认的理论，然而，由于科学技术的不断发展，即使是由权威人士提出、被大多数人接受的理论也有错误的可能。因此，在学习中要敢于质疑和批判，更要善于提出自己的观点并加以验证，从而不断完善对疾病的认识，改进诊疗方案。

（三）追踪相关领域的最新进展

20 世纪末以来，生命科学的快速发展大大促进了对疾病的认识。例如随着人类基因组计划（human genome project，HGP）的完成，表观遗传学（epigenetic）、功能基因组学（functional genomics）、蛋白质组学（proteomics）、代谢组学（metabolomics）的研究成果已经极大地促进了人类对各种疾病发病机制和诊治效果的认识。有意识地追踪相关领域的最新进展，并与书本知识联系起来加以理解和应用，值得特别关注和努力。

（四）重视实验课

病理生理学实验课可以验证理论课中所学的相关理论，巩固基本理论知识。利用多学科融合的功能实验平台，通过设置综合性实验和设计性实验，可有效激发学生的学习兴趣和主观能动性，培养学生的基本科研思维、实验技能和综合分析能力，增强学生的团队合作精神和积极性。

（五）重视临床实践和社会调查

病理生理学以患者为研究对象，研究的是患病机体的功能代谢变化。因此，早期接触临床患者，对相关疾病有一个感性认识，可提高学习兴趣和学习效率。

作为医学生，在学习过程中要多做社会调查，注重理论与实践的结合，促进学以致用。

笔记栏

第三节　病理生理学的发展简史和未来趋势

一、发展简史

病理生理学是伴随着人类对疾病本质认识的不断深入而形成的一门年轻的学科，是为了从本质上回答医学实践中所提出的问题而逐渐发展起来的。因此病理生理学能够成为一门独立的学科是有其历史前提和条件的。

19 世纪法国生理学家 Claude Bernard（1813—1878）首先倡导以研究活体疾病为主要对象的实验病理学。之后，人们渐渐认识到，仅仅用临床观察和尸体解剖的方法无法对疾病有全面、深刻的认识。于是便开始在动物身上复制人类疾病的模型，并用科学实验的手段来研究疾病发生的原因和条件以及疾病过程中功能、代谢的动态变化，这就形成了病理生理学的前身——实验病理学（experimental pathology）。病理生理学作为一门新兴的学科，由于其源于实践，一经诞生就显示了其旺盛的生命力，它不停地揭示着疾病时各种临床表现和体内变化的内在联系，从而使人们对疾病本质的认识不断提高到新的理论阶段。

病理生理学在教学上作为一门独立的学科和有相应的教学研究机构最早出现在 1879 年俄国的喀山大学，后来在德国、苏联、东欧及西方一些国家开始讲授病理生理学或设立病理生理学教研室。20 世纪 50 年代，我国有学者将苏联的病理生理学教科书翻译成中文并介绍到我国。1954 年，国家卫生部聘请了苏联的病理生理学专家，开办全国性病理生理学师资进修班，在全国 31 所医学院调集教师进行培训。1956 年，全国省以上的医学院校相继成立了病理生理学教研室，并开始讲授病理生理学和进行病理生理学方面的科学研究。在此基础 上，1961 年召开了第一次全国病理生理学术讨论会，并成立了中国生理科学会病理生理专业委员会筹委会。1963 年举办第二届全国学术会议，大大推动了学科的发展。1980 年成立了中国生理科学会病理生理学会。1985 年 3 月中国科协批准正式成立国家一级学会——中国病理生理学会（Chinese Association of Pathophysiology，CAP）。此后相继成立了肿瘤、心血管疾病等十余个专业委员会。作为创办国之一，1991 年中国病理生理学会成为国际病理生理学会成员，与国际病理生理界的学术交流日益增多。1984 年创办了《病理生理学报》，1986 年改为《中国病理生理杂志》，它在推动病理生理学术交流方面做出了重要贡献。2010 年建立病理生理学网站。经过几代病理生理学工作者数十年的辛勤劳动，病理生理学科在教学、科研、人才培养、学科及学会、杂志和网站建设等方面均取得了丰硕的成果，为我国医学科学的发展做出了贡献。

二、未来趋势

随着生物医学模式已向生物－心理－社会医学模式转变，对于生命现象的本质、疾病与社会的关系、疾病时的身心变化、人与社会间的协调等问题日趋受到关注。近年来，人们对循证医学（evidence based medicine，EBM）给予了充分的重视。所谓循证医学主要是指一切医学研究与决策均应以可靠的科学成果为依据。循证医学是以证据为基础、实践为核心的科学。病理生理学的研究同样必须遵循这一原则，运用各种研究手段，获取、分析和综合来自社会群体和个体水平、器官系统水平、细胞和分子水平上的研究结果，为探讨疾病的发生发展规律、发病机制与治疗提供理论依据。此外，随着个体化医疗和大数据时代的来临以及转化医学的兴起，对病理生理学的教学和科研也提出了新要求。

知识链接 1-1　　循证医学

循证医学的核心思想是：任何医疗决策都应建立在新近最佳科学证据的基础之上，使之达到科学化。循证医学与传统临床医学最重要的区别在于它所应用的临床实践证据，都是采用科学的标准进行了严格的分析与评价，从而被确认为真实的、有临床重要意义的、并适用于临床实践的、当代最佳的科学证据，而且随着科学的进步，证据亦不断地更新，永居前沿。高素质的医生、最佳的临床证据、临床流行病学的基本方法及患者的参与是循证医学的基础。循证医学的目的在于不断地提高临床医疗质量和医学人才的素质并促进临床医学的发展，从而有效地为患者服务并保障人民的健康。此外，它还充分体现了以人为本的原则，使患者在接受临床诊治过程中，体现其自身的价值取向和愿望，构建良好的医患关系，从而使循证医学的科学决策得以实现，并可望获得最佳的结局。

笔记栏

小　结

病理生理学是研究疾病发生、发展过程中功能和代谢改变的规律及其机制的学科，主要任务是揭示疾病发生、发展和转归的规律，阐明疾病的本质，为疾病的防治提供理论和实验依据。它是一门联系基础医学与临床医学的“桥梁学科”。病理生理学的内容主要包括总论、基本病理过程和各系统器官病理生理学。病理生理学是一门理论性和逻辑性很强的课程，因此，在学习过程中要体会本课程特点，特别注重学习方法。随着个体化医疗和大数据时代的来临以及转化医学的兴起，病理生理学也将不断深化教学内容改革和学科优势，为培养高素质、高层次的医学人才做出新的贡献。

复习思考题

1. 简述病理生理学在医学课程中的地位。
2. 病理生理学的主要任务有哪些？
3. 病理生理学的基本内容有哪些？
4. 什么是基本病理过程？试举例说明。

（石增立　徐　芳）

主要参考文献

陈主初，2001. 病理生理学 . 北京：人民卫生出版社 .

王建枝，钱睿哲，2018. 病理生理学. 9 版 . 北京：人民卫生出版社 .

吴立玲，2003. 病理生理学 . 北京：北京大学医学出版社 .

Guyton AC，Holl JE，2002. Medical physiology.10th ed.Philadelphia：Saunders Co.

Mcphee SJ，Lingappa VR，Ganong WF，et al，2000. Pathophysiology of disease：an introduction to clinical medicine.New York：McGraw-Hill.

Poith CM，Kunert MP，2002.Pathophysiology：concepts of altered health states.6th ed.Philadelphia：Lippincott & Wilkins.

笔记栏

第二章 疾病概论

学习目标

掌握：疾病、病因、诱因、完全康复、不完全康复、死亡、脑死亡的概念。

熟悉：疾病发生发展的一般规律，疾病发生发展的基本机制；判断脑死亡的标准。

了解：确定脑死亡的意义；临终关怀、安乐死的概念。

案例 2-1

张某某，男性，35岁，工作勤奋，经常加班，甚至到深夜，久而久之，他逐渐感觉周身疲乏无力，肌肉关节酸痛，食欲不振，到医院做了全面检查之后，未发现阳性体征和检验结果。

问题：

1. 请问张某某的身体状况处于何种状态？
2. 张某某是否需要治疗？
3. 为什么需要治疗？

案例 2-2

某作业工人在电力操作中不慎触电，约10分钟后被人发现，立即给予人工呼吸、胸外按压等紧急抢救措施，15分钟后心跳和自主呼吸均未恢复，对外界刺激不发生任何反应，并出现瞳孔散大，对光反射消失。

问题：

1. 该工人是否已生物学死亡？
2. 若确诊生物学死亡尚需做哪些进一步检查？
3. 请详细说明理由。

第一节 疾病及相关概念

一、健康的概念

长期以来，人们常常认为不生病就是健康（health），但实际上此种观点是不全面的。目前世界卫生组织（World Health Organization，WHO）提出：健康不仅是没有疾病或病痛，而且是躯体上、精神上和社会上处于完好状态，包括躯体健康、心理健康、社会健康、道德健康等。因此，一个健康的人应该具有强壮的体魄、健全的精神状态、高尚的道德修养和良好的社会适应能力。例如，有的人并无器质性病变，也没有精神疾病，但性格古怪或孤僻，心理状态很不稳定，以道德为本，不能视为健康。吸烟、酗酒等不良生活方式及与家庭、邻里、同事不和睦等不完善的社会关系，也是社会上不健康的表现。心理和社会上的不良状态为躯体疾病的发生埋下了隐患。

二、疾病的概念

疾病（disease）是机体在一定病因损害性作用下，因机体自稳（homeostasis）调节紊乱而发生的异常生命活动过程。疾病过程中病因与机体相互作用，在一定条件下体内可产生各种复杂的功能、代谢和形态结构的异常变化，而这些变化又可使机体各器官系统之间、机体与外环境之间的协调关系发生障碍，从而引起各种症状、体征。此时，机体对环境适应能力降低、工作和劳动能力减弱或丧失，甚至危及生命。

症状（symptom）是患者自我的感觉，如疼痛、恶心等；体征（sign）是对患者进行体格检查所获得的客观征象，如黄疸、肝大、心杂音等；疾病所呈现的功能代谢变化，以感觉的症状和客观征象的体征为临床表现，此称为综合征（syndrome）。病理过程（pathological process）是指存在于不同疾病中共同的功能、代谢及形态结构的异常表现。同一种病理过程可存在于不同疾病中，例如阑尾炎、肺炎以及所有其他炎性疾病都有炎症这个病理过程，包括变质、渗出和增生等基本病理变化。

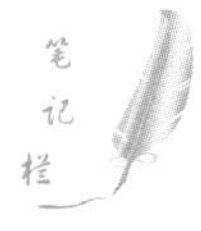

一种疾病也可以包含几种病理过程，如肺炎链球菌性肺炎时有炎症、发热、缺氧甚至休克等病理过程。详见表 2-1。

表 2-1 病理过程与疾病的关系

疾病	原因	部位	病理过程
肺炎	肺炎链球菌	肺	发热、炎症、缺氧、休克、酸碱平衡紊乱等
痢疾	痢疾杆菌	肠	发热、炎症、酸碱平衡紊乱、休克等
流脑	脑膜炎双球菌	脑膜	发热、炎症、DIC、休克等

三、亚健康的概念

20 世纪 80 年代，苏联学者布赫曼提出了亚健康（sub-health）的概念。亚健康是指机体在内、外环境刺激下引起心理、生理上的异常变化，但未达到明显病理性的程度，介于健康与疾病之间的生理功能、代谢低下的状态，又称“灰色状态”或“前临床状态”。在日益发展的社会，随着科技的不断进步，经济浪潮日益增进，人们的生活节奏加快、竞争加剧、压力增大，使影响人体健康的因素发生了很大变化，医学模式也随之发生了转变：由单一的生物医学模式，转变为生物－心理－社会医学模式（bio-physio-social medical model）。多数人处在一种健康（第一状态）与疾病（第二状态）中间的状态，称之为亚健康（第三状态）。世界卫生组织的一项调查表明，人群中健康者约占 5%，患疾病者约占 20%，而处于亚健康状态者约占 75%。调查资料显示，我国处于亚健康状态者已超过 7 亿，而中年人是亚健康的高发人群。

亚健康的表现错综复杂，常表现为疲劳乏力、记忆力减退、注意力不集中、头疼、头晕等，经卧床休息不能缓解的状态，经检查并无明显器质性病变，称为慢性疲劳综合征（chronic fatigue syndrome）。亚健康主要有三种表现形式：①躯体性亚健康状态：主要表现为疲乏无力，精神不振。②心理性亚健康状态：主要表现为焦虑、烦躁、易怒、睡眠不佳等，严重时可伴有胃痛、心悸等表现。这些问题的持续存在可诱发心血管疾病及肿瘤等的发生。③社会性亚健康状态：主要表现为社会成员的关系不稳定，心理距离变大，产生被社会抛弃和遗忘的孤独感。

亚健康处于动态变化之中。若加强自我保健，调整饮食结构，减轻工作负荷，积极开展体育锻炼，并配合心理治疗、音乐或生物反馈疗法，亚健康可向健康转化。若长期忽视亚健康的存在，则亚健康可向疾病转化。当代医务工作者应当充分认识亚健康的危害性，重视疾病预防，促使亚健康状态向健康状态转化。

案例 2-1 分析

该男子处于亚健康状态。亚健康是指机体在内、外环境刺激下引起心理、生理上异常变化，但未达到明显病理性的程度，介于健康与疾病之间的生理功能低下的状态。

该男子应加强自我保健，调整饮食结构，减轻工作负荷，积极开展体育锻炼，并配合心理治疗、音乐或生物反馈疗法，亚健康可向健康转化。若长期忽视亚健康的存在而不予处理，则亚健康可逐渐向疾病转化。

第二节 病 因 学

病因学（etiology）是研究疾病发生的原因与条件及其作用规律的科学，即疾病是因何发生的。

一、疾病发生的原因

疾病发生的原因简称病因（etiological factor），又可称为致病因素。它是指作用于机体的众多因素中，能引起疾病并赋予该疾病以特征性的因素。

病因的种类繁多，一般分成以下几大类：

（一）生物性因素

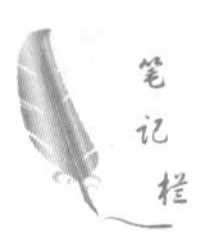

生物性因素是常见的致病因素，主要包括病原微生物（如细菌、病毒、真菌、支原体、立克次体、衣原体、螺旋体等）和寄生虫（如原虫、蠕虫等）。这类病因通过一定的途径侵入机体，其致

病作用主要与病原体致病力的强弱与侵入机体的数量有关，且与机体对病原体的感受性及防御能力有关，并常常构成一个传染过程。

（二）理化性因素

此类病因包括物理性因素如机械力、温度（如高温引起的烧伤、低温引起的冻伤）、大气压、噪声、电离辐射等和化学性因素如强酸、强碱、化学毒物（如一氧化碳、氰化物、有机磷农药等）或动植物毒性物质（如河豚毒、蕈毒等）等。理化性因素致病常可发生在一些突然事故、特殊环境中。

（三）营养性因素

营养过剩和营养不足均可引起疾病。长期大量摄入高热量食物可引起肥胖病、代谢综合征，并与动脉粥样硬化的发生有密切关系；维生素 A、D 摄入过多也可引起中毒等。营养物质摄入不足（或因需求增加致相对不足）可引起营养不良；维生素 B_1 缺乏可引起脚气病；维生素 D 缺乏引起佝偻病；缺碘引起甲状腺肿等。

（四）遗传性因素

人类某些疾病与遗传因素有关，已发现由遗传引起的疾病有两种情况：

1. 遗传性疾病　如血友病、色盲、先天愚型等，主要是通过遗传物质基因的突变或染色体的畸变发生的。

2. 遗传易感性引起的疾病　如精神分裂症、高血压病、糖尿病等。某些家庭中的人具有易患某种疾病的倾向称为遗传易感性，这些人具有遗传素质，具备易得这类疾病的遗传特性。

（五）先天性因素

先天性因素是指能损害胎儿发育的因素，而不是遗传物质的改变。如孕妇患风疹时，则风疹病毒可能损害胎儿而引起先天性心脏病。又如某些化学物质、药物等也可导致胎儿畸形或缺陷。

（六）免疫性因素

机体的免疫反应在防止和对抗感染的过程中起着重要作用。然而，许多疾病的发生发展又与免疫反应密切相关。

1. 变态反应性疾病　在某些机体中免疫系统对一些抗原的刺激常发生异常强烈的反应，从而导致组织、细胞的损害和生理功能障碍。这种异常的免疫反应，称为变态反应或超敏反应。如异种血清蛋白，某些致病微生物甚至某些食物（虾、蛋类）、药物（青霉素等），都可引起变态反应性疾病。

2. 自身免疫性疾病　有些个体能对自身抗原发生免疫反应并引起自身组织的损害，称自身免疫性疾病，如系统性红斑狼疮、类风湿关节炎、溃疡性结肠炎等。

3. 免疫缺陷病　机体的体液免疫或细胞免疫缺陷可引起免疫缺陷病，如艾滋病、低丙种球蛋白血症等。

（七）精神、心理性因素

近年来随着生物医学模式向生物－心理－社会医学模式的转换，精神、心理性因素引起的疾病越来越受到重视。如长期精神紧张、精神创伤、忧思过度等，可引起高血压病、应激性溃疡、神经官能症等。变态心理和变态人格也可导致身心疾病的发生。

（八）社会性因素

社会性因素包括社会环境、生活条件、人际关系等，它们对人类健康和疾病的发生发展有着不可忽视的影响。恶劣的环境和生活条件、紧张不和谐的人际关系均可引发疾病或促使某些疾病的发生和发展。另外，季节、气候、地理、生态环境变化等也参与疾病的发生和发展。

病因种类繁多，不能一一列举，甚至有些疾病在发病初始，病因尚不清，但随着医学研究的不断深入，将逐渐得以阐明。疾病的发生可以主要由一种病因引起，也可以由多种病因同时作用或先后参与，在疾病发生、发展过程中起叠加或协同的作用。

二、疾病发生的条件

疾病发生的条件，主要是指那些能够影响疾病发生的各种机体内外因素，包括体内因素（年龄、性别等），自然因素（气温、地理环境等）和社会因素（国家经济状况、教育水平等）。它们本身虽然不能引起疾病，但是可以左右病因对机体的影响，或者影响机体状态而起到促进或阻止疾病发生发展的作用。如人体受凉后容易患感冒、气管炎或肺炎，是因人体遭受寒冷时局部抵抗力降低，上呼吸道的病原得以繁殖活动而致病。

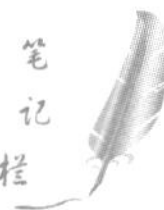

能够通过作用于病因或机体而促进疾病发生发展的因素称为疾病的诱发因素，简称诱因

（precipitating factor）。例如，高血压病是脑血管意外的常见病因之一，而情绪激动、寒冷刺激、酗酒等诱因的存在，往往可促进血压的突然上升并使原有病变的脑血管破裂。

必须强调，病因和条件的划分不是绝对的，而是相对的，应针对某个具体疾病而言。对于不同的疾病，同一个因素可以是某一个疾病发生的原因，也可以是另一个疾病发生的条件。例如寒冷是冻伤的原因，但也是感冒、肺炎、关节炎等疾病发生的条件。因此要阐明某一疾病的原因和条件，认识它们在疾病发生中的作用，必须进行具体的分析和研究。

第三节 发 病 学

发病学（pathogenesis）是研究疾病发生、发展过程中的一般规律和共同机制的科学。

一、疾病发生发展的一般规律

疾病发生发展的一般规律主要是指各种疾病发生发展过程中一些普遍存在的、共同的基本规律。

（一）损伤与抗损伤并存

致病因素作用于机体引起损伤时，机体调动各种防御、代偿功能对抗致病因素及其所引起的损伤。损伤与抗损伤贯穿于疾病的始终，双方力量的对比决定着疾病的发展和转归（图 2-1）。

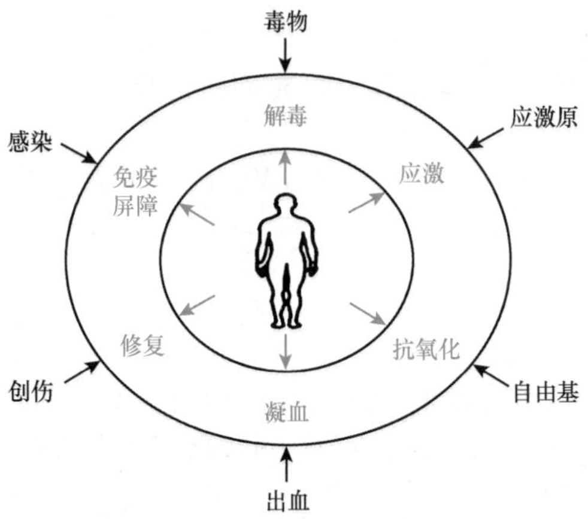

图 2-1 损伤（箭头）与抗损伤反应（圆圈内）

损伤占优势，则病性恶化，甚至死亡；反之，当抗损伤占优势，则病情缓解，直至痊愈。如外伤性出血引起血压下降、组织缺氧等损伤时，机体出现血管收缩、心率加快、血凝加速等抗损伤反应。若损伤较轻，通过抗损伤反应和适当治疗，机体可康复；若损伤严重，抗损伤反应不足以抗衡损伤性变化，又无适当治疗，就可导致创伤性或失血性休克而死亡。应当强调的是损伤与抗损伤性反应之间无严格的界限，他们间可以相互转化。上述血管收缩有抗损伤意义，但持续时间过长，可加重组织缺氧，引起酸中毒及肾衰竭等病理过程，即原来的抗损伤反应变成了损伤因素。

（二）因果交替

在疾病的发生发展过程中，原因和结果可以相互交替和相互转化，也就是说，由原始致病因素引起的后果，可以在一定的条件下转化为另一些变化的原因。这种因果交替的过程常是疾病发展的重要形式。在疾病发展过程中，如果几种变化互为因果，形成环式运动，而每循环一次都使病情进一步恶化，称为恶性循环（vicious cycle）。例如，碱（酸）中毒可引起低（高）钾血症，后者又加重碱（酸）中毒，最后导致机体死亡。如及时纠正碱（酸）中毒，阻断因果转化和恶性循环，形成良性循环，疾病就向康复的方向发展。

（三）局部与整体关联

任何疾病基本上都是整体疾病，而各组织、器官等部位的病理变化，均是全身性疾病的局部表现。局部的病变可以通过神经和体液途径影响整体，反之机体的全身功能状态也可以通过这些途径影响局部病变的发展。例如，毛囊炎，除了引起局部充血、水肿等炎症反应外，严重时可通过神经及体液途径影响全身，从而出现白细胞升高、发热等全身性反应。反之有时毛囊炎看似局部病变，给予单纯的局部治疗，疗效欠佳，仔细追查才发现毛囊炎仅是全身代谢障碍性疾病——糖尿病的局部表现，只有治疗糖尿病后局部的毛囊炎才会得到控制。因此，应该充分认识到在每一个疾病发生发展过程中局部与整体之间的关系，两者都有其各自的特征，而且随病程的发展彼此间的联系又不断变化，同时还可以发生彼此间的因果转化，此时究竟是全身病变还是局部病变占主导地位，应作具体分析。

二、疾病发生的基本机制

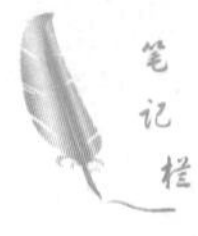

疾病发生的基本机制（mechanism）是指参与很多疾病发病的共同机制，因此它不同于个别疾病的特殊机制。近年来由于医学基础理论的飞速发展，各种新方法新技术的应用，不同学科间的横向

联系，使疾病基本机制的研究逐渐从整体水平、器官水平、细胞水平深入到分子水平。

（一）神经机制

致病因素直接侵犯神经系统或通过神经反射引起神经系统本身或其他器官功能异常，从而导致疾病的发生，称为神经机制（neural mechanism）。例如，流行性乙型脑炎病毒可直接破坏神经组织；长期精神紧张、焦虑可影响神经反射或神经递质的分泌，导致器官功能障碍。

（二）体液机制

致病因素引起体液量和质的变化，导致内环境的紊乱和疾病的发生，称为体液机制（humoral mechanism）。体液因子可通过内分泌（endocrine）、旁分泌（paracrine）、自分泌（autocrine）及胞内分泌（intracrine）四种形式作用于靶细胞，影响细胞的代谢与功能（图 2-2）。

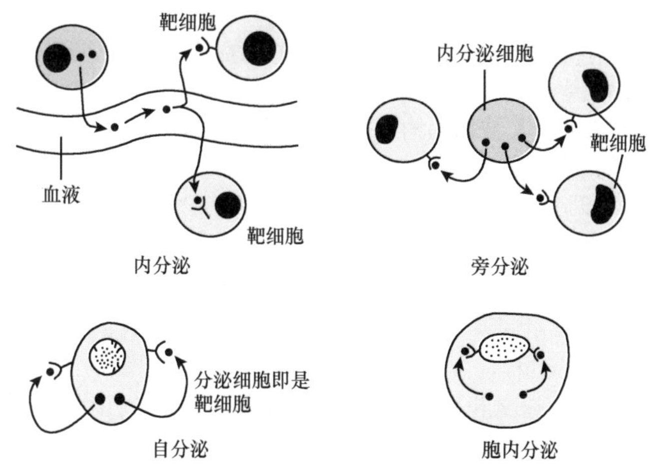

图 2-2 体液因子作用的方式

实际上，神经机制和体液机制是密不可分的，高血压发病中的神经体液机制就是典型的例子。而神经体液机制主要是从神经调节障碍和体液因子分泌异常来解释疾病发生的原理。

（三）细胞机制

细胞机制（cellular mechanism）是指致病因素直接或间接作用于组织细胞，导致细胞的功能代谢障碍，从而引起细胞的自稳调节紊乱，如机械力、高温、肝炎病毒等。致病因素引起的细胞损伤除直接破坏细胞外，主要引起细胞膜和细胞器功能障碍。如细胞膜的各种离子泵功能失调，造成细胞内外离子失衡，细胞内 Na^{+}、Ca^{2+} 积聚，细胞水肿甚至死亡。细胞器功能异常主要表现为线粒体功能障碍，能量生成不足。认识细胞功能、代谢和结构的损伤及其机制从细胞水平上解释了疾病发生的原理。

（四）分子机制

近年来，随着基因研究的深入，发现了多种与疾病有关的基因，它们可以是来自先天遗传，也可以是由环境因素中多种致病因素对 DNA 损害所致，此即为疾病发生的分子机制（molecular mechanism）。由基因本身突变、缺失或其表达调控障碍引起的疾病，称为基因病（gene disease）。由一个致病基因引起的基因病称单基因病（monogenic disease），如多囊肾等；若由多个基因共同控制其表型性状的疾病称多基因病（polygenic disease），又称多因子疾病，如糖尿病等。而由于 DNA 遗传性变异引起的一类以蛋白质异常为特征的疾病，称为分子病（molecular disease）。主要包括酶缺陷所致的疾病，如Ⅰ型糖原沉积病等，血红蛋白异常引起的疾病，如镰状细胞性贫血等，受体异常引起的疾病，如重症肌无力等和膜转运障碍所致的疾病，如胱氨酸尿症等。

知识链接 2-1 分子病

目前研究发现分子病主要包括以下四大类：①由酶缺陷引起的分子病：如蚕豆病，是由于编码 6- 磷酸 - 葡萄糖脱氢酶（glucose-6-phosphate dehydrogenase，G-6-PD）的基因缺陷所引起的溶血性疾病。此外，葡萄糖 -6- 磷酸酶（glucose-6-phosphatase）缺乏可引起糖原在肝、肾及小肠等组织沉积，导致Ⅰ型糖原沉积病（亦称 von Gierke 病）。②由血红蛋白异常引起的分子病：迄今已发现的血红蛋白异常疾病达 300 多种，如镰状细胞贫血和珠蛋白生成障碍性贫血等。镰状细胞贫血是由于血红蛋白单基因突变，导致其分子中 β- 肽链氨基端第 6 位亲水性谷氨酸被疏水性缬氨

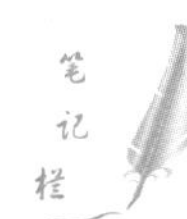

酸取代，形成溶解度下降的血红蛋白 S（hemoglobin S，HbS）。此外，由于这种僵硬的镰状红细胞不能通过毛细血管，加上 HbS 的凝胶化使血液黏滞度增大，导致毛细血管阻塞，局部组织器官缺血、缺氧，因而出现脾肿大、胸腹疼痛等表现。③由受体异常引起的分子病：受体是存在于细胞表面或细胞内的一些特殊化学分子，能与相应的物质（配基）产生特异性结合并引起一系列生物化学反应，最终导致特定生理效应。受体异常指有受体性质或数目的变化，使一些生物活性物质不能发挥作用而引起的病理过程。根据病因不同，可分为遗传性受体病、自身免疫性受体病和受体数目改变的疾病（如自发性高血压大白鼠）。④由膜转运障碍引起的分子病：如胱氨酸尿症（cystinuria），是由于遗传性缺陷导致肾小管上皮细胞对胱氨酸、精氨酸、鸟氨酸与赖氨酸转运障碍，导致这些氨基酸不能被肾小管重吸收而随尿排出，形成胱氨酸尿症。

此外，有些蛋白质分子本身的翻译后异常折叠或修饰在无须基因变异的条件下便可致病，例如由朊蛋白异常折叠引起的疯牛病或人类的克－雅病，就是这类疾病的典型范例，由于这类疾病均涉及蛋白质空间构象的异常改变，又被称为构象病（conformational disease）。总之，从分子医学角度看，疾病时形态和功能的异常，是某些特定蛋白质结构或功能的变异，而这些蛋白质又是细胞核中相应基因对特异性配体、细胞受体和受体后信号转导做出应答反应的产物，因此基因及其表达调控状况是决定身体健康或疾病的基础。

第四节　疾病的转归

疾病都有一个发生发展的过程，大多数疾病发生发展到一定阶段后终将结束，这就是疾病的转归。疾病的转归（prognosis）有康复和死亡两种形式，主要取决于致病因素作用于机体后发生的损伤与抗损伤反应的力量对比和是否得到正确而及时的治疗。

一、康　　复

康复（rehabilitation）分成完全康复与不完全康复两种。

（一）完全康复

完全康复（complete rehabilitation）亦称痊愈，指疾病时所发生的损伤性变化完全消失，机体的自稳调节恢复正常。

（二）不完全康复

不完全康复（incomplete rehabilitation）指疾病时的损伤性变化得到控制，但基本病理变化尚未完全消失，经机体代偿后功能代谢部分恢复，主要症状消失，有时可能留有后遗症。

二、死　　亡

传统上把心跳、呼吸的永久性停止作为死亡（death）的标志，认为死亡是一个过程，包括濒死期（agonal stage）、临床死亡期（stage of clinical death）与生物学死亡期（stage of biological death）。近年来随着复苏技术的普及与提高、器官移植的开展，对死亡有了新的认识。目前认为死亡是指机体作为一个整体的功能永久性停止，但是并不意味各器官组织同时均死亡，因此提出了脑死亡（brain death）的概念。脑死亡是指全脑（包括大脑、间脑和脑干）的功能永久性停止。一旦出现脑死亡，就意味着人的实质性死亡。因此脑死亡成了近年来判断死亡的一个重要标志。

判断脑死亡的标准是：①自主呼吸停止：进行 15 分钟人工呼吸后仍无自主呼吸。②不可逆性深昏迷：无自主性肌肉活动，对外界刺激完全失去反应。③脑神经反射消失：对光反射、角膜反射、咳嗽反射、吞咽反射等均消失。④瞳孔散大、固定。⑤脑电波完全消失。⑥脑血液循环完全停止。

在没有条件做脑血管造影（或脑激光多普勒）、脑电图（或脑电形图）以及用人工呼吸机进行抢救时，一般就可根据心跳、呼吸的永久性停止来诊断脑死亡，因为它能导致全脑功能永久性丧失。

案例 2-2 分析

该工人疑似认定已发生临床死亡。因为他在被发现之前已有大约 10 分钟的完全缺氧时间，而大脑在缺氧 5～6 分钟后即可出现不可逆性损伤；况且经 15 分钟积极抢救，心跳、自主呼吸仍未恢复，对外界刺激不发生任何反应，出现瞳孔散大，对光反射消失。但是按照脑死亡的判断标准，尚需做进一步检查：脑血管造影（或脑激光多普勒）和脑电图（或脑电形图）以查明该工人脑血液循环是否完全停止、脑电波是否完全消失，才能明确诊断该工人是否处于脑死亡状态。

脑死亡概念的意义在于：判断死亡的时间和确定终止复苏抢救的界线；同时为器官移植创造了良好的时机和合法的根据。因为对脑死亡者借助呼吸、循环辅助装置，在一定时间内维持器官组织低水平的血液循环，可为器官移植手术提供良好的供体。此外，也为器官灌流、组织和细胞培养等实验研究提供良好的材料。

脑死亡与植物状态不同，后者是指受害者的大脑皮质功能严重损伤，处于不可逆的深昏迷状态，意识活动丧失，但皮质下中枢尚可维持自主呼吸运动和心跳，对外界刺激也能产生一些本能的反射。处于此种状态的人称为植物人（vegetative being）。在植物状态与脑死亡的众多差异中，最根本的区别在于植物状态患者仍保持自主呼吸功能。

知识链接 2-2　植物人的特征

①随意运动丧失，但肢体对疼痛性刺激偶有屈曲性逃避反应；②智能、思想、意志、情感等有目的性活动均已丧失，但眼睑可以睁开，眼球呈现无目的性活动；③主动饮食能力丧失，但仍有吞咽、咀嚼、磨牙等动作；④大小便失禁；⑤脑电图平坦或出现静息电位，受伤后数月可有高幅慢波，或偶有的α节律。

第五节　临终关怀与安乐死

一、临终关怀

临终关怀（hospice）是指为临终患者及其家属提供医疗、护理、心理、社会等方法的全方位服务与照顾，使患者在较为安详、平静中接纳死亡。它是近代医学领域中新兴的一门边缘性交叉学科，是社会的需求和人类文明发展的标志。临终关怀并非是一种治愈疗法，而是一种专注于在患者在将要逝世前的一段时间内，减轻其疾病的症状、延缓疾病发展的医疗护理，包括身关怀、心关怀及道业关怀。实施临终关怀时必须牢记：以照料临终患者为中心；维护临终患者的尊严；提高临终患者的生活质量；与临终患者共同面对死亡。目前国内已出现一些临终关怀医院。

知识链接 2-3　身关怀、心关怀和道业关怀

身关怀是指通过医护人员及患者家属的照顾减轻临终患者的病痛，再配合天然而健康的饮食提升其身体能量；心关怀是指通过理念的建立减轻临终患者恐惧、不安、焦虑、埋怨、牵挂等心理，令其安心、宽心，并对未来世界（指死后）充满希望及信心；道业关怀，又称灵性关怀，是指回顾人生寻求生命意义或其他学说及方式建立生命价值观等。

二、安乐死

安乐死（euthanasia）是指患有不治之症的患者在濒死状态时，为了免除其精神和躯体上的极端痛苦，用医学方法结束生命。实施安乐死的行为，必须符合所在国家的法律，在满足法定的实体条件前提下，必须严格按照程序的规则操作。例如患者向法院提出书面申请、医师（至少3名）对患者情况做出书面诊断结论、患者与医师双方达成安乐死实施协议、进入“第二等待期”、最后实施等程序规则。虽然安乐死已提出多年，但是因其涉及众多的医学、社会学及伦理学问题尚未解决，因此许多国家（包括中国）尚未通过立法施行。

知识链接 2-4　安乐死

持肯定态度的学者认为安乐死必须符合下列条件：①从现代医学知识和技术上看，患者患不治之症并已临近死期。②患者极端痛苦，不堪忍受。③必须是为解除患者死前痛苦，而不是为亲属、国家、社会利益而实施。④必须有患者神志清醒时的真诚嘱托或同意。⑤原则上必须由医师执行。⑥必须采用社会伦理规范所承认的妥当方法、生命价值观等。

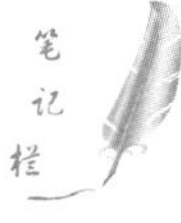

小　结

疾病概论主要讨论疾病发生、发展中的普遍规律、病因学和发病学的一般问题。

致病因素能引起疾病并赋予该疾病以特征性，而条件是指能影响疾病发生发展的各种体内外因素。

疾病遵循因果交替的规律不断发展，体内损伤与抗损伤的斗争决定疾病的发展方向，其发生的基本机制是神经机制、体液机制、细胞机制及分子机制。

疾病的最终结局为康复或死亡。

临终关怀包括身关怀、心关怀及道业关怀，目前国内已出现一些临终关怀医院，但安乐死国内尚未通过立法施行。

复习思考题

1. 简述病因、条件及诱因在疾病发生发展中的关系。
2. 疾病与病理过程的关系如何？
3. 举例说明损伤与抗损伤反应在疾病发展过程中的作用。
4. 采用脑死亡作为判断死亡的标准有何意义？

（王万铁　刘秀洁）

主要参考文献

牛春雨，王万铁，2018. 病理生理学 . 北京：科学技术文献出版社 .

王建枝，钱睿哲，2018. 病理生理学 . 9 版 . 北京：人民卫生出版社 .

王万铁，2012. 病理生理学 . 北京：高等教育出版社 .

王万铁，金可可，2018. 病理生理学 . 杭州：浙江大学出版社 .

王万铁，倪世容，2014. 病理生理学 . 2 版 . 北京：人民卫生出版社 .

笔记栏

第三章　水、电解质代谢紊乱

学习目标

掌握：水、钠代谢紊乱的分类；三种类型脱水（高渗性脱水、低渗性脱水、等渗性脱水）的概念、原因和机制；不同类型脱水对机体影响的特点和机制；水肿的概念、发生机制及特点。掌握低钾血症和高钾血症的概念、原因和机制；低、高钾血症对骨骼肌的影响：超极化阻滞和去极化阻滞及其发生机制；低、高钾血症对心肌兴奋性、传导性、自律性及收缩性的影响；低、高钾血症对酸碱平衡的影响。低镁血症和高镁血症的原因及机制；低钙血症及高钙血症的概念及对机体的影响；铁缺乏症对机体的影响；锌缺乏症对机体的影响。

熟悉：正常水电解质代谢及其调节；水中毒的概念、原因和机制以及水中毒对机体的危害；钾的生理功能；缺钾对肾脏的影响。低镁血症及高镁血症的概念及对机体的影响；铁缺乏症的原因及机制；锌缺乏症的原因及机制；高磷血症及低磷血症概念及对机体的影响。

了解：盐中毒的概念、原因和机制以及对机体的影响；低钾血症和高钾血症对心电图的影响。水、钠、钾代谢紊乱防治的病理生理基础。镁代谢紊乱的防治原则；钙磷代谢紊乱的原因及防治原则；铁超负荷的原因、机制及对机体的影响。锌中毒原因、机制及对机体的影响；铁锌代谢紊乱的防治原则。

第一节　水和电解质的正常代谢

水是机体内含量最多的组成成分和生命活动的必需物质，但体内并无纯水，水和溶解于其中的物质共称为体液，分布于组织细胞内外。体液中的溶质包括电解质与非电解质两大类。后者为在溶液中不解离，因而不带电荷的物质，包括尿素、葡萄糖、氧和二氧化碳等。各种盐在水中解离为带一个或多个电荷的颗粒（离子），称之为电解质。体内的电解质有 Na^+、K^+、Ca^{2+}、Mg^{2+}、Cl^-、HCO_3^-、HPO_4^{2-}、SO_4^{2-}、有机酸和蛋白质等。

分布于细胞内的液体称细胞内液（intracellular fluid，ICF），它的容量和成分与细胞的代谢、生理功能密切相关。浸润在细胞周围的是组织间液（interstitial fluid），其与血浆（血管内液）共同构成细胞外液（extracellular fluid，ECF）。细胞外液构成了人体的内环境，是沟通组织细胞之间和机体与外界环境之间的媒介。机体内环境相对稳定是指细胞内、外液具有相对稳定的理化特性，包括体液的容量、分布、电解质浓度和渗透压等，是维持正常生命活动所必需的基本条件。

水和电解质的动态平衡是通过机体多系统协调运作的复杂调节机制调控维持的。任何导致这一调节功能障碍的因素，或水、电解质代谢变化超过了机体的调节能力，都会引起水和电解质代谢紊乱。如果得不到及时纠正，水、电解质紊乱本身又可使全身各器官系统功能和代谢紊乱，严重时危及生命。

一、体液的容量和分布

成人体液总量约占体重的 60%，其中细胞内液占 40%，细胞外液占 20%。在细胞外液中，血浆约占 5%，组织间液约占 15%。组织间液中有极少的一部分分布于密闭的腔隙中，如脑脊液、胸膜腔液、腹膜腔液、消化液、关节囊液等，称第三间隙液，占 1% ～ 2%。由于这一部分液体是由上皮细胞分泌产生的，故又称为跨细胞液。

体液总量占体重的百分比因年龄、性别和胖瘦程度而不同。体液随年龄增长而逐渐减少。新生儿体液约占体重的 80%，婴儿约占 70%，学龄前儿童约占 65%。青春期以前无性别差异，而在年轻人及成年人中性别差异明显。一般成年男性体液约占体重的 60%，女性皮下脂肪比较丰富，而脂肪组织含水量为 10% ～ 30%，肌肉组织含水量可达 25% ～ 80%，故成年女性体液约占体重的 50%。同样，肥胖者体液占体重的百分比随脂肪的增加而减少。老年人体液占体重的百分比可降低至 45%，故重度肥胖和老年患者对失水性疾病耐受性较差。

小儿的体液容量和分布及代谢特点：小儿体液占体重百分比明显高于成人，增加的主要为细胞外液。由于小儿需热量相对较大，故水的摄入量和排出量相对较多，出入水量婴儿约占细胞外液的 2 倍，而成人仅为 1/7，其水的交换率比成人快 3 ～ 4 倍。此外，小儿不显性失水比成人多，特别是新

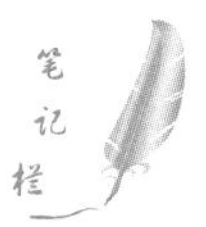

生儿及婴幼儿其肾脏对水、电解质的调节功能尚未发育成熟，因此，小儿对水的耐受性比成人差。在病理情况下，进水不足而水分继续丧失，小儿将比成人更易于出现脱水。

二、体液的电解质成分

细胞内、外液中电解质成分有很大差异。细胞外液的主要阳离子是 Na^+，主要阴离子是 Cl^-、HCO_3^-。细胞内液主要的阳离子是 K^+，主要阴离子是 HPO_4^{2-} 和蛋白质（表 3-1）。在不同组织中电解质的浓度不同，例如 K^+ 在肌细胞中的浓度是 160mmol/L，而在血小板中为 118mmol/L。通常以肌细胞中的电解质浓度代表细胞内液电解质浓度。

细胞外液的血浆和组织间液的电解质在构成、数量和功能上均很相似，两者的主要区别在于血浆含有较高的蛋白质，这与蛋白质不易透过毛细血管壁进入组织间隙有关，它对于维持血浆胶体渗透压和稳定血管内液（血容量）有重要意义。

无论是细胞内液还是细胞外液，阳离子所带的正电荷与阴离子所带的负电荷的总量是相等的，从而保持体液呈电中性。

表 3-1 细胞内、外液的主要电解质成分

		血浆		组织间液		细胞内液	
		mmol/L	mEq/L	mmol/L	mEq/L	mmol/L	mEq/L
阳离子	Na^+	140	140	134	134	10	10
	K^+	4	4	4	4	160	160
	Ca^{2+}	2.5	5	2.5	5	极微	极微
	Mg^{2+}	1	2	1	2	14	28
阳离子总数			151		145		198
阴离子	Cl^-	104	104	112	112	3	3
	HCO_3^-	24	24	24	24	10	10
	HPO_4^{2-}	1	2	1	2	50	100
	SO_4^{2-}	0.5	1	0.5	1	10	20
	有机酸		5		5		
	蛋白质		15		1		65
阴离子总数			151		145		198

注：由于各部分体液的组成成分不一，但各种溶质所带电荷总和遵守电中性规律，用毫摩尔每升（mmol/L）来表示各溶质的浓度，不如用毫当量每升（mEq/L）更能直观地体现电中性，因此表 3-1 中同时列出两种不同单位

三、体液的渗透压

渗透压是溶液中电解质及非电解质类溶质颗粒对水的吸引力（或产生的张力），取决于溶质的颗粒数量，与颗粒的大小无关。任何溶质的基本颗粒，无论是离子、分子或分子聚合体所产生的渗透压都是相同的。溶液中所含溶质浓度越高，其渗透压越大。

血浆渗透压是由血浆中电解质离子和小分子有机物形成的晶体渗透压与血浆蛋白质所形成的胶体渗透压之和，血浆中晶体物质虽然质量很小，但数量比蛋白质多得多，故血浆渗透压主要取决于电解质离子浓度。血浆和组织间液的渗透压 90% ~ 95% 来源于 Na^+、Cl^- 和 HCO_3^-，其余 5% ~ 10% 由其他离子、葡萄糖、氨基酸、甘露醇及蛋白质等构成。

血浆渗透压的正常范围是 290 ～ 310mmol/L。在此范围内称为等渗，低于 290mmol/L 为低渗，高于 310mmol/L 是高渗。由于血 Na^+ 产生的渗透压占血浆总渗透压 45% ～ 50%，故临床上常用血 Na^+ 浓度来估计血浆渗透压的变化。血浆渗透压（mmol/L）= [血钠浓度（mmol/L）+10] × 2。

血浆蛋白质所产生的胶体渗透压仅占血浆总渗透压的 0.5%，但由于血浆蛋白不能自由通过毛细血管壁，故血浆胶体渗透压在维持血管内、外液体交换和血容量起重要的作用。维持细胞内液渗透压的离子主要是 K^+ 和 HPO_4^{2-}，尤其是 K^+。正常时细胞内液与细胞外液之间的渗透压是相等的。当出现渗透压差时，主要靠水的移动来维持细胞内外液的渗透压平衡。水总是由渗透压低处移向渗透压

笔记栏

高处，直至细胞内、外液渗透压相等。

通常把体液的容量、电解质浓度、渗透压经常维持在一定的范围内，称为水、电解质平衡（water and electrolyte balance）。它是细胞正常代谢所必需的条件，也是内环境稳定的主要组成部分。机体主要通过神经－内分泌系统的调节，来实现水、电解质的平衡。

四、水、钠的平衡及调节

（一）水、钠的平衡

正常人每天水的摄入和排出处于动态平衡中。正常成人每天出入水量为2000～2500ml（表3-2）。水的来源有饮水、食物水和代谢水，代谢水为糖、脂肪、蛋白质等物质在体内氧化生成的水（每100g糖氧化时产生60ml，每100g脂肪可产生107ml，每100g蛋白质可产生41ml）。

机体排出水分的途径有4个，即肾（尿）、皮肤（显性汗和蒸发）、肺（呼吸蒸发）和消化道（粪）。需要指出的是，正常成人每天至少必须排出500ml尿液才能清除体内的代谢废物。因为成人每天尿液中的固体物质（主要是蛋白质代谢终产物以及电解质）一般不少于35g，尿液最大浓度为60～80g/L，所以每天排出35g固体溶质的最低尿量为500ml，再加上皮肤蒸发和呼吸蒸发以及粪便排水量，则每天最低排出的水量为1500ml。要维持水分出入量的平衡，每天需水1500～2000ml，称日需量。在正常情况下每天水的出入量保持平衡（表3-2）。尿量则视水分的摄入情况和其他途径排水的多少而增减。

由呼吸和皮肤蒸发的水称为非显性蒸发水，前者几乎不含电解质，后者仅含极少量电解质，故可以当作纯水来看待。当气温达28℃时，汗腺开始排汗，称为显性出汗。在显性出汗时汗液是一种低渗溶液，含有约0.3%氯化钠和少量的钾，因此，在高温环境从事体力劳动导致大量出汗时，会伴有电解质的丢失。

表3-2　正常人体每日水的摄入和排出量

摄入途径	摄入量（ml/d）	排出途径	排出量（ml/d）
饮水	1000～1300	尿液	1000～1500
食物水	700～900	皮肤蒸发	500
代谢水	300	呼吸蒸发	350
		粪便	150
合计	2000～2500		2000～2500

正常成人体内含钠总量为40～50mmol/kg体重。约60%是可交换的（50%存在于细胞外，10%存在于细胞内）；40%不可交换，主要结合于骨骼的基质。正常血清钠浓度为135～145mmol/L；细胞内液中钠浓度约为10mmol/L。

成人每天饮食摄入钠100～200mmol。天然食物中含钠甚少，因此人们摄入的钠主要来自食盐。摄入的钠几乎全部由小肠吸收，肾是主要的排钠器官，肾脏的排钠规律是：多吃多排，少吃少排。正常情况下，排出和摄入的钠量几乎相等。

（二）水、钠的生理功能

水参与水解、水化和加水脱氢等重要反应，并为一切生化反应的进行提供场所；水是良好的溶剂，能使许多物质溶解，而且黏度小，易流动，有利于营养物质和代谢产物的运输；水的比热大、蒸发热大，故对体温调节起重要作用；水具有润滑作用，例如泪液有助于眼球的转动等；此外，结合水（与蛋白质结合的水）能够保证各种肌肉具有独特的机械功能。

钠是细胞外液中的主要阳离子，是维持细胞外液的渗透压和血容量稳定的基础；钠维持神经、肌肉和心肌细胞的静息电位并参与其动作电位的形成，具有维持这些可兴奋细胞的兴奋性和生理功能活动等作用。钠也能通过细胞膜进入细胞内，参与细胞内液的调节。

（三）水、钠平衡的调节

水、钠代谢平衡是通过神经－内分泌系统来调节的。水平衡主要由渴感和抗利尿激素（antidiuretic hormone，ADH）调节，钠平衡主要受醛固酮（aldosterone）和心房钠尿肽（atrial natriuretic peptide，ANP）调节。

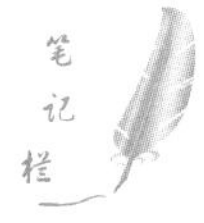

1. 渴感　渴觉中枢位于下丘脑视上核的侧面，与渗透压感受器邻近，并有部分重叠。血浆晶体

渗透压的升高是渴觉中枢（阈值 290 ～ 295mmol/L）兴奋的主要刺激因素。渴则思饮水，饮水后血浆渗透压回降，渴感消失。此外，血容量减少和血管紧张素Ⅱ增多也可以引起渴感。

2. ADH ADH 由下丘脑视上核和室旁核的神经元合成，并沿着这些神经元的轴突下行到神经垂体储存。ADH 的主要作用是通过水通道蛋白（aquaporin，AQP）提高肾远曲小管和集合管对水分的重吸收而浓缩尿液。

刺激 ADH 合成和释放的因素有渗透性和非渗透性两类。成人细胞外液渗透压只要升高 1% ～ 2% 时，可通过刺激位于下丘脑视上核和室旁核的渗透压感受器（阈值 280mmol/L），使 ADH 释放入血增加，调节细胞外液的等渗性。非渗透性刺激主要是血容量减少和血压降低，可通过容量感受器（位于左心房和胸腔大静脉处）和压力感受器（位于颈动脉窦和主动脉弓），反射性地刺激 ADH 分泌，增加对水的重吸收，以补充血容量。此外，疼痛、情绪紧张和血管紧张素Ⅱ增多也可刺激 ADH 释放（图 3-1）。当 ADH 增多与肾远曲小管和集合管上皮细胞管周膜上的相应受体结合后，通过激活膜内的腺苷酸环化酶（adenylate cyclase，AC），使环腺苷酸（cAMP）生成增加并进一步激活上皮细胞的蛋白激酶，蛋白激酶的激活使靠近管腔膜含有水通道的小泡镶嵌在管腔膜上，增加了管腔膜上的水通道数量和对水的通透性，从而加强肾远曲小管和集合管对水的重吸收，减少水的排出。

实验证明，细胞外液容量的变化可影响机体对渗透压变化的敏感性，许多血容量减少的疾病，其促使 ADH 分泌的作用远超过血浆渗透压降低对 ADH 分泌的抑制，说明机体优先维持正常的血容量。

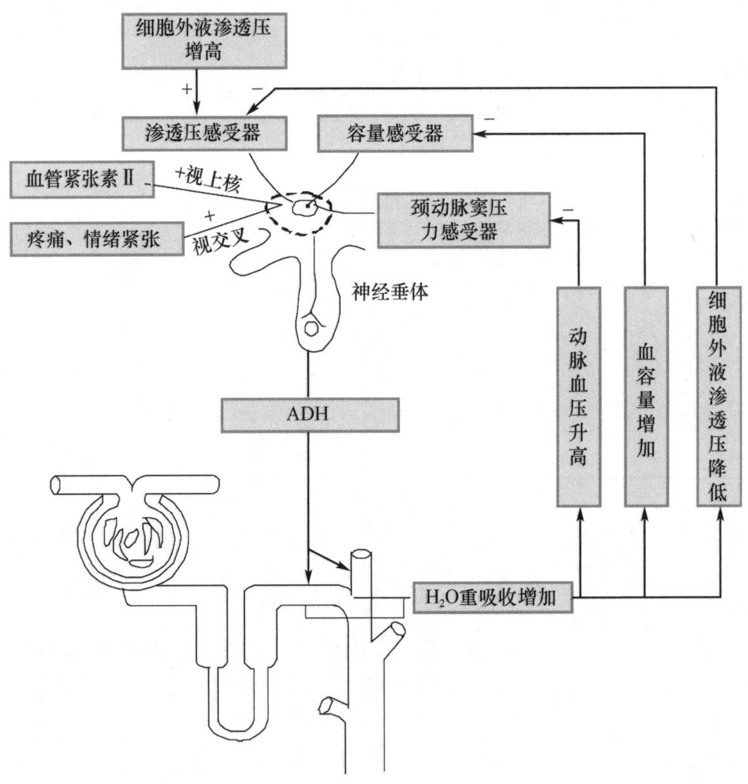

图 3-1 抗利尿激素分泌的调节及作用示意图

知识链接 3-1 **水通道蛋白**

水通过细胞膜的机制一直是个谜，所有组织细胞膜都允许水以简单扩散的方式通过，但某些细胞如红细胞、肾小管上皮细胞对水的通透性很高，不能以水穿越膜脂质双分子层弥散来解释，故推测可能存在功能性水通道。

1988 年，Peter Agre 在分离纯化人类 Rh 血型抗原时，偶然在红细胞膜上发现了一种新的 28kDa 疏水性跨膜蛋白。若将这种蛋白置于非洲爪蟾卵母细胞膜，可对水表现出极高的通透性，这一蛋白在 1997 年被正式命名为水通道蛋白（aquaporin，AQP）。2000 年，Agre 等公布了世界第一张水通道蛋白的高清晰度立体照片，显示狭窄的水通道仅选择性地容许单个水分子自由通过，但是不允许离子或其他小分子（包括蛋白质）物质通过。Agre 等因此而获 2003 年诺贝尔化学奖。

笔记栏

水通道蛋白（AQP）是一组构成水通道与水通透有关的细胞膜转运蛋白，广泛存在于动物、植物及微生物界。迄今为止，已经发现哺乳动物体内存在的AQP有13种亚型，每种AQP有其特异性的组织分布。在肾脏分布的主要有AQP1、AQP2、AQP3、AQP4，对水在肾脏的运输和通透发挥调节作用。原尿中80%的水是通过位于肾小管近段AQP1重新吸收回体内；而在远端，又有10%的水通过AQP2等被重吸收。

当ADH与肾远曲小管和集合管上皮细胞管周膜上的相应受体结合后，并通过偶联的G蛋白，激活腺苷酸环化酶（AC），使cAMP生成增加，后者与蛋白激酶A（PKA）的调节亚基结合，促使调节亚基从催化亚基中分离出来，激活催化亚基，促使AQP2磷酸化。磷酸化的AQP2从胞质移向并嵌入管腔膜，增加了管腔膜上的水通道数量和对水的通透性，继而通过胞饮作用，将水摄入胞质，由存在于管周膜上持续活化的AQP3或AQP4在髓质渗透压梯度的驱使下将水转运到间质，再由直小血管带走。ADH与受体解离后，管腔膜上的AQP2重新回到胞质囊泡。如果ADH水平持续增高（数小时或更长）可使AQP2基因活化，转录及合成增加，从而提高集合管AQP2的绝对数量。

3. 醛固酮的调节作用　醛固酮是肾上腺皮质球状带分泌的盐皮质激素。醛固酮的主要作用是促进肾远曲小管对Na^+的主动重吸收，同时通过Na^+–K^+和Na^+–H^+交换而促进K^+和H^+的排出。随着Na^+的主动重吸收，Cl^-和水的重吸收也增多。醛固酮在细胞外液容量的调节中发挥关键作用。

醛固酮的分泌主要受肾素–血管紧张素系统和血Na^+、K^+浓度的调节。当各种原因使血容量减少时，动脉血压降低，肾血流量不足，肾入球小动脉管壁牵张感受器受刺激而使近球细胞分泌肾素增多，此时也因流经致密斑的Na^+减少致近球细胞分泌肾素增多；继而使血管紧张素Ⅰ、Ⅱ、Ⅲ（angiotensin Ⅰ、Ⅱ、Ⅲ）增多，血管紧张素Ⅱ和Ⅲ均能刺激肾上腺皮质球状带分泌醛固酮（图3-2）。

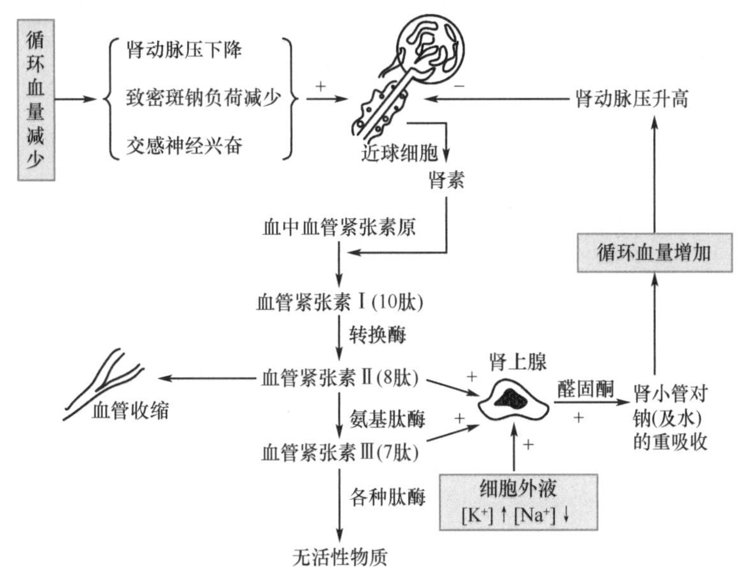

图3-2　醛固酮分泌的调节及作用示意图

此外，肾交感神经兴奋、肾上腺素和去甲肾上腺素也可直接刺激近球细胞分泌肾素。血K^+浓度升高和Na^+浓度降低可直接刺激肾上腺皮质球状带分泌醛固酮。

4. 心房钠尿肽的调节作用　心房钠尿肽（ANP）是合成并储存于心房肌细胞中的小分子肽类激素，故又称为心房肽（atriopeptin）。其主要的生物学特性是具有强烈而短暂的利钠、利尿及扩血管的作用。

ANP利钠效应的主要机制是：①血中的ANP与肾小管上皮细胞的特异受体结合，激活鸟苷酸环化酶，生成cGMP增多，封闭Na^+通道。研究证实，ANP主要抑制Na^+在近曲小管的重吸收，也对髓质集合管的Na^+吸收有阻断作用。②ANP抑制肾素和醛固酮的分泌，对抗醛固酮的保钠作用。③ANP选择性地扩张入球小动脉和收缩出球小动脉，使滤过分数增高，进而增加Na^+的滤过负荷，导致尿钠排泄。

笔记栏

当血容量增加、兴奋心房的牵张感受器、提高心房压的血管收缩剂或血钠浓度增高时，可刺激心房肌细胞合成和释放 ANP。反之，限制钠、水摄入或减少静脉回心血量则能减少 ANP 的释放。ANP 及其与肾素 – 血管紧张素 – 醛固酮系统以及 ADH 之间的相互作用，对于精密地调节体液容量和渗透浓度相对稳定起着重要作用。

第二节 水、钠代谢紊乱

案例 3-1

患者，男性，21 岁，因食不洁食物出现频繁呕吐、腹泻伴发热 3 天，虽明显口渴但饮水即吐不见好转入院。体格检查：体温 38.8℃，脉搏正常，血压 110/80mmHg，烦躁不安，口唇干裂，皮肤干燥、无汗。尿量约 700ml/d。实验室检查：血 WBC 10.4×10^9/L、中性粒细胞 0.84、淋巴细胞 0.12。尿钠 22mmol/L。血浆渗透压 324mmol/L，血清 $[Na^+]$156mmol/L，血清 $[K^+]$4.1mmol/L。

入院立即给予静脉滴注 5% 葡萄糖溶液 2500ml/d 和抗生素等治疗。

2 天后体温恢复和渴感消失。出现直立性眩晕，全身无力，嗜睡，血压 75/55mmHg，脉搏 128 次 / 分，眼窝凹陷、皮肤弹性降低，肌肉无力，肠鸣音减弱，四肢凉，浅表静脉萎陷。复查：尿量约 500ml/d，尿钠 8mmol/L，血浆渗透压 255mmol/L，血清 $[Na^+]$124mmol/L，血清 $[K^+]$3.2mmol/L。

问题：

1. 该患者治疗前发生了哪种类型脱水？诊断依据是什么？
2. 请解释患者治疗前的临床表现为什么会发生？
3. 为什么该患者治疗后不见好转？说明其理由，应如何补液？
4. 请解释患者治疗后的主要临床表现为什么会发生？

一、水、钠代谢紊乱的分类

水、钠代谢紊乱是临床上常见的病理过程，严重影响疾病的发生发展和治疗效果。由于水、钠代谢紊乱常同时或先后发生，关系密切，相互影响。所以水、钠代谢紊乱常常一并考虑，但是，两者的变化不一定平行，因此，水、钠代谢紊乱有多种分类方法，一般是根据体液容量、渗透压或血钠浓度来分类（表 3-3）。从临床实际出发，也考虑到机体调节的容量优先原则，本章采用体液容量变化为主线进行讨论。

表 3-3 水钠代谢紊乱的分类

按体液容量和渗透压分类		按血钠浓度和体液容量分类	
体液容量减少（脱水）	伴渗透压降低（低渗性脱水）	低钠血症	低容量性低钠血症（低渗性脱水）
	伴渗透压增高（高渗性脱水）		高容量性低钠血症（水中毒）
	伴渗透压正常（等渗性脱水）		等容量性低钠血症
体液容量增加	伴渗透压降低（水中毒）	高钠血症	低容量性高钠血症（高渗性脱水）
	伴渗透压增高（盐中毒）		高容量性高钠血症（盐中毒）
	伴渗透压正常（水肿）		等容量性高钠血症
		正常血钠	低容量性正钠血症（等渗性脱水）
			高容量性正钠血症（水肿）

二、体液容量减少——脱水

各种原因引起的体液容量尤其是细胞外液量减少（体液丢失量超过体重 2% 以上），并出现一系列功能、代谢变化的病理过程称为脱水（dehydration）。脱水时水和钠的丢失比例不同，根据细胞外液渗透压的变化，可将脱水分为三种类型，即低渗性脱水、高渗性脱水和等渗性脱水。

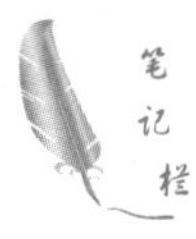

（一）高渗性脱水

高渗性脱水（hypertonic dehydration）是指体液容量减少，以失水多于失钠，血清钠浓度＞145mmol/L，血浆渗透压＞310mmol/L 为主要特征的病理过程，又称为低容量性高钠血症（hypovolemic hypernatremia）。

1. 原因和机制

（1）水摄入不足：多见于水源断绝，如沙漠迷路及海上航行途中淡水用尽没法及时补充；不能饮水，如口腔、食管疾病所致吞咽困难，频繁呕吐及昏迷的患者；渴感障碍，如下丘脑病变损害渴觉中枢或精神病患者，另外，在有些脑血管意外的老年患者也可发生渴感障碍，而造成饮水不足。

成人中止进水，每日丧失的水分约 1200ml（约为体重的 2%）；婴儿中止进水，每日丧失的水分约为体重的 10%，婴儿对水丧失更为敏感，故临床上更应特别注意。

（2）水丢失过多

1）经呼吸道失水：任何原因引起的过度通气（发热、代谢性酸中毒或癔症等）都会使呼吸道黏膜非显性蒸发增加，丢失几乎不含电解质的液体。

2）经皮肤失水：高热、大量出汗和甲状腺功能亢进时，均可通过皮肤丢失大量水。发热时体温每升高 1.5℃，皮肤的不感蒸发每天约增加 500ml。汗为低渗液；大汗时每小时可丢失水分 800ml 左右。

3）经肾丢失：中枢性尿崩症时因 ADH 产生和释放不足，肾性尿崩症时因肾远端小管和集合管对 ADH 的反应缺乏，故肾脏可排出大量水分。由于失水发生在肾单位的最远侧部分，亦即在这个部分以前，大部分钠离子已经被重吸收，因此，患者可排出 10 ～ 15L 的稀释尿而其中只含几个毫摩尔的钠。

因治疗需要反复静脉输注甘露醇、高渗葡萄糖溶液或昏迷患者鼻饲高蛋白饮食时，可因肾小管液渗透压增高而引起渗透性利尿，排水多于排钠。

4）经胃肠道丢失：部分婴幼儿腹泻时，排泄大量钠浓度很低的水样便。

在临床上实践中，高渗性脱水的原因常是综合性的，如婴幼儿腹泻时，除丢失肠液、入水不足外，还有发热出汗、呼吸增快等因素引起的失水过多。

2. 对机体的影响　高渗性脱水时机体的基本变化是细胞外液容量减少和渗透压升高（图 3-3）。

（1）细胞外液渗透压升高：①口渴感明显，高渗性脱水时由于细胞外液高渗，通过刺激渴觉中枢（渴感障碍者除外），引起口渴感；循环血量减少通过肾素－血管紧张素系统产生的血管紧张素Ⅱ增多也可刺激渴觉中枢。唾液腺分泌减少，口腔咽喉部黏膜干燥也是促使产生渴感的一个因素。因此高渗性脱水早期患者就有口渴感。②尿量减少，除尿崩症患者外，细胞外液渗透压升高，还可刺激下丘脑渗透压感受器，引起 ADH 分泌增加，使肾脏远曲小管和集合管对水的重吸收增加，从而引起尿量减少而尿比重增高。口渴饮水和尿量减少均有助于恢复血容量、降低血浆渗透压，因而有一定代偿意义。

（2）细胞内液减少：高渗性脱水时，如果细胞外液的高渗状态未因饮水和肾脏的调节而得到纠正，细胞内液中的水则可向相对高渗的细胞外转移。因此严重高渗性脱水时，细胞内外液容量均减少，其中尤以细胞内液减少更显著，可发生细胞内脱水致使细胞皱缩（图 3-3）。

某些严重病例，由于脑细胞脱水和脑压降低，可发生脑细胞功能障碍，患者可出现烦躁不安、谵妄乃至意识模糊、惊厥和昏迷。严重脑细胞脱水，脑体积显著缩小，颅骨与脑皮质之间的血管张力增大，可致微小静脉破裂而出现脑内点状出血和蛛网膜下腔出血，此时作腰穿刺可见血性脑脊液。

严重的病例，由于细胞内液减少，皮肤蒸发水分减少，汗腺分泌也减少，使散热功能减弱，细胞内脱水还可使体温调节中枢功能障碍，因而出现体温升高，称之为脱水热（dehydration fever），这在小儿多见。

（3）细胞外液变化：由于细胞外液高渗，可通过增加饮水、尿量减少以及细胞内液外移，使细胞外液容量、血容量得到补充（图 3-3）。故在高渗性脱水早期，血容量和循环功能的变化并不明显。

（4）尿钠变化：尿钠浓度因病程早晚可有一定差别。早期或轻症病例，由于肾血流量变化不明显，兼有高钠血症，醛固酮分泌未增多，故尿中仍有钠排出，而且随着 ADH 分泌增多，肾小管加强对水的重吸收，尿钠浓度增高。晚期或重症病例，因血容量和肾血流量都明显减少，使醛固酮分泌增多，可致尿钠浓度降低。

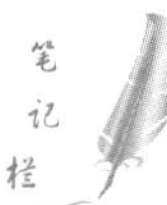

3. 防治的病理生理基础

（1）防治原发病，去除病因。

（2）补充体内缺乏的水分，不能经口进食者应静脉输注5%葡萄糖溶液。但要注意，输入不含电解质的葡萄糖溶液不宜过快，以避免快速扩容导致脑水肿。

（3）适当补充Na^+：高渗性脱水也有Na^+的丢失，体内总钠是减少的，因此，在治疗过程中，待缺水情况得到一定程度纠正后，应适当补给Na^+，以防细胞外液转为低渗状态。

（4）适当补充K^+：由于细胞内脱水，K^+也同时从细胞内移出，引起血K^+升高，尿中排K^+也增多，尤其当患者醛固酮增多时。补液若只补给生理盐水和葡萄糖溶液，则由于增加了K^+的转运至细胞内，更易出现低钾血症，所以应适当补充K^+。

案例 3-1 分析

1. 治疗前诊断　高渗性脱水。

2. 治疗前诊断依据　①原因和机制：患者因频繁呕吐、腹泻3天→大量等渗性消化液丢失；伴有发热→皮肤、呼吸道蒸发水分增多；同时，频繁呕吐又补水不足。共同引起体液容量减少，失水＞失钠。②临床表现：明显口渴，皮肤黏膜干燥、无汗，烦躁不安，血压正常。③实验室检查：血清[Na^+]156mmol/L、血浆渗透压324mmol/L，都高于正常水平。据病因、表现和实验室检查，诊断为高渗性脱水。

案例 3-1 分析

1. 口渴　①ECF渗透压升高→（+）渗透压感受器→（+）下丘脑口渴中枢→渴感；②唾液腺细胞脱水→分泌↓→口腔、咽部黏膜干燥→渴感。

2. 皮肤黏膜干燥、无汗　①皮肤、呼吸道蒸发水分↑→皮肤干燥；②汗腺细胞脱水→汗腺分泌↓。

3. 烦躁不安　脑细胞脱水+交感神经兴奋，故烦躁不安。

4. 血压正常（110/80mmHg）　①ECF渗透压＞ICF渗透压→水从细胞内移向细胞外→ECF减少不显著→血液浓缩轻微→血压正常；②ECF高渗→（+）渗透压感受器→垂体后叶释放ADH↑→肾重吸收水↑（尿量↓）→既有助于渗透压回降又使血容量恢复→血压正常。

（二）低渗性脱水

低渗性脱水（hypotonic dehydration）是指体液容量减少，失钠多于失水，血清钠浓度＜135mmol/L，血浆渗透压＜290mmol/L为主要特征的病理过程，又称为低容量性低钠血症（hypovolemic hyponatremia）。

1. 原因和机制　常见的原因是丢失大量体液或体液积聚在第三间隙后处理措施不当所致，如只给水而未给电解质平衡液。

（1）经消化道失液：这是最常见的原因。各种消化液中Na^+浓度，除唾液、胃液略低外，其他各种消化液均与血浆钠含量甚为接近。当严重腹泻、呕吐、胃肠道引流，都可丧失大量含Na^+消化液。此时若只补充水分或输注葡萄糖溶液，则可导致失钠大于失水，出现低渗性脱水。

（2）经皮肤失液：汗虽为低渗液，但大量出汗也可伴有明显的Na^+丢失（每小时可丢失30～40mmol钠），若只补充水分则可造成细胞外液渗透压降低；大面积烧伤可使大量血浆从创面渗出，若只补充水分，可引起低渗性脱水。

（3）液体在第三间隙积聚：如胸膜炎形成大量胸腔积液，腹膜炎、胰腺炎形成大量腹水等。因为胸、腹水的钠含量与血浆近似，特别是反复穿刺抽放胸、腹水时，若只补充水分，可出现低渗性脱水。

（4）经肾性失钠：①长期使用排钠性利尿药，如水肿患者常常长期连续使用排钠性利尿药，如呋塞米、依他尼酸及噻嗪类等，抑制髓袢升支对NaCl的重吸收可致钠从尿中大量丢失。如果患者限制钠盐摄入，钠的缺乏将更为明显。②肾上腺皮质功能不全：由于醛固酮分泌减少，肾小管对Na^+重吸收减少，Na^+从尿中排出增多。③肾实质性疾病：如慢性间质性肾疾病可使肾髓质结构破坏，导致髓质不能维持正常浓度梯度和髓袢升支功能受损，均可使Na^+随尿液排出增加。④肾小管酸中毒：这是一种以肾小管排酸障碍为主的疾病，其主要发病环节是集合管分泌H^+功能降低，H^+–Na^+交换减少，导致Na^+随尿排出增加，或由于醛固酮分泌不足，也可导致Na^+排出增多。

由此可见，低渗性脱水的发生，往往与只补水而忽略了补充钠盐的治疗措施不当有关，这一点应引起足够的重视。

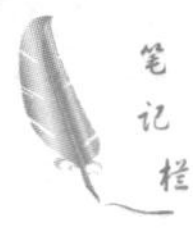

2. 对机体的影响　低渗性脱水时机体的基本变化是细胞外液容量明显减少和渗透压降低（图 3-3）。

（1）细胞外液渗透压降低：无口渴感，由于细胞外液低渗可抑制渴觉中枢，低渗性脱水患者轻度一般无渴感，难以自觉口服补充液体。至晚期或重症患者，血容量明显减少，使血管紧张素Ⅱ增加，可有口渴感。同时，由于血浆渗透压降低，抑制渗透压感受器，使 ADH 分泌减少，肾远曲小管和集合管对水的重吸收也相应减少，故低渗性脱水早期尿量没有明显减少而尿比重降低。大量低渗尿的排出对恢复细胞外液的渗透压具有一定的代偿意义，但同时又进一步降低细胞外液容量。如果细胞外液渗透压得不到恢复，则细胞外液中的水分可向相对高渗的细胞内转移，使细胞外液进一步减少，细胞内液却因此有所增加，严重低渗性脱水甚至可产生细胞水肿（图 3-3）。

（2）细胞外液减少，易发生休克：低渗性脱水主要丢失细胞外液，严重者由于细胞外液、血容量显著减少，患者易发生直立性眩晕、视物模糊、脉搏细速、浅表静脉萎陷乃至低血容量性休克（图 3-3）。外周循环衰竭出现较早是本型脱水的一个特征。

（3）血液浓缩，脱水体征明显：低渗性脱水时血容量减少和血液浓缩，可使血压下降、血浆胶体渗透压升高。血压下降引起的毛细血管流体静压降低和血浆胶体渗透压升高均促使组织间液内的水分向血管内转移。因此，低渗性脱水时组织间液量的减少比血浆更明显（图 3-3）。患者表现为眼窝凹陷、皮肤弹性降低、婴儿囟门内陷等典型脱水体征。

（4）尿钠变化：肾性失钠患者，尿钠含量增多（＞ 20mmol/L）。如果是肾外因素所致者，在轻症或早期时，因 ADH 分泌减少，尿量不减少，再加上低血钠、低血容量导致醛固酮分泌增加，使肾小管对钠的重吸收增加，故尿钠含量减少（＜ 10mmol/L）；但严重的低血容量导致 ADH 分泌增加，会使尿量减少，尿钠含量有所回升。

3. 防治的病理生理基础

（1）防治原发病，去除病因。

（2）补液：首先给予等渗盐水（0.9%NaCl），尽快补充血容量和恢复细胞外液渗透压。病情严重者可先给予高渗盐水（3%NaCl），后补 5% ～ 10% 葡萄糖溶液。补液中含钠液体约占总补液量 2/3。同时应注意，静脉滴注高渗盐水速度不宜太快，以免血浆渗透压升高，使红细胞皱缩，出现溶血。还要注意血清钾的变化。若患者已发生休克，要按照休克的治疗原则进行积极抢救。

案例 3-1 分析

1. 低渗性脱水　治疗过程补液量不足，且只补水未补钠，因此不见好转，反而引起低渗性脱水。脱水补液原则：①补液量应为累计损失量＋继续损失量＋生理需要量。发热导致皮肤蒸发水增多，呕吐腹泻 3 天未纠正；2500ml/d 液体不足以满足补液量需要；②患者体液丢失伴钠丢失，体钠总量减少，血清钠浓度增高是因为水钠非等比例丢失，失水＞失钠，且病因未完全纠正还会继续丢失钠，故应在补液时适当加入电解质。

2. 低钾血症　治疗后不见好转，还并发了低钾血症。诊断依据：①病因和机制：患者呕吐、腹泻 3 天→含 K^+ 丰富的消化液丢失，且 K^+ 摄入不足；血液高渗→渗透性利尿→肾排出钾增多；血容量↓→肾血流↓＋血清 Na^+↓→（＋）RAAS →醛固酮↑→肾保钠排钾↑；静脉滴注葡萄糖溶液→刺激胰岛素分泌→ ECF 的 K^+ 转入 ICF → $[K^+]_e$↓；②体检：肌肉无力，肠鸣音减弱；③实验室检查：血 K^+ ＜ 3.5mmol/L。故判定患者并发低钾血症。

案例 3-1 分析

1. 低血容量性休克（直立性眩晕、血压 75/55mmHg、脉快，四肢凉、浅表静脉萎陷）　①失钠＞失水→ ECF 低渗→ ECF 向 ICF 转移→ ECF ↓↓→血容量↓↓→低血容量性休克；② ECF 低渗→（－）渗透压感受器→ ADH ↓→肾重吸收水↓→血液浓缩→低血容量性休克。

2. 脱水征（眼窝凹陷、皮肤弹性降低）　如上分析，此时血容量↓↓、血液浓缩→血浆胶体渗透压↑→组织液回吸收入血↑→组织间液↓↓比血浆更明显→脱水征明显。

3. 尿钠＜ 10mmol/L　ECF ↓、血容量↓→肾血流↓＋血清 Na^+↓→（＋）RAAS →醛固酮↑→肾保钠排钾→尿钠↓。

4. 肌肉无力，肠鸣音减弱　机制见案例 3-6。

笔记栏

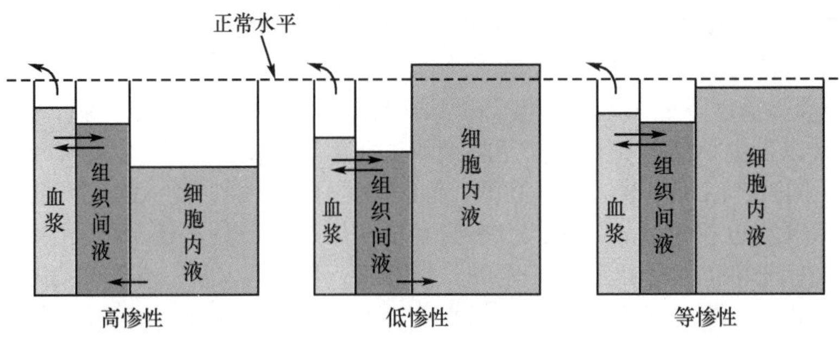

图 3-3　三种类型脱水体液变动示意图

（三）等渗性脱水

等渗性脱水（isotonic dehydration）是指水和钠按等渗比例丢失，血清钠浓度 135 ～ 145mmol/L，血浆渗透压 290 ～ 310mmol/L，又称低容量性正钠血症。

1. 原因和机制　任何等渗性体液大量丢失所造成的血容量减少，在短时间内均属等渗性脱水。见于：①麻痹性肠梗阻时，大量体液潴留于肠腔内或呕吐、腹泻、胃肠引流等胃肠液丢失后。②大量抽放胸腔积液、腹水。③血浆从大面积烧伤的皮肤创面渗出时，均可引起等渗性脱水。

2. 对机体的影响　等渗性脱水主要丢失细胞外液，由于血浆容量及组织间液均减少，故严重者可出现脱水体征、血压下降和口渴感等临床表现。但由于渗透压正常，细胞内液容量无明显变化（图 3-3）。细胞外液容量减少，血液浓缩，可刺激醛固酮和 ADH 分泌增加，促进肾小管对钠和水的重吸收增加，对细胞外液容量不足进行代偿，同时患者出现尿量减少，尿钠含量降低，尿比重增高。

若等渗性脱水未及时处理，可通过皮肤和呼吸道不感性蒸发途径不断丢失水分而转为高渗性脱水；若只补水分而不补钠盐则可转变为低渗性脱水。因此，单纯性的等渗性脱水临床上较少见。

3. 防治的病理生理基础

（1）防治原发病，去除病因。

（2）补液：首先静脉滴注 0.9% 氯化钠溶液，使血容量得到尽快补充，同时与 5% 葡萄糖溶液和 5% 碳酸氢钠溶液搭配，含钠液体约占总补液量 1/2 ～ 2/3 为宜。在纠正脱水后，排钾量会有所增加，血清 K^+ 浓度也会因血容量的增加而被稀释降低，故应注意预防低钾血症的发生。

三种类型脱水的比较见表 3-4。

表 3-4　三种类型脱水的比较

	低渗性脱水	高渗性脱水	等渗性脱水
发病原因	体液丢失而只补水，失钠＞失水	摄水不足，失水过多，失水＞失钠	体液大量丢失，等比丢失水钠
血清钠浓度	＜ 135 mmol/L	＞ 145 mmol/L	135 ～ 145 mmol/L
血浆渗透压	＜ 290 mmol/L	＞ 310 mmol/L	290 ～ 310 mmol/L
脱水部位	细胞外液为主	细胞内液为主	细胞外液为主
口渴	一般无，严重者可有	明显	有
血压	降低，严重者休克	正常，严重者下降	降低
脱水征	很明显	不明显	明显
体温升高	无	有	无
尿量	正常，严重者减少	明显减少	减少
尿钠	明显减少	正常，严重者减少	减少

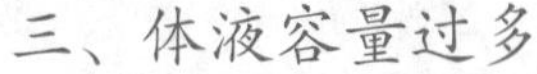

三、体液容量过多

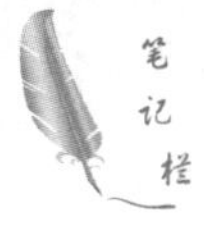

体液容量过多（水过多）又可根据血钠或血浆渗透压变化的特点分为三种类型，即水中毒、盐中毒和水肿。

案例 3-2

患者，女性，42 岁，因外伤失血 1 小时送至急诊。

体格检查：体温 37℃，血压 80/50mmHg，脉搏 96 次/分，呼吸 26 次/分。神志模糊，口唇发绀，四肢湿冷。急诊静脉输入 A 型血 400ml，快速静脉滴注 5% ～ 10% 葡萄糖溶液 1500ml，生理盐水 1000ml。

次日输液中，患者逐渐出现头痛、心悸，平卧加重。脉搏 118 次/分，血压 135/80mmHg，呼吸 28 次 / 分，反应迟钝，定向力障碍，嗜睡，巩膜黄染，眼睑轻度水肿。

实验室检查：血型 B 型，RBC 3.1×10^{12}/L，血细胞比容 23%，血尿素氮 19.0mmol/L，血肌酐 187.0μmol/L，血清 Na^+ 118mmol/L，血浆渗透压 224mmol/L，血清 K^+ 6.7mmol/L。因无尿，故尿常规未查。

治疗：血液透析，并采取控制入液量、防治高血钾、抗感染等处理。第六天尿量超过 400ml/d。住院 24 天出院。

问题：

1. 患者输血后发生了何种水、钠代谢紊乱？诊断依据是什么？
2. 患者输血后为什么会出现头痛、反应迟钝、定向障碍等临床表现？

（一）水中毒

水中毒（water intoxication）是指患者体内水潴留，使细胞内外液容量均增加，血清钠浓度＜ 135mmol/L，血浆渗透压＜ 290mmol/L，但体钠总量正常或增多，故又称高容量性低钠血症（hypervolemic hyponatremia）。

1. 原因和机制

（1）肾排水减少

1）急、慢性肾衰竭少尿期，肾小球滤过率（glomerular filtration rate，GFR）显著降低以致肾脏排水明显减少时，只要稍微增加水的摄入量就可引起水潴留。充血性心力衰竭、肾病综合征伴有全身性水肿或肝硬化伴有大量腹水时，由于有效循环血量减少，使 GFR 降低同时醛固酮和 ADH 分泌增多，结果水潴留大于钠潴留而导致细胞外液增多的低钠血症。

2）ADH 分泌过多：① ADH 分泌异常综合征（syndrome of inappropriate ADH secretion，SIADH）：是 ADH 未按血浆渗透压调节而分泌异常增多，致使体内水分潴留、尿钠排出增加以及稀释性低钠血症等一系列临床表现的综合征。常见原因：脑炎、脑脓肿、脑肿瘤、脑血栓、脑出血、肺结核、肺脓肿、肺炎、肺小细胞癌、胰腺癌等。可能是肿瘤组织产生一些 ADH 样物质和（或）某些病变刺激 ADH 的分泌。②急性应激状态：如大手术、严重创伤、强烈精神刺激等时，由于交感神经兴奋解除了副交感神经对 ADH 分泌的抑制。③药物促进 ADH 释放或增强 ADH 的作用：如异丙肾上腺素、吗啡、长春新碱、多黏菌素等。

（2）水的摄入过多：如用无盐水灌肠使肠道吸收水分过多、精神性饮水过量和持续性大量饮水等。另外，静脉输入含盐少或不含盐的液体过多过快，超过肾脏的排水能力，即可发生水中毒。

在肾功能正常的情况下，一般不易发生水中毒，故水中毒最常发生于急性肾衰竭的患者而又输液不恰当时。

2. 对机体的影响　水中毒时机体的基本变化是细胞内、外液容量扩大和渗透压降低（图 3-4）。

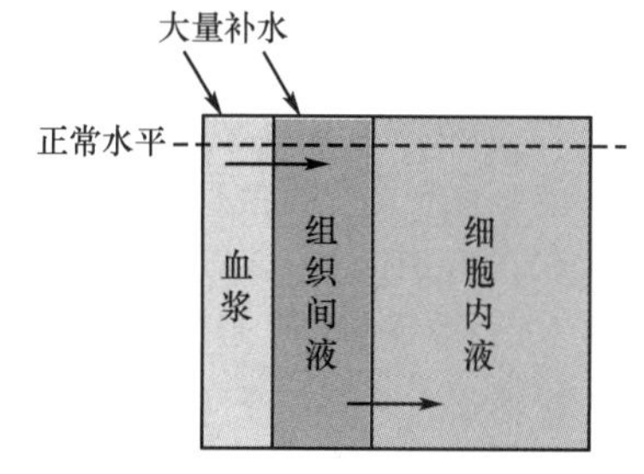

图 3-4　水中毒时体液容量变动示意图

细胞外液因水分过多而被稀释，使渗透压降低，血清钠浓度也降低，加之肾脏不能将过多的水分及时排出，故水分向渗透压相对较高的细胞内转移，以达到新的平衡状态，其结果造成细胞内、外液容量均增多而渗透压均降低。由于细胞内液的容量大于细胞外液的容量，几乎有 2/3 水潴留在细胞内。因此，早期或轻症水中毒，不仅细胞内液的水潴留不易察觉，就是组织水肿也往往不明显，尚不足以引起凹陷性水肿，晚期或重症患者可出现凹陷体征（图 3-4）。

水中毒对机体最大的危害是脑组织水分过多。实验表明，当血清钠浓度低于 125mmol/L 时，水分即进入脑组织，造成脑细胞肿胀和脑细胞内钠和（或）钾浓度降低，这些改变是水中毒患者出现

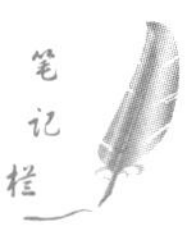

一系列神经精神症状的发病学因素。

水中毒时中枢神经系统功能紊乱的严重性与血清钠浓度下降的速度和程度有关。急性水中毒的症状及危害性远比慢性水中毒严重。

由于中枢神经系统被限制在体积恒定的颅腔和椎管中，脑细胞肿胀和脑组织水肿使颅内压增高，脑脊液压力也增加，可引起中枢神经系统受压表现，如头痛、恶心、呕吐、凝视、失语、精神错乱、定向能力失常，继而出现惊厥、昏迷等，并可有视神经盘水肿，严重者可发生脑疝而导致呼吸、心搏骤停。

轻症或慢性水中毒患者，症状多不明显，易被原发病的所掩盖，一般可出现软弱乏力、肌肉痛性痉挛、嗜睡、淡漠、抑郁等表现。体重常明显增加并可有唾液、泪液分泌过多等。

3. 防治的病理生理基础

（1）防治原发病：水中毒，最重要的是预防。对于有水潴留倾向的患者应积极治疗原发病，并严格限制水的输入量。

（2）轻症水中毒患者通过停止或限制水分输入，可自行恢复。

（3）重症或急症患者除严格限水外，立即静脉内输注甘露醇或山梨醇等渗透性利尿药，以减轻脑细胞肿胀和促进体内水分的排出，也可给予强利尿药促进水排出，或给予少量高渗盐水促进水分向细胞外转移和缓解体液的低渗状态，纠正脑细胞水肿。

案例 3-2 分析

1. 诊断　水中毒。

2. 诊断依据　①病因和机制：误输异型血→ARF（尿量↓，血尿素氮↑、血肌酐↑）。排尿减少＋输入大量低张液体→体内水潴留；②中枢神经系统受压表现：头痛、反应迟钝、定向障碍等；③实验室检查：血清 Na^+ 120mmol/L，血浆渗透压 230mmol/L，都低于正常水平。根据病因、临床表现和实验室检查结果，诊断为水中毒。

案例 3-2 分析

排尿减少＋输入大量低张液体→ECF 被稀释→ECF 渗透压↓、血清 Na^+↓→水分向 ICF 转移→ECF 和 ICF 容量均↑、渗透压均↓→脑细胞肿胀和脑水肿→颅内压增高→中枢神经系统受压表现，有头痛、反应迟钝、定向障碍、嗜睡。

（二）水肿

案例 3-3

患者，男性，55 岁，因咳嗽、黄痰、喘憋、心悸、脚肿加重伴发热 3 天入院。慢性支气管炎 20 年，近 2 年来逐渐出现劳累后心悸、气促，伴脚肿，休息后好转。3 天前咽痛、咳嗽、黄痰、体温最高 38.6℃，喘憋逐渐加重且夜间不能平卧而入院。

体格检查：体温 38.4℃，呼吸 24 次 / 分，脉搏 102 次 / 分，血压 122/88mmHg。口唇和指端发绀，颈静脉怒张，桶状胸，双肺闻及大量痰鸣音。肝颈静脉反流征（+），肝大肋下 2.5cm、压痛，腹水（–）。双下肢明显凹陷性水肿。心电图显示右心室肥大，心肌缺血。

实验室检查：WBC 10.4×10^9/L，中性粒细胞 0.8，淋巴细胞 0.18。pH 7.22，HCO_3^- 20.3mmol/L，PaO_2 52.5mmHg，$PaCO_2$ 68.7mmHg，血清 Na^+ 142mmol/L，血清 K^+ 5.2mmol/L。

入院诊断为慢性支气管炎并肺部感染、右心衰竭。经抗菌、祛痰、强心、利尿等常规治疗后，病情好转，下肢凹陷性水肿消退，患者出院。

问题：该患者为什么会出现下肢凹陷性水肿？

过多的液体在组织间隙或体腔内积聚的病理过程，称为水肿（edema）。由于水肿液来自血浆，与血浆的成分相近，因此水肿是等渗液的积聚，一般不伴有细胞内液体增多。正常体腔内只有少量液体，当体腔内液体过多积聚时，称为积水（hydrops），如心包积水、胸腔积水、腹腔积水、脑室积水等。

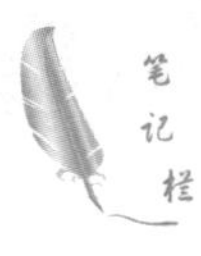

根据水肿波及的范围，可把水肿分为全身性水肿（anasarca）和局部性水肿（local edema）。根

据水肿的发生部位可分为肺水肿、脑水肿、视神经盘水肿、声门水肿和皮下水肿等。根据水肿的发生原因可分为肾性水肿、肝性水肿、心性水肿、营养不良性水肿、淋巴性水肿、炎性水肿等。

1. 水肿的发病机制　正常人体组织液容量是相对恒定的，这种恒定依赖于血管内外液体交换平衡和体内外液体交换平衡的完善调节，当这种平衡失调时，就为水肿的发生奠定了基础。

（1）血管内外液体交换失衡——组织液生成大于回流：正常情况下组织间液和血浆之间不断进行液体交换（图 3-5），使组织液的生成和回流保持动态平衡，而这种平衡主要受制于平均有效流体静压、有效胶体渗透压和淋巴回流等几个因素。①驱使血管内液向外滤出的力量是平均有效流体静压：平均毛细血管血压（平均毛细血管流体静压）为 20mmHg，组织间隙的流体静压为 –6.5mmHg，两者之差约为 26.5mmHg，即是平均有效流体静压。②促使组织间液回流至毛细血管内的力量是有效胶体渗透压：正常人血浆胶体渗透压为 28mmHg，组织间液胶体渗透压为 5mmHg，两者之差为有效胶体渗透压，约 23mmHg。平均有效流体静压与有效胶体渗透压之差值即为平均有效滤过压。可见，正常情况下组织液的生成略大于回流。③淋巴回流：组织间液回流剩余部分形成淋巴液，正常成人在安静状态下每小时约有 120ml 液体经淋巴系统送回血液循环。组织间隙流体静压升高时，淋巴液的生成速度加快。另外，毛细淋巴管壁的通透性较高，蛋白质易于通过。因此，淋巴回流不仅可把略多生成的组织间液送回血液循环，而且可把毛细血管漏出的蛋白质、细胞代谢产生的大分子物质回吸收入血液循环。如果上述一个或一个以上的因素同时或相继失调，都可能成为水肿发生的重要原因。

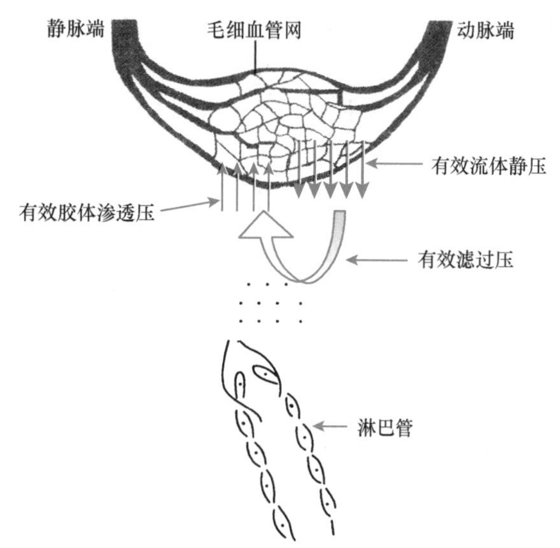

图 3-5　血管内外液体交换示意图
"→"代表体液流动方向

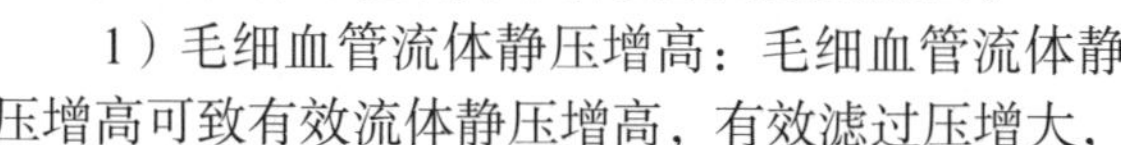

1）毛细血管流体静压增高：毛细血管流体静压增高可致有效流体静压增高，有效滤过压增大，组织液生成增多，当后者超过淋巴回流的代偿能力时，便可引起水肿。毛细血管流体静压增高的常见原因是全身静脉压升高和局部静脉压升高。静脉压升高可逆向传递到微静脉和毛细血管静脉端，使毛细血管流体静压增高。例如，血栓阻塞静脉腔或肿瘤压迫静脉壁可使局部静脉压升高，引起局部水肿；充血性心力衰竭时静脉压增高可成为全身水肿的重要原因。动脉充血也可引起毛细血管流体静压增高，成为炎性水肿发生的原因之一。

2）血浆胶体渗透压降低：血浆胶体渗透压主要取决于血浆蛋白尤其是白蛋白的含量。当血浆白蛋白含量减少时，血浆胶体渗透压下降，有效胶体渗透压减小，而有效滤过压增大，组织液的生成增加，超过淋巴代偿回流时，可发生水肿。引起血浆白蛋白含量减少的原因有：①蛋白质合成障碍，见于肝硬化或严重的营养不良。②蛋白质丢失过多，见于肾病综合征时大量蛋白质从尿中丢失。③蛋白质消耗增加，见于慢性消耗性疾病，如慢性感染、恶性肿瘤等。④大量钠水滞留或输入大量非胶体溶液时使蛋白稀释。

3）微血管壁通透性增加：正常时毛细血管内外存在很大的胶体渗透压梯度。当微血管壁通透性增高时，血浆蛋白从毛细血管和微静脉壁滤出，血浆胶体渗透压降低，而组织间液的胶体渗透压上升，使有效胶体渗透压下降，有效滤过压增大，组织液的生成增加。主要见于感染、烧伤、冻伤、化学伤，以及昆虫咬伤等。这些因素可直接损伤微血管壁或通过组胺、激肽等炎症介质的作用而使微血管壁的通透性增高。这类水肿液的特点是所含蛋白较高，可达 30 ～ 60g/L。

4）淋巴回流受阻：正常情况下，淋巴回流不仅能把组织液及其所含蛋白回收到血液循环，而且在组织液生成增多时还能代偿回流，具有重要的抗水肿作用。当淋巴干道被堵塞，淋巴回流受阻或不能代偿性加强回流时，含蛋白（可达 30 ～ 50g/L）的水肿液在组织间隙中积聚，形成淋巴性水肿。常见的原因有：①恶性肿瘤细胞侵入并堵塞淋巴管。②乳腺癌根治术摘除主要的淋巴组织，可致相应部位水肿。③丝虫病时，主要的淋巴管道被成虫阻塞，可引起下肢和阴囊的慢性水肿。

（2）体内外液体交换失衡——钠、水潴留：正常人钠、水的摄入量和排出量处于动态平衡，从而保持体液量的相对恒定。这种平衡的维持依赖于肾脏正常的结构与功能，以及体内精细的容量与渗

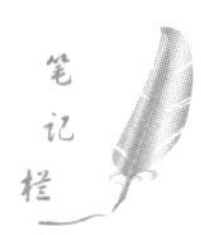

透压调节。肾在调节钠、水平衡中起重要作用，正常经肾小球滤过的钠、水总量，只有 0.5% ～ 1% 排出体外，99% ～ 99.5% 被肾小管重吸收。其中，60% ～ 70% 由近曲小管主动重吸收，远曲小管和集合管对钠、水的重吸收则主要受激素调节，这些调节因素保证了球 – 管的平衡。当某些因素导致球 – 管平衡失调时，便可导致钠、水潴留，成为水肿发生的重要机制（图 3-6）。

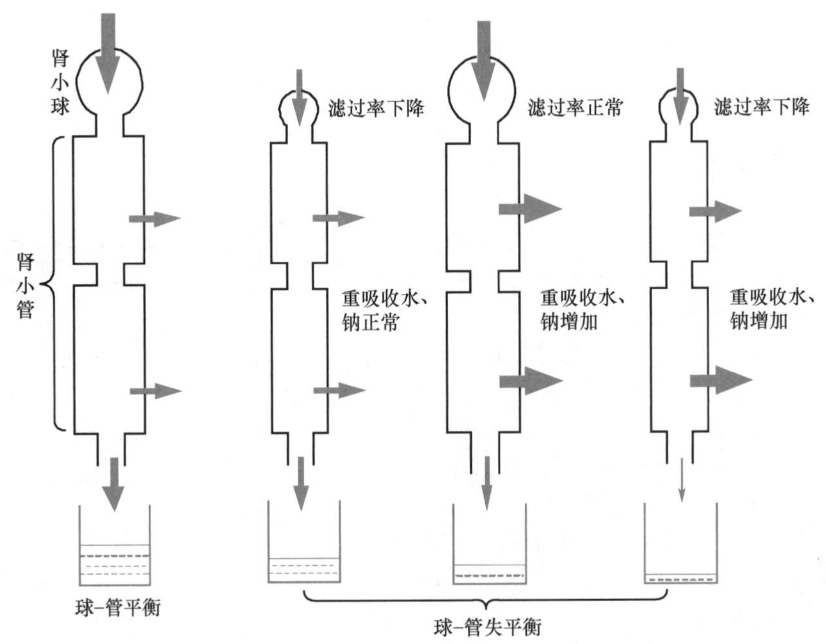

图 3-6　球 – 管平衡与球 – 管平衡失调示意图

1）肾小球滤过率（GFR）降低：GFR 是指单位时间内两肾生成滤液的量，主要取决于肾小球的有效滤过压、滤过膜的面积和滤过膜的通透性。当肾小球滤过钠、水减少，在不伴有肾小管重吸收相应减少时，就会导致钠、水的潴留。若再伴有肾小管重吸收增强时，钠、水的潴留更明显。

引起 GFR 降低的常见原因有：①广泛的肾小球病变，如急性肾小球肾炎时，炎性渗出物和内皮细胞肿胀引起肾小球滤过膜的通透性降低；当慢性肾小球肾炎时，肾单位大量被破坏，使肾小球滤过面积明显减小。②肾血流量减少，如充血性心力衰竭、肾病综合征、肝硬化伴腹水，导致有效循环血量减少，肾血流量下降，GFR 降低。同时，继发性交感 – 肾上腺髓质系统和肾素 – 血管紧张素系统兴奋，使入球小动脉收缩，肾血流量进一步减少，GFR 下降，从而引起肾排出钠水减少。

2）近曲小管重吸收钠水增多：当有效循环血量明显减少时，近曲小管对钠水重吸收增加使肾排出钠水减少。

A. 心房钠尿肽（ANP）分泌减少：正常人血液循环中就存在有低浓度的 ANP，表明平时就有 ANP 从心肌细胞储存的颗粒中释放出来。当充血性心力衰竭、肾病综合征、肝硬化伴腹水等使有效循环血量明显减少时，心房的牵张感受器所受的刺激减弱，ANP 分泌减少，近曲小管对钠水重吸收增多。

B. 滤过分数（filtration fraction，FF）增加：这是肾内物理因素。FF = GFR/ 肾血浆流量。充血性心力衰竭或肾病综合征时，肾血流量随有效循环血量的减少而下降，由于出球小动脉收缩比入球小动脉收缩明显，GFR 相对增高，随之 FF 增加。此时由于无蛋白滤液相对增多，而通过肾小球后，流入肾小管周围毛细血管的血流，其蛋白和血浆胶体渗透压也相应增高，同时由于血流量的减少，流体静压下降。于是近曲小管重吸收钠、水增加，导致钠、水潴留。

C. 肾血流重分布：正常时，肾血流约 90% 通过靠近肾表面外 2/3 的皮质肾单位，皮质肾单位约占肾单位总数的 85%，这些肾单位的髓袢短，不进入髓质高渗区，其重吸收钠、水能力较弱，主要起滤过功能。近髓肾单位约占 15%，其髓袢长，深入髓质高渗区，对钠、水重吸收能力强。在某些病理情况下，如有效循环血量减少时，皮质肾单位的血流明显减少，流向近髓肾单位的血量相对增多，此现象称为肾血流重分布。引起肾血流重分布的机制可能是，肾皮质交感神经丰富和肾素含量较高，形成的血管紧张素Ⅱ也较多，以上因素易引起肾皮质小血管的收缩，血流量显著减少。同时近髓肾单位血量增多，肾小管对钠、水重吸收增加而致钠、水潴留。

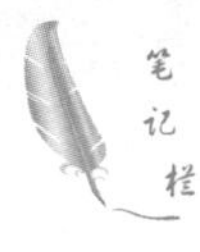

3）远曲小管和集合管重吸收钠水增加：肾远曲小管和集合管重吸收钠、水受激素调节。

A. 醛固酮分泌增多：醛固酮的作用是促进肾远曲小管重吸收钠，进而引起钠、水潴留。引起醛固酮增多的常见原因有：①分泌增加：当有效循环血量下降或其他原因使肾血流减少时，肾血管灌注压下降，可刺激入球小动脉壁的牵张感受器及 GFR 降低使流经致密斑的钠量减少，均可使近球细胞分泌肾素增加，肾素 – 血管紧张素 – 醛固酮系统被激活。临床上，见于充血性心力衰竭、肾病综合征及肝硬化腹水时。②灭活减少：肝硬化患者肝细胞灭活醛固酮的功能减退，也是血中醛固酮含量增高的原因。

B. 抗利尿激素（ADH）分泌增加：ADH 的作用是促进远端肾小管和集合管对水的重吸收，是引起钠、水潴留的重要因素之一。引起 ADH 分泌增加的原因有：①有效循环血量减少，使心房壁和胸腔大血管的容量感受器所受的刺激减弱，反射性地引起 ADH 分泌增加。②肾素 – 血管紧张素 – 醛固酮系统激活后，血管紧张素Ⅱ生成增多，可致下丘脑 – 神经垂体分泌和释放 ADH 增加。此外，醛固酮分泌增加可使肾小管对钠的重吸收增多，血浆渗透压增高，刺激下丘脑渗透压感受器，使 ADH 的分泌与释放增加。

以上是水肿发病机制中的基本因素，在各种不同类型的水肿发生发展过程中，通常是多种因素先后或同时发挥作用。同一因素在不同类型水肿发病机制中所起的作用和地位不同。因此，在治疗实践中，必须对不同患者进行具体分析，这对于选择适宜的治疗方案具有重要意义。

2. 水肿特点及对机体的影响

（1）水肿的特点

1）水肿液的性状特点：水肿液含血浆的全部晶体成分，根据蛋白含量的不同分为漏出液和渗出液。①漏出液（transudate）的特点是水肿液的比重＜ 1.015，蛋白质含量＜ 25g/L，细胞数少。②渗出液（exudate）的特点是水肿液的比重＞ 1.018，蛋白质含量可达 30 ～ 50g/L，可见大量白细胞。后者是由于毛细血管通透性增高所致，见于炎性水肿。

2）皮下水肿的皮肤特征：皮下水肿是全身或躯体局部水肿的重要体征。当皮下组织有过多的液体积聚时，皮肤肿胀、皱纹变浅、平滑而松软，用手指按压时可留有凹陷，称为凹陷性水肿（pitting edema），因其易被察觉，又称为显性水肿（frank edema）。实际上，此法不敏感，全身性水肿患者在出现凹陷之前已有组织液的增多，并可达到原体重的 10%，这种情况称为隐性水肿（recessive edema）。未出现凹陷是因为分布在组织间隙中的胶体网状物（化学成分是透明质酸、胶原及黏多糖等）对液体有强大的吸附能力和膨胀性的缘故。液体被吸附呈凝胶态就不能自由移动，受到压力时也不易移动；只有当液体的积聚超过胶体网状物的吸附能力时，才形成游离的液体。当液体的积聚达到一定量时，用手指按压时游离的液体向按压点周围扩散，形成凹陷（压痕），解压后约经数秒钟后，才流回原处而平复。

3）全身性水肿的分布特点：最常见的全身性水肿是心性、肾性和肝性水肿，其水肿的分布各有特点。心性水肿首先出现在低垂部位，立位时以下肢尤其足踝部最早出现且较明显；肾性水肿先出现于面部，尤以眼睑部明显；肝性水肿多以腹水最显著，而躯体其他部位则不明显。

4）体重变化：全身水肿时，体重能敏感地反映细胞外液容量的变化。因而动态监测体重的增减，是观察水肿消长最有价值的指标，它比观察皮肤凹陷体征更敏感。

（2）水肿对机体的影响

1）水肿的有利效应：①水肿是循环系统的重要“安全阀”，在血容量明显增加时，水肿的出现可避免意外危害。因为当血容量迅速增长时，大量液体及时转移到组织间隙中，可防止循环系统压力急剧上升，从而减免引起血管破裂和急性心力衰竭的危险。故可把水肿看成人体调节血容量的一种重要“安全阀”。②炎性水肿时，其水肿液能稀释毒素；水肿液中的大分子物质能吸附有害物质，阻碍其入血；水肿液中纤维蛋白原形成纤维蛋白之后，在组织间隙中形成网状物或堵塞淋巴管腔，能阻碍细菌扩散，又有利于吞噬细胞游走；微血管壁通透性增高，通过渗出液可把抗体或药物运输至炎症灶。

2）水肿的有害效应：水肿对机体都有不同程度的不利影响，其影响大小取决于水肿的部位、程度、发生速度及持续时间。①细胞营养障碍：过量的液体在组织间隙中积聚，使细胞与毛细血管间的距离加大，增加了营养物质向细胞弥散的距离。受骨壳或坚实的包膜限制的器官或组织，急速发生重度水肿时，压迫微血管使营养血流减少，可致细胞发生严重的营养障碍。②水肿对器官组织功能活动的影响：水肿对器官组织功能活动的影响取决于水肿发生的速度及程度。急速发展的重度水

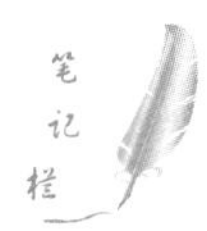

肿因来不及适应与代偿，可引起比慢性水肿严重得多的功能障碍。若为生命活动的重要器官，则可造成更为严重的后果，如脑水肿引起颅内压升高，甚至出现脑疝致死；喉头水肿可引起气管阻塞，甚至窒息死亡。

案例 3-3 分析

1. 钠水潴留　右心衰竭→心排血量↓＋体静脉淤血→ECBV↓→肾球－管失衡→钠、水潴留→毛细血管流体静压↑。

2. 毛细血管流体静压↑　右心衰竭→中心静脉压↑→体静脉淤血→受重力影响→下肢低垂部位毛细血管流体静压最高→有效滤过压↑→组织液生成↑。

3. 血浆胶体渗透压↓　钠、水潴留→血液稀释；胃肠道淤血→蛋白质吸收障碍；肝淤血水肿→蛋白质合成障碍；可共同引起血浆胶体渗透压↓→有效滤过压↑。

4. 体静脉压↑→淋巴代偿回流受阻→组织液积聚。

故患者首先出现低垂部位即脚踝部皮下水肿，严重时逐渐上移可波及全身。

3. 常见的水肿类型与特点

案例 3-4

患儿，男性，9岁，因水肿、血尿、尿少3天入院。患儿3天前晨起，被发现双眼睑水肿，逐渐波及颜面，并有尿少、尿呈浓茶色。今晨起，发现尿色发红，尿量比前更少，并出现头晕、头痛。

体格检查：体温36.6℃，脉搏88次/分，呼吸31次/分，血压140/100mmHg，体重29kg。双眼睑及颜面水肿，晨起明显。咽红，扁桃体Ⅱ°肿大，双肾区叩击痛(＋)，双下肢轻度凹陷性水肿。

实验室检查：尿常规，色黄，蛋白（++），红细胞满视野，畸形RBC 84%。血ASO（抗链球菌溶血素O）＞400U，血沉48mm/h。肾脏B超检查：双肾弥漫性炎性改变。临床诊断：急性肾小球肾炎。

问题：

1. 该患儿的水肿发生有何特点？

2. 该患儿为什么会出现水肿？

案例 3-5

男性，54岁，患者自年轻时起，常年饮酒不断，日饮酒量半斤以上。4年前以酒精性肝硬化诊断入院治疗，近4个月来进行性消瘦，因全身乏力、食欲不振、腹胀、恶心、呕吐、鼻出血而入院。

体格检查：面色萎黄，巩膜轻度黄染；腹部稍隆，肝可触及，质硬，边缘较钝；脾大，质较硬；腹移动性浊音（+），下肢轻度凹陷性水肿。B超检查：肝硬化，腹腔积液。食管吞钡X线显示食管下段静脉曲张。

实验室检查：血小板 80×10^9/L，血清胆红素51μmol/L（3.4～17.1μmol/L），人血白蛋白18g/L（44～55g/L），血清球蛋白36g/L（20～30g/L）。

问题：该患者为什么会出现腹水？

（1）心性水肿：心性水肿时，水肿液的分布与心力衰竭发生部位有关。右心衰竭引起全身性水肿，习惯上称为心性水肿。左心衰竭引起的肺水肿也称为心性肺水肿。

右心衰竭时由于受重力影响，距心脏水平面向下垂直距离越远的部位，毛细血管流体静压越高，故首先表现为下垂部位的皮下水肿。能走动的患者以足踝及胫前部为重，卧床的患者则以腰骶部为明显，严重时波及全身。

引起心性水肿的因素很多，但最重要的原因是，由于心肌收缩力减弱产生的心排血量减少这一始动因素，使静脉回流受阻，血液淤滞在静脉系统中，导致钠、水潴留和毛细血管的流体静压增高。血浆胶体渗透压降低和淋巴回流障碍在心性水肿的发生和发展中起辅助和推动作用。

心性水肿的发生、发展是多因素作用的结果。因此，在治疗原则上必须立足于病因学的治疗，即改善心功能，提高心排血量。从发病学方面治疗，要进行利尿以排出潴留的钠与水，减轻心脏负担；同时适当地限制钠与水的摄入，减少钠、水潴留。

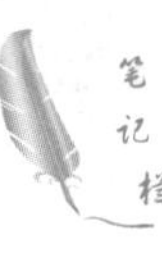

（2）肾性水肿：原发于肾脏的疾病引起的全身性水肿，称为肾性水肿（renal edema），是肾脏疾病的重要体征。由于无静脉压和毛细血管流体静压增高的因素存在，水肿液常分布在皮下组织疏松，皮肤伸展度大的部位。因此，临床上可见患者晨起时发现眼睑或面部水肿，如果疾病未被控制，则水肿可扩展至全身。通常肾性水肿分为肾病性水肿（nephrotic edema）和肾炎性水肿（nephritic edema）两种类型。

1）肾病性水肿：由肾病综合征引起的水肿称肾病性水肿。肾病综合征是多种原因引起的一种综合征，其临床表现为：大量蛋白尿（尿蛋白＞3.5g/d），低蛋白血症（血浆白蛋白＜30g/L），水肿，高脂血症。以上是肾病综合征的四大特征。

肾病性水肿发病机制的中心环节是低蛋白血症所致的血浆胶体渗透压下降，它是造成组织间液积聚的原发因素。其直接的原因是在肾病综合征时，肾小球滤过膜对蛋白质的通透性明显升高，大量血浆蛋白质尤其白蛋白滤出。滤出的大量蛋白质在原尿中难以被肾小管充分重吸收，而随尿液排出体外。有些患者白蛋白的丢失量每天可达10～20g，大大超过肝脏合成蛋白的能力。

继发钠、水潴留也是重要因素，由于低蛋白血症使血浆胶体渗透压下降，全身毛细血管的滤出增加，而组织间液回流明显减少，继发于有效循环血量减少的钠、水潴留，本是对血浆容量和有效循环血量减少的代偿反应，但水肿活动期由于低蛋白血症未消除，钠、水潴留又稀释了血浆蛋白，因而补充到血管内的液体又成为水肿液的来源。

2）肾炎性水肿：主要见于急性肾小球肾炎，本病多由循环血中的免疫复合物所引起。临床常表现为少尿、水肿、高血压；尚有尿液成分的变化如血尿、蛋白尿以及各种类型管型尿等。

目前认为，其水肿发生机制是GFR明显下降的同时肾小管的重吸收无相应减少，即球–管失平衡。导致球–管失衡的原因有：①肾小球滤过率下降：由于肾小球血管内皮细胞和间质细胞肿胀增生，炎症细胞渗出、纤维蛋白堆积和充塞肾小球囊腔，以致通过肾小球的血流量明显减少，而使肾小球滤过压下降。肾小球滤过膜面积缩小、通透性降低，严重者肾小球失去功能。②肾小管重吸收钠、水增强：因肾血流减少继发性地引起肾素–血管紧张素–醛固酮系统的兴奋，使肾小管重吸收钠、水增强。

案例3-4分析

1. 该患儿水肿液首先出现在皮下组织疏松、皮肤伸展度大的双侧眼睑及面部，晨起明显，然后发展至全身。

2. 该患儿是肾炎性的全身性水肿，同时伴高血压、少尿、血尿、蛋白尿，双肾区叩击痛（+），B超示双肾弥漫性炎性改变。

注：急性肾小球肾炎病理变化：肾小球血管内皮细胞和间质细胞肿胀增生，炎细胞渗出、纤维蛋白堆积和充塞肾小球囊腔。

案例3-4分析

急性肾小球肾炎时：

1. GFR降低　因肾小球病理变化（见上面）→肾小球毛细血管血流量↓+滤过膜通透性↓+滤过面积↓→GFR↓→肾排出钠、水↓。此时肾小管重吸收良好→钠、水正常重吸收→球–管失衡→钠、水潴留。

2. 肾小管重吸收钠、水增强　肾血流量↓→（+）RAAS→醛固酮↑、ADH↑→肾小管重吸收钠、水↑→加重球–管失衡→钠、水潴留。

3. 钠、水潴留→血浆量增多→毛细血管流体静压↑（主要作用）→有效滤过压↑。钠、水潴留→血浆被稀释→血浆胶体渗透压↓（次要作用，因低蛋白血症不明显）→有效滤过压↑。组织液生成增多超过淋巴代偿回流，于是首先在组织间隙流体静压小的眼睑组织间隙水肿液积聚，逐渐发展为全身水肿。

（3）肝性水肿：原发于肝疾病导致的体液异常积聚，称为肝性水肿（hepatic edema）。肝性水肿以腹腔积液为主要表现。腹腔积水最常见的原因是肝硬化，多见于失代偿期。

肝性水肿的发生机制是多种因素综合作用的结果。门脉性肝硬化时，由于肝内广泛的结缔组织增生和再生肝细胞结节的形成，肝内血管特别是肝静脉的分支被挤压，发生扭曲、闭塞或

笔记栏

消失。肝内血管阻塞导致肝血窦内压和肝外门静脉区毛细血管流体静压升高，成为腹腔积水的原发因素。继发性钠、水潴留和低蛋白血症则是促进腹腔积水发生发展的重要因素。

案例 3-5 分析

该患者因长年不断大量饮酒导致酒精性肝硬化。肝静脉的分支被挤压，回流受阻，肝血窦内压升高，使过多的液体滤出，当超过淋巴回流时，便经肝表面和肝门进入腹腔而形成腹水。

同时门静脉高压，使肠壁和肠系膜的毛细血管流体静压增高，另外肝硬化时白蛋白合成减少，血浆胶体渗透压降低，均使有效滤过压升高，导致肠壁和肠系膜的水肿，并成为腹水的重要来源。

在上述因素引起腹水的基础上，有效循环血量减少和 GFR 降低，使醛固酮、ADH 分泌增多，促进肾小管对钠水的重吸收，引起钠、水潴留，促进腹水形成。故该患者为肝性腹水。

（4）肺水肿：肺间质内液体积聚过多合并（或不合并）溢入肺泡内的病理过程，称为肺水肿（pulmonary edema）。

引起肺水肿的原因很多，根据发生机制至少可将肺水肿分为 4 类：①压力性肺水肿（hydrostatic pulmonary edema）：主要见于高血压心脏病、二尖瓣狭窄、大面积心肌梗死等导致的急性左心衰竭，肺静脉回流受阻引起肺毛细血管内流体静压增高，有效滤过压增大，当组织液的生成大于回流，并超过淋巴回流的代偿能力时便可发生肺水肿。②伴有弥漫性肺泡损伤的通透性增高性肺水肿（high-permeability pulmonary edema with diffuse alveoli damage）：主要见于各种原因引起的急性呼吸窘迫综合征，由于广泛的肺泡 – 毛细血管膜损伤，引起通透性肺水肿；伴肺泡实变和严重的低氧血症，恢复较慢。③不伴有肺泡损伤的通透性增高性肺水肿（high-permeability pulmonary edema without alveolar damage）：主要见于各种炎症介质引起的肺水肿，其特点是只有肺微血管内皮通透性增高，而不伴有肺泡上皮的损伤，以肺间质水肿为主，低氧血症较轻，水肿消除得快。④混合性肺水肿（mixed hydrostatic and permeability pulmonary edema）：兼有流体静压和通透性增高。

无论哪种类型的肺水肿，其发展过程一般是，先出现间质性肺水肿（interstitial edema）。当肺间质内液体积聚到一定量时，突然溢入肺泡内，发展为肺泡水肿（alveolar edema）。

（5）脑水肿：脑组织的液体含量增多引起的脑容积和重量增加，称为脑水肿（brain edema）。一般将脑细胞内液体的积聚称为脑肿胀（brain swelling）。

根据原因和发病机制可将脑水肿分为：

1）血管性脑水肿（vasogenic brain edema）：是最常见的一类，特点是微血管壁通透性增高，含蛋白质的液体进入组织间隙增多。多因脑外伤、脑出血、脑梗死、脑脓肿、化脓性脑膜炎等引起，与病变的直接作用或所产生炎症介质的作用有关。

2）细胞毒性脑水肿（cytotoxic brain edema）：其特点是水肿液主要分布在脑细胞内，脑细胞肿胀，而微血管壁通透性不增高。细胞外间隙不仅不扩大，反而缩小。常见的原因是：急性脑缺氧（心搏骤停、窒息），水中毒（急、慢性肾衰竭时摄入过多水），急性中毒性脑病（铅、锰、汞、苯、汽油、有机磷农药等亲神经性毒物）。引起脑细胞肿胀的机制是：①由于急性缺氧或代谢抑制物的作用，使细胞能量代谢障碍，ATP 产生减少，导致细胞钠泵功能障碍，细胞内钠、水增加，脑细胞肿胀。②氧自由基对脑细胞膜的脂质过氧化作用，也是导致细胞膜损伤及钠泵功能障碍的重要原因。

3）间质性脑水肿（interstitial brain edema）：其特点是阻塞性脑室积水和相应脑室周围白质的间质水肿。主要见于肿瘤、炎症和胶质增生堵塞导水管或脑室孔道，由于脑脊液循环障碍，过多的脑脊液在脑室中积聚，室内压上升，脑室管膜通透性增高以致使脑脊液溢入周围白质中。

脑水肿轻者可无明显的症状与体征。重症可出现头痛、头晕、呕吐、视神经盘水肿等一系列颅内压升高的症状；严重者可发生脑疝，甚至死亡。

脑水肿治疗上，首先必须重视病因治疗，同时应用细胞膜稳定剂以保护脑细胞膜与线粒体膜结构免受损伤。另外，应用脱水剂以减小脑容积和降低颅内压。

（三）盐中毒

盐中毒特点是血容量和血钠浓度均增高。血清钠浓度＞150mmol/L，血浆渗透压＞310mmol/L，故又称高容量性高钠血症（hypervolemic hypernatremia）。

1. 原因和机制

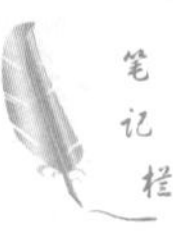

（1）医源性盐摄入过多：在治疗低渗性脱水或等渗性脱水患者时未严格控制高渗溶液的输入，

如果始动原因是肾本身疾病，将难以及时排出多余钠盐，有可能导致高容量性高钠血症。在抢救心搏、呼吸骤停的患者时，为纠正酸中毒，常常给予高浓度的碳酸氢钠，如果掌握不当，可能造成高容量性高钠血症。

（2）原发性钠潴留：在原发性醛固酮增多症的患者，由于醛固酮的持续超长分泌，导致远曲小管对 Na^+、水的重吸收增加，常引起体钠总量和血钠含量的增加，同时伴有细胞外液量的扩张。

2. 对机体的影响　高钠血症时细胞外液高渗，液体自细胞内向细胞外转移，导致细胞脱水，严重者引起中枢神经系统功能障碍。

3. 防治的病理生理基础

（1）治疗原发病。

（2）肾功能正常者可用利尿药以去除过量的钠；若肾功能损伤则需透析。应注意血钠浓度不能降得过快，否则细胞外液处于低渗状态，水从细胞外移向细胞内，引起脑水肿。

第三节　钾代谢紊乱

一、钾正常代谢

（一）体内钾总量及分布

钾为细胞内最重要的阳离子，具有重要的生理功能，它对维持细胞新陈代谢、保持静息膜电位、调节细胞内外的渗透压和酸碱平衡，均密切相关。

正常人体内含钾总量为 50 ～ 55mmol/kg，其中约 98%（3000 ～ 4000mmol）在细胞内，其余约 2%（60 ～ 80mmol）在细胞外液。细胞内液钾浓度约 140 ～ 160mmol/L，血清钾浓度 3.5 ～ 5.5mmol/L，两者浓度相差 30 多倍，主要依赖于细胞膜上 Na^+-K^+ 泵（Na^+，K^+-ATP 酶）的主动转运来维持。

（二）钾平衡及其调节

天然食物含钾都比较丰富，钾盐以离子的形式极易被小肠吸收，能正常饮食的人一般不会缺钾。钾还可随消化液分泌到胃肠道，但通常这些 K^+ 又重新被吸收。健康成人每天随饮食钾的摄入量 50 ～ 120mmol（约 100mmol），吸收入血的钾首先转移至细胞内，其后在数小时内主要经由尿液排出体外（约 90mmol），其余小部分（约 10mmol）随粪便及汗液排出（图 3-7）。

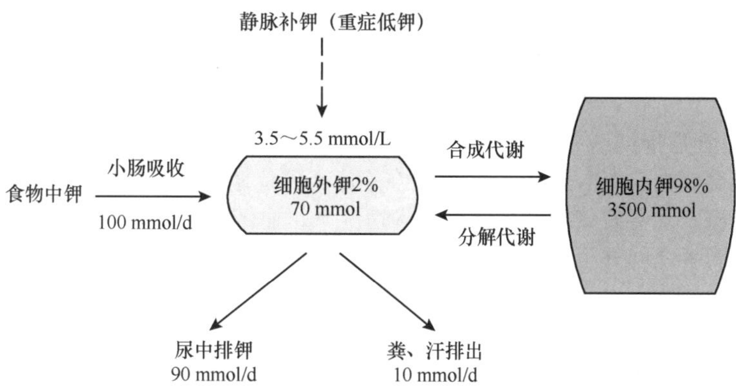

图 3-7　钾的摄入与排出及其在细胞内、外液的分布

正常人每天钾的摄入量常大于其细胞外液的总钾量，但血钾浓度却始终维持在 3.5 ～ 5.5mmol/L 的正常范围之内。维持这一动态平衡的调节机制有两方面：

1. 钾的跨细胞转移　机体对快速变动的钾负荷主要依赖细胞内、外液之间 K^+ 分布的改变来进行调节，由于细胞内液具有迅速储备大量 K^+ 的能力，通过 K^+ 在细胞内外的转移，可迅速、准确地维持细胞外液的钾浓度。

（1）促进细胞外钾转移入细胞内的主要因素：胰岛素和 β 肾上腺素受体的激活、细胞外液 K^+ 浓度升高，可直接刺激 Na^+-K^+ 泵的活性，促进细胞摄钾；细胞外液 K^+ 浓度的升高还可刺激胰岛素的分泌，从而促进细胞摄钾；碱中毒时细胞内 H^+ 与细胞外 K^+ 交换，促进 K^+ 进入细胞内。

（2）促进细胞内钾转移到细胞外的主要因素：α 肾上腺素受体的激动剂、酸中毒、细胞外液渗透压的急剧升高或剧烈运动时的肌肉收缩等，可促进 K^+ 从细胞内移出。

2. 肾脏调节　肾是排钾的主要器官。由肾小球滤出的 K^+ 大部分在近曲小管重吸收，而尿中排

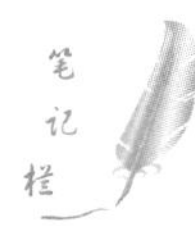

出的钾主要是远曲小管和集合管分泌的。肾脏排钾量受摄入量影响：多吃多排，少吃少排，维持摄入与排出的平衡；但肾保留钾的能力不如保留钠完善，在摄入量极少甚至完全无钾摄入的情况下，肾脏每天仍能排出 20 ～ 40mmol 的 K^+，如此持续排钾，将出现钾的负平衡。

肾远曲小管和集合管对钾的排泌受下列因素的影响。①醛固酮：醛固酮分泌增多，可使基膜面 Na^+-K^+泵的活性升高，提高小管上皮细胞内的 K^+ 浓度，同时增大管腔面胞膜对钾的通透性，导致较多的 K^+ 排泌至小管腔与 Na^+、H^+ 交换。Na^+、H^+ 重吸收，使管腔内负电荷增大，促进细胞内 K^+ 排入管腔。②血钾浓度：血钾浓度增高，不仅刺激醛固酮分泌增多，而且可明显提高远曲小管和集合管的泌 K^+ 速率。③远曲小管原尿流速：远曲小管原尿的流速增快，降低了管腔尿液中 K^+浓度，同时增大尿液与上皮细胞内的 K^+浓度梯度，故 K^+ 的排泌增加。④血液 pH：H^+ 浓度升高可抑制基膜面 K^+泵入细胞及管腔膜对钾的通透性，使泌 K^+ 功能受阻；相反 H^+ 浓度降低使肾排 K^+ 增加。

3. 结肠的排钾功能 结肠泌 K^+ 量亦受醛固酮的调控。在肾衰竭、肾小球滤过率明显降低的情况下，结肠泌 K^+ 量平均可达到摄入钾量的 1/3。

此外，汗液中也含有少量的钾，5 ～ 10mmol/L，经汗的排钾量通常很少。但在炎热环境、高强度体力活动情况下，也可经皮肤丢失相当数量的钾。

二、钾代谢紊乱

案例 3-6

患者，男性，46 岁，胃溃疡穿孔修补术后 2 周并发肠梗阻进行手术，术后持续胃肠减压 7 天，共抽吸液体 2200ml。平均每天静脉输入 5% 葡萄糖盐水 2500ml，尿量 2000ml。患者出现精神不振，全身乏力，面无表情，嗜睡，食欲减低，腹胀，肠鸣音减弱，腱反射迟钝。血 K^+ 2.5mmol/L，血 Na^+ 140mmol/L，血 Cl^- 103mmol/L。心电图显示：Ⅱ、aVF、V_1、V_5 导联 ST 段下降，aVF 导联 T 波双相，V_3 有 U 波。立即开始每日以 KCl 加入 5% 葡萄糖滴注，四天后血 K^+ 升至 4.8mmol/L，上述临床表现恢复正常。

问题：

1. 患者发生了何种电解质紊乱？为什么会发生？
2. 为什么会出现上述临床表现？
3. 为什么会出现上述心电图的变化？

钾代谢紊乱主要是指细胞外液中 K^+ 浓度的异常变化，尤其血钾浓度的变化，包括低钾血症（hypokalemia）和高钾血症（hyperkalemia）。在临床上钾代谢紊乱比水、钠代谢紊乱显得更重要，这是因为重症钾代谢紊乱会直接危及生命。通常情况下，血钾浓度基本上能反映体内的总钾水平。但在异常情况下，两者之间并不一定呈平行关系，而临床表现主要取决于血钾浓度异常变化的速度和程度。

（一）低钾血症

血清钾浓度低于 3.5mmol/L 称为低钾血症。缺钾（potassium depletion）是指细胞内钾的缺乏、体内钾的总量减少。多数情况下，低钾血症常伴缺钾，但两者并不一定同时发生。

1. 原因和机制

（1）钾摄入不足：在正常饮食条件下，一般不会发生低钾血症。只有在下述情况下发生：①不能进食，如胃肠道梗阻、昏迷。②长时间禁食或厌食，如胃肠手术后或神经性厌食时等。③长期输液未注意补钾者。

（2）钾丢失过多

1）经消化道失钾：消化液内钾的浓度是血钾的 2 ～ 4 倍，故大量消化液丢失是低钾血症最常见的原因。①频繁呕吐或大量胃肠吸引：除丢失富含钾的胃肠液外，并伴有钾摄入不足，大量胃液丢失所引起的代谢性碱中毒和血容量减少，使醛固酮继发性增多，促进肾排钾增加。②严重腹泻：腹泻常是幼儿失钾过多的主要原因，腹泻时随粪便丢失的钾可比正常时多 10 ～ 20 倍。一方面是由于腹泻使小肠吸收钾减少，另一方面腹泻所致的血容量减少，又使醛固酮分泌增多，结果不仅尿钾排出增多，也使结肠分泌钾的功能增强。

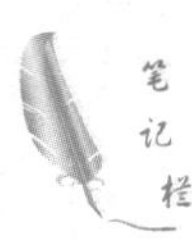

> 案例 3-6 分析
>
> 1. 诊断 低钾血症。
>
> 2. 原因和机制 ①手术后长时间禁食，没有钾的摄入，肾脏仍有钾的排出。②手术后连续做胃肠减压 7 天，钾的丢失过多。③每天静脉输液 5% 葡萄糖溶液，可使胰岛素分泌增加，激活 Na^+-K^+ 泵，促使 K^+ 转入细胞内。

2）经肾脏失钾：这是成人失钾最重要的原因。主要见于：①长期大量应用利尿药：髓袢类以及噻嗪类利尿药主要通过抑制髓袢升支粗段及远曲小管起始部 Na^+、Cl^- 的重吸收而产生利尿作用，由此也导致远曲小管内钠、水增多且流速增快，促进 K^+-Na^+ 交换增加，钾排出增加；同时原发病（肝硬化、心力衰竭）或血容量减少引起的继发性醛固酮增多症，使肾保钠排钾作用加强而失钾。②渗透性利尿：如急性肾小管坏死多尿期时，由于原尿中溶质（尿素、钠）增多产生渗透性利尿作用，如高血糖、甘露醇之类渗透性利尿药所致的利尿增强，均伴有尿排钾增多。③盐皮质激素过多：见于原发性醛固酮增多症［如肾上腺皮质腺瘤、库欣（Cushing）综合征］和继发性醛固酮增多症（如肝硬化、充血性心力衰竭），均因远端小管 K^+-Na^+ 交换增加，尿排钾增多。④肾小管性酸中毒：Ⅰ型（远端）肾小管性酸中毒，由于远端小管泌 H^+ 障碍，导致 K^+-Na^+ 交换增加，尿钾排出增多；Ⅱ型（近端）肾小管性酸中毒，是一种多原因引起的近端小管重吸收多种物质障碍为特征的综合征，表现为由尿中丢失 HCO_3^-、K^+ 和磷而出现代谢性酸中毒、低钾血症和低磷血症。⑤镁缺失：可使肾小管上皮细胞的 Na^+，K^+-ATP 酶失活，K^+ 重吸收障碍，导致钾丢失过多。

3）经皮肤丢钾：汗液虽含钾不多，但如在高温下从事体力劳动时，大量出汗也可造成明显的失钾。

（3）跨细胞分布异常：是因细胞外钾向细胞内转移而引起低钾血症，但体内总钾量并不减少，主要见于：

1）急性碱中毒：细胞外液 pH 增高，H^+ 从细胞内向细胞外转移，以缓冲细胞外液碱中毒，而细胞外液 K^+ 则转入细胞内以维持细胞内外的阴、阳离子平衡；同时，肾小管上皮细胞内 K^+ 增多，致使 H^+-Na^+ 交换减弱，而 K^+-Na^+ 交换增强，尿钾排出增多，因此，碱中毒可引起低血钾。

2）过量使用胰岛素：一方面可直接激活细胞膜上 Na^+，K^+-ATP 酶的活性，使细胞外 K^+ 转入细胞内，另一方面可促进细胞糖原合成，使细胞外 K^+ 随同葡萄糖转入细胞内。

3）β 肾上腺素受体活性增强：如 β 受体激动剂（肾上腺素、沙丁胺醇等）可通过 cAMP 机制激活 Na^+-K^+ 泵，促进细胞外钾内移。

4）某些毒物中毒：如钡中毒、粗制棉籽油中毒（主要毒素为棉酚），可特异性阻滞钾通道，使 K^+ 外流减少。

5）低钾血症型周期性瘫痪：是一种少见的常染色体显性遗传病，发作时出现血钾降低和一时性骨骼肌麻痹、肢体瘫痪。剧烈运动、应激等是常见的诱发因素。

2. 对机体的影响

（1）对神经肌肉的影响

1）肌肉无力或弛缓性麻痹：神经肌肉症状是低钾血症的突出表现。一般当血清钾浓度低于 3.0mmol/L 时，即可出现四肢软弱无力；低于 2.5mmol/L 时，可以出现软瘫，下肢重于上肢，重者卧床不起，抬头困难。呼吸肌麻痹为重要死因。除骨骼肌外，胃肠道平滑肌也可受累，出现纳差、肠蠕动减慢、腹胀、便秘和麻痹性肠梗阻。上述变化均系神经肌肉兴奋性降低所致。

肌细胞的兴奋性取决于静息电位（E_m）与阈电位（E_t）间的距离。距离增大，难以引起兴奋；而距离变小，则易于引起兴奋。至于 E_m 的大小，主要取决于细胞内外 K^+ 浓度比值。

急性低钾血症时，由于细胞外液 K^+ 浓度（$[K^+]_e$）急剧降低，而细胞内 K^+ 浓度（$[K^+]_i$）变化不明显，使 $[K^+]_i/[K^+]_e$ 比值增大，静息状态下细胞内液钾外流增加，E_m 绝对值增大，E_m-E_t 距离增大，细胞乃处于超极化阻滞状态，因此细胞兴奋性降低，严重时甚至不能兴奋（图 3-8）。

> 案例 3-6 分析
>
> 血 $[K^+]$↓→ $[K^+]_e$↓→ $[K^+]_i/[K^+]_e$↑→ E_m 绝对值↑→ E_m-E_t 距离↑→肌细胞的兴奋性↓。骨骼肌细胞兴奋性↓→全身肌肉软弱无力、面无表情、腱反射迟钝；胃肠道平滑肌细胞兴奋性↓→胃肠道运动功能↓→食欲减低、腹胀、肠鸣音减弱。

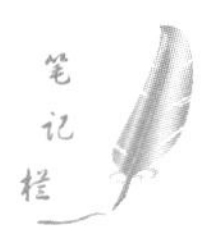

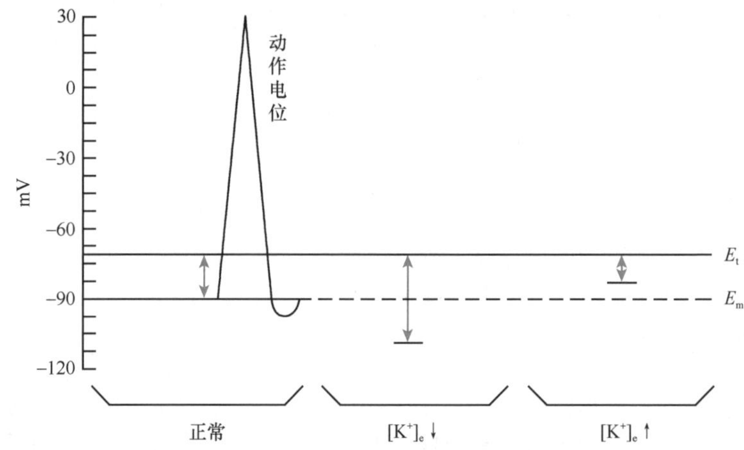

图 3-8 细胞外液钾浓度对骨骼肌及胃肠道平滑肌细胞静息电位的影响

慢性低钾血症时，由于病程缓慢，钾从细胞内逐渐逸出至细胞外，使细胞内、外 K^+ 浓度均降低，$[K^+]_i/[K^+]_e$ 比值变化不大，结果 E_m 可基本正常，细胞兴奋性无明显降低，临床表现不明显。

2）横纹肌损害：钾对骨骼肌的供血有调节作用。局部钾浓度增加引起血管扩张，致使血流量增加。严重缺钾（血钾低于 2.5mmol/L）的患者，肌肉运动时不能从细胞释放出足够的 K^+，可使骨骼肌血管收缩，导致供血不足，以致发生缺血缺氧性肌痉挛和横纹肌溶解。当然，低钾血症引起的肌肉代谢障碍也是骨骼肌损害的原因之一。

（2）对心脏的影响：主要表现为心肌生理特性的改变以及引发的心电图变化和心肌功能的损害。

1）心肌生理特性的改变

A. 兴奋性增高：已知静息状态下心肌细胞膜只对 K^+ 具有最大的通透性，因此此时细胞内外钾浓度差就成了 E_m 的决定因素，故钾的膜平衡电位即相当于膜静息电位。但实际上，离子经细胞膜运动不仅取决于细胞内外的浓度差，也取决于细胞膜对离子的通透性。低钾血症时，心肌细胞膜 K^+ 电导性下降，对 K^+ 的通透性降低，细胞内的 K^+ 外流减少，造成 E_m 绝对值减小，E_m-E_t 的距离缩短，阈刺激减小而致心肌兴奋性增高。

B. 传导性降低：心肌传导性主要与动作电位 0 期去极化的速度和幅度有关。低钾血症时，因 E_m 绝对值减小，促进细胞外 Na^+ 内流的电位差减小，因而动作电位 0 期去极化的速度减慢和幅度变小，兴奋的扩布因而减慢，心肌传导性降低，并可引起传导阻滞（图 3-9）。

C. 自律性增高：心肌自律性的产生依赖于动作电位复极化 4 期的自动去极化。低钾血症时，细胞膜对 K^+ 的通透性降低，复极化 4 期 K^+ 外流减慢，而 Na^+ 内流相对加快，使快反应自律细胞（心房和心室内传导组织以及末梢心肌传导纤维的自律细胞）的自动去极化加速，故心肌自律性提高。

D. 收缩性改变：低钾血症时，由于 $[K^+]_e$ 降低，对 Ca^{2+} 内流的抑制作用减弱，复极化 2 期 Ca^{2+} 内流增多，使兴奋－收缩偶联反应增强，心肌收缩性增强（图 3-9）。但在严重慢性低钾血症时，由于细胞内钾缺乏，引起细胞代谢障碍甚至心肌细胞变性坏死，使心肌收缩性减弱。

2）心电图变化：心电图改变（心律失常除外），主要由心室肌复极化延迟所致。可见：① T 波低平：$[K^+]_e$ 降低时膜对 K^+ 的通透性下降，K^+ 外流减少，使复极化 3 期延长，导致 T 波低平。②出现 U 波：U 波的发生可能与浦肯野细胞的 3 期复极化有关，一般情况下被心室肌的复极波掩盖而不明显。$[K^+]_e$ 降低对浦肯野细胞的影响大于对心室肌的影响，使浦肯野细胞的 3 期复极化过程延长大于心室肌的 3 期复极化过程，则浦肯野细胞的复极化过程得以显现，故 T 波后出现增高的 U 波。③ ST 段压低：$[K^+]_e$ 降低对 Ca^{2+} 内流抑制作用减弱，Ca^{2+} 内流加速，复极化 2 期（平台期）缩短，使 ST 段不能回到基线而呈下移状。④ QRS 波增宽，P—R 间期延长：QRS 波是由快速传导的去极化波扩布到整个心室所产生的综合波，相当于心室肌动作电位的上升支（0 期），此波增宽起因于心室肌传导性降低。P—R 间期延长表明去极化从心房传到心室所需时间延长（图 3-9）。

3）心肌功能的损害：表现为心律失常和心肌对洋地黄类强心药物的敏感性增高。

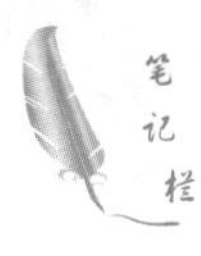

A. 心律失常：由于自律性增高，可出现窦性心动过速；由于兴奋性增高、3 期复极化延缓所致的超常期延长以及心肌传导性降低和有效不应期缩短，异位起搏点的插入易引起兴奋折返，故可出

现期前收缩、阵发性心动过速，甚至心室颤动等。

B. 心肌对洋地黄类强心药物的敏感性增高：低钾血症时，洋地黄与 Na^+，K^+-ATP 酶的亲和力增高而增强了洋地黄的毒性作用，并显著降低其治疗的效果。

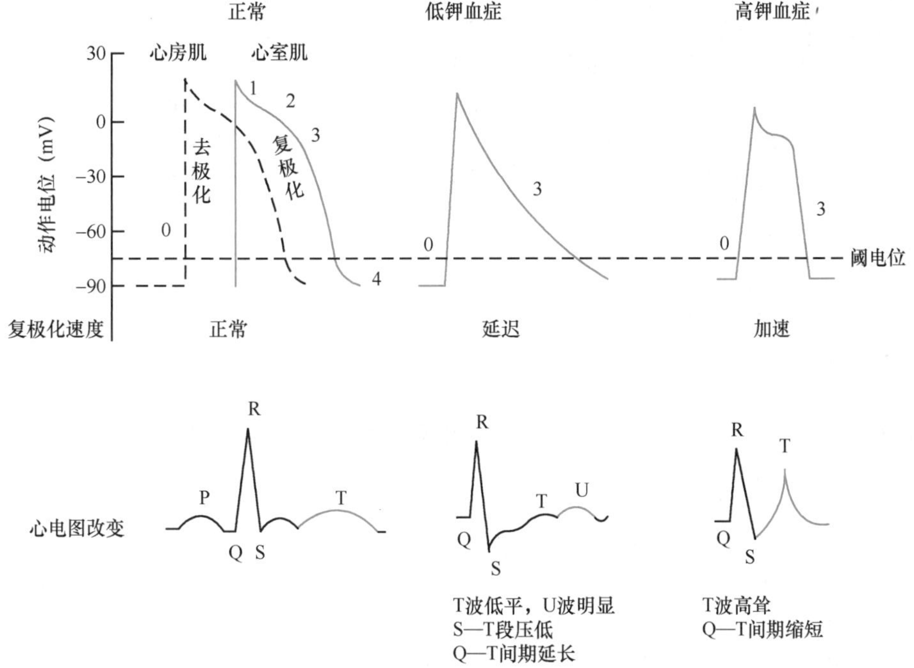

图 3-9　细胞外液钾浓度对心肌细胞动作电位及心电图的影响

病例 3-6 分析

$[K^+]_e$↓→Ca^{2+} 内流加速→复极 2 期缩短→ST 段不能回到基线→ST 段下降。$[K^+]_e$↓→K^+ 通透性↓→复极 3 期延长→T 波压低、增宽（T 波双相）。同时，浦肯野细胞更受影响其 3 期复极过程延长大于心室肌的 3 期复极化过程→U 波。

（3）对肾脏的影响：缺钾对肾的损害在形态上主要表现为髓质集合管上皮细胞肿胀、空泡等，重者可波及各段肾小管，甚至肾小球，出现间质性肾炎样表现。功能损害的主要表现为尿浓缩功能的障碍，出现多尿和低比重尿。其机制是：①远端小管和集合管上皮细胞受损，cAMP 生成不足，对 ADH 的反应性降低。②髓袢升支粗段对 NaCl 的重吸收障碍，妨碍了肾髓质渗透压梯度的形成而影响了对水的重吸收。

（4）对酸碱平衡的影响：低钾血症可引起代谢性碱中毒。其机制是：① $[K^+]_e$ 降低（钾的跨膜分布异常除外），可使细胞内 K^+ 移至细胞外，细胞外 H^+ 内移，致细胞内酸中毒和细胞外碱中毒。②肾小管上皮细胞内 K^+ 浓度降低、H^+ 浓度增高，造成肾小管 K^+-Na^+ 交换减少而 H^+-Na^+ 交换增加，随尿排 H^+ 增多，加重代谢性碱中毒。一般碱中毒应排碱性尿，才有助于维护血液正常 pH。但此时排出的尿液呈酸性，故称为反常性酸性尿。

3. 低钾血症防治的病理生理基础

（1）治疗原发病，祛除失钾的原因。

（2）补钾：血清钾浓度低于 3.0mmol/L 或出现明显的临床症状如心律失常或肌肉瘫痪等，应及时补钾。补钾最好口服，因恶心、呕吐等原因不能口服者或病情严重时，才考虑静脉内滴注补钾，绝对禁止静脉推注钾。静脉滴注补钾应遵循“四不宜”的原则：①不宜早，需尿量＞ 500ml/d 时才补钾。②不宜快：速度＜ 10 ～ 20mmol/h。③不宜浓：浓度＜ 40mmol/L。④不宜多：总量＜ 120mmol/d。静脉内补钾时应观测心率、心律，定时测定血钾浓度，防止高钾血症的发生。细胞内缺钾恢复较慢，往往需补钾 4 ～ 6 天，严重者需补钾 10 ～ 15 天，因此，治疗缺钾勿操之过急。

（3）纠正水和其他电解质代谢紊乱：引起低钾血症的原因常常可以同时引起水、钠、镁等的丢失，应及时检查，一经发现积极处理。

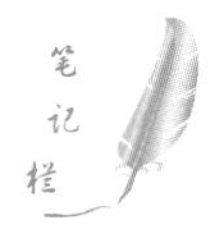

（二）高钾血症

案例 3-7

患者，女性，38 岁，因大面积烧伤入院。

体格检查：头面、胸腹部及上肢大面积烧伤，Ⅲ° 烧伤面积占 40%。经全面处理，病情一直比较稳定。第 28 天出现创面感染，体温 39℃，血细菌培养阳性（主要为铜绿假单胞菌），血压降至 70/50mmHg，尿量 400ml/d。pH 7.09，HCO_3^- 9.8mmol/L，$PaCO_2$ 33.4mmHg，K^+ 6.8mmol/L，Na^+ 132mmol/L，Cl^- 102mmol/L。心电图显示：P 波和 QRS 波振幅降低，QRS 波间期增宽，T 波高尖。虽经积极救治，病情仍无好转，入院第 33 天时出现心室颤动，抢救无效死亡。

问题：

1. 患者发生了何种电解质紊乱？为什么会发生？
2. 心电图为什么会发生改变？患者死亡的主要原因？

血清钾浓度高于 5.5mmol/L 称为高钾血症。高钾血症极少伴有细胞内钾含量的增高。

1. 原因和机制

（1）钾摄入过多：主要见于处理不当，如经静脉过多过快输入钾盐或输入大量库存血可引起高钾血症，尤其是在肾功能低下时更易发生。

（2）肾排钾减少：这是引起高钾血症的主要原因。可见于：

1）肾衰竭：急性肾衰竭少尿期、慢性肾衰竭晚期，因肾小球滤过率下降和（或）肾小管排钾功能障碍，往往发生高钾血症。

2）醛固酮分泌不足或对醛固酮的反应低下：前者见于肾上腺皮质功能减退和双侧肾上腺切除；后者见于某些肾小管疾病，如间质性肾炎、狼疮肾炎、移植肾等。两者均表现为肾远曲小管、集合管排钾障碍，致使血钾升高。

3）长期应用潴钾类利尿药：螺内酯和三氨蝶呤等利尿药，具有抑制醛固酮保钠排钾的作用，持续大量应用可引起高钾血症。

（3）细胞内钾转移到细胞外

1）急性酸中毒：细胞外液 pH 降低，H^+ 进入细胞内被缓冲，而细胞内 K^+ 转运到细胞外以维持电荷平衡；同时，肾小管上皮细胞内 H^+ 增多，致使 H^+-Na^+ 交换增多，而 K^+-Na^+ 交换减少，尿钾排出减少，因此，酸中毒时易伴发高钾血症。

2）缺氧：缺氧时 ATP 生成减少，细胞膜 Na^+-K^+ 泵运转发生障碍，故 Na^+ 潴留于细胞内，细胞外液中 K^+ 不易进入细胞内；另外，缺氧可引起酸中毒和细胞坏死，细胞内 K^+ 释放入血，加重高钾血症。

3）组织分解：细胞内钾含量比细胞外液高 30 多倍，因此，血管内溶血、挤压综合征时，细胞内钾大量释放可引起高钾血症。若同时伴有肾功能不全，则更易发生严重高钾血症。

4）高血糖合并胰岛素不足：见于糖尿病，其发生机制是：胰岛素缺乏妨碍了钾进入细胞内；高血糖形成的血浆高渗透压，引起细胞内脱水和细胞内钾浓度相对增高，为钾通过细胞膜钾通道的被动外移提供了浓度梯度，促使血钾升高。

5）高钾血症型周期性瘫痪：是一种常染色体显性遗传性疾病，肌麻痹发作时细胞内钾向细胞外转移。

案例 3-7 分析

1. 诊断　高钾血症（患者血清 $K^+ > 5.5$mmol/L）。

2. 导致高钾血症的原因和机制

（1）患者烧伤第 28 天创面感染铜绿假单胞菌→感染性休克（血压降至 70/50mmHg）→微循环障碍→组织缺血缺氧→细胞膜 Na^+-K^+ 泵失灵→血 K^+ ↑。

（2）合并急性肾衰竭（尿量↓至 400ml/d）→肾排钾障碍（主因）→血 K^+ ↑。

（3）合并代谢性酸中毒（pH ↓，HCO_3^- ↓，$PaCO_2$ 33.4mmHg、AG ↑）→细胞内 K^+ 转到细胞外→血 K^+ ↑。

（4）烧伤、感染、缺血缺氧→组织损伤、细胞破坏→细胞内钾释放→血 K^+ ↑。

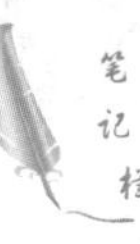

2. 对机体的影响

（1）对神经肌肉的影响：高钾血症对神经肌肉的影响与起病的快慢和血清钾升高的程度密切相关。

1）急性高钾血症：急性高钾血症对神经肌肉的影响呈先兴奋后抑制的双相变化。轻度高钾血症时，主要表现为肢体感觉异常、刺痛、肌肉轻度震颤等症状，但常被原发病症状所掩盖而被忽视。重度高钾血症（血清钾＞ 7.0mmol/L）可出现肌肉软弱无力，甚至迟缓性麻痹。其发生机制：轻度 $[K^+]_e$ 增高后，$[K^+]_i/[K^+]_e$ 比值变小，钾外流减少，E_m 绝对值变小，与 E_t 距离缩短，使兴奋性增高。重度高钾血症时，E_m 绝对值显著减小，以致几乎接近 E_t 或相等于 E_t 水平，呈去极化阻滞状态，快 Na^+ 通道失活，不易形成动作电位，故兴奋性降低（图 3-8）。

2）慢性高钾血症时：很少出现神经肌肉方面的症状，主要是细胞外增多的 K^+ 逐渐移入细胞内，$[K^+]_i/[K^+]_e$ 比值变化不明显之故。

（2）对心脏的影响：高钾血症的主要危害是可发生致命性心室颤动和心搏骤停。主要与心肌生理特性改变有关。

1）对心肌生理特性的影响

A. 兴奋性改变：急性高钾血症对心肌细胞膜电位的影响与对神经肌肉兴奋性的影响基本相同。随 $[K^+]_e$ 升高，$[K^+]_i/[K^+]_e$ 比值变小，心肌兴奋性可出现先升高而后降低的双向性变化。急性轻症高钾血症时，心肌细胞 E_m 绝对值轻度减小，E_m-E_t 的距离缩短，引起兴奋所需的阈刺激也变小，即心肌兴奋性增高。急性重度高钾血症时，由于 E_m 过小，电压依赖性钠通道处于备用状态的数量明显减少，甚至全部失活，使心肌兴奋性显著降低甚至消失。

B. 传导性降低：高钾血症时，由于 E_m 绝对值减小，故动作电位 0 期去极化的幅度变小、速度减慢，因此，兴奋的扩布减慢，即心肌传导性降低。

C. 自律性降低：高钾血症时，细胞膜对 K^+ 的通透性增高，复极化 4 期细胞内 K^+ 的外流比正常时加快，而 Na^+ 内流相对减慢，快反应自律细胞的自动去极化减慢，因而，心肌自律性降低。

D. 收缩性降低：$[K^+]_e$ 升高抑制复极化 2 期 Ca^{2+} 的内流，使细胞内 Ca^{2+} 浓度降低，兴奋－收缩偶联反应减弱，使心肌收缩性降低（图 3-9）。

2）心电图表现：血 K^+ 升高超过 5.5mmol/L 时，由于复极期 K^+ 外流加速（心肌细胞膜的钾电导增加所致），动作电位 3 期时间缩短、坡度变陡，反映复极 3 期的 T 波狭窄高耸，相当于心室动作电位的 Q—T 间期缩短。T 波狭窄高耸是轻、中度高钾的最常见表现。随着血钾的继续升高，E_m 绝对值减小，0 期去极化速度和幅度降低，传导减慢直至失去传导能力，因此心房去极化的 P 波压低、增宽或消失；代表房室传导的 P—R 间期延长；相当于心室去极化的 R 波降低；相当于心室内传导的 QRS 综合波增宽，甚至宽大的 QRS 波与 T 波融合呈正弦波状，致使心室颤动和心搏骤停（图 3-9）。

（3）对酸碱平衡的影响：高钾血症可引起代谢性酸中毒。其机制是：① $[K^+]_e$ 升高（钾的跨膜分布异常除外），使细胞外 K^+ 移入细胞内，细胞内 H^+ 外移，致细胞内碱中毒和细胞外酸中毒。②肾小管上皮细胞内 K^+ 浓度增高、H^+ 浓度降低，造成肾小管 K^+-Na^+ 交换增强而 H^+-Na^+ 交换减弱，随尿排 H^+ 减少，加重代谢性酸中毒。此时血液 pH 呈酸性，而尿液却呈碱性。故称为反常性碱性尿。

3. 高钾血症防治的病理生理基础

（1）防治原发疾病，以祛除引起高钾血症的原因。

（2）降低血钾：①减少钾的摄入，禁食含钾量高的食物。②使细胞外钾转入细胞内：静脉滴注葡萄糖和胰岛素促进糖原合成，或输入碳酸氢钠纠正酸中毒，促使 K^+ 快速向细胞内转移，而降低血钾浓度。③排出体内过多的钾：最有效的排钾措施为血液透析或腹膜透析；也可用阳离子交换树脂（如聚苯乙烯磺酸钠）经口服或灌肠后，在肠道内通过 Na^+-K^+ 交换，加速体内 K^+ 的排出。

（3）拮抗高钾血症的心肌毒性作用：静脉注射 10% 葡萄糖酸钙或氯化钠溶液。血 Ca^{2+} 增高，一方面可使 E_t 上移，从而使因高血钾而缩短的 E_m-E_t 间距离再次增大，有助于心肌细胞兴奋性恢复正常；同时，使复极化 2 期竞争性的 Ca^{2+} 内流增加，心肌收缩性增强。应用钠盐后，细胞外液钠浓度增多，使心肌细胞膜内、外钠浓度差增大，促使 0 期去极化时钠内流增加，动作电位 0 期上升速度加快、幅度增大，因此，有助于改善心肌的传导性。

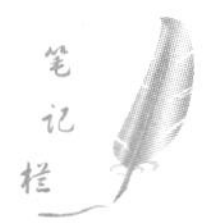

（4）纠正其他电解质代谢紊乱：高钾血症时很可能伴有高镁血症，应及时检查处理。

案例 3-7 分析

1. 心电图变化 ①T 波高尖：患者血 K^+ ↑（血 K^+ 6.8mmol/L）→复极期 K^+ 外流加速→复极 3 期时间缩短、坡度陡峻→T 波高尖。②P 和 QRS 波振幅降低、间期增宽：血 K^+ ↑→ E_m 绝对值减小→0 期去极化的幅度变小、速度减慢→传导性降低→P 波（心房去极化）低宽、QRS 波低宽（代表心室去极化的 R 波压低；相当于心室内传导的 QRS 波增宽）。

2. 患者死亡的主要原因 血钾再继续增高（虽经积极救治，病情仍无好转）→ E_m 绝对值过小，与 E_t 接近→钠通道难开放→心室肌去极化和复极化同时进行→增宽的 QRS 可与 T 波相连成正弦状波→心室颤动（心脏出现多灶性局部兴奋，以致完全失去排血功能，是心脏停搏前的短暂现象）→死亡。

第四节 镁代谢紊乱

一、镁的生理代谢和主要功能

（一）生理代谢

镁是机体内具有重要生理功能的阳离子，仅次于钠、钙、钾。在细胞内，镁是钾之后第二位阳离子。镁主要来源于绿叶蔬菜、谷类、蛋、鱼中。成人每日从饮食摄取镁 0.75 ～ 1.25mmol，其中约 1/3 在小肠内吸收，其余随粪便排出。体内镁的总含量约 21 ～ 28g，其中 60% 在骨骼中，其余大部分在骨骼肌和其他组织器官的细胞内，只有 1% ～ 2% 在细胞外液中。正常人体镁的摄入和排出处于动态平衡，血清镁正常浓度为 0.75 ～ 1.25mmol/L。

正常情况下，消化道吸收和肾脏排泄是维持镁代谢平衡的主要环节。镁摄入量少，肠道吸收相对增多。摄入食物含钙少，含蛋白质多，活性维生素 D、甲状旁腺素（parathyroid hormone，PTH）等可使肠道吸收镁增加；反之则吸收减少。血清镁含量主要靠肾脏调节，通过肾小球超滤过的镁大约 25% 在近曲小管被重吸收，50% ～ 60% 在髓袢升支粗段被重吸收，只有 3% ～ 6% 被肾排出。尿镁排泄与血清镁相平行，高血钙、甲状腺素、降钙素及抗利尿激素等可降低肾小管对镁的重吸收，增加肾排镁。PTH 可增加肾小管对镁的重吸收，减少肾排镁。

（二）主要功能

1. 维持酶的活性 镁是许多酶系的辅助因子或激活剂，镁可激活体内多种酶，尤其是参与 ATP 代谢的酶，因而参与体内许多重要代谢过程。

2. 维持细胞的遗传稳定性 镁是 DNA 相关酶系中的主要辅助因子和决定细胞周期、凋亡的细胞内调节者。镁在细胞质中维持膜完整性，在细胞核中则维持遗传的稳定性。

3. 抑制可兴奋细胞的兴奋性 镁离子对中枢神经系统、神经肌肉和心肌等可兴奋组织均具有抑制作用。

二、低镁血症

血清镁浓度低于 0.75mmol/L 时称为低镁血症（hypomagnesemia）。

（一）原因和机制

1. 摄入不足 正常食物中镁的含量丰富，很少发生镁缺乏。低镁血症主要见于长期禁食、厌食、恶心、经静脉输注无镁的肠外营养液等。

2. 排出过多

（1）经胃肠道排出过多：在小肠切除、严重腹泻或持续胃肠引流导致肠道镁的吸收减少，消化液中的镁大量丢失，其中小肠病变最常见。

（2）经肾脏排出过多：①利尿剂：呋塞米、依他尼酸可抑制髓袢升支粗段对镁的重吸收，甘露醇、尿素或高渗葡萄糖所致渗透性利尿使镁大量丢失。②高钙血症：钙与镁在肾小管中重吸收呈竞争作用，故任何原因所致高钙血症均可使肾小管重吸收镁减少。PTH 有促进肾小管重吸收镁的作用，但这种作用可被高钙血症所抵消。③严重甲状旁腺功能减退：PTH 减少，使肾小管对镁重吸收减少。④甲状腺功能亢进：甲状腺素可抑制肾小管重吸收镁。⑤糖尿病酮症酸中毒：酸中毒可抑制肾小管重吸收镁，高血糖可产生渗透性利尿作用。⑥酒精中毒：酒精能抑制肾小管对镁的重吸收；慢性酒精中毒常伴营养不良和腹泻等。⑦肾疾患：急性肾小管坏死性肾衰多尿期、慢性肾盂肾炎、肾小管性酸中毒、肾积水和肾硬化等，可产生渗透性利尿和肾小管功能受损，导致肾排镁增多。⑧醛固酮

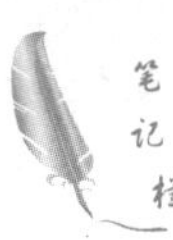

增多症：可因抑制肾小管重吸收镁而引起低镁血症。

3. 细胞外液镁转入细胞内　胰岛素治疗糖尿病酮症酸中毒时，因糖原合成需要镁，可使细胞外镁转入细胞内过多。

（二）对机体的影响

1. 对神经－肌肉的影响　低镁血症时，神经肌肉的应激性增高，表现为肌肉震颤、手足搐搦、Chvostek 征（轻叩外耳道或颜面神经时引起面部肌肉痉挛）、反射亢进等。正常时，运动神经末梢在动作电位去极化影响下，轴突膜上 Ca^{2+} 通道开放，促使囊泡向轴突膜移动并出泡，将乙酰胆碱释放至神经与肌肉接头间隙。Mg^{2+} 有能够抑制终板膜上乙酰胆碱受体敏感性的作用。低镁血症导致应激性增高的机制是：①Mg^{2+} 和 Ca^{2+} 竞争进入轴突，低镁血症使 Ca^{2+} 进入轴突增多，乙酰胆碱释放增多，使神经－肌肉接头处兴奋性增强。②Mg^{2+} 有抑制终板膜上乙酰胆碱受体敏感性的作用，低镁血症使这种抑制作用减弱。③低镁血症使 Mg^{2+} 抑制神经和骨骼肌应激性的作用减弱。Mg^{2+} 对平滑肌也有抑制作用，故低镁血症时平滑肌兴奋，可导致呕吐或腹泻。

2. 对中枢神经系统的影响　镁对中枢神经系统具有抑制作用，低镁血症时抑制作用减弱，可出现听觉过敏、幻觉，严重时出现癫痫发作、谵妄、精神错乱、定向力失常，甚至惊厥、昏迷等。其机制可能与下列因素有关：①低镁血症导致能量代谢障碍，与 Mg^{2+} 对 Na^+，K^+-ATP 酶活性及 cAMP 水平的影响有关。②低镁血症时，Mg^{2+} 阻滞中枢兴奋性 *N*- 甲基 -D 天冬氨酸受体的作用减弱，导致癫痫发作。③低镁使 Mg^{2+} 抑制中枢神经系统作用减弱有关。

3. 对心血管系统的影响

（1）心律失常：低镁血症时，常出现心律失常，以室性心律失常为主，严重者可引起心室颤动导致猝死。其可能机制是：①细胞外液镁浓度降低时，Na^+，K^+-ATP 酶活性减弱，心肌细胞 E_m 负值变小，心肌兴奋性升高。②低镁血症时，镁对钠离子阻断作用减弱，使钠离子内流相对加速，因而心肌快反应自律细胞的自动去极化加速，自律性增高。③低镁血症时，可通过引起低钾血症，引起心肌细胞内缺钾而导致心律失常。

（2）高血压：低镁血症出现血压升高，手足搐搦发作时尤明显。低镁血症导致血压升高的机制：①血管平滑肌细胞内钙含量增高，使血管收缩，外周阻力增大。②低镁增强儿茶酚胺等缩血管物质的作用，加强血管的收缩作用，从而引起血压升高。

（3）冠心病：低镁血症在冠心病发生发展中起一定作用，其主要机制：①镁是许多酶系必需的辅助因子，严重缺镁可引起心肌细胞代谢障碍。②血浆 Mg^{2+} 迅速降低，可引起冠状动脉收缩或痉挛。

4. 对代谢的影响

（1）低钙血症：中度至重度低镁血症，常伴低钙血症，其机制：镁缺乏使腺苷酸环化酶活性下降，导致甲状旁腺分泌 PTH 减少，同时靶器官对 PTH 的反应也减弱，肠道吸收钙、肾小管重吸收钙和骨钙动员均发生障碍。

（2）低钾血症：髓袢升支粗段钾的重吸收依赖于肾小管上皮细胞的 Na^+，K^+-ATP 酶，此酶需要 Mg^{2+} 激活，镁缺乏时 Na^+，K^+-ATP 酶活性减低，肾保钾功能减退，故常伴低钾血症。对于这样病例，只补钾不补镁，低钾血症难以纠正。

（三）防治的病理生理基础

1. 去除引起低镁的病因　防治原发病。

2. 补镁　轻症低镁血症可通过肌内注射途径补镁（一般用硫酸镁）；合并各种类型心律失常的严重低镁血症，需及时缓慢静脉补镁。肾功能受损者要防止因补镁过快而转变为高镁血症。

三、高镁血症

案例 3-8

患者，男性，45 岁，因反复出现水肿、少尿 20 年，加重半个月入院。该患者 20 年前开始反复出现水肿、少尿、高血压，曾诊断为“慢性肾炎”。5 年前诊断为“慢性肾衰”。半个月前因气温骤降，出现发热、咽痛、咳嗽伴浓痰，虽然及时服药，但治疗效果不佳，肾功能进一步下降，出现尿量明显减少，在服用利尿剂的情况下 24 小时尿量仍不足 500ml。一周前患者出现四肢无力，深腱反射减弱，心动过缓、便秘及尿潴留。体温 38.5℃，血压 160/100mmHg，呼吸 15 次 / 分，心率 56 次 / 分，实验室检查：Na^+ 126mmol/L，K^+ 5.8mmol/L，Cl^- 100mmol/L，HCO_3^- 20mmol/L。

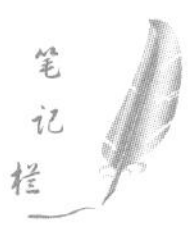

心电图 P—R 间期延长，QRS 波增宽，T 波高尖。医生重点处理了高钾血症，治疗有一定的效果，但是患者出现了呼吸抑制、嗜睡。紧急血气和电解质检验结果：pH 7.26，PaO_2 85mmHg，$PaCO_2$ 55mmHg，HCO_3^- 10mmol/L，血清 Na^+ 120mmol/L，K^+ 7.2mmol/L，Ca^{2+} 2.4mmol/L，Mg^{2+} 6.25mmol/L。根据患者的临床表现和原发疾病，医生给患者进行了血液透析，隔天 1 次，血液透析 3 次后，患者的病情好转，住院 1 个月后，患者病情稳定，好转出院。

问题：

1. 为什么 1 周前患者出现四肢无力、深腱反射减弱，心动过缓、便秘及尿潴留等症临床表现？

2. 该患者除高钾血症引起心电图出现心电图 P—R 间期延长，QRS 波增宽，T 波高尖，还有什么因素可导致这些变化？

血清镁浓度高于 1.25mmol/L 时为高镁血症（hypermagnesemia）。

（一）原因和机制

1. 摄入过多 静脉内补镁过快过多，尤其肾功能障碍患者更易发生。

2. 肾排镁过少 正常时肾排镁能力很强，故口服或注射较多的镁盐在肾功能正常者不至于引起高镁血症。肾排镁减少是高镁血症最重要的原因，见于：①肾衰竭：急性或慢性肾衰竭伴有少尿或无尿，这是高镁血症最常见的原因。②严重脱水伴有少尿。③甲状腺功能减退：甲状腺素抑制肾小管重吸收镁，促进尿镁排出的作用，故甲状腺减退的黏液性水肿的患者可发生高镁血症。④肾上腺皮质功能减退症：醛固酮减少，醛固酮能抑制肾小管重吸收镁。

3. 细胞内镁移至胞外 各种原因导致细胞严重损伤或分解代谢亢进，使细胞内镁转移到细胞外。糖尿病酮症酸中毒细胞内的分解代谢占优势，细胞内镁转移到细胞外。在发生高钾血症的同时，出现高镁血症。

（二）对机体的影响

血清镁浓度不超过 2mmol/L 时，临床上很难觉察高镁血症对机体的影响。当血清镁浓度升高到 3mmol/L 时，才会出现明显的临床表现。

1. 对神经肌肉的影响 镁能抑制神经肌肉接头处的兴奋传递，高浓度镁有箭毒样作用。高镁血症主要表现有肌无力，甚至弛缓性麻痹严重者可因呼吸肌麻痹而死亡。

2. 对中枢神经系统的影响 镁能抑制神经肌肉接头处的兴奋传递，抑制中枢神经系统的功能活动。高镁血症可出现腱反射减弱或消失、嗜睡或昏迷。

3. 对心血管系统的影响 高镁能抑制房室和心室内传导，并降低心肌兴奋性，故可引起传导阻滞和心动过缓。当血清镁达 7.5 ～ 10mmol ／ L 时，可发生心脏停搏。心电图可见 P—R 间期延长和 QRS 综合波增宽。因高血镁常伴随高血钾，故可出现 T 波高尖。

4. 对平滑肌的影响 镁对平滑肌亦有抑制作用。高镁血症时血管平滑肌的抑制可使小动脉、微动脉等扩张，从而导致外周阻力降低和动脉血压下降。对内脏平滑肌的抑制可引起恶心、呕吐、嗳气、便秘、尿潴留等症状。

（三）防治的病理生理基础

1. 防治原发病，改善肾功能。
2. 增加镁的排出，如应用利尿剂、透析疗法等清除镁。
3. 静注葡萄糖酸钙拮抗镁的毒性作用，抢救呼吸肌麻痹，治疗高钾血症等。

案例 3-8 分析

1. 一周前患者出现四肢无力、深腱反射减弱、心动过缓、便秘及尿潴留等临床表现，是由于肾衰竭伴有少尿，肾排镁减少导致高镁血症的结果。当血清镁浓度大于 3mmol/L 时，临床上可出现明显表现。该患者血清 Mg^{2+} 6.25mmol/L，由于镁能抑制神经肌肉接头处的兴奋传递和中枢神经系统的突触传递，故可以出现肌无力，甚至弛缓性麻痹、膝腱反射减弱或消失，嗜睡或昏迷；对内脏平滑肌的抑制可引起便秘、尿潴留等临床表现。

2. 该患者除高钾血症引起心电图出现心电图 P—R 间期延长，QRS 波增宽，T 波高尖外，高镁能抑制房室和心室内传导，并降低心肌兴奋性，故可引起传导阻滞和心动过缓。心电图也可出现 P 波低平，P—R 间期延长，QRS 波增宽，T 波高尖。

3. 透析疗法增加镁的排出，调节水电解质和酸碱平衡，促进毒素排出，使患者的病情好转。

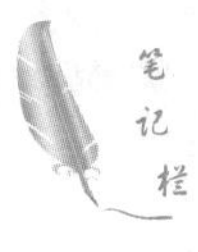

第五节　钙、磷代谢紊乱

一、正常钙、磷代谢和功能

（一）钙、磷的正常代谢

钙（calcium）和磷（phosphorus）是人体内含量最丰富的无机元素，在维持人体正常结构与功能中起重要作用。正常成人体内钙总量为 700 ～ 1400g，磷总量为 400 ～ 800g。体内约 99% 钙和 86% 磷以羟磷灰石形式存在于骨和牙齿，其余呈溶解状态分布于体液和软组织中。钙、磷在细胞内、外的分布有明显差异。细胞外钙浓度远远大于胞质中钙浓度，而细胞外磷则远低于细胞内。体内钙、磷均由食物供给。钙在十二指肠的吸收率最高，吸收率通常为 30%；磷在空肠吸收最快，吸收率达 70%。人体钙约 80% 随粪便排出，20% 经肾排出。总磷的 70% 由肾排出，30% 随粪便排出。

血钙指血清中所含的总钙量，正常成人为 2.25 ～ 2.75mmol/L。血钙分为非扩散钙和可扩散钙。非扩散钙是指与血浆蛋白（主要为白蛋白）结合的钙，约占血浆总钙的 40%。可扩散钙主要为游离 Ca^{2+}（占 45%）及少量与柠檬胶、碳酸根等形成不解离钙（占 15%），发挥生理作用的主要为游离 Ca^{2+}。血液中的磷以有机磷和无机磷两种形式存在。有机磷酸酯和磷脂存在于血细胞和血浆中，含量大。血磷通常是指血浆中的无机磷，正常人为 1.1 ～ 1.3mmol/L，血浆磷的浓度不如血浆钙稳定，血磷不能反映细胞内磷的储备。

血浆中钙、磷浓度的乘积较为恒定。正常时，两者的乘积 $[Ca] \times [P]$ 为 30 ～ 40。超过 40，则钙磷以骨盐形式沉积于骨组织；若小于 35，则骨骼钙化障碍，甚至发生骨盐溶解。

（二）钙、磷代谢的调节

目前认为，体内钙、磷代谢主要由甲状旁腺素、1,25-$(OH)_2D_3$ 和降钙素三种激素作用于肾脏、骨骼和小肠三个靶器官调节的。

1. 甲状旁腺素（PTH）　PTH 是由甲状旁腺主细胞合成分的一种单链多肽激素，PTH 的生理功能是维持血钙水平。低血钙的即刻效应是刺激储存的 PTH 释放，持续作用主要是抑制 PTH 的降解速度。PTH 增加远曲小管对钙的重吸收，抑制近曲小管重吸收磷，结果使尿钙减少，尿磷增多。PTH 促进骨盐溶解，释放钙和磷。PTH 通过激活肾脏 1α- 羟化酶，促进 1,25-$(OH)_2D_3$ 的合成，间接促进小肠吸收钙、磷，但此效应出现较缓慢。

2. 降钙素（calcitonin，CT）　CT 主要由甲状腺滤泡旁细胞分泌。血钙升刺激 CT 的分泌，血钙降低则抑制 CT 的分泌。CT 可对抗 PTH 对骨的作用，抑制破骨细胞活性，从而抑制骨盐溶解，减少钙、磷从骨释放。CT 还抑制肾小管对钙、磷的重吸收。

3. 1,25-$(OH)_2D_3$　主要作用：①成骨：绝大多数促进小肠对钙磷的吸收和转运。②具有溶骨和成骨双重作用。③促进肾小管上皮细胞对钙磷的重吸收。

（三）钙、磷的生理功能

1. 钙、磷共同参与的生理功能

（1）成骨：绝大多数钙、磷存在于骨骼和牙齿中，起支持和保护作用，骨骼为调节细胞外液游离钙、磷恒定的钙库和磷库。

（2）凝血：血浆凝血因子Ⅳ为血浆 Ca^{2+}，血小板因子 3 和凝血因子Ⅲ的主要成分是磷脂，钙、磷共同参与凝血过程。

2. 钙的其他生理功能

（1）参与神经肌肉兴奋性的调节。

（2）调节酶的活性：Ca^{2+} 是多种酶的激活剂，参与酶活性的调节。

（3）调节细胞功能的信使：细胞内 Ca^{2+} 是重要的第一信使，细胞外 Ca^{2+} 作为第二信使，发挥重要的调节作用。

（4）维持细胞的黏着、细胞膜功能。

3. 磷的其他生理功能

（1）调控生物大分子的活性：酶蛋白及多种功能性蛋白质的磷酸与脱磷酸化是机体调控机制中最普遍而重要的调节方式，与细胞的分化增殖的调控有密切的关系。

（2）生命重要物质的组分：磷是核糖核酸、脱氧核糖核酸等遗传物质的构成元素之一，磷脂是细胞膜的主要成分，维持细胞膜完整性。

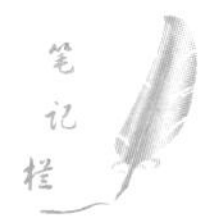

（3）参与机体的能量代谢反应。

（4）参与机体的酸碱平衡调节。

二、低钙血症

当血清蛋白浓度正常时，血钙浓度小于2.25mmol/L或血清游离钙小于1.0mmol/L，称为低钙血症（hypocalcemia）。

（一）原因和机制

1. 甲状旁腺功能减退（hypoparathyroidism）

（1）PTH缺乏：见于甲状旁腺切除、遗传因素或自身免疫导致甲状旁腺发育障碍与损伤。

（2）PTH抵抗：见于假性甲状旁腺功能低下患者，PTH的靶器官受体异常，血中PTH浓度不降低，但靶器官对其无反应，出现血钙降低。

2. 维生素D代谢障碍

（1）维生素D缺乏：食物中缺少维生素D或紫外线照射不足。

（2）肠吸收障碍：慢性腹泻、脂肪泻等使维生素D吸收障碍。

（3）维生素D羟化障碍：肝硬化、遗传性1α-羟化酶缺乏症等。体内生成1,25-$(OH)_2D_3$减少，引起肠钙吸收减少和尿钙增多，导致血钙降低。

（4）维生素D分解加速：苯巴比妥、苯妥英钠等药物可增加肝微粒体氧化酶活性，使维生素D分解加速。

3. 慢性肾衰竭 慢性肾衰竭常发生低钙血症，主要发生机制有：

（1）肾排磷减少，血磷升高，因钙、磷乘积为一常数，导致血钙降低。

（2）肾实质破坏，1,25-$(OH)_2D_3$减少，导致肠道钙吸收减少。

（3）血磷升高，肠道分泌磷酸根增多，与食物中的钙结合形成难吸收的磷酸钙。

（4）肾毒物损伤肠道，影响钙吸收。

（5）骨骼对PTH反应性下降，骨动员减少。

4. 低镁血症 低镁血症可使PTH分泌减少，PTH靶器官对PTH反应性下降，骨盐Ca^{2+}-Mg^{2+}交换障碍。

5. 急性胰腺炎 急性胰腺炎导致脂肪坏死，释放出的脂肪酸与钙结合形成钙皂，影响肠道钙吸收从而导致低血钙。

6. 大量输血 大量输入库存血时，抗凝剂枸橼酸与钙结合也可诱发低钙血症。

（二）对机体的影响

1. 对神经肌肉的影响 常是最突出的表现。Ca^{2+}可降低神经肌肉的兴奋性，低钙血症时，神经肌肉兴奋性增高，出现肌肉痉挛、手足搐搦、喉鸣、惊厥。

2. 对骨骼的影响 儿童维生素D缺乏引起佝偻病，表现为囟门闭合迟缓、方头、鸡胸、念珠胸、“O”型或“X”型腿等；成人可表现为骨质软化、骨质疏松和纤维性骨炎。

3. 对心肌的影响 Ca^{2+}对心肌细胞Na^+内流有竞争抑制作用，称为膜屏障作用。低血钙对Na^+内流的膜屏障作用减弱，心肌兴奋性和传导性升高。但因膜内外Ca^{2+}的浓度差减小，Ca^{2+}内流减慢，致动作电位平台期延长，不应期也延长。心电图表现为Q—T间期和ST段延长，T波低平或倒置。

4. 其他 慢性缺钙可导致皮肤干燥、脱屑、指甲易脆和毛发稀疏等。婴幼儿缺钙时，免疫力低下，易发生感染。

（三）防治的病理生理基础

1. 病因治疗 针对原发病治疗，如佝偻病、软骨病给予维生素D，在原发性甲状腺功能减退症患者，需终生给予维生素D治疗。

2. 补充钙剂 低血钙者予以补钙，有PTH抵抗仅给维生素D治疗无效者，可用1,25-$(OH)_2D_3$治疗。补钙治疗效果不好的应考虑是否合并低血镁，并给予相应的硫酸镁治疗。

3. 对症处理 降低对磷的吸收，肾衰所致高血磷可用透析疗法。避免和纠正碱中毒。可限制钙的摄入，大量输液以纠正水、电解质代谢紊乱，促进钙的排出。

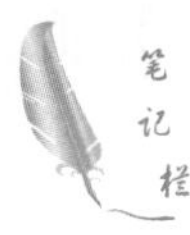

三、高钙血症

血钙＞2.75mmol/L或血清游离Ca^{2+}＞1.25mmol/L，称为高钙血症（hypercalcemia）。

（一）原因和机制

1. 恶性肿瘤　恶性肿瘤和恶性肿瘤骨转移是引起血钙升高的最常见原因。白血病、多发性骨髓瘤等可分泌破骨细胞激活因子，从而引起骨钙释放。恶性肿瘤骨转移引起骨质破坏、脱钙导致高血钙。肾癌、胰腺癌、肺癌等即使未发生骨转移亦可引起高钙血症，与前列腺素（尤其是 PGE_2）的增多导致溶骨作用有关。

2. 甲状旁腺功能亢进　原发性甲状旁腺功能亢进症是高血钙的主要原因。PTH 过多，促进溶骨、肾重吸收钙和维生素 D 活化，引起高钙血症。

3. 维生素 D 中毒　治疗甲状旁腺功能低下或预防佝偻病而长期服用大量维生素 D 可造成维生素 D 中毒，引起高钙高磷血症。

4. 甲状腺功能亢进　甲状腺素具有溶骨作用，中度甲亢患者约 20% 伴高钙血症。

5. 其他　肾上腺皮质功能不全、维生素 A 摄入过量、类肉瘤病、应用促进肾对钙的重吸收的噻嗪类药物等。

> **知识链接 3-2　甲状旁腺功能亢进症**
>
> 甲状旁腺功能亢进症（hyperparathyroidism）分为原发性、继发性和三发性 3 种。该病由于甲状旁腺大量分泌 PTH，使骨钙溶解释放入血，引起高钙血症。原发性甲状旁腺功能亢进症是由于甲状旁腺本身病变。肿瘤或增生引起的甲状旁腺激素（PTH）合成与分泌过多，导致血钙增高和血磷降低。继发性甲状旁腺功能亢进症是由于各种原因所致的低钙血症刺激甲状旁腺，导致甲状旁腺代偿性增生、肥大，分泌过多的 PTH，多见于肾功能不全、骨软化患者。三发性甲状旁腺功能亢进症是在继发性甲状旁腺功能亢进症的基础上，由于腺体长期受低钙血症刺激，部分增生组织转化为腺瘤，自主分泌过多的 PTH，主要见于慢性肾衰竭患者。

（二）对机体的影响

1. 对神经肌肉的影响　高钙血症可使神经肌肉兴奋性降低，表现为乏力、表情淡漠、腱反射减弱，严重者可出现精神障碍、木僵和昏迷。

2. 对心肌的影响　高血钙膜屏障作用增强，心肌兴奋性和传导性降低。Ca^{2+} 内流加速，以致动作电位平台期缩短，复极加速，易致心律失常，心电图表现为 Q—T 间期缩短、房室传导阻滞。严重者可发生致死性心律失常或心搏骤停。

3. 对肾脏的损害　肾对血钙升高较敏感，Ca^{2+} 主要损伤肾小管，病理改变为肾小管水肿、坏死、基膜钙化；晚期可见肾钙化、肾结石。早期表现为浓缩功能障碍；钙化管型可导致肾小管阻塞，出现无尿，晚期可发展为肾衰竭。

4. 异位钙化灶　高钙导致多处异位钙化灶的形成，例如关节、肾、软骨、血管壁、胰腺、鼓膜、胆道等，引起相应组织器官功能的损伤。

当血清钙大于 4.5mmol/L，可发生高钙血症危象，如严重脱水、高热、心律失常、意识不清等，患者易死于心搏骤停、坏死性胰腺炎和肾衰等。

（三）防治的病理生理基础

1. 病因治疗　针对不同病因控制原发病。

2. 降钙治疗　根据血钙增高的程度及有无临床表现而定。多种方法降钙，应用利尿剂、降钙素、糖皮质激素、无机磷、透析疗法等。

3. 对症处理　可限制钙的摄入，大量输液以纠正水、电解质代谢紊乱，促进钙的排出。

四、低磷血症

血清无机磷浓度小于 0.8mmol/L 称为低磷血症（hypophosphatemia）。

（一）原因和机制

1. 磷吸收不足　见于长期营养不良或剧烈呕吐、腹泻，1,25-（OH）$_2D_3$ 不足，吸收不良综合征，过量应用结合磷酸的制酸剂（氢氧化铝凝胶、碳酸铝、氢氧化镁）等。

2. 尿磷排出增加　急性乙醇中毒、原发性和继发性甲状旁腺功能亢进症、肾小管性酸中毒、维生素 D 抵抗性佝偻病、糖尿病、代谢性酸中毒、糖皮质激素和利尿剂的使用等都可增加尿磷排出。

3. 磷向细胞内转移　见于应用促进合成代谢的胰岛素、雄性激素和糖类（葡萄糖、果糖、甘油）

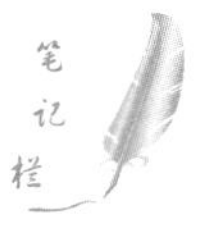

物质，呼吸性碱中毒等病理过程常发生磷向细胞内转移而导致低磷血症。

（二）对机体的影响

低磷血症主要引起ATP合成不足和红细胞内2,3-DPG减少。轻者无症状，重者可有肌无力、感觉异常、鸭态步、骨痛、佝偻病、病理性骨折、易激惹、精神错乱、抽搐、昏迷。

（三）防治的病理生理基础

1. 治疗原发病　低血磷通常无特异性的表现，易被原发病的临床表现所掩盖，故应及时诊断，治疗原发病。

2. 补充磷制剂　适当补磷。轻中度低磷血症，可给予口服补充含磷盐的药物；急性、严重低磷血症需要静脉给予磷酸盐溶液。

五、高磷血症

血清无机磷成人大于1.6mmol/L，儿童大于1.90mmol/L，称高磷血症（hyperphosphatemia）。

（一）原因和机制

1. 肾衰竭　急、慢性肾衰竭是高磷血症最常见的原因。肾小球滤过率下降肾排磷减少，血磷上升。继发性PTH分泌增多，骨盐释放增加。

2. 维生素D中毒　促进小肠及肾对磷的重吸收。

3. 甲状旁腺功能减退　尿排磷减少，导致血磷增高。

4. 磷向细胞外移出　见于急性酸中毒、骨骼肌破坏、高热、恶性肿瘤（化疗）、淋巴细胞白血病。

5. 其他　甲状腺功能亢进，促进溶骨；肢端肥大症活动期生长激素增多；促进肠钙吸收和减少尿磷排泄；使用含磷缓泻剂及磷酸盐静注。

（二）对机体的影响

急性高磷血症可抑制肾脏1α-羟化酶导致低钙血症，出现低钙血症的临床表现。慢性高磷血症，与血中的钙、磷浓度的乘积为常数有关，常发生异位钙化，累及心脏、肾、肺泡膜、皮下组织、胃肠道和小动脉及静脉，导致心功能不全、心律失常、肾功能不全、低血压、急性多发性关节炎、肢端坏死等。

（三）防治的病理生理基础

1. 治疗原发病　治疗引起高磷血症的原发病。

2. 降磷治疗　严格控制磷的摄入和输入，增加补液量，促进磷的排出。口服能与磷结合的药物，减少磷在肠道的吸收。急性严重高磷血磷会危及生命，需大量输入葡萄糖盐水，同时加用胰岛素，促进磷向细胞内转移，也可促进尿磷的排出。在肾功能不全的患者，应给予透析治疗。

第六节　铁代谢紊乱

一、铁的正常代谢和主要功能

（一）铁的正常代谢

铁是人体含量最多的必需微量元素之一，成年人体约含铁3～5g，平均4.5g。铁在人体内可分为功能铁和储存铁。功能铁系指体内具有重要生理功能的铁，约占人体内含铁总量70%，储存于血红蛋白、肌红蛋白、含铁酶类、辅助因子和运输铁中。储存铁约占体内含铁总量的30%，存在于肝、脾和骨髓中，多以铁蛋白和含铁血黄素形式存在。正常情况下，储存铁量变动不大，每日吸收的铁主要用于血红素的合成，以补偿每日因红细胞破坏而降解的血红素。超过需要量的铁主要以铁蛋白和含铁血黄素的形式储存于肝实质细胞内。

铁主要来源于食物，须在胃中经过胃酸的作用使之游离，并还原成二价铁后才能为肠黏膜所吸收。铁的吸收部位主要在十二指肠及空肠上段。铁吸收与肠黏膜细胞内铁蛋白含量有关。小肠黏膜细胞具有控制和调节铁吸收的能力，从而保持机体与外环境间铁的平衡。在小肠黏膜细胞内铁与转铁蛋白结合形成复合物，即血清铁，然后扩散入血转运至全身各组织，主要是骨髓。

正常成年男性每日排铁量约1mg，与肠道吸收的铁相当。铁以三种形式排出体外，主要是通过经消化道上皮细胞脱落而丢失，其中有90%的铁从肠道排出，其次是由表皮细胞、汗腺和呼吸道丢失，还有少量的铁由尿排出。此外，月经、出血也是铁的排出途径。

笔记栏

（二）铁的生理功能

1. 铁是构成血红蛋白、肌红蛋白重要成分，参与体内的呼吸过程。

2. 铁是构成细胞色素氧化酶、过氧化物酶、琥珀酸脱氢酶等多种酶的成分，在组织呼吸、生物氧化过程中起重要作用。

3. 铁具有影响生长发育和免疫等功能。

二、铁缺乏症

铁缺乏症（iron deficiency）是指机体对铁的需求与供给失衡，导致体内铁缺乏。铁缺乏症分为三期，即储存铁耗竭期、缺铁性红细胞生成期（隐性缺铁期）和缺铁性贫血期。

（一）原因和机制

1. 需铁量增加而铁摄入不足　体内储存的铁不多，一旦人体对铁的需求增多时，易造成缺铁。多见于婴幼儿、青少年、妊娠和哺乳期妇女。婴幼儿、青少年生长发育迅速，需铁量较多，若不补充蛋类、肉类等含铁量高的食物，易造成缺铁。另外，由于早产婴儿体内的铁储备明显少于足月婴儿，因此比足月婴儿更容易发生铁缺乏。铁缺乏还常见于青年妇女和妊娠期妇女，月经失血和妊娠引起铁的需要量增加而摄入量未相应提高。

2. 铁吸收障碍　常见于胃大部切除术后，胃酸分泌不足且食物快速进入空肠，绕过铁的主要吸收部位十二指肠，使铁吸收减少。此外，多种原因造成的胃肠道功能紊乱，如长期不明原因腹泻、慢性肠炎、克罗恩病等，均可因铁吸收障碍而发生缺铁。

3. 铁丢失过多　主要见于长期慢性失血造成的铁丢失。

（1）经胃肠道丢失：包括胃十二指肠溃疡、痔疮等。

（2）经肾丢失：如血红蛋白尿等。

（3）经呼吸道丢失：如咯血和肺泡出血等。

（4）经其他途径丢失：如女性月经量过多、慢性肾衰竭行血液透析等。

（二）对机体的影响

铁缺乏症可引起贫血，还可影响人体（尤其是婴幼儿）的生长发育，损害机体的免疫功能，降低了对感染的应激能力，容易加重感染。

1. 缺铁性贫血（iron deficiency anemia，IDA）　铁的生理功能主要是用于血红蛋白的合成。缺铁性贫血是指体内可用来制造血红蛋白的储存铁已被用尽，机体铁缺乏，红细胞生成障碍时发生的贫血。当铁供应不足时，储存铁可供造血需要，所以铁缺乏早期无贫血表现。当铁缺乏进一步加重，储存铁耗竭时，才会出现贫血。故缺铁性贫血是缺铁的晚期表现。

2. 儿童智能发育和行为异常　铁缺乏症是儿童常见的营养缺乏症。铁是神经系统发育所需的物质，儿童期缺铁可导致认知能力和学习能力减退。脑内 70% 的铁存在于少突胶质细胞内。由于铁作为许多活性酶的辅基参与 DNA 合成呼吸链、神经递质代谢及脂类合成等重要的生化代谢过程，因此铁缺乏可以通过多个方面影响少突胶质细胞，最终影响中枢神经系统的髓鞘形成。长期缺铁可以引起一系列精神行为异常，表现为烦躁、易怒、易疲倦、注意力不集中、认知学习能力降低、异食癖、儿童生长发育延缓、智力低下。

3. 肌肉活动能力下降　肌肉缺铁，可能使肌肉代谢特别是 α- 甘油磷酸脱氢酶活力异常，从而使肌肉活动能力降低，运动的耐受力差。

4. 免疫功能下降　人体试验及动物实验皆证实，缺铁会导致抗感染能力降低。缺铁可使细胞免疫功能低下，与杀菌有关的许多含铁酶活性降低，对感染的抵抗力降低，易反复发生上呼吸道感染。

（三）防治的病理生理基础

1. 防治原发疾病　针对铁的丢失原因，积极防治各种引起铁缺乏的疾病。

2. 补铁　增加含铁丰富及促进其吸收食品的摄入，治疗以口服铁剂为主。

三、铁超负荷

铁超负荷（iron overload）是指过量的铁在体内积聚。

（一）原因和机制

1. 原发性铁超负荷　血色素沉着病是铁超负荷的主要表现之一，分为原发性和继发性两类。原发性血色素沉着病是常染色体显性遗传疾病，又称为遗传性血色素沉着病，是由位于 6 号染色体上

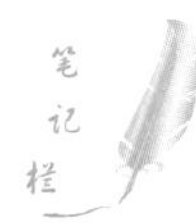

的 HFE 基因突变引起的。该病是以不断加重的血红素及非血红素铁吸收失调导致的铁超负荷。

2. 继发性铁超负荷　继发性血色素沉着病主要见于体内铁储积过多所致。

（1）多次输血：多次输血可引起体内铁超负荷，每单位血中含铁 200 ～ 250mg，长期输血者在 10 ～ 20 次输注后会出现铁超负荷。另外，频繁输血还会引起慢性输血相关性溶血，进而导致铁超负荷。

（2）溶血：红细胞破裂，血红蛋白逸出，会引起铁在肝、脾、胰和心脏中的沉积。

（3）各种肝脏疾病：如肝硬化、脂肪肝、门静脉分流术后均可使铁的吸收增加造成铁超负荷。

（4）过量摄入铁剂：见于补铁过量或误服及长期过多摄入含铁量较高的食物。

（5）其他：继发性铁超负荷还见于迟发性皮肤卟啉症及长期血液透析者。

（二）对机体的影响

1. 对肝脏的影响　铁超负荷对肝的损害主要表现为肝纤维化、肝硬化和肝细胞癌等，铁超负荷还与病毒性肝炎、脂肪肝相关。肝是铁储存和代谢的主要脏器，因此铁超负荷时肝是受损的首要靶器官。铁超负荷时，过剩的铁以三价的形式被铁蛋白及含铁血黄素结合并沉积于肝中，导致肝细胞退行性病变，主要表现为肝细胞水样变性、脂肪样变及不同程度的肝细胞坏死。肝在反复多次的损害后会使肝胶原纤维含量升高从而出现肝纤维化，而肝纤维化可进一步发展为肝硬化。

2. 对心脏的影响　铁超负荷时，沉积在心脏内的铁会引起心肌细胞肥大、坏死及心肌纤维的缺失。心脏中的铁超负荷与冠心病、心肌缺血 – 再灌注损伤、心力衰竭、心肌梗死等疾病的发生有一定的关联，其机制可能是与铁通过催化自由基的生成、促进过氧化反应导致组织损伤有关。

3. 与肿瘤的关系　铁超负荷时产生的大量氧自由基可促进肿瘤细胞的生长增殖。实验结果表明肿瘤患者组织和体液中的总铁含量有差异，尤其是白血病患者中，全血及血清铁均有变化。

4. 与糖尿病的关系　铁会影响胰岛素生理作用的发挥。铁超负荷可通过拮抗胰岛素的作用而降低外周组织对葡萄糖的利用，从而升高血糖。

（三）防治的病理生理基础

1. 防治原发疾病。

2. 清除多余的铁　应用铁离子螯合剂，与铁结合排出体外。

第七节　锌代谢紊乱

一、锌的正常代谢和功能

（一）锌的代谢

锌是人体必需的微量元素之一，在人体内的含量仅次于铁，居第二位。机体内含锌量平均为 2 ～ 3g，正常血浆锌浓度为 12 ～ 20μmol/L。在体内锌主要存在于肌肉、骨骼、皮肤及头发中。含锌量最高的组织是视网膜、脉络膜和前列腺。皮肤、头发和指甲中锌水平可反映其营养情况。血液中锌含量为红细胞占 75% ～ 88%，血浆占 9% ～ 12%，白细胞中约占 3%。红细胞膜上锌含量较高，血浆中的锌大多与蛋白结合，主要与白蛋白和球蛋白等结合。游离锌含量很低。

人体内的锌来源于饮食。正常成人每日需锌 10 ～ 15mg，妇女月经期及妊娠期每日增至 25mg，哺乳期增至 30 ～ 40mg，新生儿因发育迅速，需要量逐年增加，15 岁以上需要量接近成人水平。锌主要在小肠吸收。锌在肠道中与胰腺分泌的小分子锌配体结合，然后进入小肠黏膜细胞，并很快被主动转运到细胞膜受体上再入细胞内。锌入血后与血浆白蛋白或运铁蛋白结合而运输。锌的吸收不仅受饮食中锌水平影响，还受食物中的植酸和纤维素等物质影响。

人体内的锌经代谢后主要通过胰液分泌，由肠道排出，只有小部分经尿液排出。另外汗液、乳汁、头发、月经和失血也会丢失少量的锌。机体排锌量比较稳定，不受年龄、性别、摄入量和尿量的影响。汗液中含有锌，据测定 1 日随汗丢失的锌可高达 4mg，在无明显出汗时，每日随汗丢失的锌量很少。锌还可通过头发及乳汁排泄，可通过测定血锌或发锌判定体内含锌情况。

（二）锌的生理功能

1. 组成酶成分或酶激活剂　锌与酶的构成及活性有密切关系，锌通过影响锌依赖酶的活性，在组织呼吸、机体代谢及抗氧化中占重要地位。锌维持生物膜的正常结构和功能。

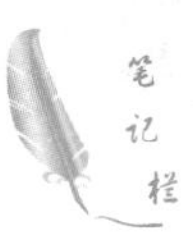

2. 促进生长发育和组织再生　锌与蛋白质及核酸的合成、细胞生长、分裂和分化等过程相关，与生长发育有密切关系。锌是调节 DNA 复制、转录的 DNA 聚合酶的必需组成部分，锌对于蛋白质

和核酸的合成、细胞的生长、分裂和分化的各个过程都是必需的。

3. 促进食欲　味觉素是一种含锌蛋白，锌通过构成含锌蛋白对味觉及食欲起促进作用。

4. 维持皮肤健康　参与胱氨酸和酸性黏多糖代谢，维持上皮细胞和被毛的正常形态。缺锌将导致上皮细胞的角质化和脱毛。

5. 促进视觉及性发育　锌参与肝脏及视网膜内维生素 A 还原酶的组成，该酶与视黄醛的生成有关，影响视力和视觉发育。锌参与性激素的代谢，促进性器官和性功能的正常发育。锌维持激素的正常作用。

6. 提高免疫功能　缺锌时淋巴组织、细胞免疫功能和吞噬杀菌功能降低。

二、锌缺乏症

锌缺乏症（zinc deficiency）又称低锌血症（hypozincemia），指血浆（或血清）锌低于正常，不能满足机体代谢的需要。

（一）原因和机制

1. 摄入不足　谷类等植物性食物含锌量较肉、蛋奶等动物性食物少，素食者常因动物性蛋白摄入少而导致缺锌。疾病、年老、食欲缺乏可导致锌摄入减少。生理需要量高而未予补锌，也可发生相对摄入不足。生长发育期的儿童、孕妇与乳母锌需要量增加，如摄入不足，可致母亲与胎儿、乳儿缺锌。感染、发热时锌需要量增加，同时食欲下降，摄入量减少，易导致缺锌。肠外营养而未补充锌的患者，可发生严重而急剧的锌缺乏症。

2. 丢失过多

（1）经消化道丢失：见于慢性腹泻、肠瘘、胃肠道减压等。

（2）经肾丢失：慢性肾病患者可因尿中锌的排出增多而引起缺锌；肝硬化的患者尿中排出异常大量的锌，血清锌浓度的降低和尿锌排出量的增加可能部分由于低白蛋白血症和蛋白质与锌的结合减少；在患有各种恶性肿瘤时，血清中锌浓度下降。白血病和霍奇金淋巴瘤时，尿中有大量的锌排出。严重创伤、手术、感染等可导致分解代谢增强状态，肾排锌增多。糖尿病、溶血性贫血、应用利尿剂均可使肾排锌增多，造成锌缺乏。

（3）其他途径丢失：在烧伤等情况下，锌可随渗出液丢失；长期接受血液透析患者，可使血浆锌下降。

3. 吸收障碍

（1）肠病性肢端皮炎（acrodermatitis enteropathica，AE）：是一种少见的常染色体隐性遗传病，其小肠黏膜上皮细胞对锌的聚集能力降低，使锌吸收减少，而易于发生锌缺乏病。

（2）吸收不良综合征：常导致锌的吸收减少。

（3）植酸和纤维素：进食的食物中含有过多的植酸和纤维素，影响锌的吸收而引起锌缺乏症。

> **知识链接 3-3　　肠病性肢端皮炎**
>
> 肠病性肢端皮炎是一种锌缺陷的疾病。这种锌的吸收不良综合征可以在补锌的情况下得到改善。肠病性肢端皮炎本身是一种罕见的常染色体隐性遗传疾病，并被确定存在于人体 8 号染色体上。肠病性肢端皮炎患者伴严重锌缺乏的皮肤病表现包括肢端、口腔、肛门和生殖器的大疱性脓疱皮炎合并甲沟炎和脱发。眼科症状包括睑缘炎、结膜炎、畏光和角膜混浊。神经症状包括烦躁不安、情绪障碍、震颤以及小脑性共济失调。肠病性肢端皮炎患者一般有消瘦、生长迟缓和男性性腺功能低下症。肠病性肢端皮炎还会出现免疫缺陷。

（二）对机体的影响

锌缺乏症的临床表现是一种或多种锌的生物学活性降低的结果。

1. 生长发育延缓　锌在儿童生长发育中具有重要的生理功能，锌缺乏症影响了儿童的生长发育。缺锌可导致儿童生长发育延缓，严重时可出现缺锌性侏儒症。缺锌可造成儿童免疫力下降，反复感染。智力发育不良，导致儿童记忆力下降，反应迟钝。食欲减退，儿童出现挑食、厌食、食量减少，影响生长发育。缺锌可导致性器官发育不全，性成熟推迟，第二性征发育不全等。

2. 对免疫功能的影响　缺锌造成机体免疫功能降低，容易出现反复感染。严重锌缺乏主要表现为胸腺、淋巴结、脾脏和扁桃体的发育不全与萎缩，引起有免疫功能的细胞减少，T 细胞功能受损，

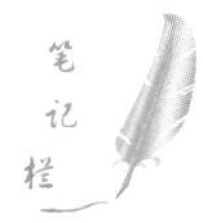

细胞免疫力下降，从而降低机体防御能力。

3. 对皮肤、黏膜的影响 缺锌后常引起口腔黏膜增生及角化不全，易于脱落，大量脱落的上皮细胞可以掩盖和阻塞舌乳头中的味蕾小孔，使食物难以接触味蕾，不易引起味觉和食欲。另外缺锌常引起异食癖。严重的表现为各种皮疹、大疱性皮炎、复发性口腔溃疡，常呈急性皮炎，也可表现为过度角化，皮肤干燥、粗糙。

4. 其他影响 缺锌可造成眼部疾病，会导致视力下降，出现近视、远视、散光等。缺锌还会引起糖尿病等疾病。

（三）防治的病理生理基础

1. 治疗原发疾病。

2. 补锌 缺锌的治疗常用锌盐口服，通常用硫酸锌。静脉给锌常用于静脉高能营养。锌可经皮肤吸收，故外用锌剂除用于烫伤、慢性溃疡等外，也有提出可利用其局部杀菌及抗感染作用和从局部吸收的特性而应用于开放性伤口的治疗。

三、锌 中 毒

锌中毒（zinc poisoning）是指体内含锌量过多而导致的中毒。锌的供给量和中毒剂量相距很近，如人体的锌供给量为 10 ～ 20 mg/d，而中毒量为 80 ～ 400mg，因此一旦过量摄入很容易导致锌中毒。

（一）原因和机制

1. 理化因素 空气、水源、食品等被锌污染以及电子设备的辐射，均可造成锌过量进入人体。

2. 摄入过量 通常发生于外用锌制剂或长期服用过量锌剂治疗。

3. 吸入氧化锌烟雾 多见于铸造厂工人。

（二）对机体的影响

1. 引起急性中毒反应 胃肠道反应包括恶心、呕吐、腹泻、消化道糜烂、出血等表现；全身反应包括高热、寒战、头痛、肌肉酸痛等类似上呼吸道感染症状。

2. 呼吸道症状 见于氧化锌烟尘吸入，可出现咽喉干燥及灼热感，声音嘶哑甚至失声，口内有金属味，胸痛等，重者可并发支气管炎、肺炎及肺水肿，并出现呼吸困难、缺氧及发热等。

3. 对神经系统的影响 肠道高锌可引起低铜血症，小肠高浓度锌可诱导金属硫蛋白表达增加，旨在与锌结合，减少其吸收，但金属硫蛋白与铜的结合力要高于与锌，因此高锌血症可导致低铜。由于许多神经系统的关键酶均需要铜作为辅因子，因此高锌引起的低铜血症会产生一些神经病理改变，如运动和感觉障碍。

（三）防治原则

1. 预防引起锌中毒的各种原因。

2. 对误服大量锌盐者可用 1% 鞣酸液，5% 活性炭悬液或 1 ∶ 2000 高锰酸钾液洗胃，但如呕吐血液，应避免用胃管及催吐剂。根据情况酌情服用硫酸钠导泻，内服牛奶以沉淀锌盐。必要时纠正水、电解质代谢紊乱，并给去锌疗法。

小 结

正常人水、电解质的摄入与排出处于动态平衡。许多疾病及一些全身性的病理过程，都可以引起或伴有水、电解质代谢紊乱。如果得不到及时有效的治疗，水、电解质代谢紊乱本身又可引起全身各器官系统功能和代谢相应障碍，使病情更趋复杂化，甚至成为死亡的直接原因。根据体液容量的变化分为体液容量过少（脱水）和体液容量过多（水肿和水中毒）。在体液容量变化的同时，常伴有渗透压（及血清钠）的改变。高渗性脱水主要是细胞内液减少，口渴感明显，重症脱水热和脑出血；低渗性脱水是细胞外液减少为主，早期易休克，脱水征明显。

细胞内外液容量均增加且渗透压降低称为水中毒。急性水中毒脑组织水分过多，易脑疝。水肿是过多的液体在组织间隙或体腔内积聚，血管内外液体交换失衡和体内外液体交换失衡是水肿的基本机制。水肿对机体的不利影响，取决于水肿的部位、程度、发生速度及持续时间。

钾为细胞内最重要的阳离子，在临床上钾代谢紊乱比水、钠代谢紊乱显得更重要，这是因为重症钾代谢紊乱会直接危及生命，低钾血症对神经肌肉的影响明显，高钾血症对心脏的影响更为突出。钾代谢紊乱的原因主要是钾的摄入与排出失衡和钾跨细胞分布异常。

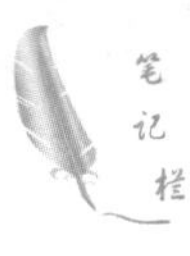
笔记栏

镁对于神经肌肉及心脏有抑制作用。镁代谢紊乱表现为低镁血症和高镁血症。镁排出过多，摄入不足是导致低镁血症的主要原因。低镁血症时可引起神经肌肉兴奋性增高，诱发心律失常，加重低钙血症和低钾血症。肾脏排镁减少是引起高镁血症的主要原因。高镁血症可引起神经、肌肉兴奋性降低，心肌传导性和兴奋性降低。钙和磷是人体内含量最丰富的无机元素，血磷和血钙浓度的异常会导致机体功能、代谢紊乱。低钙血症可引起神经、肌肉兴奋性增加，心肌兴奋性和传导性升高，儿童佝偻病等骨骼改变。高钙血症降低神经、肌肉兴奋性及心肌兴奋性、传导性，损伤肾小管。严重低磷血症会有肌无力等表现。高磷血症会导致低钙血症和异位钙化。铁是人体含量最多的微量元素，铁代谢紊乱表现为铁缺乏症和铁超负荷。缺铁时可引起缺铁性贫血。铁超负荷会引起器官纤维化。锌是人体居第二位的微量元素之一。锌的摄入不足、丢失过多及吸收障碍会引起锌缺乏症，其临床表现是一种或多种锌的生物活性降低的结果。锌摄入过量会引起锌中毒，出现急性中毒反应和低铜血症。

复习思考题

1. 临床上有哪些常见的脱水类型？分别有何特点？
2. 水肿和水中毒有何区别？
3. 低钾血症的常见原因和机制有哪些？补钾时能否直接静脉注射氯化钾？为什么？
4. 在哪些情况下，机体易发生高钾血症？高钾血症对机体的主要危害是什么？为什么？
5. 低钾血症和高钾血症患者都可出现肌肉无力或麻痹？为什么？
6. 低镁血症和高镁血症的定义如何？低镁血症为什么可引起低钾血症和低钙血症？
7. 何谓低钙血症和高钙血症？低钙血症和高钙血症发生的原因和机制如何，对机体产生哪些影响？
8. 简述低磷血症和高磷血症对机体的影响？
9. 试述锌缺乏症发病原因和机制，对机体有哪些影响？
10. 试述铁缺乏症对机体的影响？

（康艳平　刘　巍）

主要参考文献

池肇春，周长宏，杨南，2005. 胃肠病水电解质和酸碱失衡的诊断与治疗 . 北京：军事医学科学出版社 .
胡维诚，2004. 肾脏与电解质紊乱 . 济南：山东科学技术出版社 .
钱忠明，柯亚，2010. 铁代谢与相关疾病 . 北京：科学出版社 .
商战平，王万铁，2013. 病理生理学 . 南京：江苏凤凰科学技术出版社 .
石增立，张建龙，2010. 病理生理学 . 2 版 . 北京：科学出版社 .
王迪浔，金惠铭，2002. 人体病理生理学 . 北京：人民卫生出版社 .
王建枝，钱睿哲，2018. 病理生理学 . 9 版 . 北京：人民卫生出版社 .
吴和平，2006. 病理生理学 . 北京：高等教育出版社 .
肖献忠，2008. 病理生理学 . 2 版 . 北京：高等教育出版社 .
Rink L，2013. 锌与人类健康 . 北京：科学出版社 .

笔记栏

第四章 酸碱平衡和酸碱平衡紊乱

学习目标

掌握：酸碱平衡、酸碱平衡紊乱的概念，反映酸碱平衡的常用指标及其意义，代谢性酸中毒、呼吸性酸中毒、代谢性碱中毒及呼吸性碱中毒的特点、常见原因及机制、机体的主要代偿调节及对机体的影响。

熟悉：酸碱平衡的调节，混合型酸碱平衡紊乱、双重性酸碱平衡紊乱及三重性酸碱平衡紊乱的概念和分类，判断酸碱平衡紊乱的基本方法。

了解：酸碱物质的来源，单纯型酸碱平衡紊乱防治的病理生理基础，混合型酸碱平衡紊乱的原因和特点。

体液适宜的酸碱度是机体维持正常代谢和生理功能的必要条件之一，在正常生命活动过程中，虽然机体不断生成酸性或碱性的代谢产物，也随食物摄取酸性或碱性食物，但由于体内各种缓冲系统以及肺脏和肾脏的代偿调节作用，体液酸碱度仅在很小的范围内波动，正常人动脉血 pH 在 7.35 ～ 7.45 之间。机体依靠体液缓冲系统以及肺脏和肾脏的调节功能，维持体内酸碱物质相对稳定，即维持体液 pH 在恒定范围内的过程称为酸碱平衡（acid-base balance）。维持内环境适宜的酸碱度是保证机体正常生命活动的基础。

虽然机体对酸、碱负荷有很大的缓冲能力和有效的调节功能，但如果体内酸、碱负荷过度，超过了机体的调节能力，或肺脏及肾脏等对酸碱的调节功能障碍，即可造成机体内环境酸碱度的稳定性破坏，称为酸碱平衡紊乱（acid-base disturbance）。临床许多疾病过程中伴有酸碱平衡紊乱的发生，并且一旦疾病过程中出现酸碱平衡紊乱，必然会使原发疾病更加复杂和恶化，甚至威胁患者生命，因此及时发现和纠正酸碱平衡紊乱是治疗疾病的重要措施之一。

第一节 酸碱物质来源和酸碱平衡调节

一、体液酸碱物质的来源

在化学反应中，能释放 H^+ 的物质称为酸，如 HCl、H_2CO_3 等；能接受 H^+ 的物质称为碱，如 OH^-、HCO_3^- 等。酸释放 H^+ 的同时，必然有一种碱的形成；同样，碱接受 H^+ 的同时，必然有一种酸的形成。因此，酸总是与相应的碱形成一个共轭体系，如 $H_2CO_3 \rightleftharpoons H^+ + HCO_3^-$。体液中的酸性物质和碱性物质可以是组织细胞在物质分解代谢过程中产生，也可以从体外摄入。普通膳食条件下，机体代谢过程中产生的酸性物质远远超过碱性物质，体内碱性物质主要来自食物。

（一）酸性物质的来源

人体内的酸性物质有两种，即挥发酸和固定酸。

1. 挥发酸（volatile acid） 指碳酸，因碳酸可以生成 CO_2 从肺排出体外，故称挥发酸。体内糖、脂肪和蛋白质等物质在代谢过程中产生大量的 CO_2，CO_2 可以通过两种方式与水结合生成碳酸。一种方式是：CO_2 与水直接结合生成 H_2CO_3，即 CO_2 溶解于水生成 H_2CO_3，反应过程为：

$CO_2 + H_2O \rightleftharpoons H_2CO_3 \rightleftharpoons H^+ + HCO_3^-$，这种可逆反应可自发地进行，但反应速度很慢。另一种方式是：CO_2 经碳酸酐酶（carbonic anhydrase，CA）的催化与 H_2O 结合生成 H_2CO_3，其反应过程为：

$CO_2 + H_2O \xrightleftharpoons{CA} H_2CO_3 \rightleftharpoons H^+ + HCO_3^-$，在碳酸酐酶的作用下，该可逆反应速度明显加快。体内 CO_2 和 H_2O 结合为 H_2CO_3 的反应主要是在碳酸酐酶的作用下进行，碳酸酐酶主要存在于红细胞、肾小管上皮细胞、胃黏膜上皮细胞和肺泡上皮细胞等细胞中。

组织细胞代谢产生 CO_2 的量相当可观。成年人在安静状态下每天可以产生 300 ～ 400L 的 CO_2，如果这些 CO_2 全部与 H_2O 结合形成 H_2CO_3，释放出的 H^+ 可达 15mol。机体代谢产生的 CO_2 是体内酸性物质的主要来源，任何能导致机体代谢速度增加的情况都可使体内 CO_2 产生增多，如剧烈运动、发热、基础代谢率升高等。

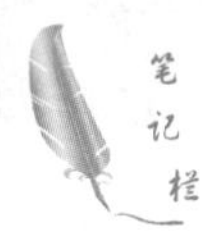

H_2CO_3 也可分解为 CO_2 和 H_2O。由于 H_2CO_3 分解产生的 CO_2 可由肺呼出而被称之为挥发酸，通

过肺进行的 CO_2 呼出量调节也称之酸碱平衡的呼吸性调节。

2. 固定酸（fixed acid）　指体内除 H_2CO_3 以外的其他酸性物质的总称，因不能由肺呼出，而只能经肾脏随尿液排出体外，故又称非挥发酸（involatile acid）。固定酸包含多种酸性物质，主要是体内的糖、脂类、蛋白质及核酸在分解代谢过程中产生的一些有机酸和无机酸。如蛋白质分解代谢产生的硫酸、磷酸及尿酸；糖酵解产生的丙酮酸、乳酸；脂肪分解产生的乙酰乙酸、β- 羟丁酸等。此外，也有较少量的固定酸来源于食物及服用的酸性药物。正常情况下，人体每天生成的固定酸所解离释放的 H^+ 为 50 ～ 100mmol，人体内固定酸生成的总量较挥发酸产生量少得多。固定酸主要通过肾脏进行调节，称为酸碱平衡的肾性调节。

（二）碱性物质的来源

体内的碱性物质主要来源于食物，特别是蔬菜和水果中所含的有机酸盐，如柠檬酸盐、苹果酸盐等，均可与 H^+ 反应，分别转化为柠檬酸、苹果酸，在体内可经三羧酸循环最终产生 CO_2 和 H_2O；而其所含的 K^+ 或 Na^+ 则与 HCO_3^- 结合形成碱性盐。此外三大营养物质的分解代谢可产生少量的碱性物质，如氨基酸脱氨基产生的 NH_3 及肾小管上皮细胞分泌的 NH_3 等。生理情况下，机体代谢产生的碱性物质较少，其数量远少于代谢过程中产生的酸性物质。

二、酸碱平衡调节机制

在正常生命活动过程中，虽然机体不断产生酸性和碱性物质，或随食物摄入酸性和碱性物质，但体液的 pH 变动稳定在一定的范围内，表现为动脉血 pH 为 7.35 ～ 7.45，不会发生显著变化。这是因为机体对酸碱具有强大的缓冲能力和调节作用，机体对体液酸碱度的调节主要通过体液的缓冲系统的缓冲作用，肺脏、肾脏及组织细胞对酸碱平衡的调节实现。

（一）血液缓冲系统的缓冲作用

缓冲系统有弱酸（缓冲酸）及其相对应的弱酸盐（缓冲碱）组成，是具有缓冲酸或碱能力的混合液，血液缓冲系统中的弱酸对进入血液的碱性物质起缓冲作用；缓冲系统中的弱酸盐对进入血液的酸性物质起缓冲作用，其缓冲目的是使血液酸碱度维持相对稳定，减小 pH 变动。血液缓冲系统包括血浆缓冲系统和红细胞缓冲系统。血浆缓冲系统主要由碳酸氢盐缓冲系统、磷酸氢盐缓冲系统和血浆蛋白缓冲系统组成。红细胞缓冲系统则由血红蛋白缓冲系统、氧合血红蛋白缓冲系统、碳酸氢盐缓冲系统和磷酸氢盐缓冲系统等组成（表 4-1）。

表 4-1　全血的五种缓冲系统

缓冲酸		缓冲碱
H_2CO_3	$\rightleftharpoons$	$H^+ + HCO_3^-$
$H_2PO_4^-$	$\rightleftharpoons$	$H^+ + HPO_4^{2-}$
HPr	$\rightleftharpoons$	$H^+ + Pr^-$
HHb	$\rightleftharpoons$	$H^+ + Hb^-$
$HHbO_2$	$\rightleftharpoons$	$H^+ + HbO_2^-$

血液缓冲系统是机体维持酸碱平衡的第一线反应。当体内 H^+ 增多时，表 4-1 中的反应向左移动，使 H^+ 浓度的增高有所下降，同时相应缓冲碱的浓度也随之降低；反之，反应向右移动，使 H^+ 浓度升高，同时相应缓冲碱的浓度随之增加。

酸碱平衡紊乱时，血液各缓冲系统可以即刻发挥作用，其中以碳酸氢盐缓冲系统的作用最为重要，因为其有以下特点：①数量最多：碳酸氢盐缓冲系统占血液缓冲系统总量的 1/2 以上，且主要分布于细胞外液中（表 4-2）。②能够进行开放性调节：当血浆中的酸性物质（如盐酸）过多时，碳酸氢盐缓冲系统中的碳酸氢钠对其缓冲，经过缓冲系统缓冲后，强酸（盐酸）变成了弱酸（碳酸），固定酸变成了挥发酸，而碳酸可以分解为 H_2O 和 CO_2，CO_2 通过肺的呼吸运动排出体外，使血液的缓冲调节与肺的呼吸调节作用相联系；而 HCO_3^- 则可通过肾脏的重吸收进行调节，使血液的缓冲调节又与肾脏的调节作用相联系。即碳酸氢盐缓冲系统通过肺和肾对血液 CO_2 及 HCO_3^- 浓度的调节，使缓冲物质易于排出或补充，使其缓冲能力大大增加，远远超出了其化学反应本身所能达到的程度，因此，碳酸氢盐缓冲系统也称为开放性缓冲系统。但碳酸氢盐缓冲系统仅能缓冲固定酸，体内挥发酸的缓冲主要依靠非碳酸氢盐缓冲系统缓冲，尤其是血红蛋白、氧合血红蛋白缓冲系统对挥发酸的缓冲作用最为重要。磷酸盐缓冲系统存在于细胞内液中，主要在细胞内液中发挥作用；蛋白质缓冲系统存在于血浆及细胞内，其缓冲作用在其

表 4-2　全血缓冲系统的含量及分布

缓冲系统	占全血缓冲系统的比例(%)
血浆碳酸氢盐（HCO_3^-）	35
细胞碳酸氢盐（HCO_3^-）	18
血红蛋白（Hb^-、HbO_2^-）	35
血浆蛋白（Pr^-）	7
磷酸盐（HPO_4^{2-}）	5

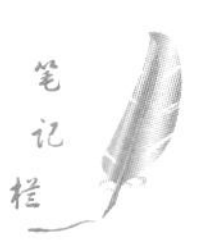

他缓冲系统动用后才显示出来。

酸碱平衡紊乱发生时，缓冲系统即刻发挥作用，但总体能力有限，仅能减轻酸碱的明显变化。

（二）肺对酸碱平衡的调节作用

肺脏对酸碱平衡的调节作用是通过呼吸运动改变肺泡通气量，调节体内 CO_2 的排出量，从而维持血浆 HCO_3^-/H_2CO_3 的浓度比值相对恒定，使 pH 稳定在正常范围内。呼吸运动受中枢和外周化学感受器的调节，中枢化学感受器对 H^+ 浓度变化敏感，一旦脑内 H^+ 浓度升高，可刺激呼吸中枢兴奋，使呼吸加深加快，CO_2 排出增多。但血液中 H^+ 不易通过血脑屏障，故血液中 H^+ 变化对中枢化学感受器的作用较小。而血液中 CO_2 容易透过血脑屏障进入脑内，使脑内 H_2CO_3 浓度升高，脑间质或脑脊液 H^+ 浓度增高，刺激延髓呼吸中枢化学感受器，兴奋呼吸中枢，肺通气量增加，体内 CO_2 排出增多。$PaCO_2$ 正常值为 40mmHg，$PaCO_2$ 增高 2mmHg，就可明显刺激中枢化学感受器，使肺泡通气量增加，CO_2 排出增多，恢复 $PaCO_2$ 及血液 H_2CO_3 浓度。如果 $PaCO_2$ 上升到 60mmHg 时，肺通气量可增加 10 倍，但当 $PaCO_2$ 增高至 80mmHg 以上时，呼吸中枢反而受到抑制，产生二氧化碳麻醉。

外周化学感受器主要有主动脉体和颈动脉体感受器，尤其是颈动脉体感受器对缺氧、pH、$PaCO_2$ 的改变比较敏感。当缺氧、$PaCO_2$ 和 H^+ 升高时，均可刺激外周化学感受器，使呼吸中枢兴奋，呼吸加深、加快，肺泡通气量增加，CO_2 排出增多，血浆 H_2CO_3 浓度降低。在正常情况下，中枢化学感受器反应性较外周化学感受器反应性敏感，$PaCO_2$ 升高时，主要是通过延髓中枢化学感受器发挥调节作用。总之，缺氧、$PaCO_2$ 升高和 pH 降低时，呼吸中枢兴奋，可使呼吸加深、加快，CO_2 排出增多，从而减少血中 H_2CO_3 的含量。反之，$PaCO_2$ 降低或 pH 升高时，呼吸变浅、变慢，从而减少 CO_2 的排出，增加血中 H_2CO_3 的含量。

肺对酸碱平衡的调节作用非常迅速，通常在数分钟内就开始发挥作用，并在很短时间内达到高峰。

（三）肾脏对酸碱平衡的调节作用

机体代谢过程中不断产生大量酸性代谢产物，同时也不断消耗 $NaHCO_3$ 及其他缓冲碱，因此，机体必须及时补充碱性物质和排出多余的酸性物质，血液 pH 才能维持相对稳定。机体代谢产生的固定酸主要通过肾脏调节，肾脏通过其排酸保碱功能调节血浆中 HCO_3^- 的含量，从而维持血液正常的 pH。$NaHCO_3$ 可自由通过肾小球滤过膜，因此肾小球滤液中 $NaHCO_3$ 含量与血浆相等。肾小球滤出的 $NaHCO_3$ 85% ～ 90% 在近曲小管被重吸收，正常情况下，随尿液排出体外的 $NaHCO_3$ 仅为滤出量的 0.1%，因此尿中几乎无 $NaHCO_3$ 的丢失，尿液常呈酸性，pH 在 6.0 左右。但在酸碱平衡紊乱时，尿液 pH 可降至 4.4 或升至 8.0，由此可见，肾脏对酸碱平衡的调节能力非常强大。肾脏对酸碱平衡的调节主要有以下三种方式：

1. 近曲小管分泌 H^+ 和重吸收 $NaHCO_3$ 肾脏近曲小管泌 H^+ 和重吸收 $NaHCO_3$（H^+-Na^+ 交换）的机制为：近曲小管上皮细胞内含有大量的碳酸酐酶，能催化 CO_2 与 H_2O 结合生成 H_2CO_3，H_2CO_3 可解离为 H^+ 和 HCO_3^-，H^+ 通过肾小管管腔膜 H^+-Na^+ 交换载体分泌到肾小管管腔内，同时回收肾小管液中的 Na^+。H^+-Na^+ 交换是一个继发性耗能过程，所需的能量是由基侧膜上 Na^+，K^+-ATP 酶通过消耗 ATP 将细胞内 Na^+ 泵出，使细胞内 Na^+ 处于一个较低的浓度，这样有利于小管液中 Na^+ 与细胞内 H^+ 转运交换。

进入小管液的 H^+ 与肾小球滤过的 HCO_3^- 结合生成 H_2CO_3，H_2CO_3 在肾小管上皮细胞刷状缘 CA 的作用下被水解为 H_2O 和 CO_2，H_2O 随尿液排出，而脂溶性的 CO_2 又弥散到肾小管上皮细胞内，并在细胞内 CA 的催化下与 H_2O 结合生成 H_2CO_3，H_2CO_3 又解离为 H^+ 和 HCO_3^-。经 H^+-Na^+ 交换进入肾小管上皮细胞内的 Na^+ 通过基侧膜的 Na^+-HCO_3^- 转运体，与肾小管上皮细胞内重吸收的 HCO_3^- 同向转运进入血液循环，完成 $NaHCO_3$ 的重吸收（图 4-1）。

2. 远曲小管和集合管分泌 H^+ 和重吸收 $NaHCO_3$ 远曲小管和集合管的闰细胞也称为泌 H^+ 细胞，其细胞内的碳酸酐酶催化 CO_2 与 H_2O 结合生成 H_2CO_3，H_2CO_3 解离为 H^+ 和 HCO_3^-，借助于管腔膜 H^+-ATP 酶或 H^+，K^+-ATP 酶向管腔中分泌 H^+，同时在基膜侧以 Cl^--HCO_3^- 交换的方式重吸收 HCO_3^- 至血液中。分泌至管腔的 H^+ 与管腔液中的 HPO_4^{2-} 结合转变为 $H_2PO_4^-$ 使尿液酸化，这是肾脏排 H^+ 的一个重要方式，称为肾小管的远端酸化作用（distal acidification）。随着 H^+ 的不断分泌，小管液中

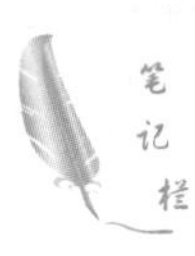

的 Na_2HPO_4 与 NaH_2PO_4 的比值减小，尿液 pH 降低。当尿液 pH 降至 4.8 时，Na_2HPO_4 与 NaH_2PO_4 的比值由原来的 4 ∶ 1 变为 1 ∶ 99，小管液中几乎所有的 Na_2HPO_4 都已转变成了 NaH_2PO_4，此方式便不能进一步发挥缓冲作用了。因此磷酸盐的酸化在促进 H^+ 的排出过程中起一定作用，但作用有限（图 4-2）。

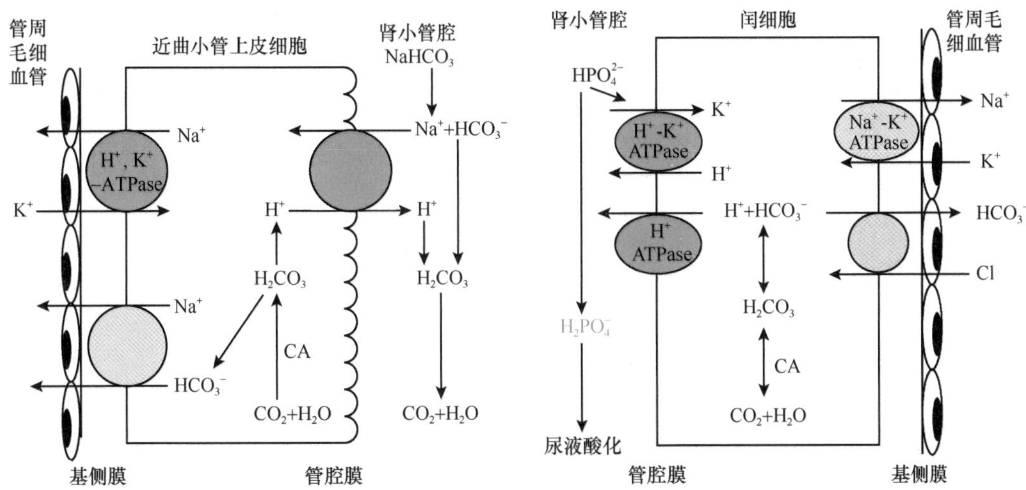

图 4-1　近曲小管分泌 H^+ 和重吸收 $NaHCO_3$ 示意图　　图 4-2　集合管分泌 H^+ 和重吸收 $NaHCO_3$ 示意图

远曲小管和集合管分泌 H^+ 和 K^+，均与管腔中的 Na^+ 交换，即进行 H^+-Na^+ 交换和 K^+-Na^+ 交换，并且二者之间存在竞争性抑制。当 H^+-Na^+ 交换增加时，则 K^+-Na^+ 交换减少；而当 K^+-Na^+ 交换增加时，则 H^+-Na^+ 交换减少。例如酸中毒时，远曲小管和集合管上皮细胞泌 H^+ 增加，使 H^+-Na^+ 交换过程加强，结果导致 H^+ 排出增多和 $NaHCO_3$ 的重吸收增加，使尿液酸化。此时，远曲小管和集合管泌 K^+ 减少，并可因 K^+ 的排出减少而导致高钾血症。相反，碱中毒时，远曲小管和集合管上皮细胞泌 H^+ 减少，H^+-Na^+ 交换减少，结果引起 H^+ 的排出和 $NaHCO_3$ 的重吸收减少；与此同时，肾小管泌 K^+ 增加，K^+-Na^+ 交换增加，可由于 K^+ 的排出增加而导致血清钾浓度降低。此外，高钾血症时，K^+-Na^+ 交换增加而 H^+-Na^+ 交换减少，易造成 H^+ 在体内潴留而引起酸中毒。而低钾血症时，K^+-Na^+ 交换减少而 H^+-Na^+ 交换增加，易导致 H^+ 从尿中丢失而引起碱中毒。

3. NH_3 的生成及 NH_4^+ 排泌　近曲小管上皮细胞是产 NH_3 的主要场所，NH_3 的产生与谷氨酰胺的代谢有关。近曲小管上皮细胞内含有谷氨酰胺酶，谷氨酰胺在谷氨酰胺酶作用下水解产生 NH_3 和谷氨酸，谷氨酸又可再脱 NH_3 生成 α- 酮戊二酸，α- 酮戊二酸代谢可产生 2 分子 HCO_3^-，HCO_3^- 通过基侧膜 Na^+-HCO_3^- 载体同向转运进入血液。

近曲小管上皮细胞生成的 NH_3 与细胞内碳酸解离的 H^+ 结合生成 NH_4^+，通过 NH_4^+-Na^+ 交换载体将 NH_4^+ 排入肾小管管腔中，由尿排出。远曲小管和集合管上皮细胞内也有谷氨酰胺酶，可使谷氨酰胺分解而释放 NH_3，远曲小管和集合管分泌 NH_3 主要通过非离子扩散的方式。NH_3 是脂溶性，容易通过细胞膜进入肾小管管腔，进入肾小管管腔的 NH_3 与小管上皮细胞排泌的 H^+ 结合成 NH_4^+，NH_4^+ 为水溶性，以铵盐（NH_4Cl）形式随尿排出体外（图 4-3）。

肾小管上皮细胞谷氨酰胺酶的活性受 pH 影响，酸中毒越严重，酶的活性越高，肾小管上皮细胞产生 NH_3 和 α- 酮戊二酸也越多；NH_3 弥散入肾小管腔的量与肾小管液及小管周围组织间液的 pH 有关，肾小管液的 pH 越低，NH_3 越容易向小管液中扩散。故 NH_4^+ 的生成和排出是 pH 依赖性的，酸中毒越严重，近曲小管的 NH_4^+-Na^+ 交换与远曲小管泌 NH_3 作用越强，尿中排 NH_4^+ 量越多，从而加速了 H^+ 的排出和 HCO_3^- 的重吸收。

总之，肾脏对酸碱平衡的调节主要是通过肾小管上皮细胞的活动完成的。H^+-Na^+ 交换是主要方式，肾小管上皮细胞在不断分泌 H^+ 的同时，将肾小球滤过的 $NaHCO_3$ 重吸收。根据体内 HCO_3^- 浓度的变化，肾脏可有效调节对 HCO_3^- 的重吸收量，如体内 HCO_3^- 含量过高，肾脏则减少 $NaHCO_3$ 的生成及重吸收，反之，则增加 $NaHCO_3$ 的生成及重吸收。

肾脏对酸碱平衡的调节作用较血液缓冲系统和肺的调节缓慢，通常要在酸碱紊乱发生数小时后才开始发挥作用，3 ～ 5 天后达到高峰。但肾脏对酸碱平衡的调节作用强大且作用时间持久。

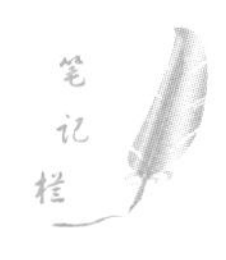

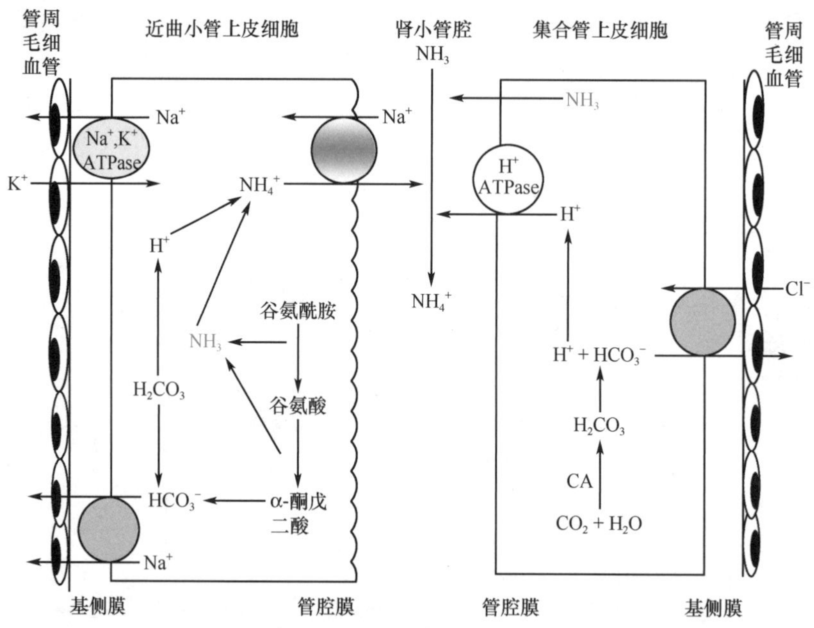

图 4-3　肾小管泌 NH_4^+ 示意图

（四）组织细胞对酸碱平衡的调节作用

组织细胞对酸碱平衡有一定的调节作用，其调节作用主要是通过细胞内外离子交换方式进行，如 H^+-K^+、K^+-Na^+、H^+-Na^+ 及 Cl^--HCO_3^- 交换等。酸中毒时，由于细胞外液 H^+ 浓度增加，细胞外液中的 H^+ 向细胞内转移，使细胞外液中 H^+ 浓度有所减少，但为了维持电中性则细胞内液中的 K^+ 和 Na^+ 则移出细胞外；而碱中毒时恰好相反，H^+ 移出细胞外，而 K^+ 和 Na^+ 则移入细胞内。这种离子交换的结果是缓冲了细胞外液 H^+ 浓度的变动，但同时也影响血 K^+ 的浓度。故在酸中毒时，血 K^+ 往往升高，而碱中毒时则降低。体内红细胞、肌细胞和骨组织均能发挥对酸碱平衡的调节作用。

在酸碱平衡的调节中，以上四个方面协同作用。但不同代偿调节的作用方式、作用时间及作用强度是有差别的。酸碱平衡紊乱发生时，血液缓冲系统即刻发挥作用，其缓冲作用迅速而有效，但由于体内缓冲物质的总量是有限的，其缓冲作用不能持久。组织细胞通过离子交换方式调节酸碱平衡，其缓冲作用需 3 ～ 4 小时显效，由于存在 H^+- K^+ 交换，易致高钾血症或低钾血症。肺对酸碱平衡的调节作用发生迅速，数分钟内起效，30 分钟即可达高峰，但肺的呼吸改变仅能调节挥发酸。肾的调节作用比较缓慢，常在酸碱平衡紊乱数小时后才起作用，3 ～ 5 天达高峰，但其调节作用强大，作用时间持久，在慢性酸碱平衡紊乱时发挥重要调节作用。

此外，肝脏也可以通过合成尿素清除 NH_3 进行酸碱平衡的调节。骨骼组织也能够参加酸碱平衡的代偿调节，酸中毒时，骨骼中的磷酸盐、碳酸盐等可释放入血，对血液 H^+ 进行缓冲，如 $Ca_3(PO_4)_2 + 4H^+ \rightarrow 3Ca^{2+} + 2H_2PO_4^-$，但骨骼缓冲可能引起骨质脱钙、骨质软化等病理变化。

第二节　酸碱平衡紊乱的类型及常用指标

一、酸碱平衡紊乱的分类

正常人动脉血 pH 为 7.35 ～ 7.45，根据血液 pH 的高低，将酸碱平衡紊乱分为两大类，pH 降低称为酸中毒，pH 升高称为碱中毒。血液 pH 取决于血浆 HCO_3^- 和 H_2CO_3 浓度的比值，由 HCO_3^- 浓度原发性降低或增高引起的酸碱平衡紊乱，称为代谢性酸中毒或代谢性碱中毒；由 H_2CO_3 浓度原发性增高或降低引起的酸碱平衡紊乱，称为呼吸性酸中毒或呼吸性碱中毒。如果患者体内只存在一种酸碱平衡紊乱，称为单纯性酸碱平衡紊乱。在单纯性酸中毒或碱中毒时，如果体内的酸性或碱性物质的含量发生了改变，但通过机体的调节，血液 pH 仍在正常范围内，称为代偿性酸中毒或碱中毒。如果 pH 低于或高于正常范围，称为失代偿性酸中毒或碱中毒。如果同一患者体内同时存在两种或两种以上的酸碱平衡紊乱，称为混合型酸碱平衡紊乱。

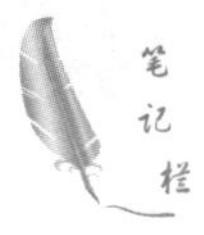

二、常用检测指标及其意义

临床上分析患者体液的酸碱状况，主要是通过血气分析仪测定血气指标，常用的血气检测指标主要有 pH、$PaCO_2$ 及 HCO_3^- 等。

（一）pH

pH 是溶液 $[H^+]$ 的负对数，血液 pH 是反映体液酸碱度的指标，正常人动脉血 pH 在 7.35 ～ 7.45 之间，其平均值是 7.40。血液 pH 的高低取决于血浆中 $[HCO_3^-]/[H_2CO_3]$ 的比值，可用 Henderson-Hasselbalch 方程式表示：

$$pH = pK_a + \lg \frac{[HCO_3^-]}{[H_2CO_3]}$$

式中 pK_a 为碳酸解离常数的负对数，其值为 6.1，血浆 H_2CO_3 浓度由 CO_2 溶解量决定，即 $PaCO_2$（40mmHg）与 CO_2 溶解系数（$\alpha = 0.03$）之乘积。正常人体血浆 $[H_2CO_3] = 40 \times 0.03 = 1.2$mmol/L。正常情况下，血浆 $[HCO_3^-]$ 为 24mmol/L，代入上述公式：$pH = 6.1+\log[24/1.2] = 6.1+\log20 = 6.1+1.3 = 7.4$。

从中可知，血液 pH 取决于 $[HCO_3^-]/[H_2CO_3]$ 比值，当 $[HCO_3^-]/[H_2CO_3]$ 的比值为 20 ∶ 1 时，pH 为 7.40；若比值小于 20 ∶ 1 时，pH 下降，pH 低于 7.35 为失代偿性酸中毒；若比值大于 20 ∶ 1 时，pH 升高，pH 大于 7.45 为失代偿性碱中毒；若 pH 在正常范围内，可见于以下三种可能：①正常情况下，无酸碱平衡紊乱；②代偿性酸中毒或代偿性碱中毒：即血浆 $[HCO_3^-]$ 及 $[H_2CO_3]$ 的实际数值发生了改变，但通过机体代偿调节，血浆 $[HCO_3^-]/[H_2CO_3]$ 的比值维持在 20 ∶ 1 左右，pH 仍可在正常范围内，称为代偿性酸中毒或代偿性碱中毒。③混合型酸碱平衡紊乱，患者同时存在程度相近的酸中毒和碱中毒，pH 变化趋势相反，相互抵消。

血液 pH 取决于 $[HCO_3^-]/[H_2CO_3]$ 比值，血浆 HCO_3^- 或 H_2CO_3 二者浓度的变化都可导致 pH 改变，故动脉血 pH 仅反映血液酸碱度，虽然可以判断失代偿性酸中毒或碱中毒，但不能区分是呼吸性的还是代谢性的酸碱平衡紊乱。如进一步判断酸碱平衡紊乱的性质，需要参考其他血气指标及结合患者病史，进行综合分析判断。

（二）动脉血二氧化碳分压（$PaCO_2$）

$PaCO_2$ 是指物理溶解于血浆中的 CO_2 分子所产生的张力。由于 CO_2 通过肺泡膜的弥散能力很强，因而动脉血 $PaCO_2$ 与肺泡 PCO_2 几乎相同，测定 $PaCO_2$ 可了解肺泡通气功能，故 $PaCO_2$ 是反映呼吸性酸碱平衡紊乱的重要指标。$PaCO_2$ 正常值为 33 ～ 46mmHg，平均值为 40mmHg。若 $PaCO_2 >$ 46mmHg，表示肺泡通气不足，CO_2 在体内潴留，血浆中 H_2CO_3 浓度升高，见于呼吸性酸中毒或代偿后的代谢性碱中毒。若 $PaCO_2 <$ 33mmHg，则表示肺泡通气过度，CO_2 排出过多，血浆中 H_2CO_3 浓度下降，见于呼吸性碱中毒或代偿后的代谢性酸中毒。单纯性代谢性酸中毒、碱中毒经肺代偿后，也可引起 $PaCO_2$ 下降或上升，但其值一般不会低于 10mmHg 或高于 55mmHg。超出该范围时，常提示有原发性呼吸性酸碱平衡紊乱存在。

（三）标准碳酸氢盐和实际碳酸氢盐

标准碳酸氢盐（standard bicarbonate，SB）是指血液标本在标准条件下，即 $PaCO_2$ 40mmHg、温度 38℃、血氧饱和度 100% 的条件下测得的血浆 HCO_3^- 的浓度。因为标准化后 HCO_3^- 不受呼吸因素的影响，所以 SB 是反映代谢因素的指标，正常值为 22 ～ 27mmol/L，平均为 24mmol/L。代谢性酸中毒时 SB 下降，代谢性碱中毒时 SB 升高。在慢性呼吸性酸中毒或碱中毒时，由于肾脏的代偿作用，SB 也可以发生继发性增高或降低。

实际碳酸氢盐（actual bicarbonate，AB）是指隔绝空气的血液标本，在实际 $PaCO_2$ 和实际血氧饱和度条件下测得的血浆 HCO_3^- 浓度，受呼吸和代谢两方面因素的影响。正常人 AB 与 SB 相等，正常范围为 22 ～ 27mmol/L，平均为 24mmol/L。在病理情况下，AB 与 SB 的值可不相等，且二者的差值反映了呼吸因素对酸碱平衡的影响。如 AB ＞ SB，而 SB 在正常范围内，表明体内有 CO_2 潴留，见于呼吸性酸中毒或代偿后的代谢性碱中毒；如 AB ＜ SB，而 SB 在正常范围内，表明 CO_2 呼出过多，见于呼吸性碱中毒或代偿后的代谢性酸中毒。若 AB、SB 均低于正常，表明有代谢性酸中毒或代偿后的呼吸性碱中毒；而 AB、SB 均高于正常，则表明有代谢性碱中毒或代偿后的呼吸性酸中毒。

（四）缓冲碱

缓冲碱（buffer base，BB）是指血液中所有具有缓冲作用的碱性物质的总和，即人体血液中具有缓冲作用的阴离子的总和，这些阴离子包括 HCO_3^-、Pr^-、HPO_4^{2-}、Hb^- 和 HbO_2^- 等。BB 通常以氧饱和的全血在标准条件下测定，正常值为 45 ～ 52mmol/L，平均值为 48mmol/L。BB 是反映代谢因素的指标，BB ＜ 45mmol/L，见于代谢性酸中毒；BB ＞ 52mmol/L，见于代谢性碱中毒。

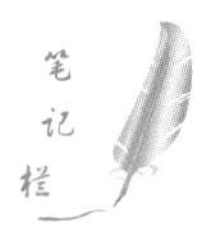

（五）碱剩余

碱剩余（base excess，BE）是指在标准条件下（$PaCO_2$ 40mmHg、温度 38℃、血氧饱和度 100%），用酸或碱滴定全血标本至 pH = 7.40 时所用的酸或碱的量（mmol/L）。若需用酸滴定，表示受测试血液标本中碱剩余，BE 用正值表示（+BE）；若需用碱滴定，则表示受测试血液标本中碱缺失，BE 用负值（–BE）表示。

全血 BE 正常范围为 –3.0 ～ +3.0mmol/L。BE 是反映代谢因素的指标，不受呼吸因素影响。BE 正值增大，提示血液中碱性物质过多，见于代谢性碱中毒；BE 负值增大，提示血液中碱性物质不足，见于代谢性酸中毒。

（六）阴离子间隙

阴离子间隙（anion gap，AG）是指血浆中未测定的阴离子（undetermined anion，UA）与未测定的阳离子（undetermined cation，UC）的差值，即 AG = UA – UC。

血浆中主要的阳离子为 Na^+，约占血浆全部阳离子总量的 90%，又称为可测定的阳离子；血浆中主要的阴离子为 Cl^- 和 HCO_3^-，约占血浆阴离子总量的 85%，又称为可测定的阴离子。此外，血浆中的离子还有 UA 和 UC，UA 包括 Pr^-、HPO_4^{2-}、SO_4^{2-} 和有机酸根等，UC 包括 K^+、Ca^{2+}、Mg^{2+} 等。

正常人血浆中的阳离子和阴离子的总当量数相等（均为 151mmol/L），以维持电中性，故可测定的阳离子 $[Na^+]$ + 未测定的阳离子 UC = 可测定的阴离子（$[Cl^-]+[HCO_3^-]$）+ 未测定的阴离子 UA，移项后为：$[Na^+]-([Cl^-]+[HCO_3^-]) = UA - UC$，$AG = UA - UC = [Na^+] - ([Cl^-]+[HCO_3^-]) = 140 - (104 + 24) = 12$mmol/L。

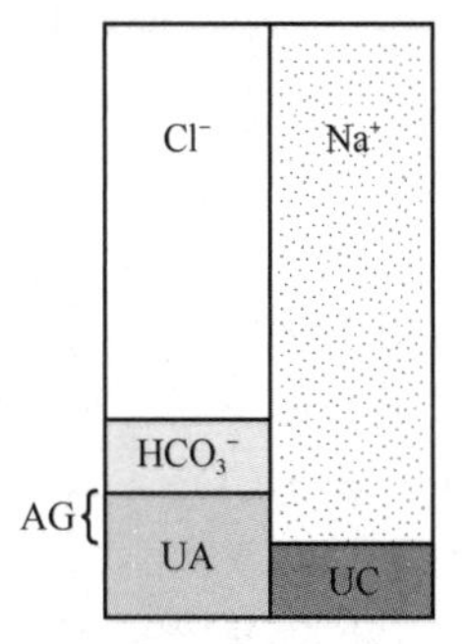

图 4-4　血浆阴离子间隙示意图

AG 的正常范围为 10 ～ 14mmol/L（图 4-4）。

AG 能够反映血浆中固定酸含量，是一项近年受到广泛重视的酸碱指标。AG 既可以升高，也可降低。AG 降低对酸碱平衡紊乱的诊断价值不大，见于未测定的阴离子减少或未测定的阳离子增多时，如低蛋白血症。AG 增高意义较大，目前多以 AG ＞ 16mmol/L 作为判断是否有 AG 增高型代谢性酸中毒的界限。常见于有固定酸增多的情况，如乳酸、酮体生成过多或磷酸盐和硫酸盐潴留及水杨酸中毒。根据 AG 的变化，代谢性酸中毒分为 AG 增高型代谢性酸中毒和 AG 正常型代谢性酸中毒两类。另外，AG 的测定还用于诊断复杂的混合性酸碱平衡紊乱。

第三节　单纯型酸碱平衡紊乱

单纯型酸碱平衡紊乱（simple acid-base disturbance）根据 HCO_3^- 及 H_2CO_3 浓度的原发性改变不同分为四种类型，即代谢性酸中毒、呼吸性酸中毒、代谢性碱中毒和呼吸性碱中毒。

一、代谢性酸中毒

代谢性酸中毒（metabolic acidosis）是指细胞外液 H^+ 增加和（或）HCO_3^- 丢失引起的 pH 下降，以血浆 HCO_3^- 原发性减少为特征，是临床上最常见的酸碱平衡紊乱类型。

案例 4-1

患者，女性，60 岁，慢性肾小球肾炎病史 20 年，因恶心、呕吐、厌食就诊入院。体格检查：双眼睑水肿，血压 150/95mmHg，脉搏 90 次 / 分，呼吸 25 次 / 分。实验室检查：pH 7.30，$PaCO_2$ 30mmHg，HCO_3^- 15mmol/L，BE –8.8mmol/L，Na^+ 127mmol/L，K^+ 6.7mmol/L，Cl^- 88mmol/L，BUN 40mmol/L，血肌酐 6 90μmol/L，尿蛋白（+++）。

问题：

1. 该患者发生了何种酸碱平衡紊乱，原因和机制是什么？
2. 哪些指标提示患者发生了酸碱平衡紊乱？
3. 为什么患者 $PaCO_2$ 也会下降？
4. AG 有无改变？说明了什么问题？
5. 患者血 K^+ 有何改变，为什么？

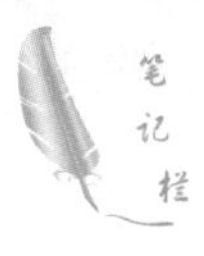

（一）原因和机制

引起代谢性酸中毒的原因有很多，不同病因导致酸中毒的机制也不尽相同。概括起来主要是酸负荷增多或血浆 HCO_3^- 直接丢失两个方面。

1. 酸负荷增多　主要见于各种原因导致的固定酸产生过多，或肾功能障碍导致的酸性物质排出减少或固定酸外源性摄入过多。

（1）固定酸产生过多

1）乳酸酸中毒（lactic acidosis）：是指血浆中乳酸浓度增高所致的代谢性酸中毒。常见原因：①乳酸生成过多：如休克、心力衰竭、呼吸衰竭、严重贫血、CO 中毒、急性肺水肿等导致的缺氧，都可使细胞内葡萄糖无氧酵解增强，大量丙酮酸转化为乳酸，导致乳酸酸中毒。②乳酸利用障碍：主要见于严重肝脏疾病，由于肝脏对乳酸的转化利用障碍，可致血浆乳酸浓度过高。

2）酮症酸中毒（keto-acidosis）：指血浆中酮体（乙酰乙酸、β- 羟丁酸和丙酮）含量增多所致的代谢性酸中毒。酮症酸中毒常见于糖尿病、严重饥饿和酒精中毒等。糖尿病时由于胰岛素绝对或相对缺乏，机体利用葡萄糖障碍，使脂肪分解加速，大量脂肪酸进入肝脏，产生过多的酮体，当超过外周组织的氧化能力及肾排出能力时，可发生酮症酸中毒。在严重饥饿或禁食情况下，当体内糖原消耗尽后，即动用大量脂肪供能，使脂肪分解增强，酮体生成过多出现酮症酸中毒。

（2）酸性物质排出障碍

1）肾衰竭：轻度或中度肾衰竭时，肾小球滤过率减少不低于正常的 25% 时，体内尚无明显固定酸潴留，此时酸中毒的主要机制是肾小管上皮细胞泌 H^+、泌 NH_4^+ 减少，HCO_3^- 重吸收减少而致。严重的急性或慢性肾衰竭时，因肾小球滤过率严重下降，代谢生成的硫酸、磷酸及其他固定酸等酸性代谢产物在体内蓄积，使血液 H^+ 浓度明显增高，发生代谢性酸中毒。

2）Ⅰ型肾小管性酸中毒（renal tubular acidosis-Ⅰ，RTA-Ⅰ）：又称远端肾小管性酸中毒，其发病环节是由于远曲小管和集合管的泌 H^+ 功能障碍，尿液不能被酸化，造成 H^+ 在体内蓄积，血浆 HCO_3^- 浓度进行性下降。

（3）外源性酸性物质摄入过多：常见于水杨酸中毒、甲醇中毒以及含氯酸性药物摄入过多。如大量摄入阿司匹林（乙酰水杨酸），经血液缓冲系统缓冲后，血液 HCO_3^- 消耗减少，水杨酸根潴留；长期或大量使用氯化铵、盐酸精氨酸或盐酸赖氨酸等药物，引起体内 HCl 浓度升高，消耗体内 HCO_3^-。

$$2NH_4Cl + CO_2 \rightarrow (NH_2)_2CO + 2HCl + H_2O$$

2. HCO_3^- 丢失过多　主要见于碱性消化液丢失和肾脏重吸收 HCO_3^- 减少。

（1）消化道大量丢失 HCO_3^-：肠液、胰液和胆液中的 HCO_3^- 含量均高于血浆，严重腹泻、肠瘘以及肠道引流等均可引起富含 HCO_3^- 的碱性液体的大量丢失。大面积烧伤时的大量血浆渗出，也伴有 HCO_3^- 丢失。

（2）肾脏 HCO_3^- 生成和重吸收减少

1）Ⅱ型肾小管性酸中毒（renal tubular acidosis-Ⅱ，RTA-Ⅱ）：主要是近曲小管上皮细胞重吸收 HCO_3^- 的能力降低，也称近端肾小管性酸中毒。发病环节是碳酸酐酶活性降低或 Na^+-H^+ 转运体功能障碍，导致 HCO_3^- 生成和重吸收减少，HCO_3^- 从尿中排出增多而导致血浆 HCO_3^- 浓度下降。

2）长期或大量应用碳酸酐酶抑制剂：如乙酰唑胺可抑制肾小管上皮细胞内碳酸酐酶活性，如长期或大量使用，致肾小管上皮细胞生成 H_2CO_3 明显减少，使肾脏 HCO_3^- 重吸收减少，HCO_3^- 从尿中丢失，使血浆 HCO_3^- 浓度降低，发生代谢性酸中毒。

肾功能障碍是代谢性酸中毒的重要原因，严重的肾功能障碍，即可影响肾脏对 HCO_3^- 的重吸收，使血浆 HCO_3^- 直接减少，也可影响固定酸的排出，使血浆酸负荷增多而消耗 HCO_3^-。肾外原因导致的代谢性酸中毒，肾脏可代偿性地泌 H^+、泌 NH_4^+ 增多，使尿液酸化。但肾小管性酸中毒时，由于 HCO_3^- 重吸收障碍，HCO_3^- 经尿液排出增多，尿液常呈中性或碱性。

3. 高钾血症　各种原因引起细胞外液 K^+ 浓度增高时，K^+ 进入细胞内，并以 H^+-K^+ 交换方式使细胞内的 H^+ 移出，引起细胞外液 H^+ 增加，血浆 HCO_3^- 则因缓冲 H^+ 而减少，导致代谢性酸中毒。这种酸中毒时体内 H^+ 总量并未增加，H^+ 从细胞内逸出，导致细胞内 H^+ 浓度下降，故细胞内呈碱中毒。高钾血症时，远端小管上皮细胞泌 K^+ 功能增强，由于远曲小管 K^+-Na^+ 交换增强，抑制 H^+-Na^+ 交换，

笔记栏

使远曲小管上皮细胞泌 H^+ 减少，致使血液中 H^+ 浓度升高，引起代谢性酸中毒。

高钾血症引起的代谢性酸中毒，由于肾脏远曲小管上皮细胞泌 H^+ 减少，尿液呈现碱性，导致反常性碱性尿（paradoxical alkaline urine）。

4. 其他 大量快速输入不含 HCO_3^- 的液体，如葡萄糖或生理盐水时，血液 HCO_3^- 被稀释，可造成血浆 HCO_3^- 负荷相对减少，发生稀释性酸中毒。

案例 4-1 分析

根据病史及血液 pH 判断，患者发生了失代偿性代谢性酸中毒。

原因及机制：患者有慢性肾小球肾炎病史 20 年，BUN 40mmol/L，血肌酐 690μmol/L，尿蛋白（+++），提示患者为慢性肾衰竭，肾脏泌 H^+、泌 NH_4^+ 及重吸收 HCO_3^- 能力降低，HCO_3^- 从肾脏丢失增多；慢性肾衰竭时，肾小球滤过率明显下降，代谢生成的硫酸、磷酸及其他固定酸等酸性代谢产物不能充分过滤，固定酸在体内蓄积增多，导致血液 pH 减低（pH 7.30），发生代谢性酸中毒。

知识链接 4-1　甲醇中毒酸中毒

甲醇在体内很快代谢为甲酸，甲醇急性中毒主要引起 AG 增高型代谢性酸中毒，其导致酸中毒的主要机制为：①病程早期酸中毒的主要原因是甲醇代谢产生的甲酸直接引起，酸中毒的程度与血清甲酸浓度呈显著正相关。②病程后期酸中毒的主要原因是甲酸抑制线粒体细胞色素氧化酶，引起组织缺氧，使糖的有氧代谢发生障碍，导致乳酸及其他有机酸在体内积聚而致。

知识链接 4-2　肾小管性酸中毒

肾小管性酸中毒（renal tubular acidosis，RTA）是由于各种病因导致肾脏酸化功能障碍而产生的一种临床综合征，主要表现是：①高氯性、正常阴离子间隙（anion gap，AG）性代谢性酸中毒。②电解质紊乱。③骨病。④尿路症状。多数患者无肾小球异常，在一些遗传性疾病，RTA 可能是最主要或仅有的临床表现。按病变部位和机制分为：Ⅰ型，远端肾小管泌 H^+ 障碍；Ⅱ型，近端肾小管 HCO_3^- 重吸收障碍；Ⅲ型，混合型，兼有Ⅰ型和Ⅱ型 RTA 的特点；Ⅳ型，远端肾小管泌 H^+、泌 K^+ 作用减弱。

（二）分类

根据 AG 值的变化，将代谢性酸中毒分为两类：AG 增高型代谢性酸中毒和 AG 正常型代谢性酸中毒。

1. AG 增高型代谢性酸中毒 不含氯的任何固定酸浓度增高引起的代谢性酸中毒都属于此类。如乳酸酸中毒、酮症酸中毒、水杨酸中毒、肾功能障碍导致的磷酸和硫酸在体内潴留等。其特点是 AG 增高，血氯正常。由于固定酸解离出的 H^+ 被血浆 HCO_3^- 缓冲，使血浆 HCO_3^- 浓度降低，而固定酸的 H^+ 被缓冲后留下的酸根离子，均属于未测定的阴离子，故 AG 值增大。因为血 Cl^- 浓度无明显变化，故又称正常血氯型代谢性酸中毒。

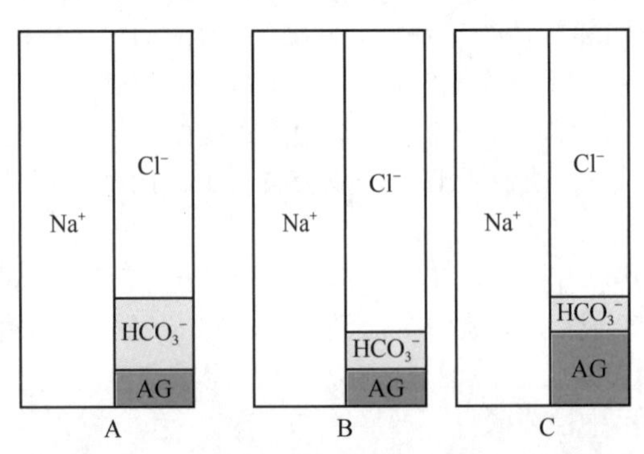

图 4-5　正常和代谢性酸中毒时阴离子间隙

A. 正常情况下 AG；B. AG 正常型代谢性酸中毒；C. AG 增高型代谢性酸中毒

2. AG 正常型代谢性酸中毒 常见于消化道直接丢失 HCO_3^-，肾小管性酸中毒时，肾脏重吸收 HCO_3^- 减少而致丢失过多；使用碳酸酐酶抑制剂或成酸性药物摄入过多等。由于 HCO_3^- 丢失过多，细胞外液 HCO_3^- 浓度降低，促使细胞内 Cl^- 移出细胞，以维持细胞内外阴阳离子平衡，故血氯呈代偿性升高。由于不伴有未测定阴离子的增多，故 AG 正常，由于血氯代偿性升高，故又称血氯增高型代谢性酸中毒（图 4-5）。

笔记栏

案例 4-1 分析

AG 的正常范围为 10 ～ 14mmol/L，目前多以 AG ＞ 16mmol/L 作为判断是否有 AG 增高型代谢性酸中毒的界限。

根据公式计算患者 AG = [Na^+] –（[Cl^-]+[HCO_3^-]）= 127 –（88 + 15）= 24mmol/L。通过计算知患者 AG 为 24mmol/L，大于 16mmol/L，提示患者体内有固定酸潴留，推断患者发生了 AG 增高型代谢性酸中毒。

（三）机体的代偿调节

1. 血液缓冲系统　代谢性酸中毒时，血液 H^+ 浓度增加，血浆缓冲体系中的各种碱性成分立即对其进行缓冲，如碳酸氢盐缓冲碱可迅速与 H^+ 发生缓冲反应，即 $HCO_3^- + H^+ \rightarrow H_2CO_3$，$H_2CO_3$ 又可分解为 H_2O 和 CO_2，CO_2 可随呼吸排出体外，结果造成 HCO_3^- 及其他缓冲碱被不断消耗而减少，反应酸碱平衡的代谢指标 SB、AB、BB 均降低，BE 负值增大。

2. 细胞内外离子交换和细胞内液缓冲　代谢性酸中毒，由于细胞外液 H^+ 浓度增加，H^+ 可透过细胞膜进入细胞内，通过 H^+-K^+ 交换，细胞内的 K^+ 转移到细胞外。代谢性酸中毒发生 2 ～ 4 小时后，约 1/2 的 H^+ 通过离子交换方式进入细胞内，并被细胞内缓冲碱缓冲；但同时伴有 K^+ 从细胞内移出，以维持细胞内外电平衡，因此酸中毒易导致高钾血症。

3. 肺的代偿调节　代谢性酸中毒时，由于血液 H^+ 浓度增加，刺激颈动脉体和主动脉体化学感受器，反射性引起延髓呼吸中枢兴奋，增强呼吸的频率和幅度，肺泡通气量明显增加。当血液 pH 由 7.4 降至 7.0 时，肺泡通气量由正常的 4L/min 增加到 30L/min 以上。呼吸加深加快是代谢性酸中毒的主要临床表现，称为酸中毒的 Kussmaul 深大呼吸。其代偿意义是随 CO_2 排出增多，$PaCO_2$ 代偿性降低，血浆 H_2CO_3 浓度代偿性下降，这种变化有利于维持血浆 [HCO_3^-]/[H_2CO_3] 的比值接近于 20 ∶ 1，使 pH 趋向正常。肺的代偿反应发生速度较快，代谢性酸中毒发生几分钟即可出现呼吸运动的明显增加，30 分钟后即达代偿，12 ～ 24 小时达到代偿高峰。代谢性酸中毒越严重，呼吸的代偿作用越强。在单纯性代谢性酸中毒时，肺脏呼吸代偿所致的 [H_2CO_3] 继发性降低与 [HCO_3^-] 原发性降低呈一定关系，[HCO_3^-] 原发性降低 1mmol/L，$PaCO_2$ 继发代偿性降低 1.2mmHg，其代偿最大极限时，$PaCO_2$ 可降至 10mmHg。

4. 肾脏的代偿调节　除肾功能障碍和肾小管性酸中毒引起的代谢性酸中毒外，其他原因引起的代谢性酸中毒，肾脏均可通过增强排酸保碱能力发挥重要的调节代偿作用。代谢性酸中毒时，肾脏泌 H^+、泌 NH_4^+ 及重吸收 HCO_3^- 能力增强，使 HCO_3^- 在细胞外液的浓度有所恢复。其机制为：①酸中毒时肾小管上皮细胞内碳酸酐酶活性增强，肾小管上皮细胞内生成 H_2CO_3 增加，H_2CO_3 解离为 H^+ 和 HCO_3^- 后，H^+ 分泌进入小管腔中，HCO_3^- 以 $NaHCO_3$ 形式重吸收。②酸中毒时肾小管上皮细胞内谷氨酰胺酶活性增强，谷氨酰胺释放 NH_3 增加，肾小管 NH_4^+-Na^+ 交换增多，使尿中 NH_4^+ 排出增加，同时 $NaHCO_3$ 重吸收入血液。

酸中毒时，肾小管 NH_4^+ 排出增加是肾脏最主要的代偿机制。因为 H^+-Na^+ 交换增强，肾小管腔内 H^+ 浓度增加，降低了肾小管上皮细胞与管腔液 H^+ 的浓度差，使肾小管上皮细胞泌 H^+ 受限。但 NH_4^+ 的生成和排出是 pH 依赖性的，肾小管管腔内 H^+ 浓度越高，NH_4^+ 的生成和排出越快，回收的 HCO_3^- 越多。严重酸中毒时，不仅近曲小管泌 NH_4^+ 增加，远曲小管和集合管也可产 NH_3，增加尿液 H^+ 排出。

通过以上反应，代谢性酸中毒时肾脏加速酸性物质的排出和碱性物质的补充，由于从尿中排出的 H^+ 增多，尿液呈酸性。代谢性酸中毒时，肾脏的代偿调节作用是强大而持久的，但发挥作用较慢。酸中毒发生 12 ～ 24 小时，肾脏才发挥代偿调节作用，一般需 3 ～ 5 天才能达到代偿高峰。

案例 4-1 分析

患者肾衰竭，肾脏泌 H^+、泌 NH_4^+ 及重吸收 HCO_3^- 能力下降，因此 HCO_3^- 随尿液排出增多，血液 HCO_3^- 原发性降低（15mmol/L）。肾脏泌 H^+ 减少及固定酸排出障碍，血液 H^+ 浓度增加（pH 7.30），刺激颈动脉体和主动脉体化学感受器，反射性引起延髓呼吸中枢兴奋，呼吸运动增强，呼吸加深、加快，CO_2 排出增多，患者 $PaCO_2$ 继发代偿性降低，血浆 H_2CO_3 浓度的继发代偿下降，以使血浆 [HCO_3^-]/[H_2CO_3] 的比值尽可能接近于 20 ∶ 1，减少 pH 变化。

笔记栏

（四）血气参数的变化

代谢性酸中毒经机体上述代偿调节后，若 $[HCO_3^-]/[H_2CO_3]$ 比值接近于 20 ∶ 1，则 pH 可在正常范围，为代偿性代谢性酸中毒；若 $[HCO_3^-]/[H_2CO_3]$ 比值明显低于 20 ∶ 1，导致 pH 下降，为失代偿性代谢性酸中毒。代谢性酸中毒时血气指标变化为：pH 下降或正常，HCO_3^- 原发性降低，$PaCO_2$ 代偿性下降，AB、SB、BB 均降低，BE 负值增加，通过呼吸代偿后，AB ＜ SB。

> **案例 4-1 分析**
>
> 患者有慢性肾小球肾炎病史，肾脏功能障碍，所以 HCO_3^- 为原发性降低（15mmol/ L），反应代谢因素的指标 BE 负值增大（–8.8mmol/L）；通过呼吸代偿，患者 $PaCO_2$ 继发代偿性下降（30mmHg），呼吸代偿后，$[HCO_3^-]/[H_2CO_3]$ 比值仍低于 20 ∶ 1，患者 pH（7.30）低于正常。因肾脏固定酸排出障碍，患者 AG 增高。

（五）对机体的影响

代谢性酸中毒主要引起心血管系统及中枢神经系统功能障碍，严重酸中毒对骨骼系统也有一定影响。

1. 心血管系统改变

（1）室性心律失常：代谢性酸中毒时出现的心律失常与血钾升高密切相关。代谢性酸中毒时，由于 H^+-K^+ 交换，导致细胞内 K^+ 外逸，细胞外液 K^+ 增多；又因肾小管上皮细胞排 H^+ 增多、而排 K^+ 减少，引起高钾血症。严重高钾血症时，易出现心脏传导阻滞、心室颤动甚至心搏骤停等各种心律失常。

（2）心肌收缩力减弱：pH 下降时心肌对儿茶酚胺的反应性降低，但轻度酸中毒时，由于肾上腺髓质释放肾上腺素增多，肾上腺素对心脏有正性肌力作用，心肌收缩力可不降低。但严重酸中毒（pH ＜ 7.20）可阻断肾上腺素对心脏的作用，使心肌收缩力减弱，心排血量减少。酸中毒时心肌收缩力减弱主要与心肌兴奋–收缩偶联障碍有关，Ca^{2+} 是心肌兴奋–收缩偶联因子，而 H^+ 可以与 Ca^{2+} 竞争，引起心肌兴奋–收缩偶联障碍，使心肌收缩力减弱。可能机制如下：①酸中毒时心肌细胞内 H^+ 增加，H^+ 与 Ca^{2+} 竞争结合肌钙蛋白上的钙结合位点，从而阻碍 Ca^{2+} 与肌钙蛋白的结合，造成心肌兴奋–收缩偶联障碍，心肌收缩力减弱。②酸中毒时血浆 H^+ 浓度增加，抑制细胞外 Ca^{2+} 内流，造成心肌细胞除极化时胞质中 Ca^{2+} 浓度降低，使心肌兴奋–收缩偶联障碍。③酸中毒时心肌细胞内 H^+ 增加，H^+ 抑制肌质网释放 Ca^{2+}，使心肌兴奋–收缩偶联障碍，心肌收缩力减弱。

（3）血管系统对儿茶酚胺的反应性降低：酸中毒时，H^+ 的增加可使血管平滑肌对儿茶酚胺的反应性下降而发生松弛，引起小血管舒张，尤其是毛细血管前括约肌最为明显。阻力血管舒张使外周阻力降低，动脉血压下降，严重者可导致休克发生。毛细血管前括约肌松弛引起真毛细血管网大量开放，使血管容量增加，造成微循环淤血，可导致或加重休克。故纠正酸中毒是临床改善微循环、抢救休克的重要措施之一。

2. 中枢神经系统改变 代谢性酸中毒时，中枢神经系统主要表现为乏力、感觉迟钝、精神萎靡不振，重者可出现意识障碍、嗜睡、昏迷，甚至可因呼吸中枢和心血管运动中枢麻痹而死亡。其机制可能与下列因素有关：

（1）γ- 氨基丁酸（GABA）增加：代谢性酸中毒时脑组织中谷氨酸脱羧酶活性增强，使 GABA 生成增加；同时，γ- 氨基丁酸转氨酶活性降低，使 GABA 转化发生障碍，因此，酸中毒时脑内 GABA 蓄积增多。GABA 为抑制性神经递质，对中枢神经系统具有抑制作用。

（2）神经细胞能量代谢障碍：酸中毒时，细胞生物氧化酶活性受抑制，使氧化磷酸化发生障碍，ATP 生成减少，导致脑组织能量供应不足而出现抑制状态。

3. 骨骼系统改变 慢性代谢性酸中毒，尤其是慢性肾衰竭伴发的代谢性酸中毒，由于骨骼中的磷酸钙分解缓冲可造成骨质脱钙等病理变化，小儿可出现骨骼发育障碍，骨骼生长延缓，严重者可发生肾性佝偻病和骨骼畸形。成年人则可发生骨质疏松、骨软化症、纤维性骨炎等。

（六）防治的病理生理基础

1. 防治原发病 治疗原发病、去除引起代谢性酸中毒的发病原因，是治疗代谢性酸中毒的基本原则和主要措施。针对不同病因采取相应的治疗措施，如肠炎剧烈腹泻引起的酸中毒，应立即应用抗菌药物治疗，糖尿病酮症酸中毒应以胰岛素治疗为主等。

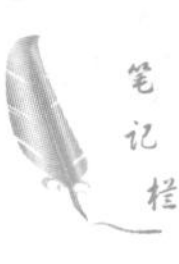

2. 补充碱性药物　常用的碱性药物有碳酸氢钠、乳酸钠及三烃甲基氨基甲烷。由于碳酸氢钠可直接补充血浆缓冲碱，作用迅速，是临床纠正代谢性酸中毒首选的碱性药物。一般情况下，轻度代谢性酸中毒（$HCO_3^- > 16mmol/L$），可以少补，甚至不补碱性药物；但对于严重的代谢性酸中毒，应在血气监护下分次补碱，补碱量宜小不宜大。乳酸钠也是治疗代谢性酸中毒的常用药物，通过肝脏可转化为 HCO_3^-，但肝功能不良或乳酸酸中毒时不宜使用乳酸钠。三烃甲基氨基甲烷是不含钠的有机胺碱性药，既可用于治疗呼吸性酸中毒又可用于纠正代谢性酸中毒，但其对呼吸中枢有抑制作用，治疗时要注意给药速度。

3. 纠正水和电解质紊乱　纠正代谢性酸中毒时，应同时注意纠正水和电解质紊乱，尤其注意血 K^+、血 Cl^- 及血 Ca^{2+} 等变化，如严重腹泻导致的酸中毒，由于细胞内 K^+ 外流，常常掩盖 K^+ 丢失造成的低血钾，而补碱纠正酸中毒后，K^+ 又返回细胞内，可出现明显的低钾血症。代谢性酸中毒还易出现血 Cl^- 增高及游离钙增多，应注意及时纠正。同时还应注意恢复有效循环血量，改善肾功能。

二、呼吸性酸中毒

呼吸性酸中毒（respiratory acidosis）是指 CO_2 排出障碍或吸入过多引起的 pH 下降，以血浆 H_2CO_3 浓度原发性升高为特征，也是临床上较为常见的一种酸碱平衡紊乱。

案例 4-2

患者，男性，60 岁，慢性支气管炎、肺气肿病史 20 年，近日因受凉后肺部感染入院。血气分析结果如下：pH7.32，$PaCO_2$ 69 mmHg，SB 36mmol/L，BE 10.2 mmol/ L。

问题：

1. 患者发生了什么类型的酸碱平衡紊乱，诊断的依据是什么？
2. 血气指标的变化说明了什么？

（一）病因和机制

临床上呼吸性酸中毒的病因很多，多数以肺通气功能障碍所引起的 CO_2 排出障碍为主，少数患者可见于 CO_2 吸入过多。

1. CO_2 排出减少

（1）呼吸中枢抑制：颅脑损伤、脑炎、脑血管意外、镇静剂或麻醉剂用量过大等，可致呼吸中枢抑制，呼吸运动减弱，肺通气量减少。

（2）呼吸肌麻痹：急性脊髓灰质炎、脊神经根炎、有机磷中毒、重症肌无力、家族性周期性麻痹及重度低钾血症时，呼吸运动失去动力，肺通气量减少，可致 CO_2 排出障碍。

（3）呼吸道阻塞：严重的喉头痉挛和水肿，溺水、异物、分泌物、水肿液或呕吐物堵塞气道等，使肺通气量减少，CO_2 排出障碍，易造成急性呼吸性酸中毒。

（4）胸廓病变：胸部创伤、严重气胸或胸腔积液、严重胸廓畸形等均可影响肺通气功能，引起呼吸性酸中毒。

（5）肺部疾患：慢性阻塞性肺疾病（chronic obstructive pulmonary disease，COPD）、支气管哮喘、严重的肺水肿、肺气肿、肺部广泛性炎症、肺组织广泛纤维化等，均可损伤肺的通气功能。特别是 COPD、支气管哮喘等，是临床上慢性呼吸性酸中毒最常见的原因。

（6）呼吸机使用不当：呼吸机通气量过小而使 CO_2 排出减少。

2. CO_2 吸入过多　见于外环境 CO_2 浓度过高，如坑道、深井或密闭的空间里，含有高浓度 CO_2，如在这些地方停留时间过长，可因吸入 CO_2 过多而发生呼吸性酸中毒。

知识链接 4-3　　**慢性阻塞性肺疾病**

慢性阻塞性肺疾病（chronic obstructive pulmonary disease，COPD）简称慢阻肺，是以持续气流受限为特征的可以预防和治疗的疾病，其气流受限多呈进行性发展，与气道和肺组织对香烟烟雾等有害气体或有害颗粒的异常慢性炎症反应有关。肺功能检查对确定气流受限有重要意义。

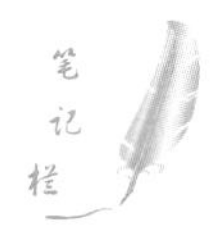

（二）分类

呼吸性酸中毒按病程可分为急性呼吸性酸中毒和慢性呼吸性酸中毒。

1. 急性呼吸性酸中毒 指 CO_2 在体内急剧潴留未超过24小时者。常见于急性气道阻塞、急性肺水肿、中枢或呼吸肌麻痹及急性呼吸窘迫综合征晚期等引起的呼吸暂停等。

2. 慢性呼吸性酸中毒 一般指 CO_2 高浓度潴留持续达24小时以上者。见于气道及肺部慢性炎症引起的COPD及肺广泛性纤维化或肺不张时。

（三）机体的代偿调节

呼吸性酸中毒主要原因是 CO_2 排出障碍，使体内 H_2CO_3 浓度增高，因血浆含量最多的碳酸氢盐缓冲对不能缓冲血浆中增加的 H_2CO_3，而血浆中非碳酸氢盐缓冲碱含量较少，因此血浆缓冲系统对 H_2CO_3 的缓冲能力极为有限。又因为呼吸性酸中毒的最主要发病环节是肺通气功能障碍，所以肺脏也往往不能发挥代偿调节作用。故呼吸性酸中毒主要通过细胞内外离子交换及细胞内缓冲和肾脏的调节。

1. 细胞内外离子交换和细胞内缓冲 这是急性呼吸性酸中毒的主要代偿方式。急性呼吸性酸中毒发病急骤，呼吸系统及血浆碳酸氢盐缓冲系统不能有效发挥代偿作用，肾脏代偿发挥作用又非常缓慢，因此，急性呼吸性酸中毒主要靠细胞内外离子交换和细胞内缓冲系统进行，但这种代偿作用十分有限，患者常常表现为代偿不足或失代偿状态。

（1）H^+-K^+ 交换：急性呼吸性酸中毒时，由于 CO_2 大量潴留使血浆 H_2CO_3 浓度升高，而血液内主要缓冲碱 HCO_3^- 对 H_2CO_3 的增高无缓冲能力，因而 H_2CO_3 解离为 H^+ 和 HCO_3^-，H^+ 进入细胞并与细胞内的 K^+ 进行交换，进入细胞内的 H^+ 被细胞内的 K_2HPO_4、KPr缓冲，同时外移的 K^+ 可诱发高钾血症；HCO_3^- 则留在血浆中，使血浆 HCO_3^- 浓度有所增加，有利于维持 $[HCO_3^-]/[H_2CO_3]$ 比值。

（2）红细胞缓冲：急性呼吸性酸中毒时，血液中大量 CO_2 潴留。CO_2 为脂溶性分子，能够迅速弥散进入红细胞，在红细胞内的碳酸酐酶催化下与水结合生成 H_2CO_3，H_2CO_3 进而解离为 H^+ 和 HCO_3^-，H^+ 主要被血红蛋白或氧合血红蛋白缓冲系统缓冲，HCO_3^- 则不断与血浆中的 Cl^- 进行交换，结果导致血浆 HCO_3^- 浓度有所增加，而血浆 Cl^- 浓度有所降低（图4-6）。

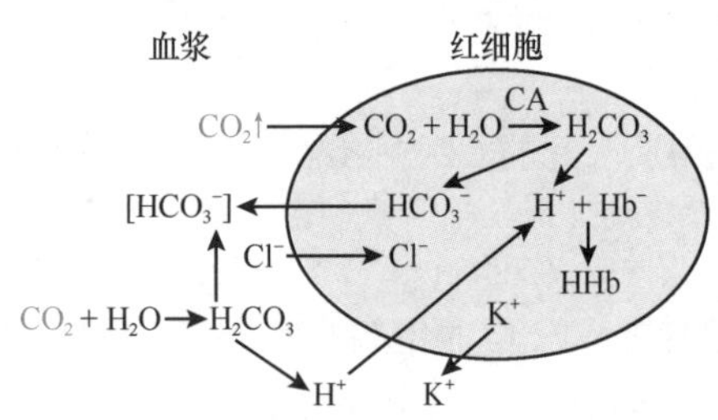

图4-6 呼吸性酸中毒时红细胞内外的离子交换和血红蛋白的缓冲作用

急性呼吸性酸中毒时，经过以上代偿方式可使血浆 HCO_3^- 浓度继发性增加，以利于维持血浆 $[HCO_3^-]/[H_2CO_3]$ 比值，具有一定的代偿作用。但通过这种代偿方式增加的血浆 HCO_3^- 量非常有限，一般 $PaCO_2$ 每升高10mmHg，血浆 HCO_3^- 仅增高0.7～1mmol/L，不足于维持血浆 $[HCO_3^-]/[H_2CO_3]$ 的正常比值，故急性呼吸性酸中毒时，pH往往低于正常，呈失代偿状态。

2. 肾脏代偿调节 这是慢性呼吸性酸中毒时的主要代偿方式。慢性呼吸性酸中毒时，肾脏的代偿调节与代谢性酸中毒时相似。$PaCO_2$ 持续升高超过24小时，肾小管上皮细胞内碳酸酐酶和谷氨酰胺酶活性均增加，肾脏泌 H^+、排 NH_4^+ 和重吸收 HCO_3^- 的作用显著增强，导致酸性物质随尿排出体外增多，HCO_3^- 重吸收入血增多，血浆 HCO_3^- 代偿性增高。

慢性呼吸性酸中毒时，通过肾脏和细胞的代偿作用，一般 $PaCO_2$ 每升高10mmHg，血浆 HCO_3^- 代偿性增高3.5～4.0mmol/L，可使血浆 $[HCO_3^-]/[H_2CO_3]$ 的比值接近20∶1，因此轻度或中度慢性呼吸性酸中毒可以是代偿性的。虽然肾脏的代偿作用较强，但其代偿作用的充分发挥常需3～5天才能完成，因此急性呼吸性酸中毒时，肾脏往往来不及发挥代偿作用。

（四）血气参数的变化

急性呼吸性酸中毒多为失代偿性，pH降低，$PaCO_2$ 原发性升高，由于肾脏来不及代偿，血浆 HCO_3^- 浓度变化不大，SB、BB、BE可在正常范围内，AB > SB。

慢性呼吸性酸中毒时，经过肾的充分代偿调节后，可出现代偿性或失代偿性呼吸性酸中毒，故pH可在正常范围或降低，$PaCO_2$ 原发性升高，而血浆 HCO_3^- 浓度代偿性增高，故AB、SB、BB均增高，AB > SB，BE正值加大。

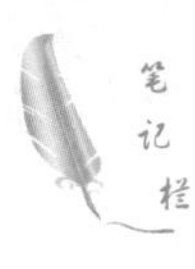
笔记栏

（五）对机体的影响

呼吸性酸中毒对心血管系统的影响与代谢性酸中毒相似，可发生心律失常、心肌收缩力减弱、外周血管扩张及血钾升高等。另外呼吸性酸中毒时，因 $PaCO_2$ 升高更易引起血管改变和中枢神经系统功能障碍。

1. CO_2 直接舒张血管作用 CO_2 有直接扩张血管作用，而高浓度 CO_2 又可刺激血管运动中枢，间接引起血管收缩，并且其强度大于直接的扩张血管作用。但由于脑血管壁上无 α 受体，故 CO_2 潴留可引起脑血管扩张，使脑血流量增加，颅内压及脑积液压增高，常引起持续性头痛，尤以夜间和晨起为甚。CO_2 也可引起眼底血管扩张，严重时出现视盘水肿。

2. 对中枢神经系统功能的影响 急性呼吸性酸中毒通常有明显的神经系统症状，其主要原因是高碳酸血症。当 $PaCO_2$ 大于 80mmHg 时，可出现 CO_2 麻醉，早期表现为头痛、视觉模糊、烦躁不安、疲乏无力等；进一步发展则出现震颤、精神错乱、嗜睡，甚至昏迷等表现，临床上也称为肺性脑病，其机制是 CO_2 潴留、酸中毒及缺氧共同作用的结果（详细机制见“肺功能不全”章节）。

呼吸性酸中毒时，大量 CO_2 在体内潴留，由于 CO_2 分子为脂溶性，能够迅速透过血脑屏障，导致脑脊液中 H_2CO_3 含量显著增加；而细胞外液中的 HCO_3^- 为水溶性，很难透过血脑屏障进入到脑脊液内，结果造成脑脊液内 $[HCO_3^-]/[H_2CO_3]$ 的比值较一般细胞外液更为降低，脑脊液 pH 降低较血浆更为显著，这可能是呼吸性酸中毒时神经系统功能紊乱比代谢性酸中毒时更为显著的原因之一。

（六）防治的病理生理基础

1. 防治原发病，改善肺通气量 去除病因，改善肺泡通气功能，使 $PaCO_2$ 逐步降至正常是防治呼吸性酸中毒的关键措施。针对不同病因，采取相应处理措施，以保持呼吸道通畅，改善肺泡通气功能，增加 CO_2 排出量。如去除呼吸道异物或解除支气管平滑肌痉挛；对慢性阻塞性肺疾病患者，及时控制感染、强心、解痉和祛痰；对呼吸中枢抑制者，使用呼吸中枢兴奋药或人工呼吸机。

对于慢性呼吸性酸中毒患者，切忌过快地使用人工呼吸器迅速排出体内潴留的 CO_2，因机体代偿性升高的 HCO_3^- 不能迅速排出，易导致代谢性碱中毒，使病情更加复杂化；更应避免过度人工通气，使 $PaCO_2$ 降至正常水平以下，引起更危险的呼吸性碱中毒。

2. 谨慎补碱 慢性呼吸性酸中毒时，由于肾脏排酸保碱的代偿作用，血浆 HCO_3^- 浓度代偿性升高，治疗时应该慎用碱性药物，尤其是通气功能尚未改善前，如果错误地使用 $NaHCO_3$，则可引起代谢性碱中毒，并使血浆 $PaCO_2$ 进一步升高，加重病情。呼吸性酸中毒需要补碱时，可使用不含钠的有机碱——三羟甲基氨基甲烷，该药可迅速降低血浆 $PaCO_2$ 和 H^+ 浓度，但因其对呼吸中枢有一定的抑制作用，给药速度不宜过快。

案例 4-2 分析

患者体内出现了失代偿性慢性呼吸性酸中毒。

诊断依据：① pH 降低：根据患者血 pH（7.32）低于 7.35，可判断存在失代偿性酸中毒。但要判断酸中毒的类型，尚需根据病史及血浆 HCO_3^- 及 $PaCO_2$ 变化进行分析。②病因：患者有慢性支气管炎、肺气肿病史，近日肺部感染，可知患者肺泡通气量减少，有 CO_2 在体内潴留，故患者 $PaCO_2$ 为原发性增高，由于血液 H_2CO_3 浓度增高，导致血 pH 降低，发生失代偿性慢性呼吸性酸中毒。

血气指标变化：根据病史可判断 $PaCO_2$ 为原发性增高。因患者是慢性呼吸系统疾患，肾脏可充分发挥代偿调节作用，即肾脏泌 H^+、泌 NH_4^+、重吸收 HCO_3^- 功能增强，患者血浆 HCO_3^- 浓度继发代偿性升高，故患者 SB（36mmol/L）大于正常，BE（10.2mmol/L）正值增大。由于肾脏代偿，血浆 $[HCO_3^-]$ 继发代偿性增高，尽可能维持血浆 $[HCO_3^-]/[H_2CO_3]$ 比值接近于 20 ：1，故患者血 pH（7.32）虽然低于正常范围，但下降并不显著。

三、代谢性碱中毒

代谢性碱中毒（metabolic alkalosis）是指细胞外 液碱增多和（或）H^+ 丢失引起的pH 升高，以血浆 HCO_3^- 浓度原发性升高为特征。

案例 4-3

患者，男性，62 岁，既往有十二指肠球部溃疡病史，近 1 个月经常呕吐，检查发现幽门梗阻。体格检查：面容消瘦，精神恍惚，嗜睡，皮肤干燥松弛，眼窝深陷，呼吸 18 次 / 分，血压 102/65mmHg。实验室检查：pH 7.52，$PaCO_2$ 50mmHg，SB 38 mmol/L，BE 15mmol/L，K^+

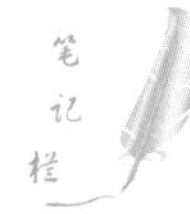

3.2mmol/L，Na^+ 159mmol/L，Cl^- 85mmol/L。

问题：

1．该患者发生了何种类型的酸碱平衡紊乱？原因和机制是什么？

2．如何分析该患者的血气变化？

3．该患者会发生水、电解质代谢紊乱吗？为什么？

（一）原因和机制

代谢性碱中毒的主要原因是 H^+ 大量丢失及碱性物质摄入过多。

1. H^+ 丢失过多

（1）经胃液丢失：常见于剧烈频繁呕吐及胃管引流使富含 HCl 的胃液大量丢失。胃黏膜壁细胞含有碳酸酐酶，能催化 CO_2 和 H_2O 生成 H_2CO_3，H_2CO_3 解离为 H^+ 和 HCO_3^-，H^+ 与来自血浆的 Cl^- 结合成 HCl，进食时分泌入胃腔内，成为胃液的主要成分；HCO_3^- 与 Cl^- 交换进入血浆，造成血浆中 HCO_3^- 一过性增高，称为“餐后碱潮”。酸性食糜进入十二指肠后，在 H^+ 刺激下，十二指肠上皮细胞和胰腺分泌大量 HCO_3^-，同时亦有等量的 H^+ 反流入血液，结果是 H^+ 和 HCO_3^- 彼此在血液和消化道内都得到中和。频繁呕吐及胃液大量引流时，大量 HCl 随胃液丢失，肠液中的 HCO_3^- 因得不到 H^+ 的中和而被吸收入血，使血浆 HCO_3^- 增加；频繁呕吐使胃液内的 K^+ 丢失过多，引起低钾性碱中毒；而胃液中的 Cl^- 大量丢失又可致低氯血症，促使肾脏 HCO_3^- 重吸收增多，引起低氯性碱中毒，且 Cl^- 和 K^+ 缺乏可相互作用使代谢性碱中毒得以维持；此外，胃液丢失使细胞外液容量减少，导致醛固酮分泌增多也是代谢性碱中毒的原因之一。

（2）经肾丢失

1）肾上腺皮质激素过多：常见于肾上腺皮质增生或肿瘤引起原发性肾上腺皮质激素分泌增多；细胞外液减少、创伤等刺激引起的继发性醛固酮分泌增多。肾上腺盐皮质激素，尤其是醛固酮能够刺激集合管泌 H^+ 细胞的 H^+-ATP 酶，促进 H^+ 排泌；醛固酮能够刺激远曲小管和集合管上皮细胞管腔膜（顶端膜）上的 Na^+ 通道及基侧膜上 Na^+，K^+-ATP 酶的活性，增强小管液内 Na^+ 的重吸收，使小管液内负电位增高，增加 K^+、H^+ 分泌的驱动力，促进 K^+、H^+ 的排泌，引起代谢性碱中毒。肾上腺糖皮质激素也有弱的盐皮质激素活性，血液糖皮质激素长期含量增多（如 Cushing 综合征）也可引起代谢性碱中毒。

2）应用利尿剂：长期应用某些利尿剂 如呋塞米、噻嗪类、依他尼酸等，能够抑制肾小管髓袢升支对 Cl^-、Na^+ 和 H_2O 的重吸收，使到达远曲小管的尿液流量增加，Na^+ 含量增高，促使远曲小管和集合管细胞 H^+-Na^+ 交换增强，导致 H^+ 随尿排出增多，HCO_3^- 吸收入血增多；含 Cl^- 的细胞外液大量丧失，也可引起低氯性碱中毒。此外，远曲小管的尿液流量增加，流速增快，使肾小管液内 H^+ 浓度降低，也促使了 H^+ 的排泌。长期使用利尿剂还可使细胞外液容量减少，刺激醛固酮分泌，而致肾排 H^+ 增多。

2. 碱性物质摄入过多 常为医源性因素所致：①碳酸氢盐摄入过多：如纠正代谢性酸中毒时输入过多 $NaHCO_3$；治疗胃、十二指肠溃疡时服用过量的 $NaHCO_3$。②大量输入含柠檬酸盐抗凝的库存血，1 升库存血所含的柠檬酸盐进入体内后经代谢生成 30mmol 的 HCO_3^-，若输入过多，可发生代谢性碱中毒。正常情况下，肾脏具有较强的排泄 HCO_3^- 能力，正常人每天摄入 1000mmol 的 $NaHCO_3$，两周后血浆内 $NaHCO_3$ 浓度只有轻微上升，但如给肾功能受损患者输入过多或长期使用碱性药物，可发生代谢性碱中毒。

3. 低钾血症 细胞外液 K^+ 浓度降低，细胞内 K^+ 向细胞外移动，同时细胞外 H^+ 向细胞内移动，使细胞外液 H^+ 浓度降低；同时肾小管上皮细胞内缺钾，肾小管 K^+-Na^+ 交换减少，而 H^+-Na^+ 则增多，使肾排 H^+ 增多，HCO_3^- 重吸收增多，引起低钾性碱中毒。一般代谢性碱中毒时，尿液呈碱性，但低钾性碱中毒时，由于肾小管泌 H^+ 增多，尿液反而呈酸性，被称为反常性酸性尿（paradoxical acidic urine）。

4. 低氯血症 低氯血症时肾小球滤过的 Cl^- 减少，肾小管液中的 Cl^- 相应减少，髓袢升支粗段对 Na^+ 的主动重吸收减少，导致流经远曲小管中的 Na^+ 增加，H^+-Na^+ 交换增加，使肾小管重吸收 HCO_3^- 增多，引起低氯性碱中毒。

（二）分类

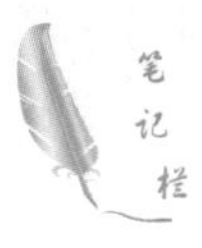

按照给予生理盐水后代谢性碱中毒能否得到纠正，可将代谢性碱中毒分为两类，即盐水反应性碱中毒（saline-responsive alkalosis）和盐水抵抗性碱中毒（saline-resistant alkalosis）。

1. 盐水反应性碱中毒 主要见于呕吐、胃液引流及应用利尿剂时，常伴有低钾和低氯存在，又由于细胞外液减少等，影响肾排出 HCO_3^- 的能力，使碱中毒得以维持。给予等张或半张的生理盐水，通过补充细胞外液和 Cl^-，促使血浆 HCO_3^- 经肾排出，能够使碱中毒得到纠正。

2. 盐水抵抗性碱中毒 常见于原发性醛固酮增多症、严重低血钾及 Cushing 综合征等，维持因素是盐皮质激素的直接作用和低 K^+，这种碱中毒患者单纯补充盐水没有治疗效果。

（三）机体的代偿调节

1. 血液缓冲系统 代谢性碱中毒时，细胞外液中过多的 HCO_3^- 可与 H^+ 反应，生成 H_2CO_3。但血液各缓冲系统的组成中，碱性成分远多于酸性成分，故血液缓冲系统对碱中毒的缓冲能力有限。

2. 细胞内外离子交换及细胞内缓冲 代谢性碱中毒时细胞外液 H^+ 浓度降低，通过细胞内外 H^+-K^+ 交换，细胞内液的 H^+ 向细胞外转移，细胞外液的 K^+ 进入细胞，结果使细胞外液的 H^+ 浓度相应增加。但这种方式的代偿易导致细胞外液的 K^+ 浓度降低，引起低钾血症。

3. 肺的代偿调节 代谢性碱中毒时，由于细胞外液 H^+ 浓度下降，对延髓中枢化学感受器以及颈动脉体和主动脉体外周化学感受器的刺激减弱，导致呼吸中枢抑制，呼吸变浅变慢，肺泡通气量减少，CO_2 排出减少，$PaCO_2$ 升高，血浆 H_2CO_3 浓度继发代偿性升高，以尽可能维持血浆 $[HCO_3^-]/[H_2CO_3]$ 比值接近正常。代谢性碱中毒时，肺的代偿调节作用是有限的，因为肺泡通气量减少时，不但有 $PaCO_2$ 升高，还导致 PaO_2 降低，PaO_2 降低又可兴奋呼吸中枢，增加 CO_2 排出，从而限制了 $PaCO_2$ 过度升高。肺的代偿调节发生较快，数分钟即可出现呼吸的代偿反应，但代偿能力有限，即使严重的代谢性碱中毒，$PaCO_2$ 也极少能超过 55mmHg，即很少能达到完全代偿。

4. 肾脏的代偿调节 代谢性碱中毒时，血浆 H^+ 浓度下降，pH 升高使肾小管上皮细胞内碳酸酐酶和谷氨酰胺酶活性减弱，肾小管上皮细胞泌 H^+、泌 NH_4^+ 减少，HCO_3^- 重吸收也相应减少，HCO_3^- 自肾脏排出增多，使血浆 HCO_3^- 浓度相应降低。由于 HCO_3^- 从尿中排出增加，代谢性碱中毒时尿液呈碱性，但在低钾性碱中毒时，肾小管上皮细胞内酸中毒导致泌 H^+ 增多，尿液呈酸性。代谢性碱中毒时，肾的代偿作用发挥较晚，肾对 HCO_3^- 排出增多的最大代偿时限需要 3 ～ 5 天，所以，急性代谢性碱中毒时肾代偿不起主要作用。

（四）血气参数的变化

通过机体的代偿调节，若 $[HCO_3^-]/[H_2CO_3]$ 的比值接近于 20 ∶ 1，则血浆 pH 可维持在正常范围，为代偿性代谢性碱中毒；若 $[HCO_3^-]/[H_2CO_3]$ 的比值明显高于 20 ∶ 1，则血浆 pH 升高，为失代偿性代谢性碱中毒。代谢性碱中毒时，血气分析参数变化：pH 升高或正常，血浆 HCO_3^- 浓度原发性升高，AB、SB、BB 均增加，AB ＞ SB，BE 正值加大，$PaCO_2$ 继发代偿性升高。

案例 4-3 分析

根据病史（幽门梗阻）和血液 pH（7.52），首先应考虑患者发生了失代偿性代谢性碱中毒。

原因和机制：患者幽门梗阻，近 1 个月经常呕吐，频繁呕吐使大量 HCl 随胃液丢失，肠液中的 HCO_3^- 因得不到 H^+ 的中和而被吸收入血，使血浆 HCO_3^- 浓度原发性增高，血 pH 升高，发生失代偿性代谢性碱中毒。

血气变化：由于患者频繁呕吐，H^+ 丢失过多，血浆 HCO_3^- 浓度原发性升高，故反应代谢因素的指标 SB（38mmol/L）增高，BE（15mmol/L）正值增大。由于细胞外液 HCO_3^- 增加及 H^+ 浓度减低，呼吸中枢抑制，呼吸变浅变慢（18 次 / 分），CO_2 排出减少，导致 $PaCO_2$ 继发代偿性升高（50mmHg），但血浆 $[HCO_3^-]/[H_2CO_3]$ 比值仍大于 20 ∶ 1，故血 pH（7.52）升高。

水、电解质变化：频繁呕吐使体液容量丢失，细胞外液容量减少，患者易发生高渗性脱水；呕吐使胃液 K^+ 丢失过多，血钾浓度降低（3.2mmol/L），引起低钾血症；呕吐使胃液中的 Cl^- 大量丢失也可致低氯血症（85mmol/L）。

低钾血症、低氯血症及细胞外液容量减少引起的继发性醛固酮分泌增多均可促使肾脏 HCO_3^- 重吸收增多，也是导致代谢性碱中毒的重要原因。

（五）对机体的影响

轻度代谢性碱中毒患者症状不明显，严重的代谢性碱中毒可出现多种功能代谢变化。

1. 中枢神经系统功能变化 严重代谢性碱中毒可引起烦躁不安、精神错乱、谵妄等中枢神经系

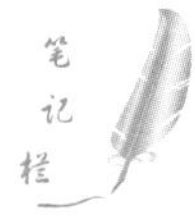

统兴奋症状，其机制与中枢神经系统抑制性神经递质γ-氨基丁酸减少有关。碱中毒时，pH升高，谷氨酸脱羧酶活性降低，使γ-氨基丁酸生成减少；而γ-氨基丁酸转氨酶活性增高，又使γ-氨基丁酸分解加强。γ-氨基丁酸减少导致其对中枢神经系统的抑制作用减弱，因而出现中枢神经系统兴奋症状。另外，中枢神经系统症状也与脑组织缺氧（血红蛋白氧离曲线左移）有关。

2. 血红蛋白氧离曲线左移　碱中毒时，因pH升高导致氧解离曲线左移，血红蛋白与氧的亲和力增高，氧合血红蛋白结合的氧不易释放，组织细胞不易获得氧，因而可造成组织缺氧。脑组织对缺氧十分敏感，故易引起神经精神症状，甚至昏迷。

3. 神经肌肉兴奋性增高　血清钙以游离钙和结合钙两种形式存在，且二者之间可以相互转化，并受血浆pH影响。急性代谢性碱中毒时，由于血浆pH迅速升高，促使血浆游离钙转变为结合钙，导致血浆游离钙减少，神经肌肉的应激性增高，患者可出现腱反射亢进，面部和肢体肌肉抽搐、手足抽搐等症状。但如果代谢性碱中毒伴严重低钾血症时，则往往表现为肌肉无力或麻痹。

4. 低钾血症　代谢性碱中毒往往伴有低钾血症。这是因为代谢性碱中毒时，由于细胞外液H^+浓度下降，使细胞内H^+外逸，而同时细胞外K^+向细胞内转移，引起低钾血症。另外，代谢性碱中毒时，肾小管上皮细胞H^+-Na^+交换减少、而K^+-Na^+交换增强，K^+从尿中排出增多，也导致低钾血症。

（六）防治的病理生理基础

纠正代谢性碱中毒的根本措施是促使血浆中过多的HCO_3^-从尿中排出。因此代谢性碱中毒的治疗方针应该是治疗原发疾病的同时去除代谢性碱中毒的维持因素，以促使肾脏排出HCO_3^-。

1. 治疗原发病　积极治疗引起代谢性碱中毒的疾病，如及时止吐、治疗肾上腺疾病、纠正低氯血症、低钾血症等。

2. 盐水反应性代谢性碱中毒　对于盐水反应性代谢性碱中毒患者，口服或静脉注射等张（0.9%）或半张（0.45%）的生理盐水，通过增加细胞外液容量及血浆Cl^-浓度，减少肾脏对HCO_3^-的重吸收，可恢复血浆HCO_3^-浓度。

3. 盐水抵抗性代谢性碱中毒　对于盐水抵抗性代谢性碱中毒给予生理盐水治疗往往无效，可应用碳酸酐酶抑制剂，如乙酰唑胺治疗。乙酰唑胺可抑制肾小管上皮细胞内碳酸酐酶活性，减少肾小管泌H^+和HCO_3^-重吸收，增加Na^+和HCO_3^-的排出。低钾碱中毒者，应适当补充KCl；盐皮质激素过多引起的代谢性碱中毒，需用抗醛固酮药物和补钾去除代谢性碱中毒的维持因素。

4. 给予含氯酸性药物　对于严重的代谢性碱中毒，可给予少量的NH_4Cl，必要时可静脉滴入0.1mmol/L HCl，但必须控制滴速。

四、呼吸性碱中毒

呼吸性碱中毒（respiratory alkalosis）是指肺通气过度引起的$PaCO_2$降低、pH升高，以血浆H_2CO_3浓度原发性降低为特征。

案例 4-4

患者，女性，癔症发作2小时，查体：呼吸38次/分，血压108/75mmHg。实验室检查：血pH 7.60，$PaCO_2$ 20mmHg，SB 22mmol/L，BE −1.2mmol/L，血K^+ 4.6mmol/L，血Na^+ 135mmol/L，血Cl^- 106mmol/L。

问题：

1. 该患者发生了何种酸碱平衡紊乱？原因和机制是什么？
2. 如何分析血气指标的变化？

（一）原因和机制

1. 低张性缺氧和肺疾病　吸入气氧分压过低，以及心肺疾患、胸廓病变导致的外呼吸功能障碍，均可因PaO_2降低而反射性兴奋呼吸中枢，使呼吸加深加快，CO_2排出增多引起呼吸性碱中毒。肺部疾病如肺炎、肺梗死、间质性肺疾病等导致的呼吸性碱中毒除与缺氧刺激有关外，还与肺牵张感受器及肺毛细血管旁感受器刺激所致通气过度有关。

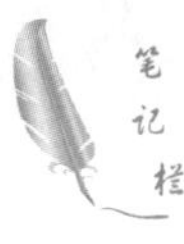

2. 呼吸中枢受到刺激　中枢神经系统疾病如脑血管意外、脑炎、脑外伤、脑肿瘤等均可刺激呼吸中枢引起过度通气。某些药物如水杨酸、氨等可直接兴奋呼吸中枢致通气增强。癔症发作或小儿哭闹时，可引起精神性通气过度。高热、甲状腺功能亢进时，由于血温过高和机体分解代谢亢进，可刺激呼吸

中枢兴奋，使通气过度，$PaCO_2$ 降低。革兰氏阴性杆菌败血症也是引起过度通气的常见原因。

3. 呼吸机使用不当　常因呼吸机通气量设置过大，致患者 CO_2 排出过多而发生急性呼吸性碱中毒。

（二）分类

呼吸性碱中毒按病程分为急性呼吸性碱中毒和慢性呼吸性碱中毒两类。

1. 急性呼吸性碱中毒　一般指 $PaCO_2$ 在 24 小时内急剧下降而导致的 pH 升高。常见于人工呼吸机使用不当、癔症发作以及高热和低氧血症时引起的过度通气。

2. 慢性呼吸性碱中毒　指持续的 $PaCO_2$ 下降超过 24 小时，常见于慢性颅脑疾病、肺部疾患、肝脏疾患、缺氧和氨兴奋呼吸中枢时，引起持久的 $PaCO_2$ 下降而导致 pH 升高。

（三）机体的代偿调节

呼吸性碱中毒是由肺通气过度所致，故肺不能有效发挥其代偿作用，血液缓冲系统对碱性物质的缓冲能力有限，故呼吸性碱中毒的主要代偿方式是细胞内缓冲和肾脏调节。

1. 细胞内外离子交换和细胞内缓冲　这是急性呼吸性碱中毒的主要代偿方式。① H^+-K^+ 交换，急性呼吸性碱中毒时，肺通气过度，血浆 H_2CO_3 浓度迅速降低，而血浆 HCO_3^- 浓度相对增高，细胞内 H^+ 移出，并与细胞外 HCO_3^- 结合生成 H_2CO_3，因而血浆 HCO_3^- 浓度相应降低，而血浆 H_2CO_3 浓度有所升高。同时，细胞外 K^+ 移入细胞内，以维持细胞内外电负荷平衡。②红细胞缓冲，急性呼吸性碱中毒时，血浆中浓度相对较高的 HCO_3^- 可与红细胞内的 Cl^- 进行交换。HCO_3^- 进入红细胞后，与红细胞内的 H^+ 结合生成 H_2CO_3，H_2CO_3 分解为 CO_2 和 H_2O，CO_2 从红细胞内弥散进入血浆，并生成 H_2CO_3，结果使血浆 HCO_3^- 浓度相应降低，而血浆 H_2CO_3 浓度有所回升。呼吸性碱中毒时，由于 HCO_3^--Cl^- 交换，可造成血浆 Cl^- 浓度的增高（图 4-7）。

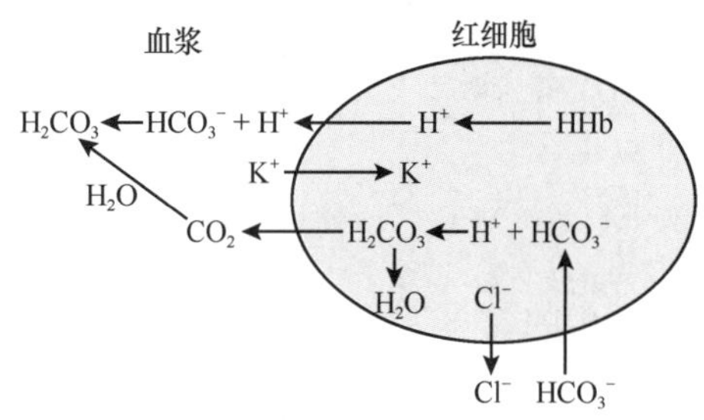

图 4-7　呼吸性碱中毒时红细胞内外的离子交换和血红蛋白的缓冲作用

急性呼吸性碱中毒时，此种代偿能力有限，一般 $PaCO_2$ 每下降 10mmHg，血浆 HCO_3^- 浓度仅代偿性降低 2mmol/L，故急性呼吸性碱中毒常是失代偿性的。

2. 肾脏代偿调节　这是慢性呼吸性碱中毒的主要代偿方式。慢性呼吸性碱中毒时，低碳酸血症持续存在，血浆 H^+ 浓度降低，肾小管上皮细胞内碳酸酐酶、谷氨酰胺酶活性降低，使肾小管泌 H^+、泌 NH_4^+ 及 HCO_3^- 重吸收减少，导致 HCO_3^- 随尿排出增多，血浆 HCO_3^- 代偿性降低。

慢性呼吸性碱中毒时，由于肾的代偿调节和细胞内缓冲，$PaCO_2$ 每下降 10mmHg，血浆 HCO_3^- 浓度可代偿性降低 5mmol/L。肾脏代偿发挥作用缓慢，需几天时间才能达到完善，故急性呼吸性碱中毒时肾脏难以发挥代偿调节作用。

（四）血气参数的变化

急性呼吸性碱中毒多为失代偿性，pH 升高，$PaCO_2$ 原发性降低，由于肾脏来不及代偿，SB、BB、BE 变化不大，AB ＜ SB。

慢性呼吸性碱中毒时，经过肾的充分代偿调节后，可呈代偿性或失代偿性呼吸性碱中毒，pH 可正常或升高，$PaCO_2$ 原发性降低，血浆 HCO_3^- 浓度代偿性下降，AB、SB、BB 均降低，AB ＜ SB，BE 负值加大。

（五）对机体的影响

慢性呼吸性碱中毒通常无明显症状。急性呼吸性碱中毒时，常出现中枢神经系统功能障碍，其机制除与 GABA 含量减少、氧离曲线左移导致缺氧外，还与低碳酸血症引起脑血管收缩、脑血流量减少有关。因此呼吸性碱中毒比代谢性碱中毒更易出现头痛、眩晕、四肢及口周围感觉异常、意识障碍及抽搐等中枢神经系统症状。

此外，与代谢性碱中毒相似，呼吸性碱中毒时，可因血浆游离钙浓度降低而出现神经肌肉兴奋性增高；细胞内外离子交换和肾排钾增加而发生低钾血症；也可因血红蛋白氧离曲线左移使组织供氧不足。

（六）防治的病理生理基础

1. 防治原发病　呼吸性碱中毒的根本治疗措施是去除引起通气过度的原因，如治疗感染、控制体温、调整呼吸机通气量等。

2. 吸入 CO_2 含量高的混合空气　急性呼吸性碱中毒患者可吸入含 5% CO_2 的混合气体，或嘱

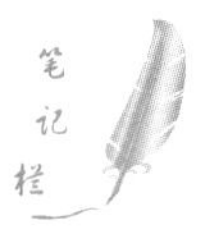

患者反复屏气，或用塑料袋套于患者的口鼻，使其反复吸回呼出的 CO_2 以提高血浆 H_2CO_3 浓度。

3. 对症处理　有反复抽搐者可静脉注射葡萄糖酸钙，必要时给予镇静剂；有明显缺钾者，应及时补充钾盐；缺氧症状明显者及时吸氧；对精神性通气过度患者可酌情使用镇静剂。

案例 4-4 分析

患者发生了急性失代偿性呼吸性碱中毒。

原因和机制：癔症急性发作时，由于呼吸中枢过度兴奋引起精神性通气过度，呼吸加深加快，CO_2 排出增多，$PaCO_2$（20mmHg）急剧下降，血浆 H_2CO_3 原发性降低，使血 pH 升高，导致急性失代偿性呼吸性碱中毒。

血气指标变化：患者癔症发作，肺通气过度，CO_2 排出增多，$PaCO_2$ 急剧降低，血浆 H_2CO_3 明显下降；由于是癔症急性发作，肾脏来不及发挥代偿作用，故血浆 HCO_3^- 变化不明显，SB 22mmol/L，BE -1.2mmol/L 在正常范围内。血浆 H_2CO_3 明显下降，而血浆 HCO_3^- 变化不明显，使 $[HCO_3^-]/[H_2CO_3]$ 比值明显大于 20 ∶ 1，血 pH（7.60）升高。

第四节　混合型酸碱平衡紊乱

表 4-3　混合型酸碱紊乱的主要类型

双重性酸碱平衡紊乱	
酸碱一致型	呼吸性酸中毒合并代谢性酸中毒
	呼吸性碱中毒合并代谢性碱中毒
酸碱混合型	代谢性酸中毒合并呼吸性碱中毒
	呼吸性酸中毒合并代谢性碱中毒
	代谢性酸中毒合并代谢性碱中毒
三重性酸碱平衡紊乱	
呼吸性酸中毒合并 AG 增高性代谢性酸中毒和代谢性碱中毒	
呼吸性碱中毒合并 AG 增高性代谢性酸中毒和代谢性碱中毒	

混合型酸碱平衡紊乱（mixed acid-base disturbance）是指同一患者体内同时存在两种或三种酸碱平衡紊乱的病理过程。如果两种酸碱平衡紊乱同时并存称为双重性酸碱平衡紊乱，若三种酸碱平衡紊乱同时并存称为三重性酸碱平衡紊乱。混合性酸碱平衡紊乱的主要类型见表 4-3。

一、双重性酸碱平衡紊乱

根据同时并存的单纯性酸碱平衡紊乱的性质，双重性酸碱平衡紊乱又分为酸碱一致型和酸碱混合型。

（一）酸碱一致型

1. 呼吸性酸中毒合并代谢性酸中毒

（1）原因：见于严重的通气障碍引起呼吸性酸中毒，同时又因持续缺氧而发生代谢性酸中毒，如心跳和呼吸骤停、慢性阻塞性肺疾病合并心力衰竭或休克；糖尿病酮症酸中毒合并肺部感染引起的呼吸衰竭。

（2）特点：由于呼吸性和代谢性因素指标均朝酸性方面变化，使 HCO_3^- 减少，而 $PaCO_2$ 增高，故肺脏和肾脏不能代偿调节，呈严重失代偿状态，血浆 pH 显著降低，SB、AB、BB 均下降，AB ＞ SB，血浆 K^+ 浓度升高，AG 增大。

2. 代谢性碱中毒合并呼吸性碱中毒

（1）原因：常见高热伴呕吐患者，高热引起通气过度发生呼吸性碱中毒，又因呕吐，大量胃液丢失导致代谢性碱中毒；肝功能障碍、败血症及严重创伤时，高血氨、细菌毒素、疼痛可刺激呼吸中枢而发生通气过度，若患者接受利尿剂治疗或呕吐而发生代谢性碱中毒；颅脑外伤引起过度通气，又发生剧烈呕吐时，也可发生呼吸性碱中毒合并代谢性碱中毒。

（2）特点：呼吸性和代谢性因素指标均朝碱性方面变化，$PaCO_2$ 降低，HCO_3^- 浓度升高，两者之间不能相互代偿，呈严重失代偿，预后较差。血浆 pH 显著增高，$PaCO_2$ 降低，SB、AB、BB 均升高，AB ＜ SB，血浆 K^+ 浓度降低。

（二）酸碱混合型

1. 呼吸性酸中毒合并代谢性碱中毒

（1）原因：常见于慢性阻塞性肺疾病或肺源性心脏病，因通气障碍出现呼吸性酸中毒，又因呕吐或应用大量排钾利尿剂，导致 Cl^- 和 K^+ 丢失而发生代谢性碱中毒。

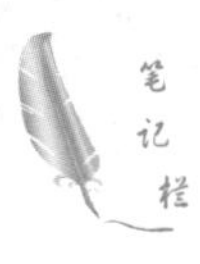
笔记栏

（2）特点：$PaCO_2$ 和血浆 HCO_3^- 浓度均高于彼此正常代偿范围，呼吸性和代谢性因素使血浆 pH

变化方向相反，效应相互抵消，致 pH 变化不大，可以略降低或略升高，也可在正常范围内，SB、AB、BB 均升高，BE 正值加大。

2. 代谢性酸中毒合并呼吸性碱中毒

（1）原因：见于糖尿病、肾衰竭或感染性休克及心肺疾病等危重患者伴有发热或机械通气过度；肾衰竭合并慢性肝病、高血氨；水杨酸、酮体、乳酸生成增多，刺激呼吸中枢可发生代谢性酸中毒合并呼吸性碱中毒。

（2）特点：$PaCO_2$ 和血浆 HCO_3^- 浓度均显著降低，两者不能相互代偿，均小于代偿的最低值。血浆 pH 变动不大，甚至在正常范围内，SB、AB、BB 均降低，BE 负值增大。

3. 代谢性酸中毒合并代谢性碱中毒

（1）原因：肾衰竭或糖尿病患者伴剧烈呕吐；严重胃肠炎时呕吐、腹泻伴低钾血症、脱水等。

（2）特点：血浆 pH、HCO_3^-、$PaCO_2$ 可以是正常的，也可以是升高或降低的。若 AG 增高性的代谢性酸中毒合并代谢性碱中毒，测量 AG 有重要的诊断意义；AG 正常的代谢性酸中毒合并代谢性碱中毒无法用 AG 及血气分析诊断，需结合病史全面分析。

二、三重性酸碱平衡紊乱

由于同一患者不可能同时发生呼吸性酸中毒和呼吸性碱中毒，故三重性酸碱平衡紊乱有两种类型。

1. 呼吸性酸中毒合并 AG 增高性代谢性酸中毒和代谢性碱中毒　其特点为 $PaCO_2$ 明显增高，AG ＞ 16mmol/L，HCO_3^- 一般升高，Cl^- 显著下降。

2. 呼吸性碱中毒合并 AG 增高性代谢性酸中毒和代谢性碱中毒　其特点为 $PaCO_2$ 降低，AG ＞ 16mmol/L，HCO_3^- 升高或降低，Cl^- 一般也降低。

三重性酸碱平衡紊乱复杂多变，必须在充分了解原发病的基础上，结合实验室检查结果，经过综合分析，才能正确判断。

第五节　判断酸碱平衡紊乱的基本方法

在疾病过程中，一旦机体发生了酸碱平衡紊乱，必然使病情加重甚至危及生命。因此，在临床工作中，必须及时分析患者是否出现了酸碱平衡紊乱、并正确判断酸碱平衡紊乱的类型，才能有针对性治疗。正确判断酸碱平衡紊乱及其类型，需要结合患者的原发疾病、临床表现及血气指标变化等进行综合分析，患者的病史和临床表现能够为酸碱平衡紊乱的判断提供重要线索，血气检测结果是判断酸碱平衡紊乱类型的决定性依据，计算 AG 值有助于区别单纯性代谢性酸中毒的类型，以及判断混合型酸碱平衡紊乱。临床上分析酸碱平衡紊乱时，一般应遵循以下规律：

（一）根据 pH 或 H^+ 变化，判断是酸中毒还是碱中毒

如果血 pH ＜ 7.35，则为酸中毒；如果 pH ＞ 7.45，则为碱中毒；如果 pH 在正常范围之内（7.35 ～ 7.45），可能是：①正常情况下，无酸碱平衡紊乱。②完全代偿性酸中毒或碱中毒。③酸中毒合并碱中毒或某些三重性的酸碱紊乱。血 pH 能够反应血液酸碱度，但不能判别代谢性或呼吸性酸碱平衡紊乱的类型。

（二）根据病史和原发病判断呼吸性或代谢性酸碱平衡紊乱

血浆 pH、HCO_3^-、$PaCO_2$ 是判断酸碱平衡紊乱的三个基本变量，根据病史综合分析 HCO_3^- 和 $PaCO_2$ 的改变，判断出哪一个是原发性改变，如肾脏疾患和休克导致的酸碱平衡紊乱，一般 HCO_3^- 的变化是原发改变；而由于呼吸系统疾病导致的酸碱平衡紊乱，一般 $PaCO_2$ 的变化是原发改变。根据 HCO_3^- 和 $PaCO_2$ 的原发改变，可判断呼吸性酸、碱中毒或代谢性酸、碱中毒，即：

HCO_3^- 原发性降低导致的 pH 降低，为代谢性酸中毒。

HCO_3^- 原发性升高引起的 pH 增高，为代谢性碱中毒。

$PaCO_2$（或 H_2CO_3）原发性升高引起的 pH 降低，为呼吸性酸中毒。

$PaCO_2$（或 H_2CO_3）原发性降低引起的 pH 增高，为呼吸性碱中毒。

从病史分析出原发改变是判断代谢性或呼吸性酸碱紊乱的重要依据。如一患者出现 HCO_3^- 升高及 H_2CO_3 升高，而 pH 在正常范围内，这可能是代偿性代谢性碱中毒，也可能是代偿性呼吸性酸中毒，若病史中有“摄入碱”或“丢失酸”的病因存在，则 HCO_3^- 升高是原发性变化，H_2CO_3 升高是继发性代偿反应，此患者即为代偿性代谢性碱中毒；若病史中仅有通气减少的病因，则 H_2CO_3 升高

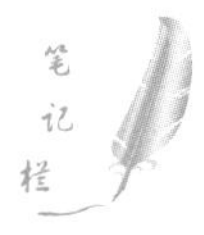

是原发性改变，HCO_3^- 升高是继发性代偿反应，此患者即为代偿性呼吸性酸中毒。

（三）根据代偿情况判断单纯性或混合性酸碱平衡紊乱

代谢性酸碱平衡紊乱主要由肺脏代偿，呼吸性酸碱平衡紊乱主要靠肾脏代偿，机体对酸碱紊乱的代偿遵循一定的规律，即代偿性调节有一定的方向性、一定的代偿范围（代偿预算值）和代偿限值。HCO_3^- 和 $PaCO_2$ 的继发性改变符合代偿规律者为单纯性酸碱平衡紊乱，不符合代偿规律者为混合性酸碱平衡紊乱。

案例 4-5

某肺源性心脏病患者，血气检查结果为：pH 7.23，$PaCO_2$ 65mmHg，HCO_3^- 20mmol/L，试分析该患者酸碱平衡紊乱类型。

1. 代偿调节的方向性 根据病史在 HCO_3^- 和 $PaCO_2$（或 H_2CO_3）两个变量中确定一个变量为原发性改变后，另一个变量可假设为“继发性”改变。若继发性改变方向与原发性改变方向相反者，可以确定为混合型酸碱平衡紊乱；若继发性改变方向与原发性方向改变一致者，可能是单纯性酸碱平衡紊乱，也可能存在混合性酸碱平衡紊乱，尚需根据代偿预算值和代偿限值进一步分析判断。

案例 4-5 分析

1. pH 7.23，有酸中毒。

2. 肺心病患者，气道阻塞，肺通气不足，致 CO_2 在体内潴留，故 $PaCO_2$（65mmHg）升高为原发性改变，患者有慢性呼吸性酸中毒。

3. 单纯性慢性呼吸性酸中毒时，肾脏代偿调节，HCO_3^- 浓度应代偿性增高，而此患者 HCO_3^- 浓度（20mmol/L）降低，与原发性改变（$PaCO_2$）方向相反，提示 HCO_3^- 为原发性减少，即患者还有代谢性酸中毒。

因此患者为呼吸性酸中毒合并代谢性酸中毒。

2. 代偿调节的预算值和代偿限值

案例 4-6

某慢性肾衰竭患者，合并尿路感染、发热。血气检测结果：pH 7.32，$PaCO_2$ 20 mmHg，HCO_3^- 12mmol/L，试分析其酸碱平衡紊乱类型。

单纯性酸碱平衡紊乱时，机体的代偿引起 HCO_3^- 或 $PaCO_2$（H_2CO_3）变化，其变化值应在一个适宜的范围内（由代偿公式计算），且机体的代偿能力是有限度的，代偿引起的 HCO_3^- 或 $PaCO_2$ 变化也不会超过代偿限值（表 4-4）。如果继发性改变不超过代偿限值，又在代偿预算范围内（由代偿公式计算），此继发性改变即是机体的代偿调节所致，患者为单纯性酸碱平衡紊乱；如继发性改变超过代偿限值，或超出计算的代偿预算范围，均提示患者为混合性酸碱平衡紊乱。

表 4-4 常用单纯型酸碱紊乱的预计代偿公式及代偿限值

原发失衡	原发性变化	继发性代偿	预计代偿公式	代偿时限	代偿极限
代谢性酸中毒	$[HCO_3^-]\downarrow\downarrow$	$PaCO_2\downarrow$	$\Delta PaCO_2\downarrow=1.2\Delta[HCO_3^-]\pm2$	12～24小时	10mmHg
代谢性碱中毒	$[HCO_3^-]\uparrow\uparrow$	$PaCO_2\uparrow$	$\Delta PaCO_2\uparrow=0.7\Delta[HCO_3^-]\pm5$	12～24小时	55mmHg
呼吸性酸中毒	$PaCO_2\uparrow\uparrow$	$[HCO_3^-]\uparrow$			
急性			$\Delta[HCO_3^-]\uparrow=0.1\Delta PaCO_2\pm1.5$	几分钟	30mmol/L
慢性			$\Delta[HCO_3^-]\uparrow=0.35\Delta PaCO_2\pm3$	3～5天	45mmol/L
呼吸性碱中毒	$PaCO_2\downarrow\downarrow$	$[HCO_3^-]\downarrow$			
急性			$\Delta[HCO_3^-]\uparrow=0.2\Delta PaCO_2\pm2.5$	几分钟	18mmol/L
慢性			$\Delta[HCO_3^-]\uparrow=0.5\Delta PaCO_2\pm2.5$	3～5天	15mmol/L

注：①有“Δ”表示变化值，无“Δ”表示绝对值。②代偿极限：指单纯性酸碱紊乱代偿所能达到的最小值或最大值。③代偿时限：指体内达到最大代偿反应所需的时间。

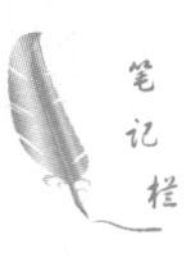
笔记栏

案例 4-6 分析

1. 根据 pH（7.30）、病史（肾功能障碍）及 HCO_3^- 浓度（12mmol/L），可判断患者有代谢性酸中毒。

2. 患者 $PaCO_2$（20mmHg）降低，与原发性改变（HCO_3^- 减少）方向一致，且未超过代谢性酸中毒的代偿极限，因此该患者的 $PaCO_2$ 降低可能是肺脏代偿而致，也可能是合并呼吸性碱中毒，尚需计算 $PaCO_2$ 的预测代偿值以区分之。

3. 根据代谢性酸中毒的代偿公式，计算 $PaCO_2$ 的预测代偿范围：

$$PaCO_2 = 40 - 1.2\Delta HCO_3^- \pm 2 = 40 - 1.2 \times (24 - 12) \pm 2 = 23.6 \sim 27.6\text{mmHg}$$

4. 患者实际 $PaCO_2$ 为 20mmHg，低于代偿预算值的最小值（23.6mmHg），表明 $PaCO_2$ 为原发性降低，患者有呼吸性碱中毒。

故该患者为代谢性酸中毒合并呼吸性碱中毒。

（四）根据 AG 值，判断代谢性酸中毒类型及三重性酸碱平衡紊乱

案例 4-7

某肺源性心脏病患者，全身水肿，又并发了呼吸衰竭及肺性脑病，给予利尿剂、激素等治疗，血气及电解质检查结果为：pH 7.40，$PaCO_2$ 62mmHg，HCO_3^- 39mmol/L，Na^+ 140mmol/L，Cl^- 74mmol/L，K^+ 3.6mmol/L，试分析该患者体内有何种酸碱平衡紊乱。

根据 AG 值变化，可以区分代谢性酸中毒的类型。在病情较为复杂的患者，AG 值也是用于判断单纯型或混合型酸碱平衡紊乱的重要指标，尤其是三重性酸碱平衡紊乱，如果计算 AG 大于 16mmol/L，可将潜在的代谢性酸中毒诊断出来。需要注意的是如果患者 AG 增高，在判断酸碱平衡紊乱时需对 $[HCO_3^-]$ 进行补偿，因为导致 AG 增高的酸性物质能够中和血中的 HCO_3^-，HCO_3^- 的补偿值为增高的 AG 值（ΔAG），即 $\Delta AG = AG - 12 = \Delta[HCO_3^-]$，未被固定酸中和前的血中实际 $[HCO_3^-]$ = 实测 $[HCO_3^-] + \Delta[HCO_3^-]$。

案例 4-7 分析

1. 患者 pH 为 7.40，虽然 pH 在正常范围内，但患者病情严重，可能存在混合型酸碱平衡紊乱。

2. 根据肺心病病史，确定 $PaCO_2$（62mmHg）为原发性增高，提示患者有慢性呼吸性酸中毒。

3. 计算 AG，$AG = [Na^+] - ([HCO_3^-] + [Cl^-]) = 140 - (32 + 84) = 24\text{mmol/L}$，患者 AG 为 24mmol/L，大于 16mmol/L，表明患者体内有固定酸潴留，提示患者有 AG 增高性代谢性酸中毒。

4. 计算未被固定酸中和前的血中实际 $[HCO_3^-]$：实际 $[HCO_3^-]$ = 实测 $[HCO_3^-] + (AG - 12) = 32 + (24 - 12) = 44\text{mmol/L}$。

5. 患者实际 $[HCO_3^-]$（44mmol/L）增高，并与原发性改变（$PaCO_2$ 增高）方向一致，且未超过慢性呼吸性酸中毒的代偿极限，因此该患者的 $[HCO_3^-]$ 增高可能是肾脏代偿而致，也可能是合并了代谢性碱中毒，尚需计算 $[HCO_3^-]$ 的预测代偿值以进一步明确判断。

6. 根据慢性呼吸性酸中毒的代偿公式，计算 $[HCO_3^-]$ 的预测代偿范围：$[HCO_3^-] = 24 + 0.35\Delta PaCO_2 \pm 3 = 24 + 0.35(62 - 40) \pm 3 = 31.7 \pm 3\text{mmol/L}$。患者实际 $[HCO_3^-]$ 为 44mmol/L，大于代偿预算值的最大值（34.7mmol/L），表明 $[HCO_3^-]$ 为原发性增高，提示患者体内存在代谢性碱中毒。

由以上结果可以判断该患者为三重性酸碱平衡紊乱：呼吸性酸中毒合并 AG 增高性代谢性酸中毒和代谢性碱中毒。

临床上分析判断酸碱平衡紊乱，也常使用酸碱图（acid-base chart）。酸碱图是各种不同酸碱平衡紊乱时动脉血 pH（或 $[H^+]$）、$PaCO_2$ 及 HCO_3^- 浓度三个变量关系的相关坐标图。图中纵坐标代表 $PaCO_2$，横坐标代表 pH 或 $[H^+]$。根据 $PaCO_2$ 和 pH（或 $[H^+]$）的数值，在图中找到两个参数的交汇点，交汇点与斜形的等位线平行，可查出中线上的血浆 $[HCO_3^-]$ 和左上角的 BE 值，并根据两个参数的交汇点查出酸碱平衡紊乱的类型，若交汇点落在某种单纯性酸碱平衡紊乱的区域内，提示患者为该种单纯性酸碱平衡紊乱；若交汇点落在两种单纯性酸碱平衡紊乱的区域之间，提示患者为相邻的

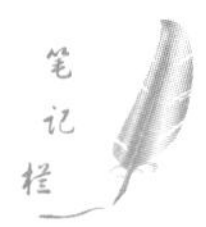

两种单纯性酸碱平衡紊乱的混合型。根据血气检测结果，比照酸碱图，可以快速、准确地判断出酸碱紊乱的类型（图 4-8）。

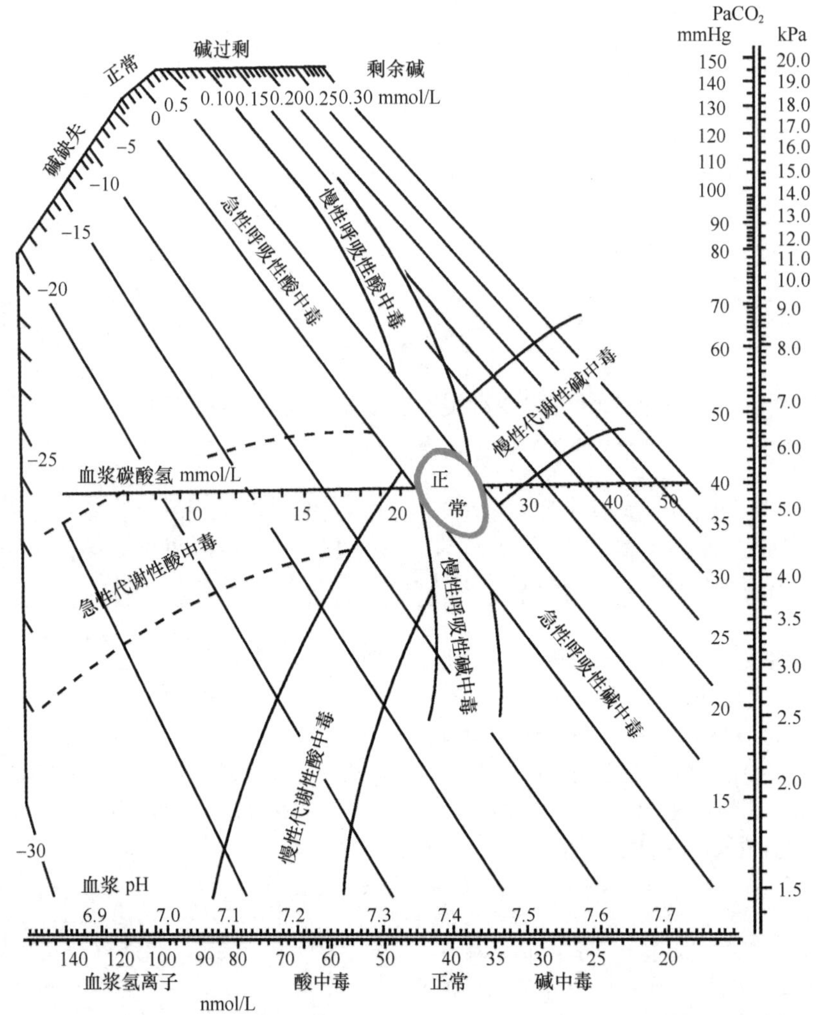

图 4-8 各型酸碱平衡紊乱时血浆 pH、$PaCO_2$ 及 HCO_3^- 变化

小　结

正常生理情况下，体内物质代谢产生的酸碱物质以及自食物摄入的酸碱物质与机体排出的酸碱物质处于相对平衡状态，因此机体细胞外液 pH 维持在 7.35 ～ 7.45 的生理范围之内。体液 pH 能够相对稳定依赖于细胞外液和细胞内液各缓冲系统的缓冲作用、肺脏对挥发酸排出的调节作用以及肾对固定酸排出或碱性物质重吸收的调节作用。临床上常用的反映酸碱平衡变化的主要指标有 pH、$PaCO_2$、SB、AB、BE 和 AG 等，正常人体内，这些指标稳定在相应的范围内。

病理情况下，体内的酸碱平衡状态被破坏，常用的血气指标发生变化。如果血浆 HCO_3^-、$PaCO_2$ 等的实际数值偏离了正常范围，但 pH 仍维持在 7.35 ～ 7.45 之间，称为代偿性酸中毒或代偿性碱中毒；如体液 pH ＜ 7.35 称为酸血症，提示有失代偿性酸中毒，若 pH ＞ 7.45 为碱血症，提示有失代偿性碱中毒。酸碱平衡紊乱分为单纯型酸碱平衡紊乱和混合型酸碱平衡紊乱两大类。单纯型酸碱平衡紊乱包括由 HCO_3^- 原发性降低或升高导致的代谢性酸中毒、代谢性碱中毒，以及由 $PaCO_2$ 原发性升高或降低引起的呼吸性酸中毒、呼吸性碱中毒。当两种或三种不同类型的单纯型酸碱平衡紊乱同时存在于同一患者时，称为混合型酸碱平衡紊乱，包括二重性酸碱平衡紊乱和三重性酸碱平衡紊乱。在诊断酸碱平衡紊乱时，需密切结合患者原发病史和其主要临床表现，分析各血气指标是原发性改变或继发性代偿变化，结合其他检查指标，借助酸碱平衡紊乱的代偿规律和代偿预计公式以及酸碱图等进行综合分析，才能做出及时准确的判断。

笔记栏

复习思考题

1. 何为酸碱平衡？何为酸碱平衡紊乱？
2. 简述机体对酸碱平衡的调节机制。
3. 反映酸碱平衡紊乱的常用指标有哪些？正常值是多少？有何临床意义？
4. 血浆 pH 在正常范围内时，机体可能发生哪些类型的酸碱平衡紊乱？为什么？
5. 试述代谢性酸中毒的常见原因及机制。
6. 酸中毒对机体有哪些影响？
7. 急、慢性呼吸性酸中毒时，机体如何进行代偿调节？
8. 剧烈呕吐可以引起哪些水、电解质及酸碱平衡紊乱？简述其机制。
9. 试述钾代谢障碍与酸碱平衡紊乱的关系及对尿液的影响？
10. 试述分析判断酸碱平衡紊乱的方法。

（李淑莲）

主要参考文献

步宏，2012. 病理学与病理生理学 . 3 版 . 北京：人民卫生出版社 .
石增立，张建龙，2010. 病理生理学 . 2 版 . 北京：科学出版社 .
唐朝枢，刘志跃，2016. 病理生理学 . 3 版 . 北京：北京大学医学出版社 .
王建枝，钱睿哲，2018. 病理生理学 . 9 版 . 北京：人民卫生出版社 .
王建枝，殷莲华，2013. 病理生理学 . 8 版 . 北京：人民卫生出版社 .

笔记栏

第五章　糖代谢紊乱

学习目标

掌握：各型糖代谢紊乱的概念，病因与发病机制；高血糖症对代谢、心血管系统、神经系统、晶状体的影响。

熟悉：低血糖症对机体的影响。

了解：糖代谢紊乱防治的病理生理基础。

糖是三大营养素之一，为人体主要的能量来源，参与构成人体的重要组成成分的糖蛋白，在人体中具有极重要的生理功能。在正常情况下，机体内在调节系统能够保持糖代谢处于动态平衡状态，使血糖浓度局限在一定的生理范围内（3.89 ～ 6.11mmol/L）波动。参与机体糖代谢调节的激素有胰岛素、胰高血糖素、肾上腺素、糖皮质激素和生长激素等。其中胰岛素是体内唯一降低血糖的激素，它能增强靶细胞对葡萄糖的摄取利用，也能促进糖原、脂肪和蛋白质的合成；其他的激素如胰高血糖素、肾上腺素、糖皮质激素和生长激素等均能使血糖水平升高。当机体发生糖代谢紊乱时，可出现高血糖症（血糖浓度过高）或低血糖症（血糖浓度过低）。测定空腹血糖和尿糖是反映体内糖代谢状态的常用指标。

第一节　高血糖症

高血糖症（hyperglycemia）指空腹时血糖水平高于 6.9mmol/L（125mg/dl）。当血糖高于其肾阈值 9.0mmol/L（160mg/dl）时，则出现尿糖。

在一些生理情况下，有可能发生暂时性的高血糖及尿糖，如情绪激动致交感神经系统兴奋和肾上腺素等分泌增加，血糖浓度升高，出现情感性尿糖；或一次性摄入大量糖，致血糖迅速升高，出现饮食性尿糖。生理情况下的暂时性高血糖及尿糖，空腹血糖均属正常，并无更多的临床意义。糖尿病（diabetes mellitus）是临床上常见的高血糖症，是一组以慢性血糖升高，糖、脂肪和蛋白质代谢紊乱为特征的代谢性疾病，是由于胰岛素分泌和（或）作用缺陷所引起。长期的糖、脂肪和蛋白质代谢紊乱可引发多系统损害，导致眼、肾、神经、心脏、血管等组织、器官的慢性进行性病变、功能减退及衰竭；病情严重或应激时可发生急性严重代谢紊乱，如糖尿病酮症酸中毒、高血糖高渗状态等 。

一、病因与发病机制

高血糖症的病因和发病机制极为复杂，至今尚未完全阐明。胰岛素分泌障碍、胰岛素抵抗、胰高血糖素分泌失调、遗传因素及环境因素等多种原因单一或共同参与高血糖症的发病过程。

（一）胰岛素分泌障碍

胰岛素的量和功能是调控稳定血糖水平的基本条件。胰岛素由胰岛 B 细胞群分泌，临床上任何原因引起胰岛 B 细胞结构和功能破坏，均可导致胰岛素分泌障碍，使血液中胰岛素含量降低，出现高血糖症。目前，已发现自身免疫因素、遗传因素及环境因素均与胰岛 B 细胞的损害有关。

1. 免疫因素　胰岛 B 细胞的进行性损害是胰岛素分泌不足的关键环节，其中 90% 是由细胞免疫介导的。

（1）细胞免疫异常：细胞免疫异常在胰岛自身免疫性损伤过程中更显重要。可能的作用包括：①介导细胞毒性 T 细胞针对胰岛 B 细胞特殊抗原产生的破坏作用。②激活的 T 细胞使辅助性 T 细胞分泌针对相应抗原的各种抗体。③激活的 T 细胞、巨噬细胞释放多种细胞因子，在 B 细胞自身免疫损伤中起重要作用，如白细胞介素 1（interleukin-1，IL-1）能抑制 B 细胞分泌胰岛素；肿瘤坏死因子（tumor necrosis factor，TNF）α 和干扰素（interferon，IFN）γ，二者的共同作用，可诱导 B 细胞表面的组织相容性抗原（histocompatibility antigen，HLA）Ⅱ类抗原的表达，而具有Ⅱ类抗原的巨噬细胞也称为 B 细胞自身组分的抗原呈递细胞。在上述各种抗体和 IL-1、TNF-α、IFN-γ 等细胞因子的协同作用下，胰岛 B 细胞自身免疫性损伤进一步恶化、并放大破坏性的炎症反应。

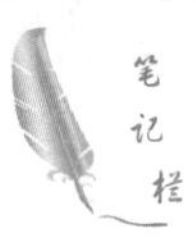

（2）自身抗体形成：与胰岛 B 细胞的损伤有关的自身抗体主要包括抗胰岛细胞抗体（islet cell

antibody，ICA）、胰岛素自身抗体（autoantibody to insulin，IAA）等，这些抗体的产生可作为胰岛B细胞自身免疫损伤的标志物。其机制可能为多种因素导致抗原错误呈递至辅助性T细胞（T helper cells，Th），产生针对B细胞的特异性抗体，大量的胰岛B细胞出现自身免疫性损伤破坏。

（3）胰岛B细胞凋亡：除自身免疫性损害造成的胰岛B细胞坏死外，各种细胞因子或其他介质的直接或间接作用引起B细胞凋亡也占有重要地位。如细胞因子IL-1β、INF-α、IFN-γ可以通过诱导B细胞凋亡而损害胰岛B细胞，其作用途径有：①INF-α和IFN-γ通过诱导胰岛B细胞一氧化氮合酶（nitric oxide synthase，NOS）mRNA表达来增加NO产生，引起胰岛B细胞DNA链断裂；INF-α增强IL-1β诱导的NO释放，表示某些细胞因子在诱导胰岛B细胞凋亡的过程中具有协同作用。②磷脂酶A_2（phospholipase A_2，PLA_2）的激活可能与诱导胰岛B细胞凋亡有关。③通过Fas-FasL途径：Fas（CD95受体）及FasL（CD95配体）属肿瘤坏死因子受体家族成员，是具有多效性的跨膜蛋白。Fas与FasL及相关调控因子组成Fas系统，在传递细胞凋亡信号、发挥免疫监控中起重要作用。FasL阳性浸润的T淋巴细胞通过释放IL-1β，诱导胰岛B细胞表达Fas，引起胰岛B细胞凋亡。

知识链接5-1　　胰岛素

胰岛素是一种蛋白质类激素。体内胰岛素是由胰岛B细胞分泌的。1926年首次从动物胰脏中提取到胰岛素结晶。1955年阐明胰岛素序列的一级结构。1965年中国科学家最早将胰岛素全长合成成功。不同种族动物（人、牛、羊、猪等）的胰岛素分子中的氨基酸种类稍有差异，如图5-1为人胰岛素化学结构。胰岛素由α、β两个肽键组成，人胰岛素（Insulin Human）α链有11种21个氨基酸，β链有15种30个氨基酸，共16种51个氨基酸组成。其中α7（Cys）-β7（Cys）、α20（Cys）-β19（Cys）四个半胱氨酸中的巯基形成两个二硫键，使α、β两链连接起来。此外α链中α6（Cys）与α11（Cys）之间也存在一个二硫键。

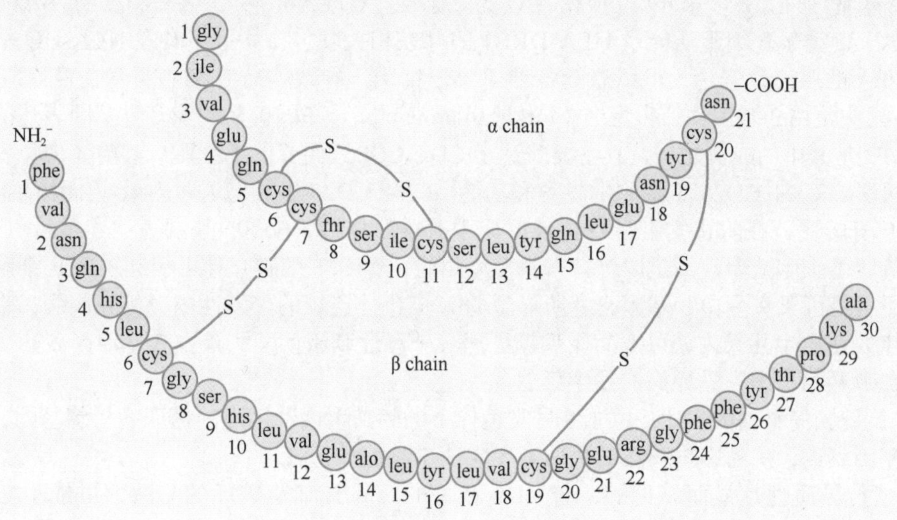

图5-1　胰岛素结构示意图

胰岛素主要作用在肝脏、肌肉及脂肪组织，调节蛋白质、糖、脂肪三大营养物质的代谢和储存。

1. 对糖代谢的影响　能加速葡萄糖的利用和抑制葡萄糖的生成，通过血糖的去路增加和来源减少，引起血糖降低。①加速葡萄糖的利用。胰岛素能提高细胞膜对葡萄糖的通透性，促进葡萄糖由细胞外转运到细胞内，为组织利用糖提供有利条件，又能促进葡萄糖激酶（肝内）和己糖激酶（肝外）的活性，促进葡萄糖转变为6-磷酸葡萄糖，从而加速葡萄糖的酵解和氧化；并在糖原合成酶作用下促进肝糖原和肌糖原的合成和储存。②抑制葡萄糖的生成，抑制肝糖原分解为葡萄糖，以及抑制甘油、乳酸和氨基酸转变为糖原，减少糖原的异生。

2. 对脂肪代谢的影响　促进脂肪的合成和储存，抑制脂肪的分解。糖尿病时糖代谢障碍，脂肪大量动员，产生大量游离脂肪酸在肝脏氧化至乙酰辅酶A，然后变为酮体，若酮体产生过多则出现酮血症。胰岛素能抑制脂肪分解，并促进糖的利用，从而抑制酮体产生，纠正酮血症。

3. 对蛋白质代谢的影响　促进蛋白质的合成，阻止蛋白质的分解。

4. 胰岛素除了能调节三大营养素的代谢和储存外，还可以促进钾离子和镁离子穿过细胞膜进入细胞内。

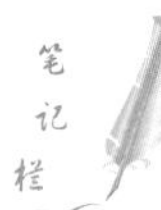

5. 促进脱氧核糖核酸（DNA）、核糖核酸（RNA）及三磷酸腺苷（ATP）的合成。

胰岛素作用的靶细胞主要有肝细胞、脂肪细胞、肌细胞、血细胞、肺和肾的细胞、睾丸细胞等。另外，葡萄糖在红细胞及脑细胞膜的进出，葡萄糖在肾小管的重吸收以及小肠黏膜上皮细胞对葡萄糖的吸收，都不受胰岛素的影响。

2. 遗传因素 在胰岛素分泌障碍发生中，遗传易感性可能起重要作用，某些相关的基因突变可促发或加重胰岛 B 细胞自身免疫性损伤过程。

（1）组织相容性抗原基因：位于 6 号染色体上的 HLA 基因对胰岛素分泌障碍具有促进作用。HLA-Ⅰ类分子由 HLA-A、HLA-B 和 HLA-C 基因编码，表达于绝大多数有核细胞，而 HLA-Ⅱ类分子由 HLA-DP、HLA-DQ 和 HLA-DR 基因编码，主要表达于抗原呈递细胞，如巨噬细胞、树突状细胞等，此二类分子的主要功能是向 $CD4^+$ 和 $CD8^+$ T 细胞呈递已处理成为肽段的抗原。现已明确，HLA-DQβ 链和 HLA-DQα 链等位基因对胰岛 B 细胞免疫损伤的易感性有决定性作用，其作用机制分别与 57 位和 52 位的氨基酸种类影响抗原表位与抗原的结合力有关。胰岛 B 细胞免疫耐受性（immune tolerance）的选择性丧失，可使其易于受到环境因素与特殊细胞膜抗原的相互作用的影响，进而发生自身免疫性损伤。目前认为，最高危性的基因型是 DR3/4 DQβ1*0302/DQβ1*0201。1 型糖尿病的患者中大约 65% 的患者有 DR3/DR4 的表达，而 DQ 基因作为 DR 基因的等位基因表达频率亦有增加。

（2）细胞毒性 T 淋巴细胞相关性抗原 4 基因（cytotoxic T lymphocyte-associated antigen-4，CTLA-4）：该基因位于人类染色体 2q33，它编码 T 细胞表面的一个受体，参与控制 T 细胞增生和调节 T 细胞凋亡。该受体位于特异性 T 淋巴细胞表面，参与了多种 T 细胞介导的自身免疫紊乱。CTLA-4 基因外显子 1 第 49 位存在 A/G 的多态性。CTLA-4 49/G 与高滴度的谷氨酸脱羧酶抗体（GADA）、残存 B 细胞功能及 HLA-DRB1 的存在相关联。独立于年龄及 HLA-DQ 基因之外，CTLA-4 49/A 的多态性表达，可以激活各种 T 淋巴细胞，导致胰岛 B 细胞自身免疫反应性破坏。

（3）叉头蛋白 3 基因：叉头蛋白（forkhead protein box，Fox）是调控多种基因表达的转录因子家族，FoxP3 是其中的成员之一，其主要表达于 $CD4^+CD25^+$ 调节性 T 细胞，参与体内免疫系统的调节，尤其可影响 $CD4^+CD25^+$ T 细胞的发育和功能。$CD4^+CD25^+$ T 细胞通过对效应细胞的抑制作用，可以诱导自身耐受，在防止发生自身免疫反应中有重要作用。FoxP3 基因表达异常可以导致 $CD4^+CD25^+$ 调节性 T 细胞减少，不足以维持自身免疫耐受，经由 T 细胞介导可引起胰岛 B 细胞选择性破坏。临床上可见因叉头蛋白 3 基因突变所导致的 X 染色体连锁的多发性内分泌腺疾病，带有该突变基因的新生儿在出生几天内就可发生 1 型糖尿病。外源性刺激使叉头蛋白 3 基因高表达后，胰岛内调节性 T 细胞数目增多，糖尿病的发生延迟。

（4）胸腺胰岛素基因表达：位于 8 号染色体上的胰岛素启动区内的糖尿病易感基因，影响胸腺中胰岛素基因表达，从而影响胸腺对胰岛素反应性 T 细胞的选择。

由于遗传异质性是显而易见的，与 HLA 相关的胰岛 B 细胞破坏的易感性可能不是任何单一 HLA-2 基因所能决定的，胰岛 B 细胞损伤与特异性 HLA-2 的联系，说明自身免疫过程中涉及 $CD4^+$ T 细胞。在把抗原肽向 $CD4^+$ T 细胞呈递，以及胸腺中 $CD4^+$ T 细胞所有组分的选择过程中，这些遗传物质都是至关重要的。

3. 环境因素 胰岛 B 细胞破坏的有关环境因素主要有病毒感染、化学因素、饮食因素等，以病毒感染最为重要。

（1）病毒感染：已发现柯萨奇 B4 病毒、巨细胞病毒、腮腺炎病毒、肝炎病毒、风疹病毒等与胰岛 B 细胞损伤有关。其机制可能是：①病毒直接破坏 B 细胞，并在病毒损伤 B 细胞后激发自身免疫反应，使 B 细胞进一步损伤。②病毒作用于免疫系统，诱发自身免疫反应。其机制可能与病毒抗原和宿主抗原决定簇的结构存在相同或相似序列有关。③分子模拟作用使胰岛 B 细胞失去免疫耐受，或刺激调节性 T 细胞及效应性 T 细胞，引发胰岛 B 细胞的自身免疫反应。遗传因素可能广泛参与发病，使胰岛 B 细胞或免疫系统易受病毒侵袭，或使免疫系统对病毒感染产生有害的应答反应。

（2）化学损伤：对胰岛 B 细胞有毒性作用的化学物质或药物，如四氧嘧啶、喷他脒，可分别通过对胰岛 B 细胞的直接毒性作用，选择性使胰岛 B 细胞快速破坏；或通过化学物质中的—SH 基团直

笔记栏

接导致胰岛B细胞溶解，并可诱导胰岛B细胞产生自身免疫反应，导致胰岛B细胞进一步损伤。

（3）饮食因素：针对携带HLA DQ /DR易感基因的敏感个体。例如牛奶蛋白与胰岛B细胞表面的某些抗原相似，可以通过“分子模拟机制”，即当抗原决定簇相似而又不完全相同时，诱发交叉免疫反应，出现胰岛B细胞的自身免疫性损害。

在遗传因素的控制和环境因素的影响下，机体胰岛B细胞发生的自身免疫性炎症反应和进行性损害，是导致血液中胰岛素含量绝对降低的中心发病环节（图5-2）。

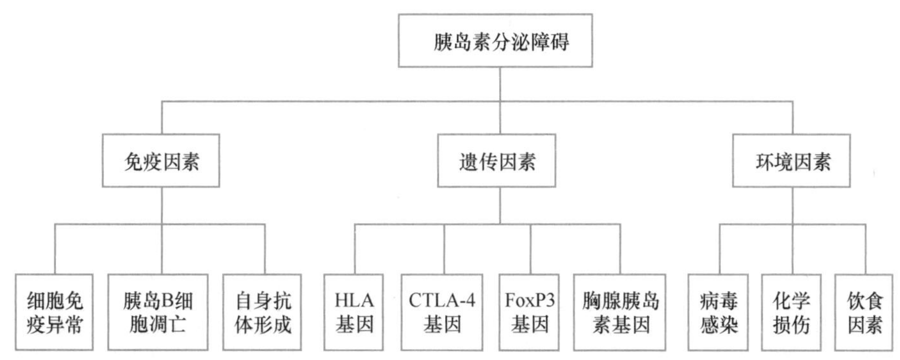

图5-2　胰岛素分泌障碍

（二）胰岛素抵抗

胰岛素抵抗（insulin resistance）是指胰岛素作用的靶组织和靶器官（主要是肝脏、肌肉和脂肪组织）对胰岛素生物作用的敏感性降低，可引起高血糖症，而血液中胰岛素含量可正常或高于正常。胰岛素抵抗的发病与遗传缺陷高度相关，根据这种缺陷相对于胰岛素受体的位置，可分为受体前、受体和受体后三个水平。

1. 受体前缺陷　主要指胰岛B细胞分泌的胰岛素生物活性下降，失去对受体的正常生物作用。

（1）胰岛素基因突变：胰岛素基因的特定性表达是通过5′端的转录启动子、增强子及负性调控元件组成的上游调控序列，以及该基因的5′端顺式作用元件和细胞内反式作用因子（转录因子）的相互作用来实现的，具有十分复杂的网络式调控体系。其中任何环节出现障碍，如胰岛素基因点突变，可引起一级结构的改变，C肽裂解点的氨基酸不正常，可使胰岛素原转变成胰岛素不完全。变异胰岛素与受体的结合能力或生物活性降低，如Chicago胰岛素（Phe B25 Leu）、Los Angeles胰岛素（Phe B24 Ser）、Wakayma胰岛素（Val A3 Leu）、Providence胰岛素（His B10 Asp）以及Tokyo胰岛素原（Arg 65 His）。

（2）胰岛素抗体形成：根据抗原的来源分为内源性抗体和外源性抗体。内源性胰岛素抗体（insulin antibody）可能系胰岛B细胞破坏所产生，对胰岛素生物活性有抑制作用。外源性胰岛素抗体仅出现于接受过胰岛素治疗的患者，与胰岛素制剂的纯度有关。

2. 受体缺陷　是指细胞膜上的胰岛素受体功能下降，或者数量减少，胰岛素不能与其受体正常结合，使胰岛素不能发挥降低血糖的作用。

（1）胰岛素受体异常：具有高度特异性的胰岛素受体（insulin receptor，IR）的合成很复杂，包括基因转录、翻译、翻译后修饰、成熟的受体向细胞膜的转运及插入并穿越细胞膜。现已发现，受体异常多由胰岛素受体基因（insulin receptor gene，IRG）突变所致。位于19号染色体末端的胰岛素受体基因可有65种突变位点，包括错义和无义突变、插入和缺失突变以及复合重排等，可导致受体的结构或功能异常，出现受体数量减少或活性下降。可见于特殊类型的胰岛素抵抗综合征的患者。

（2）胰岛素受体抗体形成：1975年，Flier等在研究合并黑色棘皮症的胰岛素抵抗综合征患者时发现存在胰岛素受体抗体（insulin receptor antibodies，IRA）。此抗体可与机体细胞膜上的胰岛素受体结合，可竞争性抑制胰岛素与其受体的结合。

3. 受体后缺陷　胰岛素与靶细胞受体结合后，信号向细胞内传递所引起的一系列代谢过程属胰岛素受体的“下游事件”。在胰岛素敏感的组织细胞胞质内存在两种胰岛素受体底物（insulin receptor substrate，IRS）——IRS-1和IRS-2，它们是传递胰岛素各种生物作用的信号蛋白。当胰岛素受体与胰岛素结合后，激活β亚单位上的酪氨酸蛋白激酶，并使酪氨酸残基磷酸化，从而导致β亚单位活化，并与近膜区的IRS-1结合，引起后者多个酪氨酸残基磷酸化，进而IRS-1能与

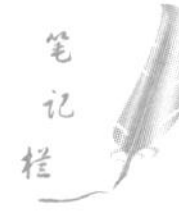

细胞内某些靶蛋白结合，并使之激活，如激活多种蛋白激酶以及与糖、脂肪和蛋白质代谢有关的酶系，调节细胞的代谢与生长。胰岛素信号转导途径的异常在胰岛素抵抗发生中占有主要的地位（图 5-3）。例如，2 型糖尿病的致病因素是由于受体后缺陷引起，而与胰岛素受基因突变无关。

胰岛素信号转导途径已知至少有两条，其中主要通过磷酸肌醇 3- 激酶（phosphatidylinositide 3-kinase，PI3K）转导途径介导其代谢调节作用，可大致分为 4 个步骤：①胰岛素经血循环到达相应靶细胞表面，与胰岛素受体的 α 亚基结合，同时使 β 亚基在酪氨酸蛋白激酶（protein tyrosine kinase，PTK）的作用下产生受体的磷酸化。②受体磷酸化后，其磷酸激酶可使 IRS-1 磷酸化并使其激活。③ IRS-1 上磷酸化的酪氨酸与含有 Src 功能域（Src homology domain-2，SH-2）的信号分子 PI3K 结合，依次激活信号转导通路下游的多个信号分子。④通过蛋白激酶、磷酸酶的级联反应发挥胰岛素的生理学效应，如刺激葡萄糖转运体 4（glucose transporter-4，GLUT4）转位，促进细胞对葡萄糖的摄取，刺激糖原合酶，调节糖原合成的一系列反应。目前发现，胰岛素信号转导异常主要发生在其中的 IRS 家族、PI3K、蛋白激酶 B（protein kinase B，PKB）、糖原合酶激酶 3（glycogen synthase kinase-3，GSK-3）以及 GLUT4 水平。

（1）IRS 基因突变：IRS 属于细胞质中的适配蛋白，主要连接受体等多种效应分子，介导细胞（包括胰岛 B 细胞和外周靶细胞）对胰岛素等信号因子的反应，是胰岛素信号转导过程中的主要成员。IRS 基因突变导致 IRS 蛋白结构异常，异常的 IRS 蛋白可引起 IRS 蛋白的不正常降解、磷酸化异常以及在细胞内的分布异常。这些异常是导致胰岛素信号转导减弱和胰岛素抵抗形成的主要机制之一。

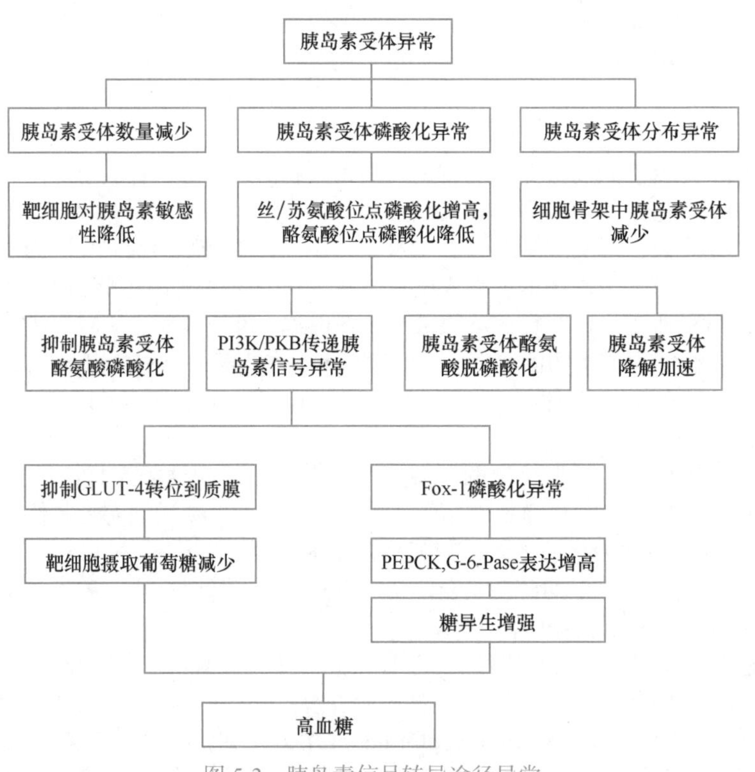

图 5-3 胰岛素信号转导途径异常

1）IRS 降解异常：IRS 蛋白含量下降使参与胰岛素信号转导的 IRS 蛋白数量下降，进而影响胰岛素信号的传递，减弱靶细胞对胰岛素的敏感性。IRS 蛋白水平的下降与蛋白酶对 IRS 蛋白的不正常降解有关。

2）IRS 磷酸化异常：IRS 磷酸化异常主要包括 IRS 丝氨酸 / 苏氨酸位点磷酸化水平异常增高和 IRS 酪氨酸位点磷酸化水平的降低。IRS 的丝氨酸 / 苏氨酸磷酸化异常可通过以下方面影响胰岛素信号转导：①阻碍 IRS 酪氨酸磷酸化，降低 IRS 蛋白的酪氨酸磷酸化水平。② PI3K 激活其下游底物的能力下降，继而影响胰岛素信号经 PI3K/PKB 途径向下游的传递。③加速 IRS 的降解。④磷酸酪氨酸磷酸酶（phosphotyrosine phosphatase，PTPase）在肌肉或脂肪组织中的表达或活性升高，导致 IRS 蛋白磷酸化的酪氨酸异常脱磷酸化反应，影响信号向下游的传递。

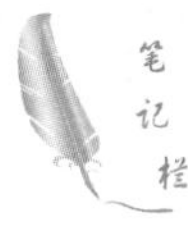

3）IRS 分布异常：一般认为，细胞内功能分子要行使其应有的功能首先需要正确定位。IRS 定位在细胞骨架上有利于与 IR 结合。体外脂肪细胞经慢性胰岛素刺激后，细胞骨架中的 IRS 会过多地释放到细胞质中，致使细胞骨架上的 IRS 酪氨酸磷酸化水平显著降低，同时募集到细胞骨架上的 PI3K 含量也明显减少；虽然此时胞质中的 IRS 含量增多，但其酪氨酸磷酸化水平并未增高，提示 IRS 在胞质中过度聚集可导致胰岛素抵抗。

（2）PI3K 异常：PI3K 是由 p85 调节亚基和 p110 催化亚基构成的异源二聚体。PI3K 活化后一方面加速含 GLUT4 的囊泡向膜转运并镶嵌在细胞膜上，调节细胞对葡萄糖的摄取；另一方面抑制磷酸烯醇式丙酮酸羧激酶（phosphoenolpyruvate carboxykinase，PEPCK）和葡萄糖 -6- 磷酸酶（glucose-6-phosphatase，G-6-Pase）的表达，从而抑制糖异生，增加葡萄糖利用和糖原合成。PI3K 的表达和（或）活性降低，会使胰岛素信号无法通过 PI3K 通路传递，导致葡萄糖摄取和糖原合成受阻，从而出现胰岛素抵抗。IRS 基因突变、游离脂肪酸（free fatty acid，FFA）、TNF-α 等均可导致 PI3K 表达和激酶活性降低。

（3）PKB 异常：PKB 是 PI3K 直接的靶蛋白，PKB 一旦被激活，一方面使 GSK-3 *N* 端丝氨酸 9（Ser 9）处磷酸化，降低 GSK-3 活性，继而促进糖原合成、抑制糖异生；另一方面 PKB 还能促进 CLUT4 向质膜转位，增加对葡萄糖的摄取。PKB 表达和（或）活性的改变与胰岛素抵抗的形成和发展有密切联系。

生理状态下，胰岛素、表皮生长因子（epidermal growth factor，EGF）、成纤维细胞生长因子（fibroblast growth factor，FGF）等信号分子可通过 PI3K/PKB 途径激活 PKB，激活的 PKB 可抑制 GSK-3 活性，从而活化糖原合成酶（glycogen synthetase，GS），促进糖原合成。持续高血糖可损害人和大鼠骨骼肌在胰岛素刺激下的葡萄糖利用和糖原合成，这一作用可能与 PKB 活性下降有关。激活 PKB 基因的表达可诱导 GLUT4 向质膜转位和增加 GLUT1 水平，促进 3T3-L1 脂肪细胞对葡萄糖的摄取，调节葡萄糖的摄取和代谢。

（4）GSK-3 异常：GSK-3 是一种多功能丝氨酸 / 苏氨酸类激酶，在基础状态下有活性，但在胰岛素、EGF、FGF 等信号因子的刺激下，其丝氨酸位点发生磷酸化而失活，引起一系列细胞内效应，即启动糖原合成、促进葡萄糖转运等。在胰岛素抵抗患者的肌肉中 GSK-3 的表达及活性均显著升高。GSK-3 的表达及活性升高与胰岛素抵抗的发生、发展有密切关系。其主要原因是：① GSK-3 表达及活性异常会使胰岛素诱导的 IRS-1/-2 磷酸化水平异常增高，促进胰岛素抵抗的形成。② GSK-3 含量增加或活性升高使糖原合成酶的丝氨酸多位点磷酸化而失活，从而抑制糖原合成酶活性，减少糖原合成。③ PI3K/PKB 途径异常，使 Fox 家族的成员转录因子 1（forkhead transcription factor-1，Fox-l）磷酸化障碍，导致 Fox-l 转录因子从细胞核向细胞质的转位减少，致使转录因子活性增高，引起 Fox-l 转录因子作用的靶基因 6- 磷酸葡萄糖（glucose-6-phosphate，G-6-P）和 PEPCK 的表达增高，从而促进糖异生。④ GSK-3 对葡萄糖转运也存在调节作用。

（5）GLUT4 异常：肌肉和脂肪细胞对胰岛素刺激的葡萄糖摄取主要是通过对胰岛素敏感的 GLUT4 来进行。GLUT4 存在于特殊的膜结构中，称为 GLUT4 囊泡。基础条件下，大多数的 GLUT4 都被限制在胞内，细胞表面的 GLUT4 很少。在胰岛素刺激下，胰岛素受体酪氨酸磷酸化信号的内传使 IRS-1 磷酸化，从而活化 PI3K，触发富含 GLUT4 的囊泡以胞吐形式由内核体（endosome）经由高尔基复合体向细胞表面转位，因而细胞表面 GLUT4 增多，组织对葡萄糖摄取增加。GLUT4 的表达减少、易位受阻及含 GLUT4 的囊泡不能与细胞膜融合等因素，均与胰岛素抵抗的发生有密切关系。① GLUT4 表达减少：GLUT4 表达减少会使参与易位的 GLUT4 数量减少，导致细胞对糖的摄取与利用发生障碍，表现为胰岛素信号转导减弱并最终导致胰岛素抵抗。② GLUT4 转位障碍：在胰岛素抵抗状态下，GLUT4 的数量并无明显减少，而其易位作用却发生障碍，即 GLUT4 在囊泡内异常聚集，不能正常转移到细胞膜上。肌动蛋白和微管蛋白在 GLUT4 的转位及细胞融合过程中起十分重要的作用。胰岛素刺激后 GLUT4 可由核周移位至胞膜；若破坏微管或微丝可分别抑制胰岛素刺激的葡萄糖转运的 70% 和 50%；若同时破坏两者，则葡萄糖的转运完全被抑制。③ GLUT4 活性降低：原因是 GLUT4 蛋白自身结构异常和信息传递至细胞障碍。

综上所述，胰岛素抵抗的发生机制是错综复杂的，涉及多因素的相互作用、相互影响（图 5-4）。胰岛素信号转导障碍则是产生胰岛素抵抗和高血糖症的主要发生机制，也是当今研究的热点。但其中许多机制尚未完全明确，如细胞骨架与胰岛素信号转导关系的研究等。

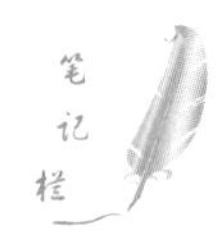

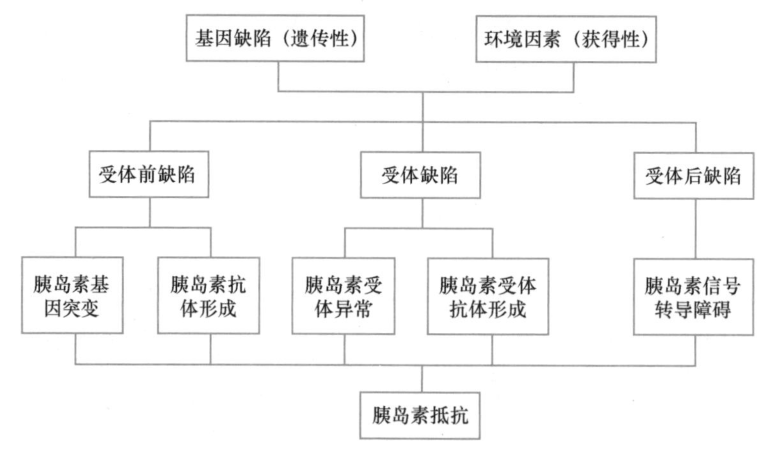

图 5-4 胰岛素抵抗的机制

（三）胰高血糖素分泌失调

胰高血糖素（glucagon）是所有升高血糖的激素中维持血糖稳态的关键性调节激素，是由胰岛 A 细胞分泌的由 29 个氨基酸残基组成的直链多肽，与胰岛素的作用相拮抗。血糖浓度是负反馈调节胰高血糖素分泌的主要因素。胰岛素可通过降低血糖而间接促进胰高血糖素分泌，也可通过旁分泌方式，直接作用于邻近 A 细胞，抑制其分泌；交感神经兴奋亦可促进胰高血糖素分泌。高胰高血糖素血症所致的肝葡萄糖生成（糖原分解和糖异生）过多是高血糖发病机制的重要环节。

1. 胰高血糖素分泌的抑制机制受损 胰岛素是抑制胰岛 A 细胞分泌胰高血糖素的主要因素，胰岛素缺乏造成其通过 IRS-1/PI3K 途径对胰高血糖素分泌的抑制作用减弱。

2. 胰岛 A 细胞对葡萄糖的敏感性下降 长时间的高血糖可降低胰岛 A 细胞对血糖的敏感性，导致葡萄糖反馈抑制胰高血糖素分泌的能力下降或丧失。胰高血糖素对进食刺激的反应放大，其水平异常升高。高血糖可以使 A 细胞产生近似于对血糖无反应的状况，原因可能是预先下调葡萄糖敏感位点。

3. 胰高血糖素对 B 细胞的作用异常 胰高血糖素可以调节 B 细胞的 cAMP 生成，cAMP 可进一步激活肝细胞内的磷酸化酶、脂肪酶及与糖异生有关的酶系，加速糖原分解，脂肪分解及糖异生，同时减少胰岛素分泌。胰高血糖素对 B 细胞的这一刺激作用可能是通过胰高血糖素受体和胰高血糖素样肽 1（glucagon like peptide-l，GLP-1）受体的双活化实现的。

4. 胰岛 A 细胞的胰岛素抵抗 糖尿病时高胰岛素血症与高胰高血糖素血症可以同时存在，胰岛素水平的升高并不能抑制胰高血糖素的分泌，提示胰岛 A 细胞存在胰岛素抵抗。A 细胞胰岛素抵抗是由于胰岛素受体后信号转导通路受损所致，其原因可能与血中的游离脂肪酸增加，脂毒性作用导致细胞的氧化应激反应有关。

（四）其他因素

1. 肝源性高血糖 肝硬化、急慢性肝炎、脂肪肝等肝脏疾病，可引起糖耐量减退，血糖升高。其主要机制是：①继发性胰岛功能不全。②胰高血糖素灭活减弱，糖代谢的酶系统破坏、功能结构改变，糖吸收、利用障碍。③胰岛素抵抗。④肝病治疗中使用过多的高糖饮食、大量皮质激素和利尿剂的应用等。

> **知识链接 5-2　　肝源性糖尿病**
>
> 肝脏是人体重要的物质与能量代谢器官，对血糖的调节代谢起着重要作用。我国各型肝炎、肝硬化的发病率较高，无论哪种肝脏疾病，一旦造成肝细胞的广泛损伤，往往影响正常糖代谢，导致机体出现糖代谢紊乱，甚至出现糖耐量减退或糖尿病，这种继发于慢性肝实质损害的糖尿病统称为肝源性糖尿病。50% ～ 80% 的慢性肝病患者有糖耐量减退，其中 20% ～ 30% 最终发展为糖尿病。

2. 肾源性高血糖 尿毒症、肾小球硬化等肾功能严重障碍时，由于对胰岛素有不同程度的抗拒，同时肾糖阈的改变，也可引起高血糖。

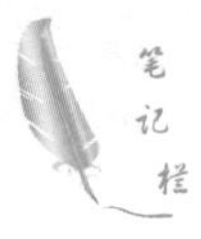

3. 应激性高血糖 主要与体内儿茶酚胺、皮质激素及胰高血糖素分泌增高有关，可见于外科手

术、严重感染、大面积创伤、烧伤、大出血、休克等。

4. 内分泌性高血糖 体内除直接参与血糖调控的胰高血糖素外，肾上腺素、糖皮质激素、生长激素等均属胰岛素的拮抗性激素，这些激素水平升高，可明显提高机体的能量代谢水平，可见于肢端肥大症、嗜铬细胞瘤、甲状腺功能亢进、库欣综合征等疾病。

5. 妊娠性高血糖 妊娠时胎盘可产生雌激素、黄体酮、催乳素和胎盘生长激素等多种拮抗胰岛素的激素，还能分泌胰岛素酶，加速胰岛素的分解。

知识链接 5-3　　妊娠期糖尿病

妊娠期间的糖尿病有两种情况，一种为妊娠前已确诊患糖尿病，称“糖尿病合并妊娠”；另一种为妊娠前糖代谢正常或有潜在糖耐量减退、妊娠期才出现或确诊的糖尿病，又称为“妊娠期糖尿病（GDM）”。糖尿病孕妇中80%以上为GDM，糖尿病合并妊娠者不足20%。GDM发生率世界各国报道为1%～14%，我国发生率为1%～5%，近年有明显增高趋势。GDM患者糖代谢多数于产后能恢复正常，但将来患2型糖尿病机会增加。糖尿病孕妇的临床经过复杂，母子都有风险，应该给予重视。一旦确诊妊娠期糖尿病，饮食、运动治疗是最主要、最基本的治疗方法，85%的患者只需要进行单纯的饮食治疗就能使血糖得到良好的控制。

6. 药物性高血糖 重组人生长激素（recombinant human growth hormone，rhGH）可明显升高血糖，甚至引起难以控制的高血糖症。使用抗精神病药物治疗的患者，胰岛素抵抗指数上升。免疫抑制剂他克莫司（tacrolimus，FK506）可抑制钙调磷酸酶的活性，驱动蛋白重链的去磷酸化，进而抑制葡萄糖刺激的胰岛素分泌。

7. 其他因素引起的高血糖 肥胖、高脂血症、某些肌病及遗传病、有机磷中毒等，均可引起高血糖。

高血糖症的病因和发病机制总结于图5-5。

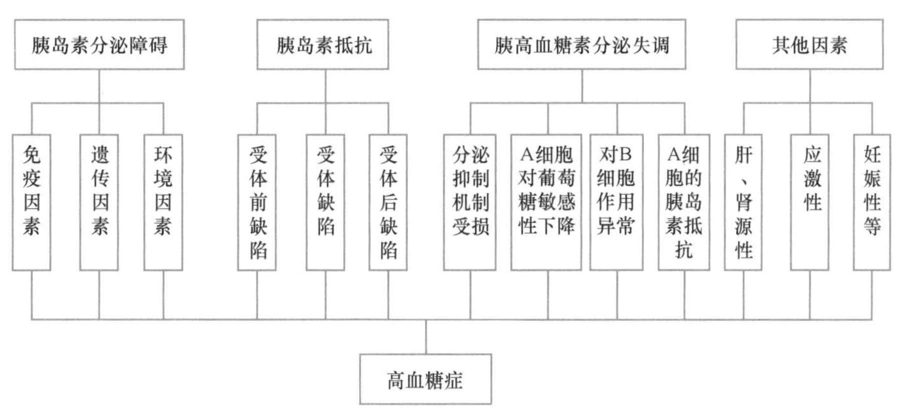

图5-5　高血糖症的病因和发病机制

二、高血糖对机体的影响

高血糖对机体的影响可以分为急性严重代谢紊乱和多系统损害。急性严重代谢紊乱包括糖尿病酮症酸中毒（diabetic ketoacidosis，DKA）和高血糖的高渗状态，多系统损害包括高血糖引起的心血管系统、神经系统、免疫系统、血液系统等的影响及感染等并发症的出现。

案例 5-1

患者，女性，57岁，以“口渴、多饮、乏力2年余，加重一个月”为主诉。患者2年前因感口渴、多饮、乏力而到医院体检。查空腹血糖11.5mmol/L，诊断为“糖尿病”，予消渴丸5粒，日三次口服，盐酸二甲双胍250mg，日三次口服，症状逐渐减轻，血糖下降。后规律服用以上药物，病情控制较平稳。1个月前患者自感口渴、多饮、多尿症状明显加重，于当地医院查空腹血糖较前明显升高（14.1mmol/L），经加用降糖药治疗后，症状无明显改善，血糖下降不明显（11.8mmol/L）。

体格检查：身高1.62m，体重62kg，体重指数（BMI）为23.6，体重较前减轻约5kg。患者食欲较差且饭后腹胀，每天饮水量为2500～3000ml，小便11～15次/天，每次200～300ml，睡眠较差。四肢末端麻木，呈针刺样及蚁爬感，双侧对称，双眼视力减退。有家族性糖尿病史。

笔记栏

辅助检查：空腹血糖 12.5mmol/L，餐后 1 小时 20.6mmol/L，餐后 2 小时 21.9mmol/L，餐后 3 小时 18.8mmol/L。初步诊断为 2 型糖尿病，周围神经病变及视网膜病变。

问题：

1. 患者为什么多尿？
2. 患者周围神经病变的机制是什么？
3. 患者视网膜病变的机制是什么？

（一）急性严重代谢紊乱

1. 渗透性脱水和糖尿 ①高血糖引起高渗状态，血糖升高引起细胞外液渗透压增高，水从细胞内转移至细胞外，可导致细胞内液减少，引起细胞脱水。脑细胞脱水可引起患者不同程度的意识障碍或昏迷，称为高渗性非酮症糖尿病昏迷。②血糖浓度高于肾糖阈，肾小球滤过的葡萄糖多于肾小管重吸收的葡萄糖，葡萄糖在肾小管液中的浓度升高，小管液中的渗透压明显增高，阻止了肾小管对水的重吸收，丢失大量的细胞外液，从而出现渗透性利尿和脱水，临床表现为糖尿、多尿、口渴。

案例 5-1 分析

患者因血糖异常增高(空腹血糖 12.5mmol/L，餐后 1 小时 20.6mmol/L，餐后 2 小时 21.9mmol/L，餐后 3 小时 18.8mmol/L）引起血液呈高渗状态，细胞外液增多，血糖浓度高于肾糖阈，小管液中渗透压明显增高，阻止了肾小管对水的重吸收，从而出现渗透性利尿。

2. 酮症酸中毒 高血糖症时，由于机体不能很好地利用血糖，导致机体三大营养物质代谢紊乱，不但血糖明显升高，而且脂肪分解增加和蛋白质合成减少，分解增加。脂肪分解加速，血中游离脂肪酸增加，脂肪酸在肝脏经 β 氧化产生大量乙酰辅酶 A，由于糖代谢紊乱，草酰乙酸的供应不足，导致乙酰辅酶 A 不能进入三羧酸循环氧化供能而缩合成酮体。酮体包括 β- 羟丁酸、乙酰乙酸和丙酮。蛋白质合成减少，分解增加，导致血液中成糖、成酮的氨基酸增加，进一步升高了血糖和血酮，发展为酮症酸中毒和高钾血症（图 5-6）。

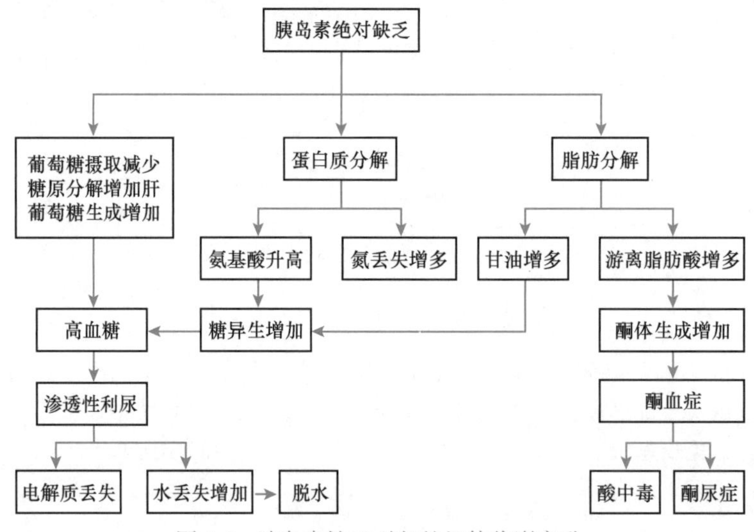

图 5-6 胰岛素缺乏引起的机体代谢紊乱

（二）多系统损害

高血糖时，血红蛋白两条 β 链 *N* 端的缬氨酸可与葡萄糖化合生成糖化血红蛋白。血糖和血红蛋白的结合生成糖化血红蛋白是不可逆反应，并与血糖浓度成正比，且保持 120 天左右，所以可以观测到 120 天之前的血糖浓度。糖化血红蛋白测试通常可以反映患者近 8 ～ 12 周的血糖控制情况，已成为糖尿病筛选、诊断、血糖控制的有效检测指标。对长期持续的高血糖患者，由于血红蛋白发生糖基化，且组织蛋白也发生非酶糖化，生成糖化终产物。糖化终产物刺激糖、脂及蛋白质，自由基生成增多，引起：①膜脂质过氧化增强；②细胞结构蛋白和酶的巯基氧化形成二硫键；③染色体

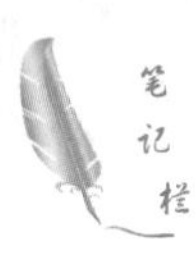

畸变、核酸碱基改变或DNA断裂。最终导致血管内皮细胞损伤，细胞间基质增殖等，引起长期高血糖患者的眼、心、肾、神经等发生并发症。长期的高血糖会使蛋白质发生非酶促糖基化反应，糖化蛋白质与未糖化蛋白分子相互结合交联，使分子不断加大，进一步形成大分子的糖化产物。此反应多发生在半寿期较长的蛋白质，如胶原蛋白、晶体蛋白、髓鞘蛋白和弹性硬蛋白等，引起血管基膜增厚、晶体混浊变性和神经病变等病理变化，导致相应的组织结构变化，是多系统损害的病理基础（图5-7）。

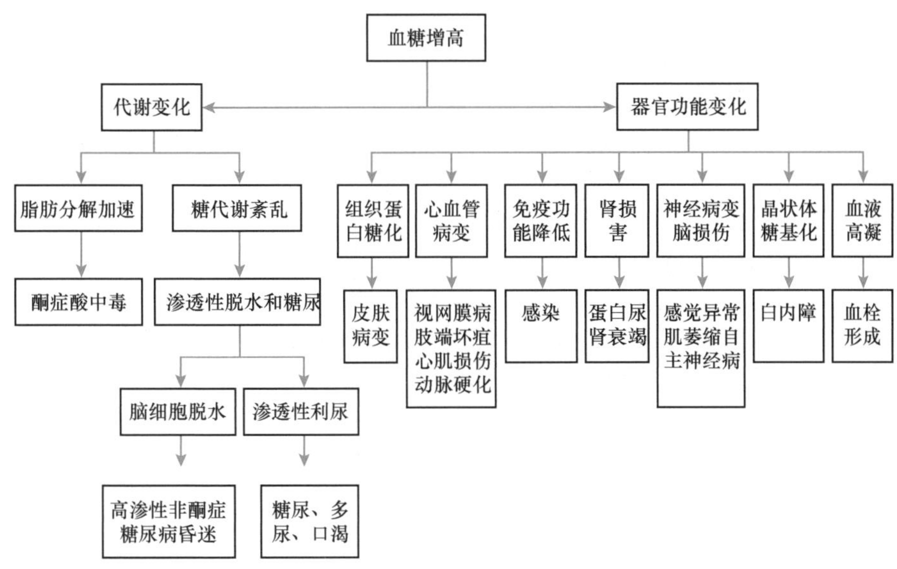

图5-7　高血糖对机体功能的影响

1. 高血糖对心血管系统的影响　高血糖对心血管系统的影响是多方面的：①急性高血糖可引起心肌细胞凋亡，进而损伤心功能。②高血糖可引起内皮细胞黏附性增加、新血管生成紊乱、血管渗透性增加、炎症反应、血栓形成等，其损害程度与高血糖的峰值成正比关系。高血糖还可通过诱导一氧化氮（nitric oxide，NO）化学性失活而直接损伤血管内皮细胞功能。③高血糖可以增加血液黏滞度和血中钠尿肽水平。④高血糖引起血管基膜增厚。微血管的典型改变是微循环障碍和微血管基膜增厚，病变主要表现在视网膜、肾、神经和心肌组织，其中尤以高血糖肾病和视网膜病最为重要；而大血管病变可导致动脉粥样硬化的发生，主要侵犯主动脉、冠状动脉、脑动脉、肾动脉和肢体外周动脉等，引起冠心病、缺血性或出血性脑血管病、肾动脉硬化、肢体动脉硬化等。

2. 高血糖对神经系统的影响　高血糖所引起的神经病变包括外周神经病变和自主神经病变，其发生机制可能与高血糖所引起的代谢紊乱导致神经组织中果糖堆积和还原型辅酶Ⅱ（NADPH）消耗增加，引起神经细胞的肿胀、变性和坏死；NADPH的消耗导致NO合成减少和/或谷胱苷肽减少，其结果是血管的血流量下降和大量自由基产生，造成神经损伤；半寿期较长的蛋白质糖基化可引起轴索变性、萎缩或血管炎性神经病变；或渗透压张力的改变有关。高血糖是急性脑损伤的促发因素之一，它在导致脑缺血的同时还可继发神经元的损伤、增加脑中风的概率。高血糖导致脑缺血损伤的可能机制是：①缺血缺氧时，无氧代谢活动增强，高血糖使缺血本身已有的高乳酸浓度进一步升高，而乳酸水平的升高与神经元、星型胶质细胞及内皮细胞损伤密切相关。②高血糖可使细胞外谷氨酸盐在大脑皮质聚集，谷氨酸盐浓度的升高也可继发神经元的损害。③高血糖还可损伤脑血管内皮、减少脑血流、破坏血脑屏障、使严重低灌注半影区快速复极化及神经组织中超氧化物水平升高。

案例5-1分析

血糖增高导致神经组织中果糖堆积引起神经细胞的肿胀、变性和坏死；还原型辅酶Ⅱ（NADPH）消耗增加导致NO合成减少和（或）谷胱苷肽减少，造成血管的血流量下降和大量自由基产生，引起神经损伤；半寿期较长的蛋白质异常糖基化引起轴索变性、萎缩或血管炎性神经病变；或渗透压的改变，引起周围神经损伤。

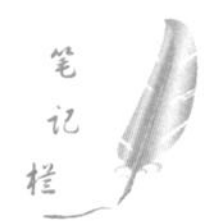

3. 高血糖对免疫系统的影响 高血糖对免疫系统的影响主要表现为使吞噬细胞的功能降低。其发生机制是：①高血糖减弱中性粒细胞和单核细胞的黏附、趋化、吞噬和杀菌等作用。②高血糖可升高血中超氧化物浓度及硝基酪氨酸（nitrotyrosine，NT）水平。升高的超氧阴离子可与一氧化氮发生快速非酶促化学反应，生成过氧亚硝基阴离子（peroxynitrite，$ONOO^-$），该反应在使一氧化氮失活的同时，还增加了 $ONOO^-$ 的浓度。后者是一种强氧化剂，是一氧化氮细胞毒效应的主要中介物质。$ONOO^-$ 还能衍生多种其他氧化剂，在体内过量产生时可导致氧化损伤，介导多种病理过程。血中升高的硝基酪氨酸可以诱导心肌细胞、内皮细胞、神经元的凋亡。

血糖增高极易发生念珠菌和其他一些罕见的感染；长期尿糖阳性的女性易发生阴道炎。

4. 高血糖对血液系统的影响 高血糖可引起血液凝固性增高，导致血栓形成。其发生机制是：①高血糖在增加血纤维蛋白溶酶原激活物抑制剂 -1（plasminogen activator inhibitor-1，PAI-1）活性的同时，还可以降低血纤维蛋白及组织纤维蛋白溶酶原激活物的活性。高血糖引起的 IL-6 水平升高与血浆纤维蛋白原的浓度及血浆纤维蛋白原 mRNA 有关。在细胞水平，高血糖可改变细胞正常的氧化还原状态，引起 $NADH^+/NAD^+$ 比率升高，降低一氧化氮的生物利用率，使低密度脂蛋白生成增加，促凝因子激活。②血糖增高，糖代谢紊乱。糖是碳水化合物，具有高黏度，不易水解的特性，又带有少量电荷基团，容易吸附于红细胞的表面，使其表面部分电荷遮蔽，从而导致表面电荷减少，红细胞与血浆之间的电位降低，使全血黏度和血浆黏度均增高。当血浆黏度增高时，血液流动速度减慢，血流量减少，不利于组织灌流，造成组织缺血，易形成血栓性疾病，这是临床上高血糖合并冠心病及其他慢性血管病变的重要病理基础之一。③高血糖时，糖化血红蛋白与氧的亲和力升高，导致组织缺氧，血流减慢，血黏度增高，促使血栓的形成。④高血糖的状态下，血液高渗，血黏度升高，使血液在流动过程中耗能增加；同时糖酵解过程中的关键限速酶活性明显降低，糖酵解异常，红细胞供能减少。能耗增加而供能又减少，则使血流速度更加缓慢，故易导致微循环功能障碍，血栓形成或引起栓塞。

5. 高血糖对眼的影响 包括对视网膜的影响和对晶状体的影响。高血糖可导致视网膜中微循环障碍和微血管基膜增厚。病程超过 10 年患者，大部分合并不同程度的视网膜病变，这是长期高血糖患者失明的主要原因之一。另外，长期高血糖可引起晶状体肿胀，出现空泡，某些透明蛋白变性、聚合、沉淀，导致白内障。其发生机制是：①过高的葡萄糖进入晶状体后，形成的山梨醇和果糖不能再逸出晶状体，致使晶状体内晶体渗透压升高，水进入晶状体的纤维中，引起纤维积水、液化而断裂。②代谢紊乱，致使晶状体中的 ATP 和还原型谷胱甘肽等化合物含量降低、晶状体蛋白的糖基化等。

案例 5-1 分析

高血糖可导致视网膜中微循环障碍和微血管基膜增厚长期高血糖可引起晶状体肿胀，出现空泡，某些透明蛋白变性、聚合、沉淀，导致白内障。其发生机制是：①过高的葡萄糖进入晶状体后，形成的山梨醇和果糖不能再逸出晶状体，致使晶状体内晶体渗透压升高，水进入晶状体的纤维中，引起纤维积水、液化而断裂。②代谢紊乱，致使晶状体中的 ATP 和还原型谷胱甘肽等化合物含量降低、晶状体蛋白的糖基化等。

6. 高血糖对其他器官、系统的影响 高血糖时，由于组织蛋白糖基化（glycosylation）作用增加和血管病变，皮肤出现萎缩性棕色斑、皮疹样黄瘤。

长期血糖增高所引起的代谢紊乱、血管病变，可导致骨和关节的病变，如关节活动障碍、骨质疏松等。

三、高血糖症防治的病理生理基础

（一）饮食疗法

合理的饮食有利于控制高血糖，减轻体重，改善代谢紊乱；同时可以减轻胰岛 B 细胞的负担，使胰岛组织得到适当恢复；并可减少降糖药物的剂量。

（二）运动疗法

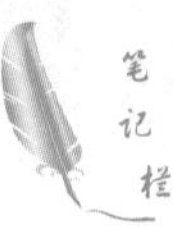
笔记栏

长期、合理地运动可降低机体儿茶酚胺的分泌，血浆胰岛素水平降低，上调胰岛素受体数提高肌肉等组织对胰岛素的敏感性和葡萄糖的利用能力。同时，可以增强外周组织的脂蛋白酶活性，提高肌肉利用脂肪酸能力，改善脂质代谢紊乱，降低血脂水平，控制体重。

（三）药物治疗

1. 降糖药物　口服药物包括增加胰岛素敏感性或刺激胰岛素分泌的药物。如磺脲类药物格列本脲、格列吡嗪、格列奇特等，主要作用是刺激胰岛B细胞分泌胰岛素，其作用部位是胰岛B细胞膜上的ATP敏感钾离子通道（K_{ATP}）。K_{ATP}是钾离子进出细胞的调节通道，当血糖水平升高时，葡萄糖被胰岛B细胞摄取和代谢，产生ATP，关闭K_{ATP}，细胞内钾离子外流减少，细胞膜去极化，激活电压依赖性钙离子通道，钙离子内流使细胞内钙离子浓度增高，刺激含有胰岛素的颗粒外移，胰岛素释放，使血糖降低。

2. 胰岛素治疗　应用外源性的胰岛素可快速有效地降低血糖浓度，控制高血糖症；或作为体内胰岛素绝对缺乏的终身替代治疗，有可能延缓自身免疫对胰岛B细胞的损害。

在使用降糖药物尤其是胰岛素时，应密切监测血糖水平，根据血糖水平及时调整降糖药物的剂量，防止因剂量过大而导致低血糖反应。严重低血糖可因中枢神经系统的代谢被抑制引起昏迷和休克，即胰岛素休克。

3. 其他治疗　可进行胰腺移植、胰岛细胞移植、干细胞治疗等，以替代损伤的胰岛B细胞分泌胰岛素。

第二节　低血糖症

低血糖症（hypoglycemia）指空腹时血糖水平低于2.8mmol/L（50mg/dl）：低血糖症可由多种病因引起，是以血糖浓度过低、交感神经兴奋和脑细胞缺氧为主要表现的临床综合征，即：①血糖低于极限；②出现以神经、精神症状为主的症候群；③给予葡萄糖后，症状立即缓解。

一、病因及发病机制

低血糖症的中心发病环节为血糖的来源小于去路，包括机体的葡萄糖摄入减少、肝糖原分解和糖异生减少和（或）机体组织消耗利用葡萄糖增多两个方面（图5-8）。

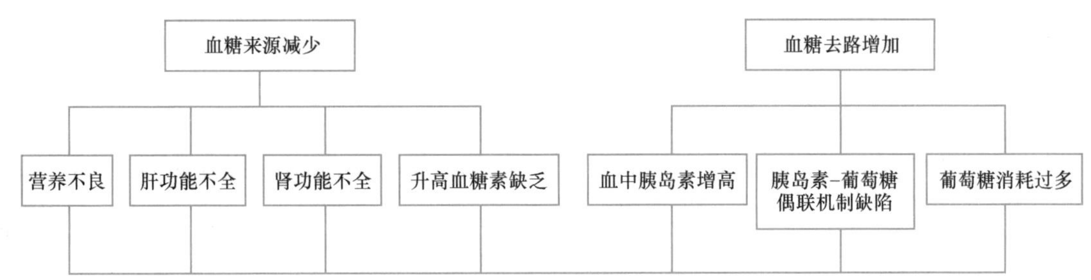

图5-8　低血糖症的病因和发病机制

（一）血糖来源减少

1. 营养不良　①各种原因引起的机体脂肪大量消耗后，肝糖原储备减少，易致低血糖症发生。②严重肌肉萎缩的患者，由于肌肉蛋白含量减低，不能为肝脏的糖异生提供足够的原料，较难维持正常血糖浓度。③神经性厌食症患者病情发展出现严重肝功能损害时，可出现自发性低血糖。

2. 肝功能衰竭　常见于重症肝炎、肝硬化、肝癌晚期。可能由于：①肝细胞广泛损害致肝糖原合成储备严重不足，糖原分解减少、糖异生障碍。②肝细胞对胰岛素的分解灭活减少，使血浆胰岛素水平增高。③肝癌或肝硬化时对葡萄糖消耗增多。癌组织产生胰岛素样物质。④肝内雌激素灭活减弱，血中含量增高，拮抗生长激素及胰高血糖素的作用。

3. 肾功能不全　肾脏在正常情况下糖异生能力只有肝脏的1/20，长期饥饿时肾糖异生能力则可大为增加，成为拮抗低血糖的主要器官之一。肾衰竭时肾糖异生减少，肾廓清胰岛素能力降低而易发生低血糖。慢性肾衰竭时糖代谢紊乱机制是多方面的，主要包括：①血丙氨酸水平降低，致糖原异生底物不足。②肝葡萄糖输出增加。③胰岛素分泌异常。④肾脏对胰岛素清除率下降。⑤肾性糖尿病患者由尿路失糖过多。

4. 升高血糖激素缺乏

（1）胰高血糖素缺乏：胰高血糖素对低血糖的反应性下降，负反馈调节机制受损，引起低血糖

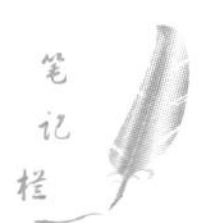

症。其机制是：①肝细胞膜上胰高血糖素的受体的活性下降，使胰高血糖素与受体结合障碍，使腺苷酸环化酶的激活受抑制，第二信使（cAMP）活化磷酸化酶的能力减弱，使肝糖原分解减少，血糖降低。②增加2,6-二磷酸果糖的合成，糖酵解被激活，糖异生减少。③抑制磷酸烯醇式丙酮酸羧激酶的合成，激活肝L型丙酮酸激酶，抑制肝摄取血中的氨基酸，从而抑制糖异生。④通过抑制脂肪组织内激素敏感性脂肪酶，减少脂肪动员。如特发性反应性低血糖，可能与胰高血糖素受体的降解和受体敏感性下降及分泌障碍有关。

（2）糖皮质激素缺乏：肾上腺皮质功能减退，糖皮质激素分泌减少，引起：①抑制肌蛋白分解，氨基酸产生减少，肝脏糖异生原料减少，糖异生途径的关键酶——磷酸烯醇式丙酮酸羧激酶的合成减少。②促进肝外组织摄取和利用葡萄糖。③抑制脂肪组织动员，血中游离脂肪酸减少，也可间接促进周围组织摄取葡萄糖，引起低血糖症。

（3）肾上腺素缺乏：肾上腺素主要在应激状态下发挥其血糖调节作用，可以加速糖原分解，升高血糖水平。肾上腺素减少可以引起应激性低糖血症。

（二）血糖去路增加

1. 血液中胰岛素增高

（1）胰岛素自身抗体和抗胰岛素受体自身抗体形成：①抗胰岛素抗体可与胰岛素结合，形成无生物活性的复合物，使胰岛素的降解减少，当胰岛素与抗体突然解离释放出大量游离胰岛素即可造成低血糖症，如胰岛素自身免疫综合征（insulin autoimmunity syndrome，IAS），可能是继胰岛素瘤和胰腺外巨大肿瘤（分泌异常的胰岛素样生长因-Ⅱ）之后，引起自发性低血糖的第三大原因。②抗胰岛素受体抗体具有很强的胰岛素活性，其活性比胰岛素强10倍，抗胰岛素受体抗体与胰岛素受体结合产生类胰岛素作用也可引起低血糖。

（2）自主神经功能紊乱：如特发性功能性低血糖症，主要见于情绪不稳定和神经质的中年女性，精神刺激、焦虑常可诱发。其发病可能是由于自主神经功能紊乱时，迷走神经紧张性增高使胃排空加速及胰岛素分泌过多引起。

（3）与饮食相关的反应性低血糖：可能与进食后神经体液对胰岛素分泌或糖代谢调节欠稳定有关。①胃切除术后食物从胃排至小肠速度加快，葡萄糖吸收过快；肝硬化患者营养物质的快速消化吸收，刺激胰岛素大量分泌，其分泌高峰晚于血糖高峰，多于进食后2小时左右出现。②早期2型糖尿病患者胰岛素快速分泌相出现障碍，胰岛素从胰腺B细胞释放延迟，表现为葡萄糖耐量试验（oral glucose tolerance test，OGTT）的早期为高血糖，继之发生迟发性低血糖。

2. 胰岛素–葡萄糖偶联机制缺陷 胰岛B细胞磺脲类药物受体或谷氨酸脱氢酶缺乏引起B细胞内的胰岛素–葡萄糖偶联机制缺陷，B细胞的K^+通道由磺脲类药物受体（sulfonylurea receptor-1，SUR-1）和内向整流钾通道（KIR6·2）两种亚单位组成。SUR-1和KIR6·2基因突变后，SUR-1对Mg^{2+}-ADP兴奋性反应下降，ADP拮抗ATP对K^+通道的抑制作用减弱，导致K^+通道关闭，细胞处于除极状态，Ca^{2+}通道自动开放，B细胞内Ca^{2+}增加，诱发胰岛素持续分泌，导致低血糖发生。

3. 葡萄糖消耗过多 常见于哺乳期妇女、剧烈运动或长时间重体力劳动后，尤其是自主神经不稳定或糖原储备不足者。临床还见于重度腹泻、高热和重症甲状腺功能亢进者。

二、低血糖对机体的影响

低血糖症对机体的影响以神经系统为主，尤其是交感神经和中枢神经系统。

（一）对交感神经的影响

低血糖刺激交感神经受后，儿茶酚胺分泌增多，可刺激胰高血糖素的分泌导致血糖水平增高，又可作用于β肾上腺素受体而影响心血管系统。表现为烦躁不安、面色苍白、大汗淋漓、心动过速和血压升高等交感神经兴奋的症状，伴冠心病者常因低血糖发作而诱发心绞痛甚至心肌梗死。

（二）对中枢神经系统的影响

中枢神经系统对低血糖最为敏感。最初仅表现为心智、精神活动轻度受损，继之出现大脑皮质受抑制症状，随后皮质下中枢和脑干相继受累，最终将累及延髓而致呼吸循环功能障碍。其机制为：①神经细胞本身无能量储备，其所需能量几乎完全依赖于血糖提供。②脑细胞对葡萄糖的利用无须外周胰岛素参与。中枢神经每小时约消耗6g葡萄糖，低血糖症时脑细胞能量来源减少，很快出现神经症状，称为神经低血糖（neuro-hypoglycemia）。

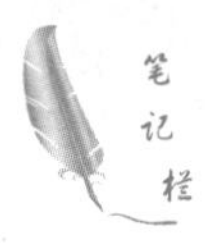

（三）低血糖发作的警觉症状不敏感

反复发作的低血糖可减少低血糖发作的警觉症状，促发无察觉性低血糖产生。低血糖昏迷时，分泌物或异物误吸入气管可引发窒息或肺部感染，甚至诱发急性呼吸窘迫综合征。

三、低血糖症防治的病理生理基础

临床上低血糖症常由药物引起，故应加强合理用药。反复严重低血糖发作且持续时间较长者，易引起不可恢复的脑损害，故应及早识别和防治。

（一）病因学防治

1. 积极寻找致病原因　若因药物引起应及时停药或调整用药品种和剂量，特别应注意胰岛素和半衰期较长的口服降糖药的用量。确诊的胰岛素瘤或胰外肿瘤可行肿瘤切除术。营养不良、肝肾疾病等所致的低血糖除对症处理外，应积极治疗原发病。

2. 摄入足够糖类　进餐应定时、定量，保证每餐摄入足量的复合糖类（各类主食），防止血糖出现剧烈的波动。

3. 避免过度疲劳及剧烈运动　当机体能量消耗急剧增高时，要及时加餐，补充营养；同时应注意适当减少降血糖药物的用量。

（二）低血糖发作时的处理原则

迅速补充葡萄糖，恢复正常血糖水平，维护重要脏器功能是决定预后的关键。因此，在低血糖发作的当时，应立即摄入含糖较高的食物，如糖果、饼干、果汁等。严重时应及时静脉推注 50% 葡萄糖 40 ～ 60ml，可迅速升高血糖。

小　　结

糖是机体的主要能量来源，也是结构物质的重要组成部分。正常的血糖浓度是 3.89 ～ 6.11mmol/L。糖代谢紊乱分为高血糖症和低血糖症。

高血糖症病因和发病机制包括：胰岛素分泌障碍、胰岛素抵抗、胰高血糖素分泌失调和其他因素。高血糖症可引代谢紊乱、心血管系统损害、神经系统病变和眼晶状体的损伤等多系统的损害。高血糖症防治措施主要包括：消除病因，运动疗法和药物治疗。

低血糖症的病因和发病机制包括：血糖来源减少和血糖去路增加。低血糖症对神经系统影响为主，尤其是交感神经和脑部。低血糖症主要防治措施是消除病因学和发作时的处理。

复习思考题

1. 临床上，糖尿病病因有哪些？发病机制如何？
2. 有哪些基因的异常表达可以引起糖尿病？机制如何？
3. 胰岛素抵抗的原因有哪些？
4. 除胰岛素的原因外，还有哪些原因可以引起高血糖症？
5. 高血糖对身体有哪些影响？

（姚素艳）

主要参考文献

姜志胜，王万铁，2019. 病理生理学 . 3 版 . 北京：人民卫生出版社 .
陆再英，钟南山，2011. 内科学 . 7 版 . 北京：人民卫生出版社 .
王建枝，殷莲华，2013. 病理生理学 . 8 版 . 北京：人民卫生出版社 .

笔记栏

第六章 脂代谢紊乱

学习目标

掌握：高脂蛋白血症的发生机制及其对机体的影响。

熟悉：高脂蛋白血症的病因及影响因素。

了解：脂代谢紊乱的分型、高脂蛋白血症的防治、低脂蛋白血症的发生机制及对机体的影响。

案例 6-1

患者，男性，55 岁，高校教师，血压升高 6 年，血脂升高 1 个月。

患者体型肥胖，6 年前在例行体检时发现血压升高，最高达 170/110mmHg，无头晕、头痛及心悸。1 个月前在门诊进行血脂检验，结果如下：

	测定值	正常参考值	危险阈值
TG	4.8 mmol/L	(≤ 1.70 mmol/L)	(> 1.70 mmol/L)
TC	6.25mmol/L	(< 5.20 mmol/L)	(≥ 5.70 mmol/L)
LDL-C	4.53mmol/L	(< 3.1 mmol/L)	(≥ 3.62 mmol/L)
HDL-C	0.92mmol/L	(≥ 1.03 mmol/L)	(≤ 0.9 mmol/L)

问题：

1. 该男子有何种脂代谢紊乱？
2. 试分析该男子发生脂代谢紊乱的机制。

脂质（lipid）是脂肪酸和醇作用生成的酯及其衍生物的总称，是一大类中性的脂溶性化合物。正常脂代谢由三部分组成：内源性代谢途径、外源性代谢途径和胆固醇逆转运。脂代谢紊乱是指各种遗传性或获得性因素引起血液及其他组织器官中脂类及其代谢产物异常的病理过程。

血脂是血浆中脂质成分的总称，包括三酰甘油（triacylglycerol，TAG）、磷脂、胆固醇、胆固醇酯和游离脂肪酸（free fatty acid，FFA）等。肠道吸收的外源性脂质、肝肠合成的内源性脂质及脂肪组织储存的脂肪动员都必须先经血液再到其他组织，因此脂代谢的核心是血脂代谢。脂质不溶于水，必须与血液中的载脂蛋白（apolipoprotein，Apo）结合在一起才能在血液中运输并进入组织细胞。脂蛋白（lipoprotein）是脂质成分在血液中存在、转运及代谢的形式。血浆脂蛋白代谢紊乱是指各种因素造成血浆中一种或多种脂质成分增高或降低、脂蛋白量和质发生改变，主要表现为高脂蛋白血症和低脂蛋白血症，常为血脂代谢紊乱的反映。脂代谢紊乱可引起一些严重危害人体健康的疾病，如动脉粥样硬化性心脑血管疾病、肥胖症、脂肪肝等，或可使肿瘤发生的风险性增加。

第一节 概 述

一、脂蛋白的组成、分类和功能

成熟的脂蛋白是球形颗粒，由含胆固醇酯和三酰甘油的疏水性核和含磷脂、游离胆固醇（free cholesterol，FC）、载脂蛋白的亲水性外壳组成。各类脂蛋白含有的蛋白质、胆固醇、三酰甘油、磷脂等成分比例和含量不同，使得各脂蛋白颗粒的密度、颗粒直径、相对分子质量、带电荷数各不相同。应用超速离心法可将脂蛋白分为四类：乳糜微粒（chylomicron，CM）、极低密度脂蛋白（very low density lipoprotein，VLDL）、低密度脂蛋白（low density lipoprotein，LDL）和高密度脂蛋白（high density lipoprotein，HDL）。这四类脂蛋白的密度依次增加，而颗粒直径则依次变小。除上述四类脂蛋白外，还有一种 VLDL 代谢产生的中间密度脂蛋白（intermediate density lipoprotein，IDL），其组成和密度介于 VLDL 和 LDL 之间。转运和代谢血浆中非水溶性的胆固醇和三酰甘油是脂蛋白的主要功能。

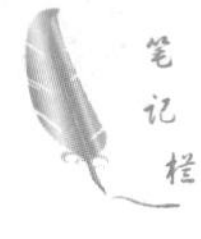

二、血浆脂蛋白的正常代谢

（一）脂蛋白代谢相关的蛋白

脂蛋白颗粒中的蛋白质起到运载脂质的作用而被命名为载脂蛋白，目前已报道有20余种，主要在肝脏和小肠黏膜细胞中合成，其中临床意义较为重要且认识比较清楚的有ApoA、ApoB、ApoC、ApoD、ApoE和Apo（a）等。由于氨基酸组成的差异，每一型又可分为若干亚型，如ApoA包括ApoA Ⅰ、ApoA Ⅱ、ApoA Ⅳ和ApoA Ⅴ等。载脂蛋白在脂蛋白功能和代谢等方面具有非常重要的作用，主要体现在：①与血浆脂质结合形成水溶性物质，成为转运脂类的载体；②作为配基与脂蛋白受体结合，使脂蛋白被细胞摄取和代谢；③是多种脂蛋白代谢酶的调节因子。

血浆中还存在着能将三酰甘油和胆固醇酯在脂蛋白间转移的蛋白质，包括：胆固醇酯转运蛋白（cholesteryl ester transfer protein，CETP）、磷脂转运蛋白（phospholipid transfer protein，PLTP）、微粒体三酰甘油转运蛋白（microsomal triacylglycerol transfer protein，MTP）等。

（二）脂蛋白代谢相关的受体和酶

脂蛋白受体有多种，如LDL受体（LDL receptor，LDL-R）、LDL受体相关蛋白（LDL receptor related protein，LRP）、ApoE受体、VLDL受体和清道夫受体（scavenger receptor，SR）等。调节脂代谢的酶包括：卵磷脂–胆固醇酰基转移酶（lecithin cholesterol acyltransferase，LCAT）、脂蛋白脂酶（lipoprotein lipase，LPL）、肝脂酶（hepatic lipase，HL）、3-羟-3-甲基戊二酰辅酶A还原酶（3-hydroxy-3-methyl glutaryl coenzyme A reductase，HMGCoAR）和酰基辅酶A：胆固醇酰基转移酶（acyl-coenzyme A：cholesterol acyltransferase，ACAT）等。这些受体和酶的缺乏或活性降低都可能影响脂蛋白代谢，导致脂代谢紊乱。

（三）脂蛋白代谢相关的途径

脂蛋白的代谢途径可分为外源性代谢途径、内源性代谢途径和胆固醇逆转运等三种（图6-1）。

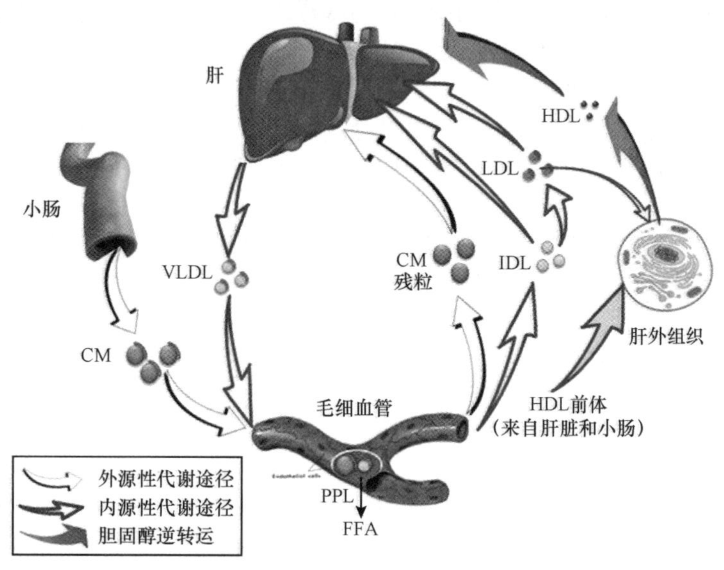

图6-1　正常脂蛋白代谢过程示意图

1. 外源性代谢途径　是指饮食摄入的胆固醇和三酰甘油在小肠中合成CM及其代谢过程。食物中的脂质在小肠中形成新生的CM，新生CM经淋巴管进入体循环，通过脂蛋白交换成为成熟的CM，成熟CM在LPL的作用下三酰甘油被水解，释放出的FFA被外周组织摄取利用，形成CM残粒并被肝细胞摄取代谢。

2. 内源性代谢途径　是指肝脏合成VLDL后，VLDL转变为IDL和LDL，LDL被肝脏或其他器官代谢的过程。肝脏合成VLDL并分泌入血，VLDL在LPL水解的作用下转变成VLDL残粒又称为IDL，部分IDL被肝细胞摄取代谢，其余的IDL被LPL和HL进一步水解，转变为LDL，LDL与全身各组织的细胞膜表面的LDL-R结合并被细胞摄取和降解。

3. 胆固醇逆转运　与LDL转运胆固醇的方向相反，HDL是将肝外组织细胞中的胆固醇转运至肝脏进行分解代谢，即胆固醇逆转运。其过程共分为三个步骤：①细胞内游离胆固醇从肝外组织细胞中移出，三磷酸腺苷结合盒转运子A1（ATP-binding cassette transporter A1，ABCA1）介导游离胆

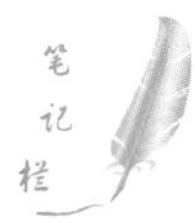

固醇转运到细胞膜上，HDL 中 ApoA Ⅰ作为细胞膜胆固醇移出的接受体。② HDL 接收的游离胆固醇在 LCAT 的作用下生成胆固醇酯进入 HDL 的核心，形成成熟的 HDL，在 CETP 作用下，胆固醇酯由 HDL 转移到 CM、VLDL 和 LDL 颗粒中。③ HDL 及这些接受了胆固醇酯的脂蛋白在代谢过程中被肝脏摄取时，其中的胆固醇酯也就同时被运回肝脏，在肝脏转化为胆汁酸后被清除。胆固醇的这种双向转运既保证了全身组织对胆固醇的需要，又避免了过量的胆固醇在外周组织的蓄积，具有重要的生理意义。

第二节　高脂蛋白血症

血脂代谢紊乱是脂代谢紊乱的主要形式，血脂水平高于正常上限即为高脂血症（hyperlipidemia）。《2016年中国成人血脂异常防治指南》指出，我国成人空腹血总胆固醇（total cholesterol，TC）≥ 5.2mmol/L 和（或）TG ≥ 1.7mmol/L 为高脂血症的标准。由于血脂在血中以脂蛋白的形式存在和运输，因此，高脂血症也表现为高脂蛋白血症。

一、分　型

高脂蛋白血症的分型较为繁杂，主要有以下几种：

1. 病因分型　按是否继发于全身系统性疾病进行分型，可分为原发性和继发性高脂蛋白血症。

（1）原发性高脂蛋白血症：一部分是由于先天性基因缺陷所致，如 LDL-R 基因缺陷引起家族性高胆固醇血症（familial hypercholesterolemia，FH）。大部分原发性高脂蛋白血症是脂蛋白代谢相关基因突变与环境因素相互作用引起。

（2）继发性高脂蛋白血症：是由全身系统性疾病继发，如糖尿病、甲状腺功能减退症、肾病综合征、肾衰竭、肝胆系统疾病、系统性红斑狼疮、糖原贮积症、骨髓瘤、脂肪萎缩症、多囊卵巢综合征等。此外，长期较大剂量使用某些药物（如利尿药、降压药、性激素、口服避孕药、糖皮质激素、免疫抑制剂等）也可能引起继发性高脂蛋白血症。

2. 简易分型　临床上多采用简易分型，将高脂血症分为：①高胆固醇血症：血清总胆固醇浓度升高。②高甘油三酯血症：血清三酰甘油浓度升高。③混合型高脂血症：血清总胆固醇、三酰甘油浓度均升高。④低高密度脂蛋白血症：血清高密度脂蛋白 – 胆固醇浓度降低（表 6-1）。

表 6-1　高脂蛋白血症的简易分型

分型	TC	TG	HDL-C
高胆固醇血症	增高	—	—
高甘油三酯血症	—	增高	—
混合型高脂血症	增高	增高	—
低高密度脂蛋白血症	—	—	降低

3. 表型分型　按各种血浆脂蛋白升高的程度不同而进行分型，目前多采用 1970 年世界卫生组织修订的分类系统，将高脂蛋白血症分为Ⅰ、Ⅱ a、Ⅱ b、Ⅲ、Ⅳ、Ⅴ共六型，各型特点如表 6-2。表型分型有助于高脂血症的诊断和治疗，但过于复杂。

表 6-2　表型分型中各型高脂蛋白血症特点

表型	脂质变化	脂蛋白变化
Ⅰ	TC ↑或正常，TG ↑↑↑	CM ↑
Ⅱ a	TC ↑↑	LDL ↑
Ⅱ b	TC ↑↑，TG ↑↑	VLDL ↑，LDL ↑
Ⅲ	TC ↑↑，TG ↑↑	β-VLDL ↑
Ⅳ	TG ↑↑	VLDL ↑
Ⅴ	TC ↑，TG ↑↑↑	CM ↑，VLDL ↑

笔记栏

二、病因及影响因素

高脂蛋白血症可由多种原因引起，如营养过剩、不健康的生活方式如缺乏运动和酗酒、年龄老化、代谢性疾病及遗传因素（基因突变及基因多态性）等。

（一）营养过剩

在影响血脂水平的诸多因素中，营养是最重要的环境因素。饮食中的胆固醇和饱和脂肪酸含量高均可导致血浆胆固醇水平升高。血浆三酰甘油水平也与饮食结构相关，例如，进食糖的比例过高，引起血糖升高，刺激胰岛素分泌增加，胰岛素可促进肝脏合成三酰甘油和 VLDL 增加，因而引起血浆三酰甘油浓度升高。高糖饮食还可诱发 ApoC Ⅲ基因的表达，使血浆 ApoC Ⅲ浓度升高，而 ApoC Ⅲ是 LPL 的抑制因子，可造成 LPL 的活性降低，从而影响 CM 和 VLDL 中三酰甘油的水解，引起高甘油三酯血症。

（二）疾病性因素

1. 糖尿病 糖尿病患者尤其是血糖水平控制不良者常有Ⅳ型高脂蛋白血症。1 型糖尿病由于胰岛素缺乏，LPL 活性受到抑制，使 CM 在血浆中聚积，可伴有高甘油三酯血症。2 型糖尿病常有胰岛素抵抗，内源性胰岛素过多分泌，引起高胰岛素血症，继而减弱胰岛素对 LPL 的激活作用，引起三酰甘油水平升高。

2. 肾疾病 肾病综合征时发生高脂蛋白血症是由于脂蛋白合成增加和降解障碍双重机制引起，主要表现为血浆 VLDL 和 LDL 升高，呈Ⅱ b 或Ⅳ型高脂蛋白血症；而肾衰竭、肾移植术后的患者常出现血浆三酰甘油升高、HDL 降低。

3. 甲状腺功能减退症 周围末梢血中的甲状腺激素水平直接影响脂质代谢的各个环节，甲状腺功能减退时，脂质代谢紊乱或相关因素异常主要表现为高胆固醇血症、高甘油三酯血症、高 VLDL、高 LDL、低 LDL 受体活性、低 LPL 活性等。

血脂异常还可见于异型蛋白血症（如系统性红斑狼疮、多发性骨髓瘤）、肝胆系统疾病（如各种原因引起的胆道阻塞、胆汁性肝硬化）、胰腺炎、糖原贮积症（Ⅰ型）等。

（三）遗传性因素

遗传是导致脂代谢紊乱的最重要的内在影响因素，其中包括单基因突变导致的严重血脂异常和由遗传异质性引起的血脂异常。某些脂蛋白受体（如 LDL-R）、脂蛋白代谢酶（如 LPL）和载脂蛋白（如 ApoB100、ApoC Ⅱ、ApoA Ⅰ、ApoA Ⅴ、ApoC Ⅲ和 ApoE）等的遗传性缺陷都能干扰脂蛋白的代谢，导致高脂蛋白血症。

1. LDL-R 基因异常 LDL-R 是细胞表面的一种糖蛋白，能识别和结合含 ApoB100 和 ApoE 的脂蛋白残粒（如 CM 残粒、VLDL 残粒）及 LDL，摄取胆固醇进入细胞内进行代谢。LDL-R 基因的各种类型突变引起的受体功能障碍均可导致血浆胆固醇水平明显增加，是家族性高胆固醇血症发生的主要原因。

2. LPL 基因异常 LPL 是血液中主要的脂解酶，也是清除血浆脂蛋白中三酰甘油的限速酶。已证实 LPL 缺陷可导致Ⅰ型或Ⅴ型高脂蛋白血症。LPL 最大活性的表达依赖于 ApoC Ⅱ的激活，ApoC Ⅱ缺陷与 LPL 缺陷一样都可因为三酰甘油的水解障碍而引发高甘油三酯血症。

3. ApoB100 基因异常 ApoB 是 LDL 颗粒上的主要载脂蛋白，也是 LDL-R 的配体，其主要功能是结合和转运脂质，介导血浆 LDL 的降解与清除，在体内胆固醇代谢平衡中起重要作用。ApoB 基因突变及基因多态性与血脂代谢紊乱关系密切，家族性载脂蛋白 B100 缺乏症就是由于 2 号染色体上的 ApoB 基因突变造成 ApoB100 上 3500 位的精氨酸被谷氨酸所置换，因而影响了 LDL 的分解代谢。

4. ApoE 基因异常 ApoE 在 CM 和 VLDL 残粒清除的过程中起关键作用。ApoE 基因的多态性和基因插入与缺失均可改变 ApoE 分子的结构、分泌速率、释放入血及其功能状态，进而影响 CM 和 VLDL 残基的分解代谢。

此外，枯草溶菌素转化酶 9、ATP 结合盒转运子 G5 和 ATP 结合盒转运子 G8、LCAT、衔接子蛋白、胆固醇 7α- 羟化酶 1、脂酶成熟因子 1 等的基因突变均可导致血脂代谢紊乱。

（四）年龄及生活习惯因素

1. 酗酒 酗酒是导致血脂异常的危险因素。酒精可增加体内脂质的合成率，降低 LPL 的活性，使三酰甘油分解代谢减慢，导致高甘油三酯血症。酗酒还会引起 LDL 和 ApoB 显著升高，而 HDL 和 ApoA Ⅰ显著降低，导致胆固醇代谢紊乱。此外，酗酒还会引起脂蛋白过氧化情况的发生，导致

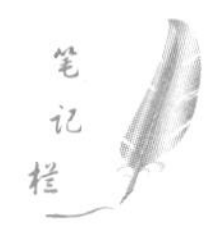

循环中氧化LDL（oxidized LDL，oxLDL）浓度升高。

2. 缺乏运动 习惯于久坐不动的人血浆三酰甘油水平比坚持体育锻炼者要高。体育锻炼可增加LPL的活性，升高HDL水平特别是HDL_2的水平，并降低肝脂酶活性。长期坚持体育锻炼，还可以使外源性三酰甘油从血浆中清除增加。

3. 年龄增长 年龄也是影响血脂水平的一个重要因素。随着年龄的增加，LPL活性减退、肝细胞表面的LDL受体的活性和数量均降低，使LDL分解代谢率降低。老化的肝细胞还降低饮食诱导的ApoB合成，导致血浆三酰甘油水平升高。

此外，长期的精神紧张、吸烟、体重增加以及药物等多种因素均可引起血脂异常。

三、发病机制

脂代谢是一个包括脂质的外源性摄取、内源性合成以及体内脂蛋白、受体和酶相互作用等多个环节在内的复杂代谢过程。正常情况下，血脂的分解利用和吸收合成保持动态平衡，血脂含量的变动可稳定在一定的范围内。当脂质来源、脂蛋白合成与代谢及转运等过程发生障碍时，均可能导致血脂代谢紊乱。

高脂蛋白血症除少部分是由全身性疾病所致外（如继发性高脂蛋白血症），大部分是脂蛋白代谢相关基因突变（表6-3）或与环境因素相互作用引起（如原发性高脂蛋白血症）。本文按脂代谢的各个环节异常阐述高脂蛋白血症的发病机制。

表6-3 引起严重高胆固醇血症的单基因突变

疾病	突变基因	主要发生机制
常染色体显性遗传		
家族性高胆固醇血症	LDL-R	LDL清除减少伴 LDL产生增加
家族性载脂蛋白B100缺陷症	ApoB	LDL清除减少
家族性高胆固醇血症3	PCSK9	LDL清除减少
常染色体隐性遗传		
常染色体隐性高胆固醇血症	ARH	LDL清除减少
谷固醇血症	ABCG5或ABCG8	LDL排泄减少伴 LDL清除减少

（一）外源性脂质或其他相关物质摄取增加

1. 饮食脂质含量高 饮食中脂质主要包括三酰甘油、胆固醇和磷脂，食物源性胆固醇占机体胆固醇来源的三分之一。健康年轻男、女性每天外源性胆固醇摄入量每增加100mg，血液胆固醇水平分别增加0.038mmol/L（1.47mg/dl）和0.073mmol/L（2.81mg/dl）。机体可通过调节内源性胆固醇合成减少来平衡外源性胆固醇摄取的增加。另外，摄入过多的饱和脂肪酸也可导致血液胆固醇和三酰甘油升高，饱和脂肪酸多含于牛、羊、猪等动物的脂肪中。长期的高脂饮食可从三方面导致血脂增高：①促使肝脏胆固醇含量增加，LDL受体合成减少，脂质代谢减少。②饮食中大量三酰甘油的摄取，使得小肠经外源性途径合成CM大量增加。③促使肝脏经内源性途径合成VLDL增加。

2. 肠道脂质吸收增加 肠黏膜上皮细胞表达的ATP结合盒转运子G5和ATP结合盒转运子G8能把吸收的几乎全部植物固醇重新排放回肠腔，使得谷固醇等植物固醇经肠道吸收很少（$<5\%$），并促使肝脏优先分泌植物固醇到胆汁。当二者发生基因突变时，植物固醇在肠腔的吸收成倍增加，胆固醇吸收的中度增加，导致血液谷固醇含量显著增加，伴有LDL的增加。

（二）内源性脂质合成增加

肝脏是内源性脂质合成的主要部位，占机体三分之二的胆固醇、三酰甘油、大部分载脂蛋白如ApoBl00、ApoC和ApoE等均在肝脏合成。肝脏脂蛋白合成增加的机制主要包括：①摄取高糖、高饱和脂肪膳食后，肝脏胆固醇合成限速酶HMGCoA还原酶活性增加，胆固醇合成增加。②血液中胰岛素及甲状腺素增多时，能诱导肝HMGCoA还原酶表达增加，胆固醇合成增加。③血液中胰高血糖素及皮质醇减少时，其对HMGCoA还原酶的活性抑制作用减弱，胆固醇合成增加。④肥胖或胰岛素抵抗等因素导致脂肪动员时，大量FFA释放进入血液循环，肝脏以其为底物合成VLDL增加。近来

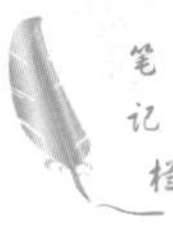

发现肠道也是内源性脂质尤其是 HDL 合成的重要部位，但其在高脂蛋白血症发生中的病理生理意义尚不清楚。

（三）脂质转运或分解代谢异常

血脂代谢的实质就是血液脂蛋白代谢，参与这一代谢过程的主要因素是载脂蛋白、脂蛋白受体和脂酶等。遗传或环境因素对这些蛋白表达或活性的影响最终都将导致脂质转运或分解代谢障碍。脂质转运和分解代谢过程中，CM 和 VLDL 及其受体主要是转运和代谢三酰甘油，LDL 及其受体主要是转运和代谢胆固醇，HDL 则在胆固醇逆转运中起着关键作用。

1. CM 和 VLDL 转运与分解代谢异常　虽然 CM 和 VLDL 分别在肠道和肝脏合成，并有不同的转运与代谢途径，但由于两者都富含三酰甘油，所以在转运与分解代谢异常方面有着共同的机制。① LPL 表达与活性异常：LPL 是分解脂蛋白中所含三酰甘油的限速酶，是富含三酰甘油的 CM 和 VLDL 代谢的决定性因素。LPL 基因突变可引起 LPL 活性降低或不能表达正常 LPL，引起 CM 代谢障碍，导致高甘油三酯血症出现；同时 CM 和 VLDL 代谢障碍造成磷脂和载脂蛋白向 HDL 转移减少，HDL 生成减少，含量降低。胰岛素是 LPL 的重要调节因素，对脂肪组织 LPL 的活性有激活作用，而对骨骼肌 LPL 的活性有抑制作用。胰岛素抵抗或胰岛素缺陷型糖尿病，以及甲状腺功能减低时，LPL 活性降低，CM 和 VLDL 降解减少，血浆三酰甘油水平升高。② ApoC Ⅱ表达与活性异常：ApoC Ⅱ是 LPL 发挥活性所必需的辅因子，ApoC Ⅲ则对 LPL 活性有一定抑制作用，ApoC Ⅱ /ApoC Ⅲ比值对 LPL 活性有着显著影响。基因突变造成 ApoC Ⅱ表达减少或功能异常，LPL 不能被充分激活，CM 和 VLDL 中三酰甘油分解受阻，使得 CM 和 VLDL 水平上升。肾病综合征时，LCAT 活性降低，使 HDL_3 向 HDL_2 转变减少，HDL_2 作为 ApoC Ⅱ最有效的运输载体，其水平的降低将直接导致 ApoC Ⅱ含量下降。③ ApoE 基因多态性：ApoE 有三个常见的等位基因 E2、E3 和 E4，ApoE 结合的受体包括 ApoE 受体和 LDL 受体，其中 ApoE2 与两个受体的结合力都差，使得含有 ApoE 的脂蛋白 CM 和 VLDL 分解代谢障碍。

2. LDL 转运与分解代谢异常　① LDL 受体基因突变：LDL-R 基因突变通过不同的机制引起 LDL 代谢障碍（表 6-4）。②载脂蛋白 B 基因突变：ApoB 基因外显子 26 中单碱基置换 G→A 引起错义突变 CGG（Arg3500）→CAG（Glu），此种突变使 ApoB100 受体结合域二级结构发生变化，与 LDL 受体的结合能力显著下降，LDL 经 LDL 受体途径降解减少。③ LDL 受体表达减少或活性降低：常见于高胆固醇和高饱和脂肪酸饮食、肥胖、老年人以及女性绝经后雌激素水平减少等因素引起。④ VLDL 向 LDL 转化增加：肾病综合征时 CETP 活性上调，催化了富含胆固醇酯的 HDL_2 和富含三酰甘油的 VLDL 残粒的脂质交换，加速了 VLDL 向 LDL 的转换。此外，LDL 受体活性下降，VLDL 经 LDL 受体途径分解代谢减少，使过多的 VLDL 转化为 LDL。

表 6-4　LDL-R 基因突变类型与代谢特点

突变类型	特点
Ⅰ型突变	细胞膜上无 LDL-R 存在
Ⅱ型突变	LDL-R 合成后不能转运到高尔基体修饰
Ⅲ型突变	LDL-R 不能与 LDL 结合
Ⅳ型突变	LDL-R 与 LDL 结合后不能内移

3. HDL 介导胆固醇逆转运异常　参与胆固醇逆转运的蛋白主要有：ABCA1、LCAT、CETP 和 B 族Ⅰ型清道夫受体（scavenger receptor class-B type Ⅰ，SR-B Ⅰ）等。编码这些蛋白的基因突变常导致胆固醇逆转运障碍。比如家族性 CETP 缺陷症，由于基因突变导致 CETP 缺乏，HDL 中胆固醇酯转运到其他脂蛋白发生障碍，造成 HDL 中胆固醇酯积聚，表现为 HDL 浓度明显升高而 LDL 浓度偏低，总胆固醇浓度增加。LCAT 是参与脂质代谢的重要酶之一，主要作用是将卵磷脂 β 位脂肪酸与胆固醇 3-OH 作用，生成胆固醇酯。LCAT 缺乏症时因该酶基因突变导致上述功能异常，游离胆固醇不能转变为胆固醇酯，HDL 的成熟过程受阻，胆固醇逆转运出现障碍。丹吉尔病（Tangier disease）是由于 ABCA1 基因突变，外周组织胆固醇流出障碍，使胆固醇逆转运受阻。

四、对机体的影响

（一）肥胖

肥胖是指由于食物能量摄入过多或机体代谢异常而导致体内脂质沉积过多，造成以体重过度增长为主要特征并可能引起人体一系列病理、生理改变的一种状态。肥胖分为单纯性肥胖和继发性肥胖。单纯性肥胖主要与遗传因素和饮食营养过剩有关，除有脂质沉积之外，还有脂肪细胞的增生与肥大。继发性肥胖主要为神经内分泌疾病所致，通常认为只有脂肪细胞的肥大而没有增生，但也有

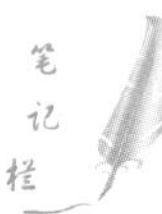

不同的观点。重度肥胖时，脂肪细胞不再进一步肥大而出现明显的增生。高脂蛋白血症时，脂质摄取或合成持续增加，使得脂肪组织中脂质储存也相应增加，同时脂肪组织中脂质的动员分解降低，导致了脂质在脂肪组织中的大量沉积，诱发了肥胖的发生。

（二）对心血管系统的影响—— 动脉粥样硬化

动脉粥样硬化（atherosclerosis，As）是指在多种危险因素作用下，血管内膜因结构或功能受损而出现通透性发生改变，血脂异常沉积到血管壁为主要特征的渐进性病理过程，伴随有炎性细胞（单核 / 巨噬细胞、T 淋巴细胞、肥大细胞等）浸润，中膜平滑肌细胞迁移增殖，泡沫细胞形成和细胞外基质合成增加，最终形成 As 斑块，病变中的脂质主要是胆固醇和胆固醇酯。As 危险因素众多，按其是否可以实施干预分为可控危险因素和不可控危险因素（表 6-5），其中脂代谢紊乱导致的高脂蛋白血症是 As 发生的最基本的危险因素。

表 6-5　动脉粥样硬化危险因素分类

危险因素类型	具体内容
可控危险因素	不合理的饮食结构：高脂肪、高热量等
	不健康的生活方式：吸烟、酗酒、缺乏运动、长期心理应激等
	疾病：高脂蛋白血症、糖尿病、肥胖、高血压、高同型半胱氨酸血症、感染等
不可控危险因素	遗传、性别、年龄、种族等

As 发生的基本过程如下：首先是各种危险因素导致血管内皮细胞结构和（或）功能障碍，血管壁通透性增加，血液中脂质向内膜下转运增加，同时血液中的单核细胞向内膜下浸润增加并分化为巨噬细胞。进入内膜下的脂质发生氧化修饰，氧化修饰的脂质具有多方面的致 As 的作用：①浸润的巨噬细胞吞噬氧化修饰的低密度脂蛋白衍变成泡沫细胞，促进脂质在血管壁的蓄积，同时本身具有抗 As 作用的 HDL 氧化修饰后，其作用类似于氧化修饰的 LDL 成为致 As 作用。②氧化修饰脂质成为抗原，通过模式识别受体——Toll 样受体激活机体免疫炎症反应，表现为 As 病变中单核 / 巨噬细胞、T 淋巴细胞、肥大细胞等炎症细胞浸润持续增加，肿瘤坏死因子 α，白细胞介素，C- 反应蛋白（C-reactive protein，CRP）等炎症因子大量分泌，使得免疫炎症反应成为 As 发生发展，以及 As 斑块破裂导致急性临床事件发生的重要机制。③氧化修饰脂质诱导血管壁中膜的平滑肌细胞穿过内弹力膜向内膜下迁移增殖，并分泌大量的细胞外基质成为斑块纤维帽的主要组成成分。④氧化修饰脂质诱导 As 病变中细胞的凋亡，内皮细胞凋亡导致血管壁通透性进一步增加，巨噬细胞凋亡导致血管壁脂质沉积由细胞内转向细胞外，平滑肌细胞凋亡导致细胞外基质合成减少、斑块纤维帽变薄而容易发生破裂。随着沉积脂质作用的持续存在，As 病变最终发展为可引发临床事件的成熟斑块。

按斑块内脂质含量和其他特点，成熟斑块分为两类：易脆斑块和稳定斑块。易脆斑块特点是：①具有偏心性、相对体积大且质软的脂质核，脂质核占整个斑块体积的 40% 以上。②纤维帽薄且不均匀，细胞外基质含量和平滑肌细胞数量减少。③斑块内有大量炎症细胞浸润。④斑块内有大量的新生血管。稳定斑块特点是：①斑块内脂质核体积小。②平滑肌细胞和细胞外基质含量多，浸润的炎症细胞少。③纤维帽厚而均匀。

As 斑块可从三个方面导致急性冠脉综合征和脑卒中等急性临床事件的发生：①斑块表面出现溃疡、裂隙或斑块破裂，导致斑块部位或其下游血栓形成，部分或完全堵塞血管腔。②斑块体积过大，导致血管腔堵塞，一般认为只有管腔截面积被堵塞达 50% 以上才出现临床症状。③斑块部位血管痉挛，使得本来因斑块存在而狭窄的血管更加堵塞。

（三）对消化系统的影响—— 非酒精性脂肪性肝病

非酒精性脂肪性肝病是指明确排除酒精和其他肝损伤 因素外，所发生的以肝细胞内脂质过度沉积为主要特征的临床综合征，主要包括非酒精性脂肪肝、非酒精性脂肪性肝炎以及非酒精性脂肪性肝炎相关的肝硬化。肝脏中沉积的脂质主要是三酰甘油。脂代谢紊乱是非酒精性脂肪性肝病的主要危险因素之一，反之，非酒精性脂肪性肝病也将促进脂代谢紊乱的发生。目前解释非酒精性脂肪性肝病发生机制的主要是“二次打击”学说。该学说认为各种致病因素导致肝脏脂代谢紊乱，引起肝细胞三酰甘油沉积是对肝脏的“第一次打击”，由于三酰甘油沉积导致了肝脏脂肪变性，使得肝细胞对内、外源性损害因子的敏感性增强；“第二次打击”主要因为反应性氧化代谢产物增多，导致脂质过氧化伴细胞因线粒体解偶联蛋白 -2 和 Fas 配体被诱导活化，进而引起脂肪变性的肝细胞发生

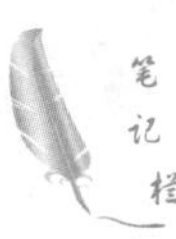

炎症、坏死甚至纤维化。

（四）对中枢神经系统的影响——脑损伤

大脑因为血脑屏障的存在而具有一个独立的脂质代谢系统，但大量的流行病学资料发现，高脂蛋白血症是神经退行性疾病如阿尔茨海默病（Alzheimer's disease，AD）的一个重要危险因素，降脂治疗可以降低神经退行性疾病发生的危险性。高脂蛋白血症可能通过两种机制影响脑组织脂质代谢：①血脑屏障受损，通透性增加，使本来不能通过血脑屏障的血脂进入脑组织异常沉积。②血液中能通过血脑屏障且脂质合成必需的成分（如不饱和脂肪酸）进入脑组织增加，使得脑组织脂质合成增加。

（五）对泌尿系统的影响——肾脏损伤

高脂蛋白血症对肾脏的损伤表现在两个方面：肾动脉粥样硬化病变和肾小球损伤。高脂蛋白血症导致肾 As 斑块形成，肾血流量减少，导致肾性高血压的发生；若斑块造成肾动脉狭窄进一步加重，肾脏将发生缺血、萎缩、间质纤维增生，甚至肾梗死。高脂蛋白血症导致肾小球损伤的机制较为复杂：①脂质可以脂滴的形式存在于肾小球细胞内，或沉积于系膜基质中，并发生氧化修饰，脂质尤其是氧化脂质可导致肾小球上皮细胞的损害和基膜通透性增加，肾小球通透性增加，蛋白尿发生。②脂质还可导致系膜细胞弥漫性增生，系膜基质合成增加使系膜增宽，趋化成纤维细胞、巨噬细胞等炎症细胞，通过一系列炎症反应，最终造成小管间质纤维化和肾小球硬化。

高脂蛋白血症对机体的影响还包括脂质在真皮内沉积形成黄色瘤和在角膜周缘沉积形成角膜弓等。

五、高脂蛋白血症防治的病理生理基础

高脂蛋白血症可导致多个器官出现病变，其中很多病变的发生发展过程非常漫长。因此早期积极干预高脂蛋白血症的可控危险因素，可延缓或消除相应疾病的发生；针对性应用药物或其他方法展开治疗，可控制脂代谢紊乱性疾病的临床症状和保护靶器官。

（一）消除病因学因素

1. 防治原发病 众多的疾病可以影响胃肠道脂质的消化吸收、肝脏脂质合成与分解以及脂质在各个器官的分布。通过消除此类原发病病因，合理应用药物控制原发病临床表现，将极大降低脂代谢紊乱性疾病的发病风险。

2. 控制影响因素 戒除吸烟、酗酒等不良习惯，保持心情愉悦及良好的起居生活规律。

（二）纠正血脂异常

1. 减少脂质摄入 合理饮食是高脂蛋白血症防治的基础，应适当减少脂质的摄入，并控制其他能量物质如糖和蛋白质的摄入。

2. 增加脂质消耗 适度参加体力劳动和体育活动，促进体内的脂肪动员；避免长时间久坐不动，避免超重或肥胖的发生。

3. 药物降脂 降脂药物治疗是临床上防治脂代谢紊乱性疾病的主要策略之一。针对体内脂质代谢的不同环节，可单独或联合使用药物。需要指出的是，降脂极大地降低了脂代谢紊乱性疾病比如心血管疾病的危险，但过低降脂所引起的低脂蛋白血症可能带来的负面影响也必须引起足够重视。

4. 基因治疗 单基因突变是导致遗传性脂代谢紊乱的重要因素，尤其在高脂蛋白血症的发生中具有重要意义。矫正这些基因的异常表达，从而恢复正常的脂质代谢是脂代谢紊乱基因治疗的病理生理基础。

（三）防止靶器官损伤

1. 促进靶器官胆固醇逆转运 促进胆固醇逆转运，减少脂质在靶器官的蓄积造成靶器官损伤是脂代谢紊乱性疾病防治的一个重要策略。

2. 保护靶器官 脂质在靶器官中的蓄积将通过各种机制导致靶器官的损伤。针对不同的损伤机制进行干预，从而减少靶器官损伤是临床防治的一个重要方面。比如针对 As 病变堵塞血管导致其下游组织缺血缺氧，可采用血管内支架放置来恢复血流供应，保护组织免予损伤。脂质氧化修饰后对组织具有更强的损伤作用，采用抗氧化剂保护组织免于或减轻损伤。

第三节 低脂蛋白血症

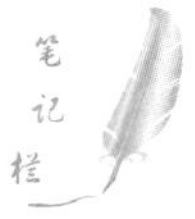

低脂血症表现为低脂蛋白血症，目前对低脂蛋白血症时血脂水平没有统一的标准，一般认为血

浆总胆固醇低于 3.1mmol/L 为有临床意义的判断标准。

低脂蛋白血症分原发性和继发性两种。原发性低脂蛋白血症主要由基因突变所引起，常为常染色体隐性遗传，纯合子可出现明显的临床表现，而杂合子则一般很少发病。按基因突变所导致脂蛋白减少的类型又可分为两种：一种主要影响含有 ApoB 的血浆脂蛋白如 LDL，包括家族性低 β- 脂蛋白血症、无 β- 脂蛋白血症和乳糜微粒滞留性疾病等；另一种主要影响含有 ApoA 的血浆脂蛋白即 HDL，如家族性低 α- 脂蛋白血症（也称 Tangier 病，特征为 HDL 的严重减少）、LCAT 缺乏症等。

继发性低脂蛋白血症影响因素众多，营养不良和消化不良、贫血、恶性肿瘤、感染和慢性炎症、甲状腺功能亢进、慢性严重肝胆和肠道疾病等均可引起低脂蛋白血症。需要指出的是，长时间大剂量降脂药物治疗也已经成为低脂蛋白血症发生的一个重要影响因素。

（一）低脂蛋白血症主要发病机制

1. 脂质摄入不足 常见于食物短缺、疾病引起的长期营养不良和长期素食，以及各种原因引起的脂质消化与吸收不良，如“吸收不良综合征”。其主要机制是：①小肠黏膜原发性缺陷或异常，影响脂质经黏膜上皮细胞吸收、转运，造成乳糜泻。②胰酶或胆盐缺乏造成的脂质消化不良，如胰腺疾病、胆道梗阻等。③小肠吸收面积不足，如短肠综合征、胃结肠瘘等。④小肠黏膜继发性病变，如小肠炎症、寄生虫病、克罗恩病等。⑤小肠运动障碍：动力过速如甲状腺功能亢进影响小肠吸收时间，动力过缓如假性小肠梗阻、系统性硬皮病，导致小肠细菌过度生长。⑥淋巴回流障碍，如淋巴管梗阻、淋巴发育不良等，使得乳糜微粒经淋巴进入血液循环受阻。

2. 脂质代谢增强 脂质代谢增强主要包括脂质的利用增加和分解增强。①脂质利用增加，常见于贫血引起的低脂蛋白血症。贫血引起红细胞的增殖增加，使得作为细胞膜主要组成成分的胆固醇利用增加，导致血脂降低，而血脂降低又使得红细胞膜脆性增加，红细胞容易破碎，贫血进一步加重，形成恶性循环。②脂质分解增强，常见于甲状腺功能亢进、恶性肿瘤等引起的低脂蛋白血症。甲状腺激素具有刺激脂肪合成和促进脂肪分解的双重功能，总的作用是减少脂肪的储存，降低血脂浓度。甲状腺功能亢进时高甲状腺激素从三个方面导致血脂浓度降低：刺激 LDL 受体表达增加和活性增强而清除 LDL 增加；促使胆固醇转化为胆汁酸排泄增加；脂蛋白脂酶和肝酯酶活性增加，使得血清中三酰甘油清除率增加和 HDL_2 浓度下降。

3. 脂质合成减少 常见于严重的肝脏疾病，以及各种原因引起的脂质合成所需原料减少。不管何种原因引起的晚期慢性肝病，都会导致 ApoA 和 ApoB 的合成障碍，血浆中浓度降低。严重创伤或烧伤时，有可能导致胆固醇合成前体羊毛固醇和 7- 胆甾烯醇丢失，两者的缺乏将直接导致胆固醇合成不足。

4. 脂蛋白相关基因缺陷 脂蛋白相关基因缺陷是低脂蛋白血症发生的重要遗传学机制。遗传性低脂蛋白血症分为低 α- 脂蛋白血症和低 β- 脂蛋白血症。①低 α- 脂蛋白血症：主要包括家族性 α- 脂蛋白缺乏症（Tangier 病）和 LCAT 缺乏症。Tangier 病由 ABCA1 基因突变所致，是一种常染色体隐性遗传病。LCAT 缺乏症虽然 α- 脂蛋白降低，但其 FC 和总胆固醇水平是增加的，其发病机制已如前述。②低 β- 脂蛋白血症：主要包括家族性低 β- 脂蛋白血症和无 β- 脂蛋白血症，两者皆因 ApoB 基因突变所致，其机制尚未完全清楚。

（二）低脂蛋白血症对机体的主要影响

1. 对血液系统的影响 血液系统中出现棘形红细胞，正常的磷脂酰胆碱与鞘磷脂比例发生翻转是其主要原因。细胞膜脂质的降低导致红细胞的渗透脆性显著增加，红细胞出现自溶血现象，血小板活力下降，可伴有贫血和凝血机制异常，易引起脑出血。

2. 对消化系统的影响 个体出生后出现脂肪泻导致脂肪吸收不良，小肠肠壁细胞中充满脂滴，少数有肝大和转氨酶升高。

3. 对神经系统的影响 个体出生早期即出现精神运动发育迟缓，如出现伸张反射和腱反射减弱，以及定位感觉丧失、步态不稳和语言障碍等。随着中枢和周围神经系统发生慢性退行性脱髓鞘，多数个体出现智力障碍、小脑性震颤、共济失调、肌肉软弱无力、视力减退、夜盲、视野缩小甚至全盲。

此外，低脂蛋白血症与结肠癌、子宫内膜癌和肝癌等肿瘤发生具有明显相关性，这也解释了他汀类药物因降脂而具有潜在致癌性的原因，但现有证据不能表明低脂蛋白血症与肿瘤发生具有因果关系。低脂蛋白血症还可导致各种病因造成的患者死亡率明显增加。

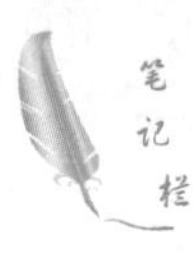

低脂蛋白血症在临床上比较少见，其主要防治措施是消除病因学因素和补充脂溶性维生素保护靶器官。

案例 6-1 分析

1. 该患者血脂中 TG、TC、LDL-C 均升高超过危险阈值，所以属混合型高脂蛋白血症。

2. 该患者发生脂代谢紊乱的主要机制：①饮食脂质含量高，致外源性脂质摄入增加。②肥胖导致脂肪动员时大量游离脂肪酸释放入血，肝脏以其为底物合成 VLDL 增加，使内源性脂质合成增加。③肥胖、高胆固醇和高饱和脂肪酸饮食可使 LDL 受体表达减少或活性降低，造成 LDL 转运与分解代谢异常。

小　　结

脂代谢紊乱是指各种遗传性或获得性因素引起血液及其他组织器官中脂类及其代谢产物异常的病理过程。血脂异常指血浆中脂质的量和质的异常。由于脂质不溶或微溶于水，在血浆中必须与蛋白质结合以脂蛋白的形式存在，因此血脂异常实际上表现为脂蛋白异常血症，如高脂蛋白血症和低脂蛋白血症。血脂异常少数为全身性疾病所致（继发性），多数是遗传缺陷与环境因素相互作用的结果（原发性）。由于正常脂代谢由内源性代谢途径、外源性代谢途径和胆固醇逆转运等三部分组成，因而高脂蛋白血症可因外源性脂质或其他相关物质摄取增加、内源性脂质合成增加、脂质转运或分解代谢异常等机制产生。长期高脂蛋白血症可导致动脉粥样硬化、非酒精性脂肪性肝病、肥胖等，增加心脑血管病的发病率和死亡率。原发性低脂蛋白血症主要是基因突变等遗传因素引起；营养不良和消化不良、贫血、恶性肿瘤、感染和慢性炎症、甲状腺功能亢进、慢性严重肝胆和肠道疾病等均可引起继发性低脂蛋白血症。

复习思考题

1. 简述高脂血症的发生机制。
2. 简述与高脂血症相关的疾病。
3. 试述非酒精性脂肪性肝病时肝脏脂代谢紊乱的发生机制。
4. 试述肝脏与高脂血症的关系。

（韦　星）

主要参考文献

石增立，张建龙，2010. 病理生理学 . 北京：科学出版社 .

王建枝，钱睿哲，2018. 病理生理学 . 9 版 . 北京：人民卫生出版社 .

王万铁，倪世容，2014. 图表病理生理学 . 北京：人民卫生出版社 .

笔记栏

第七章 缺 氧

学习目标

掌握：缺氧的概念、常用血氧指标的概念、意义及其正常值；掌握各类型缺氧的原因、机制、血氧变化特点；不同类型缺氧对机体的影响。

熟悉：缺氧时机体的功能和代谢变化。

了解：机体对缺氧耐受性的因素；氧疗与氧中毒。

案例 7-1

患者，男性，72 岁，主诉为咳嗽、气喘、多痰病史十余年，近 2 日发热并且上述症状加重，收治入院。患者曾多次因“慢性支气管炎肺部感染”住院治疗。前 2 日开始发热、咳嗽、咳白色痰，夜间加重。体格检查：体温 38.2℃，心率 118 次 / 分，呼吸 26 次 / 分。口唇发绀。桶状胸明显，肋间隙增宽，双肺呼吸音粗，有痰鸣音，双下肺呼吸音略低。辅助检查：X 线胸片示双肺纹理增粗，双下肺有片状炎症阴影。血气分析结果：pH 7.20，PaO_2 43mmHg，$PaCO_2$ 90mmHg。

问题：

1. 该患者是否有缺氧？属何种类型缺氧？原因是什么？诊断依据是什么？
2. 该患者为什么发生发绀？
3. 有发绀一定就有缺氧吗？

案例 7-2

患者，男性，34 岁，7 月末一日晚饭后 2 小时出现头晕乏力、胸闷气短，后出现恶心呕吐等症状，急诊入院。体格检查：体温 36.9℃，脉搏 80 次 / 分，呼吸 21 次 / 分，血压 105/70mmHg，神志清，面部皮肤、口唇、四肢青紫色。心肺（–）、全腹无压痛。经询问病史，得知其下班后在小市场买了一份卤肉饭当晚餐。给予亚甲蓝 60mg 缓慢静脉注射，约 30 分钟后皮肤青紫色减轻，2 小时后发绀消失。

问题：

1. 该患者是否有缺氧？属何种类型缺氧？其机制是什么？
2. 该患者为什么皮肤会出现青紫，他是发生了低张性缺氧的发绀吗？
3. 该患者出现的皮肤颜色的改变如何与低张性缺氧的症状加以鉴别？

案例 7-3

两个青年男性工人，在工地上捡回一个不明金属物，将其放在床铺下方，若干日后两人相继出现原因不明的疲乏无力，呼吸困难，送至医院治疗。其中一人入院检查结果：体温 36.5℃，脉搏细弱 88 次 / 分，呼吸 29 次 / 分，血压 95/60mmHg，嗜睡，面部皮肤轻微玫瑰红色、口唇无发绀。心音弱，律齐，双肺（–）；实验室检查：动脉血氧分压和血氧饱和度均正常，肝功能和肾功能检查均未见明显异常。两人均在入院后数天死亡。随后追查发现上述不明金属物为带有钴 -60 放射源的一种探测仪器。

问题：

1. 该患者死亡原因可能是什么？
2. 钴 -60 放射源为何会引起组织性缺氧？
3. 患者为何出现玫瑰红色的肤色？

氧是机体新陈代谢必需的物质之一。正常机体氧的储备量大约为 1500ml。安静状态下每分钟耗氧量约为 250ml，因此人一旦完全停止呼吸和心跳，仅能维持生命 6min 左右，但在低温麻醉处理情况下例外。机体通过外呼吸从空气中摄取氧，再由血液运输到组织，被细胞代谢所利用。换句话说，氧的代谢包括摄取、运输、利用三个环节。由于机体供氧不足或组织利用氧障碍引起的机体代谢、功

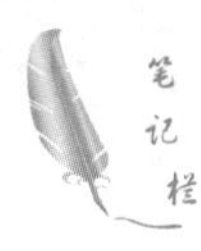

能、形态结构改变的病理过程称为缺氧（hypoxia）。缺氧是临床上非常常见的基本病理过程之一。缺氧课题的研究还涉及航天医学与潜海和登山运动等领域。

第一节 常用的血氧指标

血液中的血氧分压、血氧容量、血氧含量、动－静脉血氧含量差和血氧饱和度是反映组织供氧量与耗氧量的重要指标。

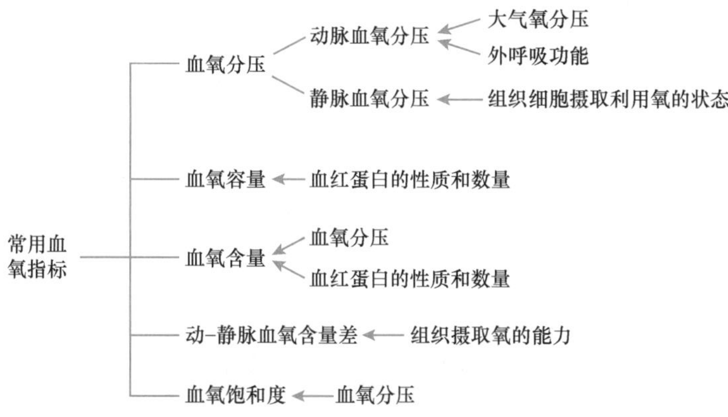

（一）血氧分压

血氧分压（partial pressure of oxygen，PO_2）是指物理溶解于血液中的氧分子所产生的张力，又称为血氧张力。成人在海平面静息状态下，正常成人动脉血氧分压（PaO_2）为 13.3kPa（100mmHg），静脉血氧分压（PvO_2）为 5.33kPa（40mmHg）。PaO_2 的高低主要取决于大气中的氧分压和外呼吸功能。PvO_2 的高低取决于组织、细胞摄取和利用氧的状态。

（二）血氧容量

血氧容量（oxygen capacity，CO_{2max}）是指在体外给予气体 PO_2 为 20.0kPa（150mmHg），PCO_2 为 5.33kPa（40mmHg），温度为 38℃的检测条件下，每 100ml 血液中的血红蛋白所结合的氧量。正常机体的血液在血红蛋白被完全氧合时，每 1 克血红蛋白最大能结合 1.34ml 氧，若血红蛋白浓度为 15g/dl，所能结合的氧量为 1.34ml × 15 = 20（ml/dl）。即正常血氧容量为 20ml/dl。CO_{2max} 的高低主要取决于血液中血红蛋白的量和质。

（三）血氧含量

血氧含量（oxygen content，CO_2）是指 100ml 血液中实际含有的氧量，包括物理溶解的氧量和与血红蛋白结合的氧量。正常成人动脉血氧含量（CaO_2）约为 19ml/dl，静脉血氧含量约为 14ml/dl。血氧含量主要取决于动脉血氧分压的高低及血红蛋白的量和质。

（四）动－静脉血氧含量差

动－静脉血氧含量差（CaO_2-CvO_2）是指动脉血氧含量与静脉血氧含量的差值，正常值约为 5ml/dl，即每分升血液经过组织利用后被消耗 5ml 氧。CaO_2-CvO_2 反映组织摄氧能力。即耗氧量越大则 CaO_2-CvO_2 越大，或血流越慢 CaO_2-CvO_2 也越大。

（五）血红蛋白氧饱和度

血红蛋白氧饱和度（oxygen saturation，SO_2），简称血氧饱和度，指机体血液中氧和血红蛋白占总血红蛋白的百分数。若忽略不计物理状态溶解于血浆中的氧，SO_2 可用下列公式表示：

$$SO_2 = \frac{\text{血氧含量}}{\text{血氧容量}} \times 100\%$$

正常动脉血氧饱和度（SaO_2）约为 95% ～ 98%，静脉血氧饱和度（SvO_2）约为 70% ～ 75%。血氧饱和度的高低主要取决于 PO_2 的高低。表示 PO_2 与血氧饱和度的关系曲线称为氧合血红蛋白解离曲线简称氧离曲线（图 7-1）。氧离曲线呈“S”形，具有重要的生理意义。在肺组织，只要 PaO_2 能达到 60mmHg 以上，氧离曲线进入“S”形的平直段。血氧饱和度在 89% 以上，流经肺泡的血红蛋白易结合到氧。而在其他组织中，当氧分压降至 40 ～ 60mmHg，位于氧离曲线的陡直部分，意味着血液中血红蛋白易释放氧给组织利用。当红细胞内 2,3- 二磷酸甘油酸（2,3-DPG）增多、血液 pH 值下降、PCO_2 增高及体温升高时，血红蛋白与氧的亲和力降低，以至于在相同 PaO_2 下血氧饱和度

笔记栏

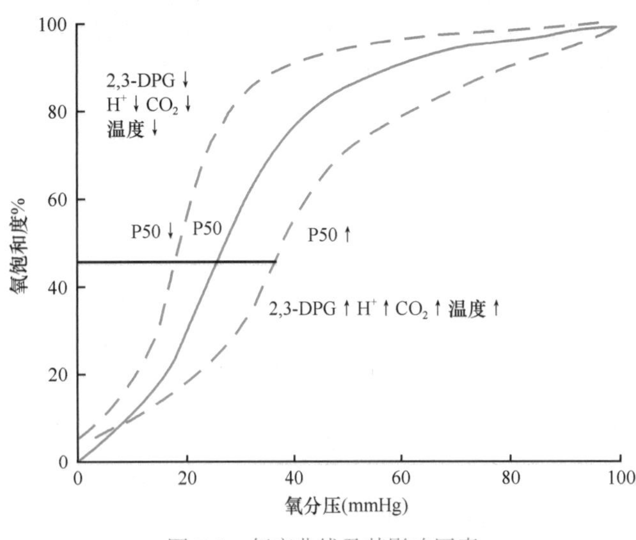

图 7-1 氧离曲线及其影响因素

降低，称之为氧离曲线右移，有利于氧释放给组织利用。反之，氧离曲线左移，不利于组织摄取利用氧（图 7-1）。

P50 是指血氧饱和度达到 50% 时的血氧分压。正常值为 26 ～ 27mmHg。P50 数值的改变反应血红蛋白与氧亲和力的改变。P50 增大，说明氧离曲线右移，即血红蛋白与氧亲和力下降，HbO_2 易释放氧。P50 变小，则相反。

第二节 缺氧的分类、原因和发生机制

氧从大气吸入肺脏，进入肺泡，与肺泡表面毛细血管进行气血交换，弥散入血，与血红蛋白结合，形成氧合血红蛋白，随着血液循环输送到全身，被组织细胞摄取和利用。这些环节中任何一个环节出现障碍，都会引起缺氧的发生。所以根据缺氧的原因和血氧指标变化特点缺氧可分为四个类型，即低张性缺氧、血液性缺氧、循环性缺氧和组织性缺氧。

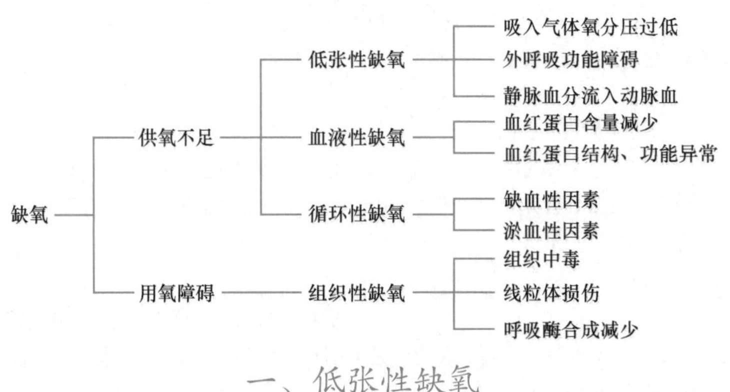

一、低张性缺氧

低张性缺氧（hypotonic hypoxia）是指各种原因引起的以动脉血氧分压下降，动脉血氧含量减少为基本特征的缺氧，因为其主要原因是氧的摄入障碍，故又称为乏氧性缺氧。

（一）原因与发生机制

1. 吸入气氧分压过低 常见于人处于海拔 3000m 以上的高原、高空，或通气不良的环境，如矿井、坑道、山洞中，由于空气中氧气含量稀薄，吸入气氧分压过低，使得肺泡气氧分压也随之下降，使弥散进入血液的氧减少，最终使得肺脏进行气血交换障碍，动脉血氧分压降低，动脉血氧饱和度降低。

2. 外呼吸功能障碍 各种外呼吸功能障碍引起的肺泡通气不足、气体弥散障碍以及肺通气与肺血流比值失调等原因均可导致 PaO_2 降低，引起机体缺氧。这种由于外呼吸功能障碍而引起的缺氧又称为呼吸性缺氧。重症鼾症患者因舌咽部肌肉松弛，下坠后可严重阻塞气道，夜间睡眠中可发生数十次呼吸暂停，临床上称之为阻塞性睡眠呼吸暂停低通气综合征（obstructive sleep apnea-hypopnea syndrome，OSAHS）。患者常因长期反复发作低张性缺氧而继发多种心血管疾病，如高血压、冠心病等。应引起重视。

3. 静脉血分流入动脉血 见于某些先天性心脏病，如房间隔或室间隔缺损伴有肺动脉压升高、肺动脉狭窄、动脉导管未闭、法洛四联症，患者血液从右心向左心分流，这样未经氧合的右心静脉血分流入左心动脉血中，引起 PaO_2 下降和血氧含量降低，也属于低张性缺氧。

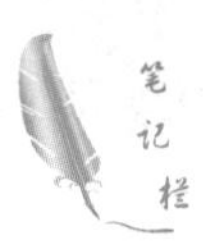

（二）血氧变化特点

1. PaO_2 降低 氧摄入不足使 PaO_2 降低，这是低张性缺氧的基本特征。动脉血氧分压一般要降

至 60mmHg 以下才会引起组织缺氧，这是因为血氧分压在 60mmHg 以上时，氧离曲线近似水平线，氧分压增加对血氧饱和度的影响较小。然而，当血氧分压低于 60mmHg 时，氧离曲线斜率变大，此时 PO_2 只要降低一点，血氧饱和度就会显著减少。

2. 血氧容量正常或增高（慢性缺氧） 急性低张性缺氧时，通常血红蛋白质和量无异常变化，故血氧容量正常。慢性低张性缺氧常常因为红细胞和血红蛋白代偿性增多使血氧容量增高。

3. 血氧含量降低 虽然血氧容量正常，但因 PaO_2 降低，造成血液中红细胞结合的氧量减少，使得可供组织细胞利用的氧减少。

4. 血氧饱和度降低 因为血氧含量降低而血氧容量正常，所以 SO_2 降低，动脉血氧分压一般要降至 60mmHg 以下才会引起组织缺氧，这是因为血氧分压在 60mmHg 以上时，氧离曲线近似水平线，氧分压改变对血氧饱和度的影响较小。然而，当血氧分压低于 60mmHg 时，氧离曲线斜率变大，此时 PO_2 只要降低一点，血氧饱和度就会显著减少，引起组织细胞的缺氧。

5. 动 – 静脉血氧含量差降低或正常 急性低张性缺氧时，动脉血氧含量明显降低，组织耗氧量相应减少，动 – 静脉血氧含量差变小。慢性低张性缺氧时，虽然动脉血氧含量降低，但组织利用氧的能力代偿性增强，因此动 – 静脉血氧含量差可接近正常。

案例 7-1 分析

患者有多年的慢性阻塞性肺病的病史，结合近两天病情加重，提示患者有肺脏呼吸功能的受损，引起外呼吸功能障碍，结合血氧指标中 PaO_2 43mmHg，血氧分压明显降低，属于低张性缺氧。

（三）皮肤、黏膜颜色

正常成人毛细血管中的脱氧血红蛋白平均浓度为 26g/L。低张性缺氧时，血液中脱氧血红蛋白浓度超过 50g/L 时，患者的皮肤和黏膜呈现青紫色，将这种现象称之为发绀（cyanosis）。低张性缺氧时，由于动脉血氧含量降低，即血液中的氧合血红蛋白浓度降低，而脱氧血红蛋白浓度增加，故易出现发绀。

虽然发绀是低张性缺氧典型的表现，但缺氧的患者不一定都有发绀，如严重贫血的患者，其血红蛋白含量可明显降低，出现严重缺氧，但机体却没有出现发绀的表现。而红细胞增多症的机体，由于血液中脱氧血红蛋白含量超过 50g/L 也可以出现发绀的表现，但没有缺氧。

案例 7-1 分析

患者因为多年的慢性支气管炎病史，肺部损伤，导致氧气吸入肺脏障碍，使得进入肺脏的氧气量减少，肺泡表面毛细血管血红蛋白与氧的结合减少，形成的氧合血红蛋白数量少，红色的氧合血红蛋白减少而暗红色的脱氧血红蛋白相对增多，皮肤黏膜呈现过多的脱氧血红蛋白的颜色，即青紫色。

二、血液性缺氧

血液性缺氧（hemic hypoxia）是指由于血红蛋白的含量减少或性质改变，使血液携氧能力降低或与血红蛋白结合的氧不易释出，而引起的缺氧。血红蛋白的含量减少致使血液携带氧的量降低；血红蛋白的性质改变导致变性的血红蛋白不能携带氧，两者均造成血氧含量减少，导致组织供氧不足。当机体出现血液性缺氧时，由于血液中物理溶解的氧量不变，PaO_2 是正常的，因此又称为等张性缺氧（isotonic hypoxia）。

（一）原因与发生机制

1. 贫血 各种原因引起的严重贫血，由于血红蛋白的含量减少，所以血氧容量和血氧含量均降低，导致组织供氧不足。

2. 一氧化碳中毒 一氧化碳（CO）可以与血红蛋白结合形成碳氧血红蛋白（carboxyhemoglobin，HbCO），而 CO 与 Hb 结合的亲和力是 O_2 与 Hb 结合的亲和力的 210 倍。只要吸入的空气中含有少量的 CO，就可以发生碳氧血红蛋白血症，HbCO 没有携带氧的能力，导致机体严重缺氧。CO 还能抑制红细胞内的糖酵解，使 2,3-DPG 减少，氧离曲线左移，不利于幸存的氧合血红蛋白中氧的释放。所以 CO 中毒既妨碍 Hb 与氧的结合，又抑制氧合血红蛋白中氧的解离，共同造成

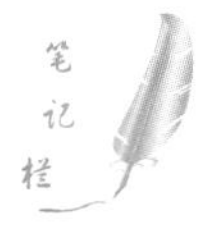

供氧不足。当人体吸入含 0.1%CO 的空气数小时后，约有 50% 的血红蛋白与 CO 结合形成 HbCO，使血液失去携带氧的能力。CO 气体无色无味，人可在清醒状态下不知不觉发生一氧化碳中毒。CO 与 Hb 的结合是可逆的，即 $HbO_2 + CO \rightleftharpoons HbCO + O_2$，停止与 CO 接触，$O_2$ 便可取代 CO 重新形成 HbO_2。因此，CO 中毒患者应立即离开 CO 环境，并吸入新鲜空气或纯氧。对于严重中毒者，最好进行高压氧舱治疗，使 O_2 与 CO 竞争性地与 Hb 结合，而明显加速 HbCO 的解离和 CO 的排出，并使 HbO_2 显著增加。

3. 高铁血红蛋白血症 正常亚铁血红蛋白因为含有 4 个能够结合氧的亚铁血红素亚基而具备携带氧的功能。腌制的或变质的食品中含有较多的硝酸盐，若大量食用后，在肠道细菌的作用下硝酸盐还原为亚硝酸盐。亚硝酸盐作为氧化剂可将血红蛋白 Fe^{2+} 氧化为 Fe^{3+}，产生高铁血红蛋白（methemoglobin，$HbFe^{3+}OH$）血症。具有氧化作用的蚕豆、食品添加剂亚硝酸盐等摄入过多，奎宁、磺胺类、非那西汀等药品服用过多，也可以发生高铁血红蛋白血症。6- 磷酸葡萄糖脱氢酶缺乏症患者由于其体内缺少 NADH 和 NADPH 还原性物质，当摄入这些含有氧化作用的食物时更易发生高铁血红蛋白血症。因氧化形成的高铁血红蛋白的 Fe^{3+} 可与红细胞内羟基牢固结合而失去结合氧的能力。同时这样还会使氧离曲线左移，4 个血红蛋白分子中有一部分 Fe^{2+} 变为 Fe^{3+}，其余血红蛋白分子虽然能结合氧，但结合后不易与氧解离。所以，高铁血红蛋白血症造成的缺氧比贫血造成的缺氧更为严重。当高铁血红蛋白量超过血红蛋白总量的 10%，就可发生轻度缺氧，达到 30% ～ 50%，则发生严重缺氧，出现全身青紫、呼吸急促、头疼、精神恍惚、意识不清等症状。高铁血红蛋白呈黑色。正常人血液中高铁血红蛋白含量少于 2%，只要高铁血红蛋白达到 3% 以上，患者皮肤黏膜即可出现面色发青，皮肤发乌，类似发绀，称之为肠源性发绀。

4. 血红蛋白与氧的亲和力异常增高 一些疾病导致血红蛋白与氧的亲和力增强，使氧离曲线左移，使得氧不易解离释放，导致组织缺氧。比如输入大量库存血，库存血中 2,3-DPG 含量低，或机体处于碱中毒的环境下均可以导致氧离曲线左移，血红蛋白与氧的亲和力升高，引起组织细胞供氧不足。此外，已发现的 30 多种血红蛋白病，由于肽链发生氨基酸替代，也可导致 Hb 与氧的亲和力大大升高，引起缺氧。

（二）血氧变化特点

1. PaO_2 正常 血液性缺氧时，因吸入气中氧分压和外呼吸功能都是正常的，所以动脉血氧分压正常。

2. 血氧容量正常或降低 贫血患者血红蛋白含量减少使血氧容量降低，一氧化碳中毒者将血样取出在体外充分氧合后，测得的血氧容量是正常的，因为此时 HbCO 已释放出 CO，重新形成 HbO_2，但体内的“血氧容量”实际是降低的。高铁血红蛋白血症引起的血液性缺氧，血红蛋白性质发生改变所以血氧容量是降低的。

3. 血氧含量降低 无论血红蛋白数量减少还是性质改变，其血氧含量均降低。

4. 动 – 静脉血氧含量差缩小 血液性缺氧患者的 PaO_2 虽然正常，但血液携带 O_2 量减少，因此，向组织释出的 O_2 减少，使毛细血管的血氧分压与组织的氧分压梯度迅速降低，弥散动力减弱，向组织的供氧减少，动静脉血氧含量差减少。Hb 性质改变者因为氧离曲线明显左移，氧合 Hb 释放氧障碍，动静脉血氧含量差减少更明显。

5. 血氧饱和度正常 血红蛋白数量减少者由于血氧容量和血氧含量均降低，其血氧饱和度可正常，而一氧化碳中毒患者虽然 Hb 性质改变，但测得的血氧容量正常，所以血氧饱和度可降低。

案例 7-2 分析

患者食用卤制食物引起胃肠道反应和皮肤青紫色改变，提示形成肠源性发绀，说明患者发生了高铁血红蛋白血症，卤制食物里的亚硝酸盐有一定的氧化性，通过消化道进入机体会机体中血红蛋白上的二价铁氧化为三价铁，引起血液血红蛋白的性质改变，属于血液性缺氧。

（三）皮肤、黏膜颜色

严重贫血时，血红蛋白量显著减少，因此面色苍白。一氧化碳中毒时，因为血液中的碳氧血红蛋白特别鲜红，所以患者的皮肤、黏膜呈樱桃红色。高铁血红蛋白血症时，因高铁血红蛋白呈黑色，患者的皮肤、黏膜可呈类似发绀的棕褐色（咖啡色）。

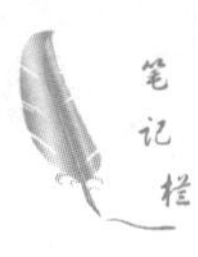

案例 7-2 分析

患者皮肤黏膜呈现咖啡色，因为高铁血红蛋白黑色掺杂在红色血液中导致血液颜色变暗，类似低张性缺氧的发绀，但不是真正的低张性缺氧发绀。

高铁血红蛋白血症与低张性缺氧的发绀可以从发病原因，临床症状，实验室检查，治疗几个角度进行鉴别诊断。

三、循环性缺氧

循环性缺氧（circulatory hypoxia）是指由于血液循环功能障碍，组织供血量减少导致组织供氧量减少而引起的缺氧，又称低动力性缺氧（hypokinetic hypoxia）。循环障碍可以是全身的（如心力衰竭、休克等），也可以是局部的（如下肢静脉血栓、心肌梗死等）。

（一）原因与发生机制

1. 缺血性缺氧（ischemic hypoxia） 缺血性缺氧常见于心力衰竭、休克等病因引起的全身性组织供血不足；或动脉粥样硬化引起的血管狭窄与阻塞，如心肌梗死，或血管痉挛及栓塞等引起的局部性供血不足，如脑缺血性缺氧。

2. 淤血性缺氧（congestive hypoxia） 淤血性缺氧主要见于静脉回流障碍，例如右心衰造成腹腔器官的淤血缺氧、器官功能下降，若伴有组织水肿亦会加重组织缺氧（氧弥散距离加大）。左心衰竭更因肺淤血和肺水肿而影响外呼吸功能，使 PaO_2 降低，所以可合并低张性缺氧。下肢静脉的血栓形成可造成相应引流区的静脉回流障碍，在下肢发生淤血性缺氧。休克早期阶段主要为缺血性缺氧；随着休克进展，微循环大量开放，此时以淤血性缺氧为主。

（二）血氧变化特点

1. 动脉血氧分压、氧容量、氧含量和氧饱和度均为正常 由于氧的摄入（外呼吸）、携带（血液）功能未受影响，因此上述指标均为正常。左心衰竭时常因肺淤血和肺水肿而影响呼吸功能，可出现动脉血氧分压、氧含量和氧饱和度降低。

2. 动–静脉血氧含量差增大 由于血流缓慢，组织有更多的时间从单位容积血液中摄取更多的氧，加上组织性缺氧引起局部酸中毒使氧离曲线右移，氧合血红蛋白到达组织容易释放氧，也使组织更易摄取氧，静脉血氧含量降低更显著，所以动–静脉血氧含量差加大。虽然动–静脉血氧含量差增大，但单位时间内流经毛细血管的血流量是减少的，因而组织实际获得的氧量是减少的，导致组织细胞缺氧。

（三）皮肤、黏膜颜色

缺血性缺氧时，皮肤黏膜苍白；淤血性缺氧患者由于组织利用氧增多，毛细血管中脱氧血红蛋白量增多，因此发绀明显。在休克缺血缺氧期，由于微血管持续收缩，所以表现为皮肤黏膜苍白；若休克进入淤血缺氧期，由于部分皮肤毛细血管开始扩张，皮肤呈发绀，但如果部分皮肤毛细血管仍然保持收缩，此时可出现发绀与苍白相间的情况，皮肤呈花斑样改变。

四、组织性缺氧

组织性缺氧（histogenous hypoxia）是指由于各种原因引起的组织细胞利用氧障碍而发生的缺氧。

（一）原因和发生机制

1. 毒物对线粒体氧化磷酸化的抑制 毒物如氰化物、砷化物、硫化氢、锑化物、汞化物、甲醇等可引起线粒体呼吸链损伤，使氧化磷酸化过程受阻，引起组织细胞利用氧障碍。例如氰化物中毒，各种氰化物如 HCN、KCN、NaCN 或 NH_4CN 等均可通过消化道、呼吸道和皮肤进入体内。氰离子（CN^-）可迅速与氧化型细胞色素氧化酶的三价铁结合为氰化高铁细胞色素氧化酶，使之不能被还原为还原型细胞色素氧化酶，因此呼吸链中断，组织不能利用氧。氰化物毒性极大，60mg 的氰化物即可快速致人死亡。生的桃核仁、未经加工处理的杏仁、木薯等含有一定的氰化物，误食可引起氰化物中毒。

2. 细胞线粒体损伤 组织细胞的氧化磷酸化场所是线粒体。高温、大剂量放射线照射可损伤线粒体，进而引起组织性缺氧。细菌内毒素通过破坏线粒体膜的稳定性而使线粒体功能损伤，也可以引起组织性缺氧。

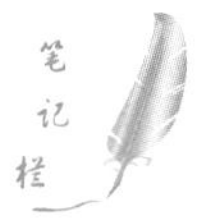

3. 呼吸酶的合成减少 呼吸链的递氢体黄素酶的辅酶为维生素 B_2，NADH、NADPH 的辅酶为烟酰胺（维生素 B_3），丙酮酸脱氢酶的辅酶为维生素 B_1，维生素的严重缺乏，可使这些酶活性下降，

因此发生组织细胞利用氧障碍。

（二）血氧变化特点

（1）动脉血氧分压、血氧容量、血氧含量和血氧饱和度均为正常。

（2）动－静脉血氧含量差小于正常：由于组织利用氧障碍，故静脉血氧分压及氧含量均高于正常，所以动－静脉血氧含量差缩小。

案例 7-3 分析

患者死于组织性缺氧，患者捡回的不明金属为钴 -60，具有放射性，放射线损伤患者机体，主要使得患者组织细胞线粒体破坏，不能进行氧的利用，从而引起组织性缺氧。

（三）皮肤、黏膜颜色

由于组织用氧障碍，毛细血管中氧合血红蛋白增多，脱氧血红蛋白减少，故组织性缺氧患者肤色可呈玫瑰红色。

氰化物中毒者，由于 CN^- 可使患者血管收缩，所以也可出现皮肤苍白现象。

上述四种类型缺氧可以单独存在，但实际上临床所见的缺氧多为混合性缺氧。例如失血性休克患者，因失血导致红细胞血红蛋白数量减少，引起血液性缺氧；因血液循环障碍有循环性缺氧；若伴有肺的功能障碍形成急性呼吸窘迫综合征，可出现低张性缺氧。

四种类型缺氧的血氧指标变化特点及皮肤、黏膜颜色见表 7-1。

表 7-1 各型缺氧血氧指标变化特点

缺氧类型	氧分压	血氧含量	血氧容量	血氧饱和度	动－静脉氧含量差	皮肤、黏膜颜色
低张性缺氧	↓	↓	N / ↑	↓	↓ / N	发绀
血液性缺氧	N	↓	↓ / N（CO 中毒）	N / ↓（CO 中毒）	↓	苍白 / 樱桃红 / 肠源性发绀
循环性缺氧	N	N	N	N	↑	苍白 / 发绀
组织性缺氧	N	N	N	N	↓	玫瑰红

注：↓降低；↑升高；N 正常

第三节 缺氧时机体的功能和代谢变化

缺氧对机体的影响包括机体的代偿反应和损伤性变化两个方面。机体以哪个方面为主取决于缺氧发生的速度、程度、持续时间、范围和机体的代谢状态。下面以低张性缺氧为例，同时结合其他类型缺氧的特点阐述缺氧对机体机能代谢的影响。

一、呼吸系统的变化

急性低张性缺氧患者因 PaO_2 降低刺激外周颈动脉体和主动脉体化学感受器，反射性地引起呼吸中枢兴奋，呼吸表现为加深加快，通气增加，有利于从外界摄取更多的氧，以提高肺泡氧分压（PAO_2）和 PaO_2；呼吸运动增强还可使胸膜腔负压加大，回心血量增多，肺血流量也随之增多，有利于氧的摄取，这些变化均有一定的代偿意义。但过度通气会呼出过多的二氧化碳，形成呼吸性碱中毒；同时 pH 升高，脑脊液的 H^+ 浓度也降低，从而抑制呼吸中枢，两者均可部分抵消缺氧对外周化学感受器的刺激效应。因此，缺氧时肺通气量的变化，是上述两个方面的综合效应。换句话说，急性缺氧早期，患者肺通气量增加较少是因为呼吸加快引起的低碳酸血症和脑脊液中 pH 升高抑制了呼吸中枢，限制肺通气量过度增加；2 ～ 3 日后，脑脊液中 HCO_3^- 通过血脑屏障进入血液，并经肾脏代偿性排出增多，消除了中枢 pH 升高的影响，所以此时 PaO_2 降低对外周化学感受器的刺激作用得到充分体现，肺通气量明显增加。慢性低张性缺氧患者呼吸通常没有增加，原因是其外周化学感受器对 PaO_2 降低和 $PaCO_2$ 升高的敏感性下降，这是一种适应性变化，目的是避免长期呼吸运动过强造成机体耗氧量和能量消耗过大。血液性缺氧和组织性缺氧因 PaO_2 不降低，呼吸变化不明显；循环性缺氧若发生肺淤血和肺水肿（如左心衰竭）时可因肺牵张反射增强使呼吸加快。

生活在低海拔地区的人进入高原（海拔 3000m 以上）并进行体力活动，可出现一系列高原反应。轻者表现为气促、头昏、头痛、失眠等；重者可发生高原肺水肿，其临床表现为呼吸困难、咳粉红色或白色泡沫痰、肺部有湿性啰音、不能平卧、发绀、甚至神志不清，可以导致死亡。高原肺水肿的发生

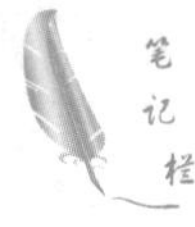

机制是：①缺氧导致交感神经兴奋，外周血管收缩，血液重分布；加上呼吸加深，胸膜腔负压加大，两者均使回心血量增加，肺循环血量增多，肺毛细血管流体静压增加，体液容易漏出而发生肺水肿。②缺氧可导致肺的不同部位小动脉收缩不均匀，血流流向收缩弱的部位，使该部位毛细血管内流体静压更高，液体漏出增多而发生肺水肿。③缺氧引起的应激反应可能激活肺泡巨噬细胞和肥大细胞释放血管活性物质，扩张血管损伤血管内皮细胞，使肺泡－毛细血管膜通透性增加而引起肺水肿。

当 $PaO_2 < 30mmHg$ 时，导致严重的缺氧，可直接抑制、损害呼吸中枢。而且严重的缺氧对呼吸中枢的抑制作用超过了其对化学感受器的反射性兴奋作用，患者呼吸抑制，出现中枢性呼吸衰竭，表现为呼吸减慢、变弱，节律不规则，可出现周期性呼吸，最终导致呼吸停止。

二、循环系统的变化

（一）心脏功能和结构变化

低张性缺氧引起的循环系统的代偿反应主要表现为心率增快，心肌收缩力增强，心排血量增加。其机制：①通气增加对肺牵张感受器的刺激，反射性地兴奋交感神经，后者对心脏产生正性肌力作用；②呼吸加深使胸膜腔负压加大，导致回心血量增加，亦有利于心排血量增加。

贫血、慢性阻塞性肺疾病、先天性心脏病患者、高原居民由于长期低氧血症可发生心肌重塑，即心肌肥厚、心脏体积增大等。心肌肥大有利于满足机体对心排血量增加的需要，在相当长时间内可维持心功能正常。但过度肥大的心肌反而易发生心力衰竭。所以严重的慢性缺氧患者可出现心脏受累，形成高原性心脏病、肺源性心脏病、贫血性心脏病等，心排血量反而减少。高原缺氧和慢性阻塞性肺疾病可因为低氧血症，引起肺血管收缩、肺循环阻力增加和肺动脉高压，持久的肺动脉高压可引起肺血管重塑和管壁顺应性下降，进而导致右心肥大，发生心力衰竭。

（二）血流分布改变

缺氧时导致交感－肾上腺髓质系统兴奋，血流量出现重新分布，心、脑血流量增加，而皮肤和内脏血流量减少，这种血液重分布具有重要的代偿意义。血液重分布的机制主要与不同器官血管肾上腺受体的分布差异有关。①皮肤、腹腔内脏的血管平滑肌含 α 肾上腺受体密度较高，交感兴奋引起强烈的缩血管效应。②脑血管含 α 肾上腺受体较少，同时在缺氧时组织产生的腺苷、乳酸、NO、PGI_2 等均有扩血管效应，另外，其血管平滑肌的钾通道在缺氧时出现钾外流的增加，促进膜电位超极化，Ca^{2+} 低内流减少，平滑肌松弛，因此缺氧时脑血管舒张。③冠脉血管除含有 α 肾上腺素受体外，还有丰富的 β 肾上腺素受体，儿茶酚胺作用于 β 肾上腺素受体使冠状动脉扩张；心肌血管平滑肌的钾通道与脑血管相似，在缺氧时亦抑制平滑肌的收缩。

（三）肺循环的变化

缺氧时由于肺泡气 PO_2 降低，引起该部位肺小血管收缩，使流经肺泡的血流量减少。这样肺泡通气与血流比值可维持在 0.8，流经这部分肺泡的血液仍然能获得较充分的氧合作用，有利于维持较高的 PaO_2。缺氧时引起肺血管收缩的机制与下列几点有关。①缺氧引起交感神经兴奋，儿茶酚胺可作用于肺血管的 α 肾上腺素受体，引起血管收缩。②缺氧刺激血管紧张素Ⅱ、内皮素、血栓素 A_2、5- 羟色胺等缩血管物质产生增加，而扩血管物质前列腺素、NO、心房钠尿肽产生减少，而引起收缩肺血管。③缺氧使肺血管抑制平滑肌细胞 K^+，导致通道关闭，K^+ 外流减少，膜电位下降，细胞膜去极化，再导致电压依赖性钙通道开放，Ca^{2+} 内流增加，这两方面均引起肺血管收缩，而这些作用引起肺小血管收缩可导致肺动脉高压。

慢性低张性缺氧和长期肺动脉高压可导致肺小动脉和微动脉中膜平滑肌细胞肥大及增生、细胞间质增多，使中膜增厚；内膜弹力纤维及胶原纤维增生，使内膜增厚；非肌型微动脉肌化，管壁中出现平滑肌等肺血管结构改变，称为肺血管重塑。肺血管重塑后出现血管壁硬化、管腔变窄、血流阻力增大，从而形成持续的肺动脉高压，两者互为因果关系。

三、血液系统的变化

（一）红细胞和血红蛋白增多

急性缺氧时，引起交感神经兴奋，未参与循环的静脉窦内红细胞进入循环血液中使参与循环的血细胞增加，增强血液的携氧能力，因此外周血红细胞数与血红蛋白可轻度增加。慢性缺氧时，肾小管间质细胞 HIF-1 表达增多促进 EPO 基因表达，促使 EPO 合成释放增多，生成释放红细胞生成素（erythropoietin，EPO）增多，使骨髓红系增生，红细胞的成熟与释放加快，从而外周血中红细胞和血红蛋白增多，增加组织的供氧量，具有代偿意义。但如果红细胞生成过多，使血液黏滞度增加，

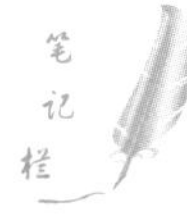

血流阻力加大，血流缓慢，易形成微血栓，对机体也会形成不利影响。

（二）氧离曲线右移

缺氧时，红细胞内2,3-DPG增加，使氧离曲线右移，血红蛋白与氧的亲和力降低，易于将释出结合的氧供组织利用。红细胞内2,3-DPG增加的机制是：①低张性缺氧时，脱氧血红蛋白（HHb）增多，HHb中央孔穴较大，可结合2,3-DPG（图7-2），所以当血中脱氧血红蛋白增多，而氧合血红蛋白构型中其中央孔穴小，不能结合2,3-DPG，而脱氧血红蛋白中央空穴大，可以结合。所以当脱氧血红蛋白增多时对2,3-DPG的结合增加。红细胞内游离的2,3-DPG就减少，使2,3-DPG对磷酸果糖激酶及二磷酸甘油酸变位酶的抑制作用减弱，从而使糖酵解增强及2,3-DPG的生成增多。另外，由于低张性缺氧引起的代偿性通气过度导致呼吸性碱中毒，使血pH升高，pH增高能激活磷酸果糖激酶，使糖酵解增强，2,3-DPG合成增加。②pH增高还可以抑制2,3-DPG磷酸酶的活性，使2,3-DPG的分解减少。

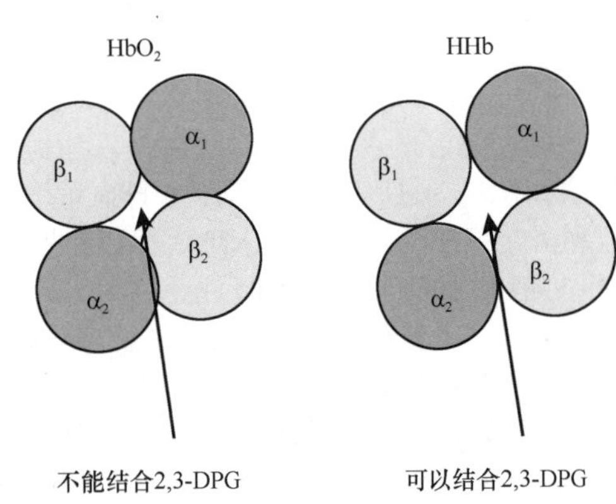

图7-2 HHb结合2,3-DPG的分子结构特点

2,3-DPG增多使氧解离曲线右移，其机制是：①2,3-DPG与脱氧血红蛋白结合，可使HHb的空间结构稳定，使其不易与氧结合。②2,3-DPG是红细胞内的有机酸，增多时可使红细胞内pH降低，而pH下降通过Bohr效应可使血红蛋白与氧的亲和力降低。氧解离曲线右移有利于向组织释放O_2，促进组织利用氧，但在肺部却不利于氧的摄取。

四、中枢神经系统的变化

脑是人体耗氧量最大的器官之一。脑重量虽只占体重的2%～3%，但血流量却占15%，耗氧量占机体总耗氧量的23%。因此，脑对缺氧耐受性差，短时间脑缺氧就以可造成脑损伤。

中枢神经系统功能变化的程度与低氧血症的程度和脑缺氧时间长短有关。脑缺氧初期，脑组织对缺氧的有早期抗损伤反应，脑功能可表现为某种程度的兴奋表现，如欣快感、躁动、幻觉、情绪激动等。接着很快就有脑功能损伤表现，如头痛、眼花、视物模糊、判断力下降、运动不协调、惊厥、昏迷等。慢性缺氧患者则表现为注意力不能集中、易疲劳、嗜睡等症状。

缺氧导致中枢神经系统功能和形态改变的机制：①脑缺氧和局部酸性物质堆积可使脑血管扩张，毛细血管流体静压增高，从而发生血管性脑水肿使脑间质水肿。②脑缺氧直接影响脑组织能量代谢，ATP生成不足，细胞膜钠泵功能障碍而发生细胞毒性脑水肿导致脑细胞肿胀。③间质性脑水肿和脑细胞肿胀又进一步压迫脑血管，使脑缺氧进一步加重，脑缺氧/脑水肿呈恶性循环，最终导致颅内高压和脑疝，再进一步累及呼吸中枢和心血管中枢，表现为潮式呼吸、叹气样呼吸、心率变慢、不规则，最后呼吸心跳停止。

五、组织细胞的变化

（一）代偿性反应

缺氧时，组织细胞可通过增强利用氧的能力和增强无氧酵解等方式以获取维持生命活动所需要的能量。主要表现为：①组织细胞利用氧的能力增强：慢性缺氧时，细胞内线粒体的数量和线粒体膜的表面积均增加；同时，呼吸链中的酶如琥珀酸脱氢酶、细胞色素氧化酶增加，增强细胞的内呼吸功能。由于胎儿在母体中相对缺氧，其组织细胞的线粒体内呼吸功能是成年人的3倍，所以，刚出生婴儿的缺氧耐受性要高于成年人。②糖酵解增强：严重缺氧时，有氧氧化产生的ATP大量减少，ATP/ADP比值降低，激活磷酸果糖激酶，该酶是控制糖酵解过程最主要的限速酶，其活性增强可促使糖酵解过程加强，在不消耗氧的情况下生成ATP，以补偿能量的不足。③肌红蛋白增加：慢性缺氧可使肌肉中肌红蛋白含量增多。当氧分压为10mmHg时，血红蛋白的氧饱和度仅10%，而肌红蛋白的氧饱和度可达到70%，可见肌红蛋白与氧的亲和力较血红蛋白大。肌红蛋白量的增加可增加机体氧的储备，肌红蛋白能有效促进氧从血液组织间液向细胞内转移，在机体缺氧时，肌红蛋白可释出大量的氧供组织细胞利用。高原生活的人和运动员骨骼肌中肌红蛋白含量增多的意义就在于提高对缺氧的耐受性。

笔记栏

（二）损伤性变化

机体严重缺氧时，受损伤细胞的细胞膜、线粒体膜和溶酶体膜的稳定性下降而造成组织细胞损伤，机制包括三个方面：①细胞膜损伤：细胞膜损伤是缺氧时最早损伤的部位。在细胞内 ATP 含量减少以前，就可以检测到细胞膜电位下降。其机制是缺氧时，依赖 ATP 的钠泵不能正常工作，导致钠离子内流和钾离子外流，细胞内 Na^+ 的增多促使水进入细胞而发生细胞肿胀，细胞内 K^+ 减少影响细胞代谢酶的活性，进一步影响细胞的功能。因为 ATP 不足而影响细胞膜钙泵将 Ca^{2+} 转运出细胞，肌质网摄取 Ca^{2+} 减少，同时，细胞膜对离子的通透性增高，Ca^{2+} 顺浓度差进入细胞内，这样，细胞质内 Ca^{2+} 浓度增高，发生钙超载现象，后者可增强 Ca^{2+} 依赖性蛋白激酶的活性，促进氧自由基形成，进一步造成细胞氧化应激损伤。细胞膜的上述变化还可通过影响膜的流动性、膜受体功能等方面造成细胞损伤。②线粒体的损伤：细胞内的氧约有 80% ～ 90% 在线粒体内用于氧化磷酸化生成 ATP，10% ～ 20% 在线粒体外用于生物合成、降解及生物转化等功能。轻度缺氧或缺氧早期线粒体内呼吸功能代偿性增强。产生大量氧自由基诱发脂质过氧化反应，破坏线粒体膜结构功能，并形成线粒体内钙超载，形成磷酸钙沉积，抑制线粒体内氧化磷酸化，使 ATP 生成减少。严重时线粒体还可出现肿胀、嵴崩解、外膜破裂和基质外溢等结构破坏。③溶酶体的损伤：缺氧时因糖酵解增强，乳酸生成增多和脂肪氧化不全产生的酮体增多，可发生代谢性酸中毒。H^+ 可激活磷脂酶，使溶酶体膜磷脂被分解，膜通透性增高，结果使溶酶体肿胀、破裂。大量溶酶体酶的释出，导致细胞本身及其周围组织的溶解、坏死。溶酶体酶进入血液还可造成多处组织细胞的损伤。

第四节 影响机体对缺氧耐受性的因素

一、年 龄

年龄的差异对缺氧耐受性有影响，新生儿对氧的耐受性比成人好，其原因可能是婴儿出生前已适应子宫内相对低一点的氧分压，同时，婴儿体温调节中枢不健全，可随缺氧环境适当调低体温和基础代谢率，从而提高对缺氧的耐受力。动物实验证明，刚出生乳鼠可以在模拟海拔 7000m 的气压下存活数小时。随着年龄的增长全身血管逐渐硬化，心肌、脑、肾及肺的血液灌流量逐渐减少，功能调节能力下降，同时肺组织纤维化和老年性肺气肿的出现，肺泡通气量下降，残气量和功能残气量增加，体内各种酶的活性降低及细胞分化和再生能力都有减退，故随着年龄的增长，机体对缺氧的耐受力下降，老年人对缺氧的耐受性最差，缺氧引起的损伤也更严重。

二、机体的代谢和功能状态

机体代谢率越高，耗氧量越大，对缺氧的耐受性就越低。一些高代谢性疾病如甲状腺功能亢进、传染病、发热和恶性肿瘤等均可致机体代谢率增高，耗氧量增加。应激反应、情绪发怒、悲痛、失眠、过度紧张等情况会使脑耗氧量和全身耗氧量都增加。发热、中暑、寒冷、运动、过度疲劳时代谢率也增高，这些都使机体耗氧量增多，降低机体对缺氧的耐受性。

三、适应性锻炼

每个人对缺氧的耐受能力有一定的不同，适当的适应性锻炼可提高机体对缺氧的耐受能力。登山队员进行阶梯式适应运动就是为了增强耐受缺氧的能力。在一定程度的缺氧环境中锻炼，可使心肺功能增强，向组织的供血、供氧能力增强；肌红蛋白、血红蛋白增加、毛细血管增生等也都有利于机体的抗缺氧能力；缺氧预处理可提高氧化酶活性，增强细胞利用氧的能力。

第五节 氧疗与氧中毒

一、氧 疗

在去除病因的治疗基础上，氧疗是治疗缺氧的重要手段。不同类型的缺氧应采取不同的氧疗措施，不同类型的缺氧氧疗效果也有较大差异。氧疗的方法有间歇性低流量吸氧、持续性低流量吸氧、吸纯氧、高压氧舱治疗等。

1. 低流量吸氧对多数低张性缺氧患者效果很明显，因为吸氧可提高患者的 PaO_2 和血氧饱和度，增加动脉血氧含量；但对于房间隔、室间隔缺损等右向左分流的低张性缺氧患者，因其肺泡氧分压没有降低，所以，吸氧效果不理想。

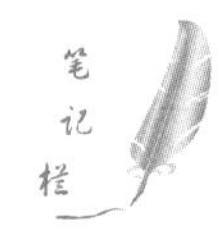

2. 高原肺水肿患者要给予吸纯氧，既提高患者的 PaO_2 和血氧饱和度，又可明显改善肺水肿。

3. CO 中毒患者要给予吸纯氧，有条件给予高压氧舱治 疗更好。尽管 CO 中毒患者肺泡氧分压正常，吸高浓度氧主要目的是一方面提高血浆中物理溶解的氧量，改善组织的供氧，度过 CO 中毒最危险阶段；另一方面提高 PaO_2 也有助于氧与 CO 竞争结合血红蛋白，加快 HbCO 的解离。

4. 循环性缺氧给予吸氧可改善缺氧引起的肺动脉高压，减轻肺水肿，改善肺泡氧的弥散，从而提高患者的 PaO_2 和血氧饱和度，并减轻右心压力负荷，改善心功能。

5. 对高铁血红蛋白血症引起的缺氧，吸氧也有一定疗效，但同时要给予亚甲蓝、维生素 C 治疗，后者才可将高铁血红蛋白还原为正常的亚铁血红蛋白。

6. 低氧血症伴高碳酸血症的呼吸衰竭患者只能低浓度低流量吸氧（氧浓度 30% 左右，流量为 1 ～ 2L/min），PaO_2 保持在 60mmHg 左右为宜，以免 PaO_2 升高过快而抑制呼吸中枢。

二、氧 中 毒

长时间吸入高浓度氧会引起氧对组织细胞的毒性作用和器官功能损害，称之为氧中毒（oxygen intoxication）。氧中毒的发生主要取决于氧分压而不是氧浓度。氧中毒的发生机制与吸氧过程产生的大量活性氧（氧自由基、H_2O_2 等）的损伤作用有关。常见的氧中毒类型有眼型氧中毒、肺型氧中毒和脑型氧中毒三种。眼型氧中毒主要见于早产、低体重、长时间吸氧的新生儿，病理改变有晶状体后纤维组织增生、视网膜病变，常常引起失明，应引起高度重视。肺型氧中毒是指长时间吸高浓度氧后出现呼吸困难、咳嗽、胸痛等症状，病理改变有肺部炎症改变、肺水肿、肺不张等。脑型氧中毒是指吸 2 ～ 3 个大气压以上的高浓度氧后出现中枢神经系统症状如视物模糊、恶心呕吐、先有抽搐然后昏迷等，病理改变主要是脑细胞水肿和颅内高压。

小 结

缺氧是由于机体供氧不足或组织利用氧障碍引起的机体代谢、功能、形态结构改变的病理过程。缺氧是临床上常见的一种基本病理过程。临床上常依据血氧指标来对缺氧进行诊断鉴别。常用的血氧指标包括血氧分压、血氧容量、血氧含量、血氧饱和度、动 – 静脉血氧含量差。其中与血氧饱和度和血氧分压相关的氧合血红蛋白解离曲线，曲线的左移和右移反应血红蛋白与氧的亲和力的高低。

根据缺氧的原因和血氧变化特点可将缺氧分为四种类型，即低张性缺氧、血液性缺氧、循环性缺氧、组织性缺氧。每种类型的缺氧其血氧指标变化各有差异，各个类型缺氧的病因不同，相应的缺氧机制不同。四种类型的缺氧引起的血液血红蛋白的变化不同，所以患者体表皮肤黏膜呈现出不一样的颜色改变。

分别从呼吸系统、循环系统、血液系统、中枢系统、组织细胞的变化了解缺氧对机体的功能和代谢变化的影响。机体对缺氧的改变都是在一定范围内努力对缺氧进行代偿，非常严重了会出现失代偿引起严重损伤。

机体对缺氧的耐受性不同，年龄、机体代谢和功能状态、适应性锻炼都是其影响因素。

对缺氧的治疗是在去除原发病因的基础上进行适当的氧疗，但也要预防氧中毒。

复习思考题

1. 什么是缺氧，不同类型的缺氧各自的定义是什么？
2. 氧合血红蛋白解离曲线左移和右移的条件是什么，左移和右移有什么意义？
3. 低张性缺氧的皮肤黏膜颜色呈现怎样的改变，为什么会出现这样的变化？
4. 高铁血红蛋白血症患者和低张性缺氧患者如何进行鉴别诊断？
5. 氰化物中毒患者引起组织性缺氧的机制是什么？
6. 生活在低海拔地区的居民进入高原，会发生什么反应，严重的引起肺水肿的机制是什么？

（石增立 胡业佳）

主要参考文献

陈主初，郭恒怡，王树仁，2005. 病理生理学 . 北京：人民卫生出版社 .
崔瑞耀，倪秀雄，于小玲，2006. 病理生理学 . 北京：人民卫生出版社 .
柳君泽，2002. 人体病理生理学 . 北京：人民卫生出版社 .
王建枝，钱睿哲，2018. 病理生理学 . 9 版 . 北京：人民卫生出版社 .

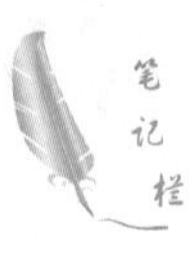

第八章　发　热

学习目标

掌握：发热、过热、发热激活物、内生致热原的概念；掌握发热激活物和内生致热原的种类及发热的产生机制。

熟悉：体温调节的方式及发热的时相和热代谢特点；发热时机体主要机能代谢的变化和规律；发热的中枢调节介质与作用。

了解：发热的生物学意义及处理原则。

生理情况下，哺乳动物的体温受丘脑下部体温调节中枢的调控，通过神经、体液途经调节产热与散热过程，从而保持体温相对稳定。正常成人的体温维持在37℃左右，昼夜波动不超过1℃。当由于致热原的作用使体温调节中枢的调定点上移而引起调节性体温升高（超过0.5℃）时，称之为发热（fever）。发热不是一个独立的疾病，而是多种疾病所共有的常见病理过程。发热多见于某些疾病的早期，尤其是传染病早期更为常见。

案例 8-1

患者，男性，17岁，学生。近两天发热、头痛、全身肌肉酸痛、食欲减退来院就诊。门诊以“发热待查”收入院。体格检查：体温39.4℃，脉搏100次/min，呼吸20次/min，血压100/70mmHg，咽部充血，两肺呼吸音稍粗糙，但未闻啰音，心律齐，腹软，肝脾未触及。实验室检查：WBC 19.3×10^9/L，中性粒细胞0.83。大便黄色糊状，未发现蛔虫卵。尿量减少，其他正常。胸透无异常发现。

入院后给予抗生素治疗。在输液过程中出现畏寒、发抖、烦躁不安，测体温41.9℃，心率120次/min，呼吸20次/min，浅快。立即停止输液，肌内注射异丙嗪，并用乙醇擦浴，头部置冰袋。次日，体温渐降，患者精神萎靡，出汗较多，继续输液及抗感染治疗。3日后体温降至37℃，除感乏力外，无自觉不适。住院6日后痊愈出院。

问题：

1. 入院时的发热是怎样引起的？
2. 输液过程中出现畏寒、发抖、体温升高（41.9℃）等属于何种反应？为什么？
3. 该患者的一系列临床表现，如头痛、烦躁不安、食欲减退、出汗较多，脉搏、呼吸、心率等改变是否与发热有关？
4. 为什么对患者采用乙醇擦浴，头部置冰袋？

第一节　概　述

人与哺乳动物维持正常的生命活动需要相对稳定的体温。一般来说，体温升高是人体患病时的一种病理生理反应。曾有很长一段时期，人们把体温上升超过正常值0.5℃称为发热，这是不确切的，体温升高与发热并非完全等同。实际上，体温升高可见于以下情况：

1. 生理性体温升高　在某些生理情况下，如剧烈运动、妇女月经前期、妊娠期、精神高度紧张和情绪激动时；由于躯体运动或精神活动过强或体内促产热激素过多等，可引起体温暂时升高。如情绪因素可使体温升高1～2℃；5公里长跑后体温可达40℃；但以上情况时并无体温调定点的变化，机体通过散热机制调节，体温可很快回复到正常水平，故称为生理性体温升高。

2. 病理性体温升高　包括发热和过热。值得注意的是，发热并非是体温调节障碍。发热属于一种调节性体温升高，发热时的体温升高是受上移的体温调定点控制的。除发热外，一些因体温调节机构失控或调节障碍而引起的被动性体温升高，称之为过热（hyperthermia）。如皮肤广泛鱼鳞病，先天性或后天性的汗腺缺陷，环境温度过高引起中暑等，可因散热障碍出现体温升高；甲状腺功能亢进造成异常产热而致体温升高；此类病理性体温升高，亦无体温调定点升高，与发热时主动性体

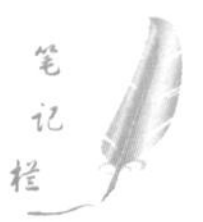

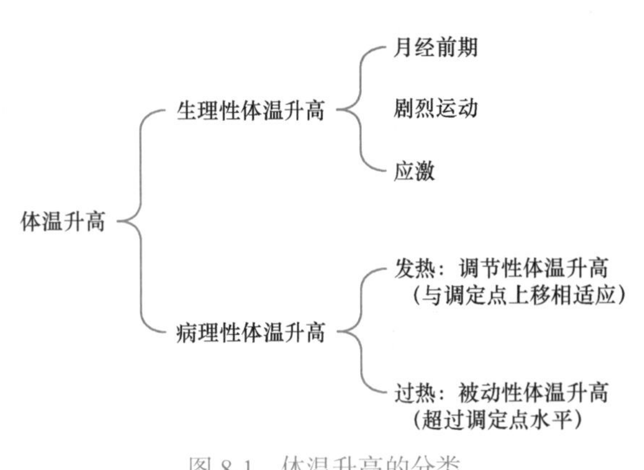

图 8-1　体温升高的分类

温升高机制有着本质的不同。因此，体温升高不等于发热，体温升高与发热的关系可归纳如图 8-1。

发热是疾病发生的重要信号。在某些疾病过程中，体温曲线变化往往反映病情变化，对于判断病情、评价疗效和估计预后，均有重要参考价值。

第二节　发热的原因和机制

一、发热激活物

凡是能够激活体内产内生致热原细胞产生和释放内生致热原的物质称为发热激活物（pyrogenic activator）。发热激活物包括外源性致热原（exogenous pyrogen）和某些体内产物。

内、外环境中许多物质都能激活产内生致热原细胞而使其产生内生致热原。但主要的发热激活物是各种致病微生物的成分及其代谢产物。现介绍几种比较常见的发热激活物。

（一）微生物

1. 革兰氏阴性细菌　革兰氏阴性细菌如大肠杆菌、伤寒杆菌、淋病奈瑟菌、脑膜炎球菌等，其菌体外的菌壁含脂多糖（LPS），也称内毒素（endotoxin，ET），是最常见的发热激活物。给家兔微量静脉内或脑内（视前区－下丘脑前部）注射，均可引起明显发热。ET 的耐热性很高，需干热 160℃ 2 小时才能灭活，一般灭菌方法不能清除。临床上输液或输血过程中所产生的发热反应，多数是由于污染 ET 所致。目前多数学者认为，ET 性发热是由于 ET 激活了产内生致热原细胞，使其释放内生致热原所致。体外实验证明，用微量 ET 与白细胞培育，可使后者产生释放内生致热原；给家兔或狗静脉内注射 ET，在引起发热的同时，血清中出现大量内生致热原。此外，细菌的全菌体及胞壁中所含的肽聚糖也是较强的发热激活物。

知识链接 8-1　　内生致热原

内生致热原（endogenous pyrogen）是由发热激活物激活产 EP 细胞，产生和释放的能引起体温升高的物质。1948 年，Beeson 发现了白细胞致热原（leukocyte pyrogen，LP），随后的研究证实，由产 EP 细胞在发热激活物的作用下所释放的产物，统称为 EP。确定 EP 的标准：①通过一定途径给予一定剂量的该分子，应该引起实验动物的体温升高；②发热激活物引起发热时，体内该分子升高的水平应与发热体温升高的幅度与时程相关；③动物体内给予该分子诱导发热反应，应伴有相应的体温调节反应；④阻断该分子的生成可抑制发热激活物引起的发热；⑤阻断该分子的作用可降低发热激活物诱导的体温升高。

2. 革兰氏阳性细菌　多种革兰氏阳性细菌（如肺炎链球菌、白色葡萄球菌、溶血性链球菌等）感染均能引起发热。由于给家兔静脉内注射活的或加热杀死的葡萄球菌，都能使动物发热，因而其效应不取决于传染是否成立，而可能是细菌颗粒本身起的作用。加热杀死的葡萄球菌在体外与白细胞培育，能激活产内生致热原细胞。此外，革兰氏阳性细菌产生的外毒素（如葡萄球菌的肠毒素、A 型溶血性链球菌的红疹毒素、白喉毒素等）也为强激活物。

知识链接 8-2　　细菌内毒素

细菌内毒素（endotoxin）是革兰氏阴性菌的细胞壁成分，当细菌死亡或自溶后便会释放出内毒素。细菌内毒素广泛存在于自然界中，如自来水中含内毒素的量为 1 ～ 100EU/ml。当内毒素通过消化道进入人体时并不产生危害，内毒素通过注射等方式进入血液时则会引起不同的疾病。脂多糖（lipopolysaccharide，LPS）是革兰氏阴性细菌内毒素的毒性成分。内毒素小量入血后被肝

笔记栏

脏库普弗细胞灭活，不造成机体损害；内毒素大量进入血液就会引起发热反应和机体损害。因此，生物制品类、注射用药剂、化学药品类以及医疗器材等必须经过严格消毒后才能使用。

3. 病毒 常见的有流感病毒、麻疹病毒和柯萨奇病毒等。实验证实，给动物静脉内注射病毒可引起动物发热。在发热的同时，血清中出现内生致热原，病毒激活产内生致热原细胞的作用可能与血细胞凝集素（hemagglutinin）有关。在体外用副流感病毒与家兔白细胞培育，能激活后者释放内生致热原。SARS 病毒和禽流感病毒也引起人类发热。

此外，螺旋体（所含外毒素、溶血素、细胞毒因子等）、真菌（菌体、荚膜多糖及菌体蛋白）、疟原虫的裂殖子和代谢产生的疟色素等引入体内也均引起发热。

（二）抗原 – 抗体复合物

实验证明，抗原 – 抗体复合物可激活产内生致热原细胞并使之不断释放内生致热原。用牛血清蛋白使家兔致敏，然后把致敏动物的血浆或血清转移给正常家兔，再用特异抗原攻击受血动物，可以引起后者发热。但牛血清蛋白对正常家兔却无致热作用，表明抗原 – 抗体复合物起了激活作用。

（三）类固醇

体内某些类固醇（steroid）产物对人体有明显的致热性，睾酮的中间代谢产物本胆烷醇酮（etiocholanolone）是其典型代表。实验证明，本胆烷醇酮的种系特异性很强，给犬、猫、大鼠、小鼠、豚鼠、家兔和猴作肌内注射，均不引起发热，只有给人体肌内注射时，才引起明显发热。体外实验证明，人体白细胞与本胆烷醇酮培育，经几小时激活能产生释放内生致热原。另外，石胆酸也有类似作用。

（四）致炎物和炎症灶激活物

硅酸结晶和尿酸结晶等在体内不但可引起炎症反应，其本身还具有激活产内生致热原细胞的作用。实验证明，无菌性炎性渗出液中含有激活物。给家兔腹腔灌注无菌生理盐水后，从腹腔收集到的渗出白细胞置于生理盐水中培育，能释放内生致热原。组织坏死或无菌性炎症也可释放出某些发热激活物，引起发热，其性质尚不清楚。这种情况可见于心肌梗死、肺梗死、脾梗死及手术后发热。

案例 8-1 分析

本发热为感染性发热。引起患者入院时发热的发热激活物很可能是致病微生物的菌体颗粒、释放的毒素或代谢物等。第二天输液时的反应可能是由于污染了内毒素（发热激活物）所致的发热反应。

二、内生致热原

由体内产内生致热原细胞产生和释放的能引起发热的物质，称为内生致热原（endogenous pyrogen，EP）。

（一）产内生致热原细胞

体内的产内生致热原细胞有单核 / 巨噬细胞、淋巴细胞、内皮细胞、成纤维细胞、神经胶质细胞、某些肿瘤细胞、表皮角化细胞、角膜上皮细胞等。

（二）内生致热原的种类

EP 是一组内源性、不耐热的小分子蛋白质。常见的 EP 有以下几种。

1. 白细胞介素 1（interleukin-1，IL-1） 1948 年，Beeson 等发现家兔腹腔无菌性渗出白细胞培育于无菌生理盐水中，能产生释放致热原，称之为白细胞致热原（leucocytic pyrogen，LP）。为表示其来自体内又称之为内生致热原（endogenous pyrogen，EP）。现已经证明 LP 的化学本质为 IL-1。IL-1 是由单核细胞、巨噬细胞、内皮细胞、星状细胞及肿瘤细胞等在发热激活物的作用下合成和释放的多肽类物质，IL-1 的耐热性低，加热 70℃ 20 分钟可被灭活；蛋白酶如胃蛋白酶、胰蛋白酶或链霉蛋白酶，都能破坏其致热性。IL-1 通过与其受体结合产生生物学效应，脑组织中有 IL-1 受体的广泛分布。除致热效应外，IL-1 还能引起中性粒细胞增多、肝脏急性期蛋白合成增多及肌肉蛋白水解增多等效应。

2. 干扰素（interferon，IFN） IFN 是细胞对病毒感染的反应产物，主要由白细胞产生，现知有多种亚型，与发热有关的是 IFN-α 和 IFN-γ。由人类白细胞诱生的 hIFN，已应用于临床，具有抗

笔记栏

病毒、抑制细胞尤其肿瘤细胞生长的作用。1984 年，Dinarello 等证明，给家兔静脉内注射 IFN，能引起单峰热，此时动物循环血中未出现 LP；给猫脑室内（intracerebroventricular，ICV）注射 IFN 照例引起发热，表明它本身具有致热性。

3. 肿瘤坏死因子（tumor necrosis factor，TNF） TNF-α 由巨噬细胞分泌，TNF-β 由激活的 T 淋巴细胞产生。1986 年，Dinarello 等用家兔实验证实 TNF 有致热作用。目前，重组 TNF（rTNF）有非特异杀伤肿瘤细胞的作用，已初步用于肿瘤的临床治疗，给人注射能引起发热反应。

4. 巨噬细胞炎症蛋白 1（macrophage inflammatory protein-1，MIP-1） MIP-1 是 Wolpe 等于 1988 年新发现一种单核细胞因子，为一种肝素 – 结合蛋白。皮下注射此因子能引起炎症反应及发热反应。

5. 白细胞介素 6（interleukin-6，IL-6） 由单核 / 巨噬细胞，T、B 淋巴细胞和成纤维细胞等产生。研究发现，伴有发热的烧伤患者，其体温升高程度与血中 IL-6 水平正相关。因此，有人认为 IL-6 也是一种 EP。

（三）内生致热原的产生和释放

内生致热原的产生和释放是一个复杂的细胞信息传递和基因表达的调控过程。所有能产生和释放 EP 的细胞称之为产 EP 细胞，当这些细胞与发热激活物如脂多糖 LPS 结合后，即被激活，从而始动 EP 的合成。LPS 与血清中的 LPS 结合蛋白（lipopolysaccharide binding protein，LBP）结合，形成复合物，然后再与单核 / 巨噬细胞表面的 CD14（mCD14）结合，形成三重复合物，从而启动细胞内激活。较大量的 LPS 也可不通过 CD14 途径直接激活单核 / 巨噬细胞产生 EP。而在其他产 EP 细胞（如上皮细胞和内皮细胞），LPS 与 LBP 结合后，LBP 将 LPS 转移给可溶性 CD14（sCD14），形成 LPS-sCD14 复合物再作用于细胞膜上的 Toll 样受体（toll-like receptor，TLR），使信号转入胞内，激活核转录因子（NF-κB），启动 IL-1、TNF、IFN 等细胞因子的基因转录，合成 EP（图 8-2）。

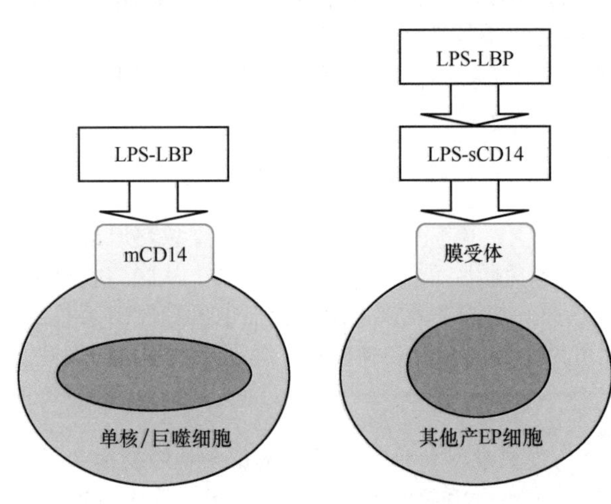

图 8-2 产 EP 细胞的激活途径示意图

三、致热信号传入中枢的途径

体温调节的主要中枢部位位于视前区 – 下丘脑前部（preoptic anterior hypothalamus，POAH）。EP 可能通过以下三种途径将致热信息传入体温调节中枢。

（一）下丘脑终板血管器

下丘脑终板血管器（organum vasculosum laminae terminalis，OVLT）位于第三脑室壁的视上隐窝处（图 8-3）。这里的毛细血管属于有孔毛细血管，EP 可能通过这种毛细血管而作用于血管外周间隙中的巨噬细胞和神经胶质细胞等，后者产生和释放发热介质，将 EP 的信息传入 POAH。

（二）血脑屏障

有人认为 EP 可能通过血脑屏障直接作用于下丘脑的温度敏感区。

（三）迷走神经传入纤维

实验研究发现，EP 可刺激肝脏库普弗细胞周围的迷走神经传入纤维将信息传入中枢，切断膈下迷走神经后腹腔内注射 IL-1 则不再引起发热。因此，EP 可能通过激活迷走神经传入纤维将发热信号传入中枢引起发热。

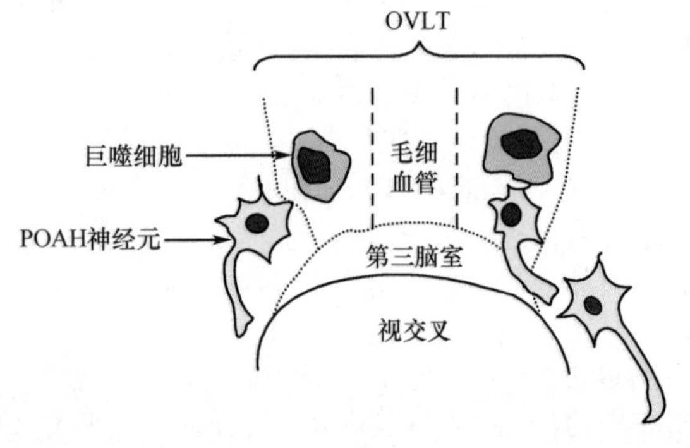

图 8-3 OVLT 区结构示意图

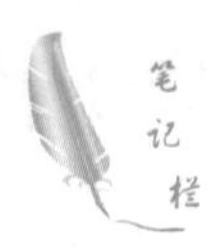

四、EP 引起“调定点”上移的机制

无论 EP 通过何种途径，从静脉注射后，总要经过一段潜伏期才引起发热。因而许多学者推测有

某种或某些中枢介质（也称中枢发热介质）参与发热的中枢机制。发热中枢介质可分为两类：正调节介质和负调节介质。

（一）正调节介质

1. 前列腺素 E_2（prostaglandin E_2，PGE_2） 支持 PGE_2 为 EP 引起发热的主要介质的最重要依据是：①动物脑内注射 PGE_2 能引起发热；② EP 静脉内注射引起发热的同时，脑脊液（CSF）中 PGE_2 明显增多；③下丘脑组织分别与 LP、IFN 或 TNF 在体外培养时，都使 PGE_2 合成增多；④阻断 PGE 合成的药物，对 LP、IFN 或 TNF 性发热都能解热。

但也有许多不支持 PGE 作为发热介质的资料，如小剂量阿司匹林在抑制 LP 引起的脑脊液 PGE 增多的同时，可不抑制体温上升；PGE 注入 POAH，大部分热敏神经元不受影响。因此，目前还难肯定 PGE 是 EP 性发热的主要介质。

2. 环腺苷酸（cAMP） 脑内有较高 cAMP，也有丰富的 cAMP 合成降解酶系。它又是脑内多种介质的信使和突触传递的重要介质，故当 PGE 作为发热介质有争议的同时，cAMP 能否作为发热介质参与中枢机制，备受重视。支持 cAMP 为发热中枢介质的主要依据是：①把二丁酰 cAMP 给猫、兔、大鼠脑内注射，迅速引起发热。②家兔静脉内注射 LP 引起发热时，CSF 中 cAMP 浓度明显增高。③注射茶碱（磷酸二酯酶抑制物）在增高脑内 cAMP 浓度的同时，增强 LP 性发热；而注射烟酸（磷酸二酯酶激活物）则在降低 cAMP 浓度的同时，使 LP 性发热减弱。

3. Na^+/Ca^{2+} 比值 实验表明，用生理盐水替换人工脑脊液进行动物脑室灌注时，引起了猫的体温明显上升，而加入 $CaCl_2$ 则可防止体温上升。用等渗蔗糖溶液灌注，体温无变化；若加入 Na^+，就引起体温上升；若加入 Ca^{2+}，则可降温。因而提出体温调定点受 Na^+/Ca^{2+} 比值所调控的观点。进一步实验证明，静脉内注射 LP 引起发热时，增加灌注脑室的人工脑脊液中的 Ca^{2+} 浓度，可抑制发热效应。若把灌注液改为等渗蔗糖溶液，则静脉内注射 LP 不引起发热，表明 LP 可能通过提高下丘脑 Na^+/Ca^{2+} 比值，使调定点上移。

4. 促肾上腺皮质激素释放激素 促肾上腺皮质激素释放激素（corticotrophin releasing hormone，CRH）为一种 41 肽的神经激素，主要分布于室旁核与杏仁核。大量研究表明，CRH 也是一种中枢发热正调节介质。IL-1、IL-6 等均能刺激离体和在体丘脑下部释放 CRH，中枢注入 CRH 可引起动物体温升高。用 CRH 抗体中和 CRH 或 CRH 受体拮抗剂则可完全抑制 IL-1、IL-6 等 EP 的致热作用。但也有人注意到，TNF-α 和 IL-1-α 性发热并不依赖于 CRH，并且在发热的动物，脑室内给予 CRH 可使已升高的体温降低。因此，目前倾向于认为，CRH 可能是一种双向调节介质。

5. 一氧化氮 一氧化氮（nitric oxide，NO）是广泛分布于中枢神经系统的一种新型神经递质，包括 OVLT 和 POAH 区在内的多处脑组织部位均含有一氧化氮合酶（nitric oxide synthase，NOS）。研究发现，NO 在发热中起到中枢介质作用，其机制可能涉及三个方面：①通过作用于 POAH、OVLT 等部位，介导发热时的体温升高。②通过刺激棕色脂肪组织的代谢活动导致产热增加。③抑制发热时负调节介质的合成与释放。

（二）负调节介质

临床和实验研究均表明，发热时的体温升高极少超过 41℃，即使大大增加致热原的量也难以超越此热限。说明体内存在着自我限制发热的因素。现已证实，体内的精氨酸血管加压素、黑素细胞刺激素和膜联蛋白等能对抗体温的升高或能降低体温。

1. 精氨酸血管加压素（arginine vasopressin，AVP） AVP 是由下丘脑神经元合成的神经垂体激素。对其解热作用主要有以下几方面的研究：①动物脑内微量注射 AVP 有解热作用。② AVP 拮抗剂或受体阻断剂能阻断 AVP 的解热作用或加强致热原的发热效应。③在不同的环境温度中，AVP 的解热作用对体温调节的效应器产生不同的影响：在 25℃中，AVP 的解热效应完全表现为加强散热；在 4℃中，则主要表现为减少产热。说明 AVP 的解热作用是通过中枢机制来影响体温的。

2. 黑素细胞刺激素（α-melanocyte stimulating hormone，α-MSH） α-MSH 是由腺垂体分泌的多肽激素，有研究资料证明其有解热或降温作用。①脑室内或静脉内注射 α-MSH 都有解热作用。②在 EP 性发热期间，脑室内 α-MSH 含量升高。③使用 α-MSH 解热时，可使兔耳皮肤温度升高，散热加强。④将 α-MSH 抗血清预先注入动物，再给 IL-1 致热，可使发热热度明显增加。

3. 膜联蛋白 A1（annexin A1） 膜联蛋白 A1 又称脂皮质蛋白 1（lipocortin-1）是 20 世纪 80 年代发现的一种钙依赖性磷脂结合蛋白。目前的研究发现，糖皮质激素发挥解热作用依赖于脑内的膜联蛋白 A1 的释放。向大鼠脑内注射膜联蛋白 A1，可明显抑制 IL-1β、IL-6、IL-8、CRH 诱导的发热

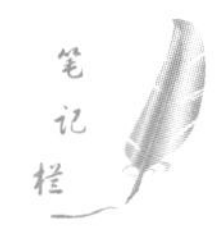

反应。

在EP引起“调定点”上移形成机制中，正调节介质和负调节介质很可能同时或先后被激活，共同控制着“调定点”的上升和上升高度。

总之，发热的发生机制比较复杂，有不少细节仍未阐明，但基本的环节已比较清楚。概括起来，多数发热发病学可以分为3个环节：①激活物的作用，使体内产生EP。后者可能通过不同的途径将信息传递到下丘脑体温调节中枢。②中枢机制。无论EP是否直接进入脑内，很可能要在下丘脑通过中枢介质才引起体温调定点上移。③调定点上移后引起调温效应器的反应。此时由于中心温度低于体温调定点的新水平，从体温调节中枢发出调温指令抵达产热器官和散热器官，一方面通过运动神经引起骨骼肌的紧张度增高或寒战，使产热增多；另一方面经交感神经系统引起皮肤血管收缩，使散热减少；由于产热大于散热，体温相应上升直至与调定点新高度相适应。这些基本环节可用下列模式图加以表示（图8-4）。

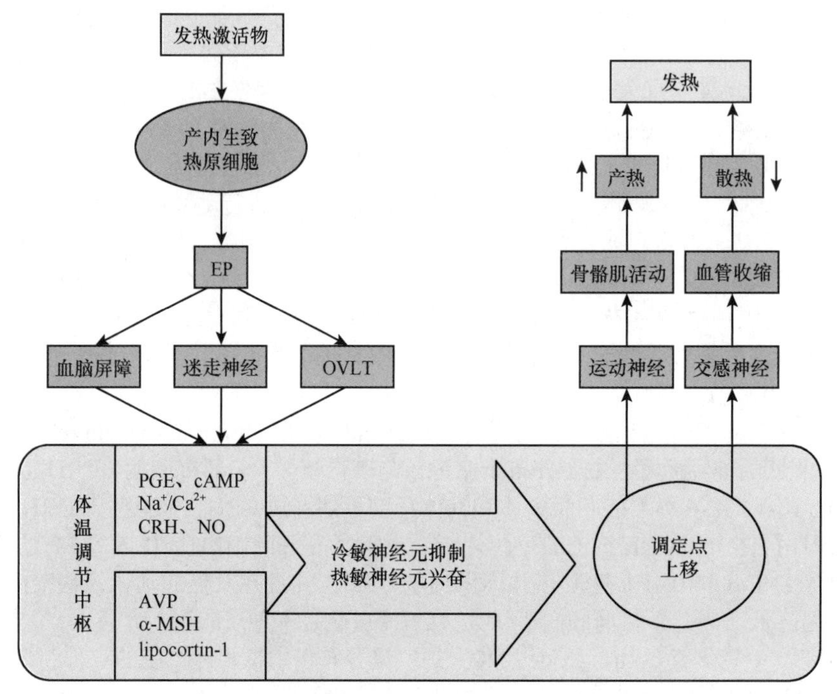

图8-4　发热的发病学示意图

第三节　发热时相及其热代谢特点

发热的临床过程大致可分三个时相：体温上升期，高热持续期，体温下降期。

一、体温上升期（寒战期）

1. 临床表现及其发生机制　发热初期，由于中枢调定点上移，中心体温开始迅速或逐渐上升，快者几小时或一昼夜就达高峰，有的需几天才到高峰，此时患者自感发冷或恶寒，并可出现“鸡皮”、皮肤苍白等现象。若发热激活物的作用较强或激活物的量过大也可引起寒战，如本章提供的案例中，患者在输液发热反应时出现的发抖，可能与污染的内毒素的致热作用较强有关。皮肤苍白是皮肤血管收缩使血流减少所致。由于皮肤血流减少，皮温下降并刺激冷感受器，信息传入中枢时自感发冷，严重时出现恶寒。在此同时经交感神经传出的冲动又引起皮肤竖毛肌的收缩，故出现“鸡皮”。寒战则是骨骼肌的不随意周期性收缩，是下丘脑发出的冲动，经网状脊髓束和红核脊髓束，通过运动神经传递到运动终板而引起的。

2. 热代谢特点　因体温调定点上移，中心温度低于调定点水平，故热代谢的特点是产热增多，散热减少，产热大于散热。

二、高温持续期（高峰期）

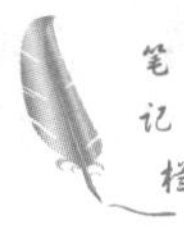
笔记栏

1. 临床表现及其发生机制　此期患者的皮肤颜色发红，自觉酷热和皮肤干燥。其中心体温已达到或略高于体温调定点的新水平，故下丘脑不再发出引起“冷反应”的冲动。除寒战及“鸡皮”现象消失外，皮肤血管由收缩转为舒张；血温上升也有舒血管作用；浅层血管舒张使皮肤血流增多，因而皮肤发红，散热也因而增加。由于温度较高的血液灌注提高了皮肤温度，热感受器将信息传入中枢，故产生酷热感。高热使皮肤水分蒸发较多，因而皮肤和口唇比较干燥。

2.热代谢特点 中心体温与上升的调定点水平相适应，产热与散热在较高水平上保持相对平衡。

三、体温下降期（退热期）

1. 临床表现及其发生机制 由于发热激活物、内生致热原和中枢发热介质等被控制或消除，故体温调节中枢的调定点回降到正常水平，此时中心体温高于调定点水平，下丘脑发出降温指令，引起皮肤血管舒张和汗腺分泌增加。患者表现为皮肤潮红、出汗或大汗，体温降低，严重者出现脱水甚至失液性休克。退热可快可慢，快者几小时，慢者需几天才能降至正常。

2. 热代谢特点 产热减少，散热增多，散热大于产热。

在这三个时相中，体温与调定点的关系见图 8-5。

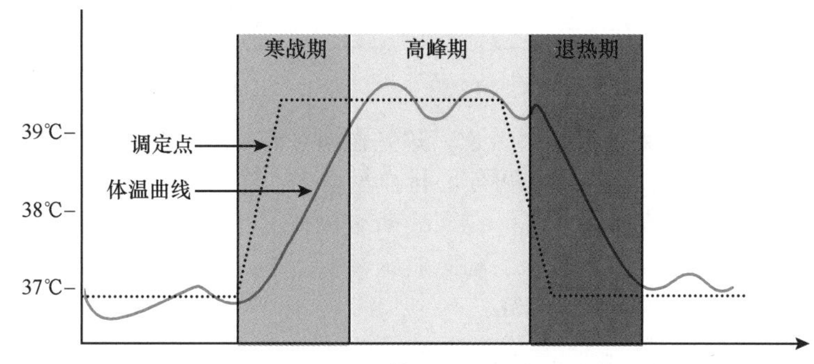

图 8-5 发热三个时相体温与调定点的关系示意图

第四节 发热机体的代谢和功能改变

一、代谢变化

发热机体的代谢改变包含两个方面，一方面是在致热原作用后，体温调节中枢对产热进行调节，提高骨骼肌的物质代谢，使调节性产热增多；另一方面是体温升高本身的作用，一般认为，体温升高 1℃，基础代谢率提高 13%。因此持久发热使物质消耗明显增多，应注意及时补充营养物质，包括补充足量维生素，以保证有足够能量供应。否则患者会出现消瘦和体重下降等。

（一）蛋白质代谢

发热可使蛋白分解加强，出现负氮平衡。蛋白质分解加强除与体温升高有关外，与 LP 的作用关系重大。已经证明 LP 通过 PGE 合成增多而使骨骼肌蛋白质大量分解，后者是疾病急性期反应之一，除保证能量需求之外，还保证提供肝脏大量氨基酸，用于急性期反应蛋白的合成和组织修复等的需要。

（二）糖和脂肪代谢

发热时糖代谢加强，肝糖原和肌糖原分解增多，血糖因而增高，糖原储备减少。由于葡萄糖的无氧酵解也增强，组织内乳酸因而增加。发热时脂肪分解也显著加强，由于糖代谢加强使糖原储备不足，摄入相对减少，动员储备脂肪，后者大量消耗而致消瘦。由于脂肪分解加强和氧化不全，有的患者可出现酮血症。

（三）水盐代谢

发热时水盐代谢有变化。在发热高峰期，尿量常明显减少，出现少尿和尿色加深，氯化钠排出随之减少，Na^+ 和 Cl^- 滞留于体内；而在退热期，随着尿量增多和大量排汗，钠盐的排出也相应增多。

在高峰期，高热使皮肤和呼吸道水分蒸发增多，加上出汗和饮水不足，可引起高渗性脱水，脱水又可加重发热。因此要注意持久高热者的饮食情况，确定合理摄水量，尤其是在退热期，大量排汗可加重脱水。必须补足水分。

二、功能变化

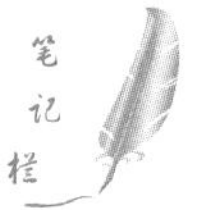

（一）中枢神经系统功能改变

高热对中枢神经系统的影响较大，突出表现是头痛，机制未明。有的患者有谵语和幻觉。实验证明，注射 LP 能诱导睡眠，这可能对发热患者睡眠较多做出部分解释。

小儿在高热中容易出现抽搐，常见于出生后 6 个月～6 岁之间的儿童，称热惊厥。这可能与小儿中枢神经系统尚未发育成熟有关。

知识链接 8-3　　小儿高热惊厥

小儿高热惊厥是儿科的一种常见病，根据统计，3%～4% 的儿童至少发生过一次高热惊厥。小儿惊厥的发生主要由于大脑发育不完善，无法耐受神经系统的强烈兴奋刺激，使大脑运动神经元出现异常放电，引起惊厥。多数呈全身性强直 – 阵痉挛发作，如肌阵挛、失神等。持续数秒到 10 分钟，可伴有发作后短暂嗜睡。发作后患儿除原发疾病外，一切恢复如常，不留任何神经系统体征。热惊厥的特征：发高热，常见在 39℃或 40℃。一般在开始发热后 24 小时内出现抽搐。抽搐时通常表现：突然失去知觉、没反应、目光呆滞、嘴唇变黑（蓝紫色）、牙关紧闭、手脚会抽动、僵直，或是突然全身松软无力。痉挛时间，可从数十秒到数十分钟，大多少于十分钟。

（二）心血管功能改变

体温上升 1℃，心率每分钟平均增加 18 次。这是血温升高刺激窦房结及交感 – 肾上腺髓质系统活动增强所致。在一定范围内，心率加快可使心排血量增多，但对心肌劳损或心肌有潜在病灶的患者，则加重了心肌负担，可诱发心力衰竭。在寒战期动脉血压可轻度上升，是外周血管收缩和心率加快的结果；在高峰期由于外周血管舒张，动脉血压轻度下降。体温骤退，特别是用解热药引起体温骤退时，可因大量出汗而导致失液性休克。

（三）呼吸功能改变

发热时呼吸加快，是上升的血温刺激呼吸中枢以及提高呼吸中枢对 CO_2 的敏感性所致。传统上把此看作一种加强散热的反应。

（四）消化功能改变

发热时由于交感神经兴奋，消化液分泌减少，消化道运动减弱，排空减慢，引起食欲减退；LP 通过对下丘脑前列腺素的诱导在中枢直接引起厌食、恶心；加上发热引起患者脱水等，可引起口腔黏膜干燥，食欲缺乏、恶心呕吐、腹胀、便秘等临床表现。

案例 8-1 分析

患者出现头痛、全身肌肉酸痛、食欲减退等症状及脉搏 100 次 /min，呼吸 20 次 /min 等体征，均为发热引起生理功能改变。

（五）防御功能改变

发热是不是防御反应？目前认为发热既有有利的一面也有不利的一面。一定程度的发热可以提高机体的免疫防御和抗感染能力。

1. 抗感染能力的改变　一些研究表明，有些微生物对热比较敏感，一定高温可将其灭活。如发热疗法治疗淋病性尿道炎和神经毒素等，有一定效果。但这些疾病本身并无发热。EP 可使循环血中铁的水平降低，因而使微生物的生长繁殖受到抑制。

发热时，某些免疫细胞功能加强。人和豚鼠的白细胞最大吞噬活性分别在 38～40℃和 39～41℃；人淋巴细胞孵育在 39℃比在 37℃中有更强的代谢能力；中性粒细胞功能在 40℃时加强等。

然而，也有资料表明，发热可降低免疫细胞的功能，如抑制自然杀伤细胞（NK 细胞）的活性和降低机体的抗感染能力；人工发热可降低感染了沙门氏菌的大鼠的生存率等。

2. 对肿瘤细胞的影响　发热时产 EP 细胞所产生的大量 EP（IL-1、IFN、TNF 等）除引起发热外，大多具有一定程度的抑制或杀灭肿瘤细胞的作用。另外，肿瘤细胞长期处于相对缺氧状态，对热比正常细胞敏感，当体温升高至 41℃时，正常细胞尚可耐受，肿瘤细胞则难以耐受，其生长受到抑制并可被部分灭活。因此，目前发热疗法已被用于肿瘤的综合治疗。

3. 急性期反应　急性期反应（acute phase response）是机体在细菌感染和组织损伤时所出现的一系列急性时相反应。已经认定，EP 在导致发热的同时，也引起急性期反应。主要包括急性期蛋白的

笔记栏

合成增多（详见第九章）、血浆微量元素浓度的改变及白细胞计数的改变。实验证明，家兔静脉注射IL-1和TNF后，在体温升高的同时，伴有血浆铁和锌含量的降低，血浆铜浓度和循环血白细胞计数增高。IL-1通过中枢和外周两种途径引起急性期反应，而TNF可能只通过外周靶器官起作用。IFN静脉注射也引起血浆铁和锌含量的降低。

发热对机体防御功能的影响是利弊并存，有人认为这可能与发热程度有一定的关系。中等程度的发热可能有利于提高宿主的防御功能，但高热就有可能产生不利影响。一般认为发热＞40.5℃对病体有不良效应，包括脱水、谵妄，心肺负荷增加，负氮平衡等。

第五节 发热防治的病理生理基础

（一）原发病处理

治疗原发病。

（二）对一般发热不急于解热

由于热型和热程变化可反映病情变化，并可作为诊断、评价疗效和估计预后的重要参考，因此，发热不过高又无大害，故在疾病未得到有效治疗时，不必强行解热。解热本身不能导致疾病康复，且药效短暂，药效一过，体温又会上升。相反，疾病一经确诊而治疗奏效，则热自退。

（三）下列情况应及时解热

1. 体温过高（如40℃以上）病例 高热可使中枢神经细胞和心脏受较大影响，可引起明显不适、头痛、意识障碍、惊厥、谵妄、甚至昏迷等。

2. 恶性肿瘤患者 持续发热加重病体消耗，引起病情恶化。

3. 心肌梗死或心肌劳损者 发热加重心肌负荷，易诱发心力衰竭。

4. 妊娠期妇女 妊娠早期发热有致畸胎危险；妊娠中、晚期，循环血量增多，心脏负担加重，发热会进一步增加心脏负担，甚至诱发心力衰竭。

（四）解热措施

1. 化学药物 水杨酸盐类。其解热原理可能是：①作用于POAH及附近，以某种方式使中枢神经元的功能复原。②阻断PGE的合成。

2. 类固醇解热药 以糖皮质激素为主要代表。其解热作用的原理是：①抑制产EP合成和释放。②抑制免疫反应。③抑制炎症反应，使EP和激活物减少。④中枢效应。

3. 清热解毒中药及针刺解热疗法。

4. 物理降温 严重高热可采用物理方法降温。如冰帽冷敷头部、酒精擦浴等。

小 结

发热是指在致热原的作用下，体温调节中枢的调定点上移而引起调节性体温升高，并超过正常值0.5℃。在发热激活物的作用下，机体多种细胞，主要为单核细胞、巨噬细胞和内皮细胞被激活，合成并释放多种内生致热原，这些外周致热信息经神经或体液通路传入体温调节中枢，启动中枢致热介质（正调节介质）的合成及释放，体温调定点上移；而中枢解热介质即负调节介质则限制体温上升的幅度。来源于中枢及外周的体温信息与体温调定点进行比较，体温调节中枢通过传出神经调控产热和散热过程，使体温与调定点相适应，体温上升。发热过程表现为体温上升期、高温持续期和体温下降期三个时相。发热属于急性期反应，呼吸、循环和免疫系统功能增强，糖、脂肪和蛋白质代谢增强。适度的发热有利于增强机体防御功能，但高热或长期发热对机体具有损害作用。

复习思考题

1. 体温升高是否就是发热？为什么？
2. 发热与过热有何异同？
3. 试述TNF与发热的关系。
4. 为什么发热时机体体温不会无限制上升？
5. 内毒素激活产内生致热原细胞的方式有哪些？
6. 体温上升期有哪些主要的临床特点？为什么会出现这些表现？

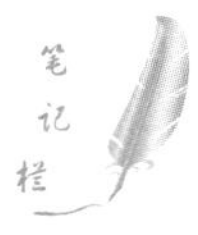

7. 试述发热高峰期的体温变化及其机制。
8. 发热时机体心血管系统功能有哪些变化？

（张根葆）

主要参考文献

王迪浔，金惠铭，2008. 人体病理生理学 . 3 版 . 北京：人民卫生出版社 .
王建枝，钱睿哲，2018. 病理生理学 . 9 版 . 北京：人民卫生出版社 .
王万铁，金可可，2018. 病理生理学 . 杭州：浙江大学出版社 .
吴立玲，2011. 病理生理学 . 2 版 . 北京大学医学出版社 .
张根葆，杨勤，2014. 病理生理学 . 北京：高等教育出版社 .

第九章 应 激

学习目标

掌握：应激、应激原的概念及应激分类、分期；掌握应激时蓝斑－交感－肾上腺髓质系统及下丘脑－垂体－肾上腺皮质系统的变化；掌握应激的细胞体液反应。

熟悉：应激时机体的功能、代谢变化；应激性疾病及应激相关性疾病的概念；应激性溃疡的概念及发生机制；应激与内分泌功能障碍及心理、精神障碍。

了解：应激的病因及应激时其他神经内分泌激素的变化；应激与心血管功能障碍及免疫功能障碍；应激（相关）性疾病防治和护理的病理生理基础。

案例 9-1

患者，男性，32 岁，厨师，因接触高温油引发烧伤急诊入院。体格检查：意识不清，体温 36.3℃，脉搏 143 次 /min，呼吸 36 次 /min，血压 82/68mmHg。口唇发绀，四肢冰冷。全身烧伤面积达 70%，多数为Ⅱ度烧伤。诊断：①特重度烧伤，总面积 55%，其中浅Ⅱ度 18%，深Ⅱ度 20%，Ⅲ度 17%。②休克。经过清创、补液等急诊处理后，转入烧伤科。4h 后患者意识清楚，生命体征平稳，2 天后患者出现水样腹泻，柏油样便 3 次，伴有腹胀。查血常规：RBC 2.81×10^{12}/L，Hb 71g/L，WBC 11.8×10^{9}/L，中性粒细胞 90%。大便潜血试验（OB）：++++。电子内镜检查：在胃底前后壁、十二指肠球部有多发性溃疡出血灶，呈斑点状，大小不等，表面有活动性出血。即予止血、输血等治疗。4 天后患者面色转红润，创面较干燥。查血常规：红细胞、血细胞比容、血红蛋白均接近正常。大便 OB：+。伤后 7 天腹胀消失。患者否认有任何胃部疾病的病史。

问题：

1. 患者属于何种应激状态？
2. 为何发生胃、十二指肠溃疡？
3. 出现柏油样便的原因是什么？
4. 血白细胞总数及中性粒细胞比例为何升高？

案例 9-2

患者，男性，36 岁，外科医师，因向妻子乱发火、很想打人而入院。自诉作为医疗救援志愿者在四川汶川大地震灾区工作近两周后回广州，随后出现精神紧张、失眠、做噩梦、易惊醒、心慌、出汗，不敢看电视电影，不与周围人接触等。尤其严重的是易怒，向妻子乱发火，想打人、骂人，并出现了抑郁、焦虑、烦躁等反常行为。同时机体逐渐消瘦。体格检查：无明显异常。查空腹血糖 8.8mmol/L，心电图示窦性心律过速，ST—T 改变。心理医生和他耐心沟通后，调整了患者的工作目标，并且合理地调配工作、休息、娱乐时间。经一段时间心理治疗后症状逐渐消失。患者否认有任何心脏病的病史。

问题：

1. 患者属于何种应激状态？
2. 为何会出现上述异常临床表现？
3. 空腹血糖为何升高？
4. 为何出现窦性心律过速，ST—T 改变？

第一节 概 述

一、应激的概念

应激（stress）是指机体在受到各种内外环境因素及社会、心理因素刺激时所出现的全身非特异性适应反应，又称应激反应（stress response）。任何躯体的或心理的刺激，只要达到一定的强度，

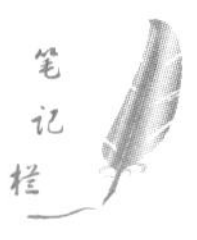

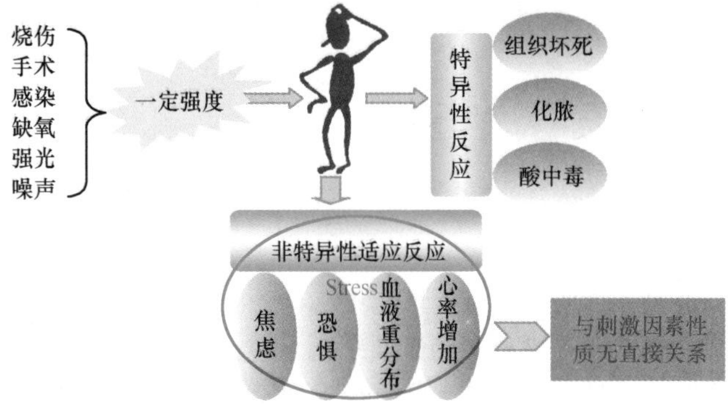

图 9-1 应激的发生过程

除了引起与刺激因素直接相关的特异性变化外，还可以引起一组与刺激因素无直接关系的非特异反应（图 9-1）。

应激是一种普遍存在的现象，是一切生命为了生存和发展所必需的，是机体适应、保护机制的重要组成部分。应激反应可使机体处于警觉状态，有利于增强机体的对抗或逃避能力，有利于机体在变动环境中维持自稳态以增强适应能力。

二、应激的病因

凡是躯体的、精神的或社会上因素的刺激，只要达到一定的强度皆可成为应激原（stressor）。一般分为三大类：

1. 外环境因素（external factors） 如高温、寒冷、射线、噪声、强光、电击、低压、缺氧等。

2. 内环境因素（internal factors） 机体自稳态失衡（disturbance of homeostasis），如心律失常、感染、心功能低下、休克、酸碱平衡紊乱等改变。

3. 心理、社会因素（psychosocial factors） 心理、社会因素是现代社会中重要的应激原。如工作的压力、紧张的生活节奏、复杂的人际关系、拥挤的环境、孤独以及突发的生活事件等皆可引起应激反应。

一种因素要成为应激原，必须要有一定的强度。但对于不同的人，应激原的强度可以有明显的不同。在某些人可引起明显应激反应的因素可能对另一些人并不起作用，如进行工作面试，有些人明显的紧张和焦虑不安，但另一些人却可能非常沉着。即使同一种应激原作用于同一个人，在不同的时间和条件下，引起反应的强度也可不同。

三、应激的分类

1. 根据应激原对机体的影响程度 分为生理性应激（physical stress）和病理性应激（pathological stress）。适度的应激有利于调动机体全身各种功能，避开可能对机体造成严重损伤的危险，使机体更有效地应付日常生活中所遇到的各种困难局面，因而具有防御和适应代偿作用，称为生理性应激。这种适度的应激动员了机体的非特异适应系统，增强了机体的适应能力，显然是对机体有利的，故又称为良性应激（eustress），如短暂运动、适度娱乐、中奖、提升等。如果应激原过于强烈或持续时间过长，机体适应机制失效，可直接导致机体代谢障碍和组织损伤，甚至危及生命。这种对机体造成明显损伤的应激称为病理性应激，又称为劣性应激（distress），如大面积烧伤、休克、长期情绪紧张、竞争的失败、丧失亲人等。

2. 根据应激原的性质不同 分为躯体应激（physical stress）和心理应激（psychological stress）。前者为理化、生物因素所致，如温度的剧变、射线、噪声、强光、电击、低压、缺氧、中毒、创伤、感染等，给躯体造成刺激甚至损伤。而后者为心理、社会因素所致，如丧偶、生活孤独、担心不安、居住拥挤、工作负担过重、职业竞争、人际关系复杂等，往往引起过重的心理压力。心理应激可引起人的认知功能异常，如长时间的噪声环境可使儿童认知学习能力下降。还可引起情绪异常，如某些心理社会因素引起愤怒情绪可致出现行为失控，若有冠心病病史者还可诱发心源性猝死。

3. 根据应激原作用的时间长短 分为急性应激（acute stress）和慢性应激（chronic stress）。前者由突发的天灾人祸，如地震、洪水、意外受伤（如车祸）、亲人死亡等导致，过强的急性应激原刺激可诱发急性心肌梗死和心源性猝死以及精神障碍等；而后者为应激原长时间作用（如长期处于高负荷的学习与工作状态）所致，可影响生长发育、导致机体消瘦，并可引发多种器官功能障碍等疾病。

案例 9-1 分析

烧伤作为为应激原，此应激因素过于强烈，导致了较大程度的躯体损害，属劣性躯体应激。

案例 9-2 分析

灾区场面作为应激原，使该患者出现了紧张、失眠、消瘦、易怒，喜欢独处等症状，属于劣性心理应激。

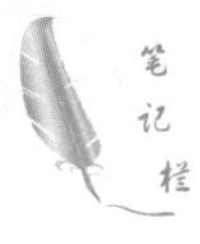

知识链接 9-1　　细胞应激反应

细胞应激反应（cellular stress response）是指环境因素引起细胞正常状态发生急性或慢性偏离或内稳态被打破而触发的各种过程，即细胞对环境因素导致大分子损伤的一种防御反应。依应激原的不同可分为热应激、氧化应激、低氧应激、渗透应激、内质网应激、金属应激等。

四、应激的分期

应激学说奠基人——加拿大生理学家 Selye 于 1946 年提出了“全身适应综合征”（general adaptation syndrome，GAS）的概念，并对其进行了经典描述和分期。认为 GAS 是非特异的应激所导致的各种各样的机体损害和疾病的总称，可分为三期。

1. 警觉期（alarm stage）　在应激作用后迅速出现，是机体保护防御机制的快速动员期。以交感－肾上腺髓质系统的兴奋为主，伴有肾上腺皮质激素的增多。此期机体处于最佳动员状态，有利于调动机体增强抵抗或逃避损伤的能力。但本期持续时间较短。

2. 抵抗期（resistance stage）　如应激原持续作用于机体，在警觉期之后，机体将进入抵抗或适应阶段。此期机体交感－肾上腺髓质兴奋为主的警觉反应逐步消退，以肾上腺皮质激素分泌增多为主，表现出适应抵抗能力的增强，但同时消耗防御储备能力，对其他应激原的非特异抵抗力下降。

3. 衰竭期（exhaustion stage）　如果强烈的刺激持续作用于机体，将耗竭机体的抵抗能力，进入衰竭期。警觉期的反应可再次出现，肾上腺皮质激素持续升高，但糖皮质激素受体的数量和亲和力下降。此期出现机体内环境明显失衡，应激反应的负效应陆续出现，如出现应激相关疾病，一个甚至多个器官功能衰竭甚至死亡。

上述三个阶段并不一定都依次或全部出现，如果应激原能及时撤除，多数应激只引起第一、第二期的变化，少数严重的应激反应才进入第三期。

第二节　应激的发生机制

应激是一种非特异的、泛化的反应，可以表现在从整体到分子的不同层面。当机体受到强烈刺激时，最基本的表现是以蓝斑－交感－肾上腺髓质系统（locus ceruleus-sympathetic-adrenal medulla system，LSA）和下丘脑－垂体－肾上腺皮质系统（hypothalamus-pituitary-adrenal cortex system，HPA）强烈兴奋为代表的一系列神经内分泌反应，还引起明显的体液、细胞乃至基因水平的反应，同时器官、系统的功能代谢也会出现相应的变化。

一、应激的神经内分泌反应

（一）蓝斑－交感－肾上腺髓质系统

1. 基本组成　LSA 系统的基本组成为脑干蓝斑及其相关去甲肾上腺素能神经元和交感－肾上腺髓质系统。蓝斑是中枢神经系统对应激最敏感的脑区，上行主要与大脑边缘系统有密切的往返联系，成为应激时情绪、认知、行为功能变化的结构基础。下行则主要至脊髓侧角，行使调节交感－肾上腺髓质系统的功能（图 9-2）。

2. 基本效应　应激时 LSA 系统兴奋的基本效应包括中枢效应和外周效应。

（1）中枢效应：该系统的主要中枢效应是引起应激时的兴奋、警觉及紧张、焦虑等情绪反应。此外，脑干去甲肾上腺素能神经元还与室旁核分泌促肾上腺皮质激素释放激素（corticotropin releasing hormone，CRH）的神经元有直接的联系，该通路可能是应激启动 HPA 系统的关键结构之一。

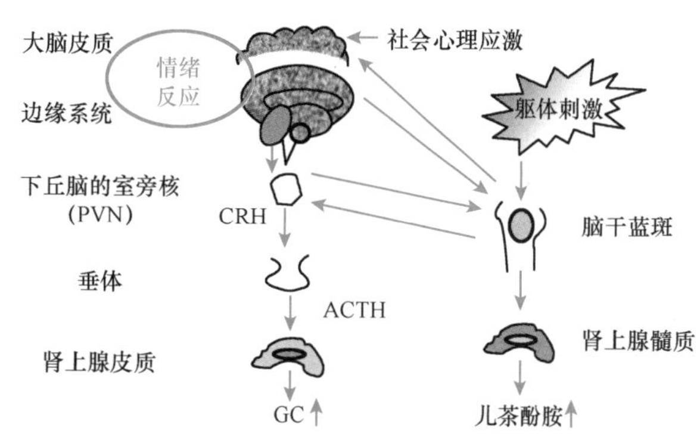

图 9-2　应激时的神经内分泌反应

（2）外周效应：主要表现为血浆肾上腺素、去甲肾上腺素、多巴胺等儿茶酚胺（catecholamine，CA）的浓度迅速升高。交感

笔记栏

神经兴奋主要释放去甲肾上腺素，肾上腺髓质兴奋主要释放肾上腺素。低温、缺氧可使去甲肾上腺素升高 10 ～ 20 倍，肾上腺素升高 4 ～ 5 倍。对将执行的死刑犯的检测表明，其血浆去甲肾上腺素可升高 45 倍，肾上腺素升高 6 倍。

LSA 系统的强烈兴奋、血浆 CA 浓度迅速升高主要调控机体对应激的急性反应，介导一系列的代偿机制以应对应激原对机体的威胁或对内环境的干扰，促使机体紧急动员，处于一种唤起状态，以应付各种发生变化的环境。如儿茶酚胺对心脏的兴奋和对外周阻力血管、容量血管的调整可使应激时的组织供血发生更充分合理的重新分布。去甲肾上腺素作用于胰腺 B 细胞上的 α_2 肾上腺素能受体，抑制胰岛素分泌；通过胰腺 A 细胞 β 受体促进胰高血糖素分泌，进而升高血糖以增加组织的能源供应；通过支气管平滑肌细胞 β 受体引起支气管扩张，有利于改善肺泡通气功能，以向血液提供更多的氧。

但强烈的 LSA 系统的兴奋会引起明显的能量消耗和组织分解，可能导致血管痉挛、血压升高、某些部位组织缺血，甚至出现致死性心律失常等。

案例 9-1 分析

因接触高温油引发烧伤性休克，引发交感－肾上腺髓质系统的兴奋，血浆儿茶酚胺的增加可通过心肌 β 受体，加快心率。

案例 9-2 分析

因劣性心理应激导致强烈的交感－肾上腺髓质系统的兴奋可引起明显的儿茶酚胺释放，患者出现心慌、出汗、易惊醒。

（二）下丘脑－垂体－肾上腺皮质系统

1. 基本组成 HPA 系统的基本组成为下丘脑的室旁核、腺垂体和肾上腺皮质。室旁核是该系统的中枢位点，上行主要与杏仁核、海马结构、边缘皮质有广泛的往返联系，下行则主要通过 CRH 调控腺垂体促肾上腺皮质激素（adreno corticotrophic hormone，ACTH）的释放，进而和肾上腺皮质进行往返联系和调控。

2. 基本效应 应激时 HPA 兴奋的基本效应主要有中枢效应和外周效应。

（1）中枢效应：无论是从躯体直接来的应激传入信号，还是经边缘系统整合的下行应激信号，皆可引起室旁核 CRH 神经元分泌 CRH 增多，将神经信号转换成激素信号。CRH 可能是应激时最核心的神经内分泌反应，其功能主要是经轴突运输或经垂体门脉系统进入腺垂体，使 ACTH 分泌增加，进而增加糖皮质激素（glucocorticoids，GC）的分泌。

CRH 应激时的另一个重要功能是调控应激时的情绪行为反应。适量的 CRH 增多可使机体兴奋或有愉快感，促进适应；但大量的 CRH 增加，特别是慢性应激时的持续增加，则造成适应障碍，出现焦虑、抑郁、食欲、性欲减退等表现。

CRH 还是内啡肽释放的促激素，可促进蓝斑－去甲肾上腺素能神经元的活性，与蓝斑－交感－肾上腺髓质系统形成交互影响。

（2）外周效应：正常成人每日 GC 分泌量约为 25 ～ 37mg。应激时 GC 分泌迅速增加，如外科手术的应激可使每日皮质醇的分泌量达到正常分泌量的 3 ～ 5 倍。若应激解除（手术完成后且无并发症），皮质醇通常于 24 小时内恢复至正常水平，若应激原持续存在，则血浆皮质醇浓度持续升高，如大面积烧伤患者，血浆皮质醇维持于高水平可长达 2 ～ 3 个月。

动物切除双侧肾上腺后，几乎不能适应任何应激环境。若仅切除肾上腺髓质而保留皮质，动物则可存活较长时间。此现象表明 GC 分泌增多对机体抵抗有害刺激起着极为重要的作用。应激时 GC 增加对机体的保护作用主要有：①升高血糖：GC 升高促进蛋白质的糖异生，并对儿茶酚胺、胰高血糖素等的脂肪动员起容许作用，是应激时血糖增加的重要机制。②抑制炎症介质、细胞因子的生成、释放和激活：GC 对许多炎症介质、细胞因子的生成、释放和激活具抑制作用，并稳定溶酶体膜，减少这些因子和溶酶体酶对细胞的损伤。③维持心血管系统对 CA 的正常反应性：GC 不足时，心血管系统对 CA 的反应性明显降低，可出现心肌收缩力减低、外周血管扩张、血压下降等，严重时可致循环衰竭。

但 GC 的持续增加对机体产生一系列不利影响，主要出现在慢性应激时。表现有：①抑制免疫系统：慢性应激时，持续增高的 GC 对免疫和炎症反应有显著的抑制效应，胸腺、淋巴结缩小，多种细胞因子、炎症介质的生成受抑制，机体易发生感染。②抑制生长发育：慢性应激时机体常出现生长发育的迟缓，还常常合并一些行为的异常，如抑郁、异食癖等。生长激素（growth hormone，

笔记栏

GH）在急性应激时升高，慢性应激时因 CRH 分泌而受抑制，且 GC 升高还使靶细胞对胰岛素样生长因子 1（insulin-like growth factor-1，IGF-1，又称生长介素 somatomedin）产生抵抗。③抑制性腺轴：GC 对下丘脑和腺垂体的促性腺素释放激素（gonadotropin releasing hormone，GnRH）和黄体生成素（luteinizing hormone，LH）的分泌有抑制效应，并使性腺对这些激素产生抵抗，引起性功能减退、月经失调等。④抑制甲状腺轴：GC 可抑制促甲状腺激素释放激素（thyrotropin releasing hormone，TRH）、促甲状腺激素（thyroid stimulating hormone，TSH）的分泌，并阻碍甲状腺素 T_4 在外周组织转化为活性更高的三碘甲状原氨酸 T_3。⑤其他：GC 的持续升高还引起一系列代谢改变，如血脂升高、血糖升高，并参与形成胰岛素抵抗等。

案例 9-2 分析

应激时蓝斑区 NE 神经元激活和反应性增高，持续应激还使该脑区的酪氨酸羟化酶活性升高，蓝斑投射区的 NE 水平升高，机体出现紧张、专注程度的升高；过度时则会产生焦虑、害怕或愤怒等情绪反应。患者对地震表现出过度应激，出现的紧张、烦躁、焦虑、失眠、消瘦、易怒、向妻子乱发火、很想打人及骂人等情绪反应为该系统激活的结果。而 HPA 的适度兴奋有助于维持良好的认知学习能力和良好的情绪，但 HPA 兴奋过度或不足都可以引起 CNS 的功能障碍，出现抑郁、喜欢独处、厌食，甚至自杀倾向等。

（三）其他

除 LSA 和 HPA 系统以外，应激还可引起广泛的神经内分泌变化，见表 9-1。

表 9-1 应激的其他内分泌变化

名称	分泌部位	变化
β 内啡肽（β-endorphin）	腺垂体等	升高
加压素（antidiuretic hormone）	下丘脑（室旁核）	升高
促性腺激素释放激素（gonadotrophin-releasing hormone，GnRH）	下丘脑	降低
生长素（growth hormone）	腺垂体	急性升高慢性降低
催乳素（prolactin）	腺垂体	升高
TRH（thyrotropin-releasing hormone）	下丘脑	降低
TSH（thyroid stimulating hormone）	腺垂体	降低
T_4、T_3	甲状腺	降低
黄体生成素（luteinizing hormone，LH）	腺垂体	降低
胰高血糖素（glucagon）	胰岛 A 细胞	升高
胰岛素（insulin）	胰岛 B 细胞	降低

二、应激的细胞体液反应

细胞对多种应激原，特别是非心理性应激原，可引起细胞内信号转导改变，激活相关基因，表达一些具有保护作用的蛋白质如急性期反应蛋白、热休克蛋白，以及某些酶和细胞因子等。

（一）热休克蛋白

热休克蛋白（heat shock protein，HSP）指机体在应激时细胞合成增加或新合成的一组高度保守的蛋白质，属非分泌型蛋白质，在细胞内发挥保护作用。HSP 最初是从经受热应激（从 25℃移到 30℃环境）30 分钟后的果蝇唾液腺中分离出来的，故取名热休克蛋白。以后发现许多对机体有害的应激因素，如缺血、缺氧、感染、重金属都可诱导 HSP 的生成，故又名应激蛋白（stress protein）。

1. HSP 的基本组成 HSP 是一族在进化上十分保守的蛋白质，从原核细胞到真核细胞的各种生物体，同类型 HSP 的基因序列有高度的同源性，提示它对于维持细胞的生命十分重要。现发现 HSP 是一个大家族，大部分在正常时存在于细胞，组成细胞内的结构，称为结构型，有些是在应激原诱导下产生的称为诱导型。目前主要根据 HSP 分子量的大小对其进行分类和命名，各主要 HSP 的名称、分子量、细胞内定位和可能的功能，见表 9-2。

笔记栏

表 9-2 热休克蛋白的主要类型和可能的生物学功能

名称	相对分子质量（kD）	细胞内定位	可能的生物学功能
HSP110 亚类	～110		
HSP110		胞质 / 核	热耐受，交叉耐受
HSP105		胞质	蛋白质折叠
HSP90 亚类	～90		
$HSP90_{\alpha}$		胞质	与类固醇激素受体结合，维持其无活性状态
$HSP90_{\beta}$		胞质	热耐受
HSP70 亚类	～70		
HSC70*（组成型）		胞质	新生蛋白质的折叠，移位
HSP70（诱导型）		胞质 / 核	蛋白质折叠，细胞保护
HSP60 亚类	～60		
HSP60		线粒体	新生蛋白质折叠
TriC*		胞质	新生蛋白质折叠
HSP40 亚类	～40		
HSP47		内质网	胶原合成的质量控制
HSP40（hdj-1）		胞质	蛋白质折叠
小分子 HSP 亚类	～30		
HSP32（HO-1*）		胞质	抗氧化
HSP27		胞质 / 核	调控细胞骨架肌动蛋白
α、β- 晶体蛋白		胞质	细胞骨架的稳定
HSP10	～10	线粒体	HSP60 的辅因子
泛素（ubiquitin）	～8	胞质 / 核	蛋白质的非溶酶体降解

*：HSC70：热休克蛋白同族蛋白（heat shock cognate）；TriC：TCP-1 环形复合物（tailless complex polypeptide 1 ring complex）；HO-1：血红素加氧酶 1（heme oxygenase-1）

2. HSP 的生物学功能 HSP 在细胞内含量相当高，据估计约占细胞总蛋白的 5%，其功能涉及细胞的结构维持、更新、修复、免疫等，最基本功能为帮助新生蛋白质的正确折叠、移位以及损伤后的复性与降解，被人形象地称之为“分子伴娘”（molecular chaperone）。主要表现为：

（1）帮助新生蛋白质的正确折叠、移位、结构维持：一个新生蛋白质从合成的多肽链到形成正确的三维结构和正确定位，必须要有精确的时空控制。目前认为该功能主要由各种“分子伴娘”完成，而结构性 HSP 则是一类重要的“分子伴娘”。HSP 的基本结构为：N 端是一个具 ATP 酶活性的高度保守序列；C 端为一个相对可变的基质识别序列，C 端倾向于与蛋白质的疏水结构区相结合（图 9-3）。这些结构区在成熟蛋白质中通常被折叠，隐藏于内部而无法接近。在新生蛋白质的成熟过程中，HSP C 端与尚未折叠的新生肽链结合，并依靠其 N 端 ATP 酶活性，促成这些肽链的正确折叠（或再折叠）、移位和空间结构的维持。

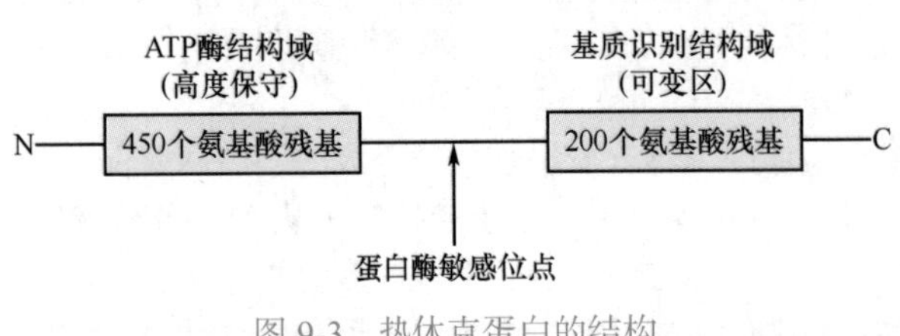

图 9-3 热休克蛋白的结构

（2）蛋白质的修复或移除：诱导型 HSP 主要与应激时受损蛋白质的修复或移除有关。HSP 的 C 端与被有害因素破坏后暴露了的折叠结构的受损肽链结合，利用其 N 端 ATP 酶活性修复或降解受损蛋白质，阻止蛋白质变性与聚集。

（3）细胞结构的维持：一些小分子 HSP 参与细胞骨架的稳定与合成调控，如 HSP27 和 α、β- 晶体蛋白。

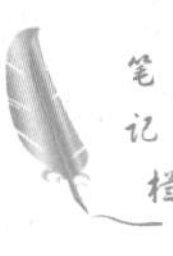

3. HSP 的诱导与调控 正常时 HSP 与热休克转录因子（heat shock transcription factor，HSF）相结合；细胞在多种应激原的作用下，如高温、炎症、感染等常会引起蛋白质结构的损伤，暴露出与

HSP 结合部位；HSP 与受损蛋白结合；释放出游离的 HSF，游离 HSF 聚合成三聚体；三聚体向核内移位并与热休克基因上游的启动序列相结合，从而启动 HSP 的转录合成，HSP 生成增多（图 9-4）。增多的 HSP 一方面可增强细胞的抗损伤能力，另一方面又可与 HSF 结合，抑制其继续活化，对细胞的应激反应进行负反馈调控。

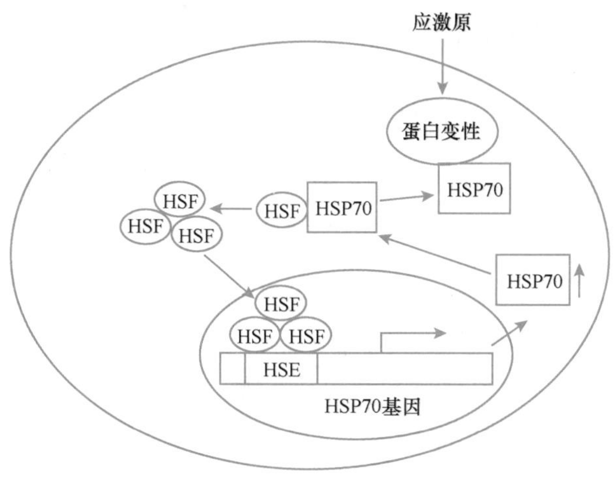

图 9-4 热休克蛋白的诱导与调控

知识链接 9-2 冷休克蛋白

冷休克蛋白（cold shock proteins）是指机体细胞在中度冷应激过程中（25～33℃）所诱导表达的一类蛋白质。如 CIRP、RBM3、KIAA0058 等。许多冷休克蛋白并非表达在温度降低阶段，而是在温度恢复后。主要作用有：减慢细胞周期，破坏蛋白质，抑制基因转录，促进热休克蛋白表达，诱导细胞凋亡等。深入探讨冷休克蛋白的作用有利于更好地低温治疗，如心脏外科手术中的低温灌流、脑外伤的低温治疗、移植器官的低温储藏等。

（二）急性期反应蛋白

感染、炎症或组织损伤等应激原，可诱发机体快速启动防御性非特异反应，如体温升高、血糖升高、血浆中某些蛋白质含量改变等，这种反应称为急性期反应（acute phase response，APR）。在急性期反应时血浆中浓度升高的一些蛋白质，如 C- 反应蛋白、纤维蛋白原、某些补体成分等，称为急性期反应蛋白（acute phase protein，APP），属分泌型蛋白质。

1. APP 的构成及来源 APP 主要由肝细胞合成，单核巨噬细胞、成纤维细胞、血管内皮细胞及多形核白细胞也可产生少量。正常时血中 APP 含量很少，应激时增多。少数蛋白质在急性期反应时减少，称为负急性期反应蛋白，如白蛋白、前白蛋白、运铁蛋白等。APP 的基本构成及来源见表 9-3。

表 9-3 急性期反应蛋白的基本构成和可能功能

成分	反应时间（h）	相对分子质量	可能功能
应激时增加达 50%			
铜蓝蛋白	48～72	132 000	减少自由基产生
补体成分 C3	48～72	180 000	趋化作用，肥大细胞脱颗粒
应激时增加达 2～4 倍			
α_1- 酸性糖蛋白	24	41 000	促进成纤维细胞生长
α_1- 抗胰蛋白酶	10	54 000	抑制丝氨酸蛋白酶
α_1- 抗糜蛋白酶	10	68 000	抑制组织蛋白酶 G
结合珠蛋白	24	86 000	抑制组织蛋白酶 B、H、L
纤维蛋白原	24	340 000	促进血液凝固
应激时增加达 1000 倍			
C 反应蛋白	6～10	110 000	激活补体，调理作用
血清淀粉样 A 蛋白	6～10	180 000	清除胆固醇?

2. APP 的生物学功能 APP 的种类很多，其功能也相当广泛。但总体来看，它是一种启动迅速的机体防御机制。机体对感染、组织损伤的反应可大致分为两个时期：以 APP 浓度迅速升高为其特征之一的急性反应时相和以免疫球蛋白大量生成为重要特征的免疫时相（又称迟缓相），两个时相的总和构成了机体对外界刺激的保护性系统（表 9-3）。

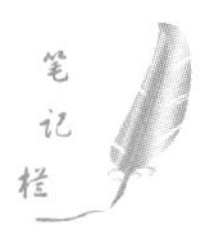

（1）抗感染、抗损伤：创伤、感染时体内蛋白分解酶增多，APP 中的蛋白酶抑制剂，如 α_1- 蛋白酶抑制剂，α_1- 抗糜蛋白酶等，可避免蛋白酶对组织的过度损伤。C 反应蛋白、补体成分的增多可加强机体的抗感染能力；凝血蛋白类的增加可增强机体的抗出血能力；铜蓝蛋白具抗氧化损伤的能力等。

（2）清除异物和坏死组织：APP 中的 C 反应蛋白（C-reactive protein，CRP）的作用最明显。在各种炎症、感染、组织损伤等疾病中均可见 C 反应蛋白的迅速升高，且其升高程度常与炎症或组织损伤的程度呈正相关，因此临床上常用 CRP 作为该类疾病活动性的指标。它可与细菌细胞壁结合，起抗体样调理作用；激活补体经典途径；促进吞噬细胞的功能；抑制血小板的磷脂酶活性，减少其炎症介质的释放等。

（3）结合、运输功能：结合珠蛋白，铜蓝蛋白，血红素结合蛋白等与相应的物质结合，可避免应激时游离的 Cu^{2+}、血红素等过多对机体的危害，并调节它们的代谢过程和生理功能。

（4）其他：血清淀粉样 A 蛋白能促进损伤细胞的修复；纤维连接蛋白能促进单核 / 巨噬细胞及成纤维细胞的趋化性，促进单核细胞膜上 FC 受体及 C3b 受体的表达，并激活补体旁路，从而促进单核细胞的吞噬功能。

案例 9-1 分析

患者血中白细胞总数及中性粒细胞比例升高，提示有两种最大可能：①患者体内出现急性期反应；②继发急性感染（但无任何其他感染迹象可排除）。因此系严重烧伤作为应激原，诱发机体快速启动防御性非特异反应所致。

案例 9-2 分析

患者空腹血糖升高的原因可能是：灾区恐怖场面作为应激原诱发机体快速启动防御性非特异反应，如血糖升高，称之为急性期反应。

知识链接 9-3　　C 反应蛋白

C 反应蛋白是五聚体蛋白家族成员之一，是天然免疫系统的重要成分。由于 CRP 能通过磷酸胆碱 (PC) 残基与肺炎链球菌的 C 多糖结合，因此得名为 CRP。CRP 是一种急性时相蛋白，对感染、炎症和组织损伤等发生非特异性反应。近年来研究发现 CRP 不仅仅能用于炎症的诊断、细菌感染与病毒感染的鉴别，更为重要的是 CRP 在机体防御反应、心血管疾病、自身免疫病等疾病中扮演着极其重要的角色。

知识链接 9-4　　亚细胞水平的应激反应

应激时，除了细胞作为一个整体发生反应外，内质网、线粒体及细胞核等细胞器也会发生反应，其中最具代表性的是内质网应激（endoplasmic reticulum stress，ERS）。各种应激原作用于细胞后，会诱发内质网腔中错误折叠和未折叠蛋白质的堆积以及 Ca^{2+} 平衡紊乱，于是激活未折叠蛋白反应及细胞凋亡信号通路等内质网反应，这就是内质网应激。一定程度的内质网应激可诱导内质网中分子伴侣及其他内质网应激蛋白的表达，减轻各种应激原所致的错误折叠或未折叠蛋白质对细胞造成的损伤。当应激原过于强烈时，内质网应激将会倾向于诱导细胞凋亡，发生组织损伤。

第三节　应激时机体的代谢和功能变化

一、代谢变化

应激时，能量代谢明显加强；物质代谢总的特点是分解增加，合成减少（图 9-5）。

（一）高代谢率（超高代谢）

严重应激时，儿茶酚胺、糖皮质激素分泌增加，机体脂肪动员明显增强，外周肌肉组织分解旺盛，使代谢率显著升高。正常成人安静状态下每天约需能量 8 368kJ（2 000kcal）。大面积烧伤的患者，每天可高达 20 920kJ（5 000kcal），相当于重体力劳动时的代谢率。重度应激时，机体可很快出现消瘦、衰弱和抵抗力下降，并难以用单纯的营养来逆转。对于这些患者，除了充分的营养支持外，适当调整机体的应激反应，使用某些促进合成代谢的生长因子被证明是有益的。

（二）糖、脂肪和蛋白质代谢的变化

应激时，物质代谢的特点与应激时能量代谢的升高相匹配，保证了机体应付紧急情况时有足够

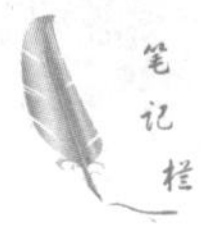
笔记栏

的能量可以得到提供。但应激持续时间过长，体内消耗过多，可致体重减轻、贫血、创面愈合迟缓和全身性抵抗力降低。

1. 糖代谢 应激时，一方面胰岛素相对不足、外周胰岛素依赖组织对胰岛素的敏感性降低，减少了对葡萄糖的利用（胰岛素耐受）；另一方面，儿茶酚胺、胰高血糖素、生长激素和糖皮质激素等促进糖原分解和糖异生，结果出现血糖升高，甚至出现糖尿，被称为应激性高血糖或应激性糖尿。

> **案例 9-2 分析**
>
> 应激引起患者空腹血糖升高主要是因神经－内分泌改变，特别是肾上腺素、糖皮质激素、生长激素、胰高血糖素等引起血糖升高，且对胰岛素有拮抗效应，称之为应激性高血糖。

2. 脂肪代谢 应激时，脂解激素（肾上腺素、去甲肾上腺素、胰高血糖素和生长激素）增多，脂肪的动员和分解加强，血中游离脂肪酸和酮体不同程度地增加，同时组织对脂肪酸的利用也增加。严重创伤后，机体所消耗的能量有 75%～95% 来自脂肪的氧化。

3. 蛋白质代谢 应激时，糖皮质激素分泌增多，胰岛素分泌减少，使蛋白质分解加强，同时蛋白质破坏增多，合成减弱。尿氮排出量增加，出现负氮平衡。

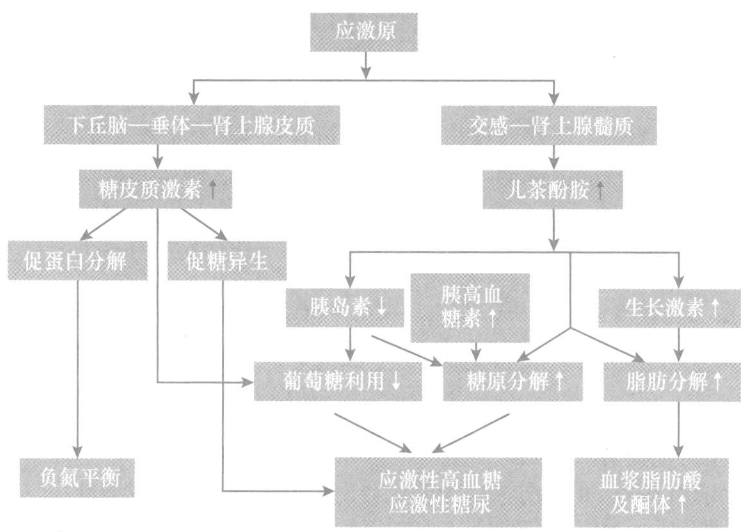

图 9-5 应激时糖、脂肪和蛋白质代谢的变化

> **案例 9-1 分析**
>
> 因大面积烧伤，患者处于高代谢状态，能量消耗明显加快和组织分解显著加强，机体可很快出现消瘦、衰弱和抵抗力下降。因采取及时、正规地治疗，故患者这些表现不明显。

> **案例 9-2 分析**
>
> 因劣性心理应激原的强烈刺激，患者处于超高代谢状态，机体脂肪动员和分解明显增强，同时外周组织对脂肪酸的利用也增加，所以患者逐渐出现消瘦。

二、功能变化

（一）中枢神经系统

机体对大多数应激原的感受都包含有认知的因素。丧失意识的机体，应激时的多数神经内分泌反应都可不出现。表明中枢神经系统（central nerves system，CNS），特别是皮质高级部位，在应激反应中起调控整合作用，是应激反应的调控中心。与应激密切相关的 CNS 部位包括边缘系统的皮质、杏仁核、海马，下丘脑、脑干的蓝斑等结构。这些部位在应激时可出现活跃的神经传导、神经递质和神经内分泌的变化，并发生相应的功能改变。

> **案例 9-1 分析**
>
> 该患者入院时意识不清，4h 后意识才清楚。因此，该患者应激时多数神经内分泌反应都可不出现。

应激时蓝斑区去甲肾上腺素神经元激活和反应性增高，持续应激可使该脑区的去甲肾上腺素合成限速酶——酪氨酸羟化酶活性升高，蓝斑投射区（下丘脑、海马、杏仁核）去甲肾上腺素水平升高，机体出现紧张、专注程度提高；过度反应时

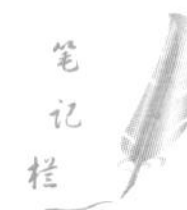

会产生焦虑、害怕或愤怒等情绪。室旁核分泌的CRH是应激反应的核心神经内分泌因素之一，与边缘系统的皮质、杏仁核、海马结构有丰富的交互联系，与蓝斑亦有丰富的交互联络。HPA的适度兴奋有助于维持良好的认知学习能力和情绪，但兴奋过度或不足都可以引起CNS的功能障碍，出现抑郁，厌食，甚至自杀倾向等。应激时CNS的多巴胺能神经元、5-HT能神经元、GABA能神经元以及阿片肽能神经元等都发生相应的变化，参与应激时的神经精神反应。

> 案例9-2分析
>
> 因劣性心理应激原的强烈刺激，患者处于超高代谢状态，机体脂肪动员和分解明显增强，同时外周组织对脂肪酸的利用也增加，所以患者逐渐出现消瘦。

（二）心血管系统

心血管系统在应激时的基本变化有：心率增快，心肌收缩力增强，心排血量增加，血压升高。总外周阻力则视应激信号和CNS的调控状况而不同，在某些应激情况下，如失血、心源性休克，或需高度警惕专注的环境等某些精神刺激时，血管收缩，外周总阻力可升高。在某些应激状态下，如与运动、战斗有关的应激，骨骼肌血管明显扩张，可抵消其他部位血管收缩导致的外周阻力上升，表现为总外周阻力下降。上述反应主要是由交感–肾上腺髓质系统介导的。

冠状动脉血流量在夜晚熟睡时最低，在应激时通常是增加的，一日之中波动可达5倍。但精神应激在某些情况下可引起冠状动脉痉挛，特别在已有冠状动脉病变的基础上可导致心肌缺血。应激对心脏节律也可产生明显影响，主要通过儿茶酚胺兴奋β受体引起心率增加。但交感–肾上腺髓质的强烈兴奋也可使心室颤动的阈值降低，在冠状动脉和心肌已有病变的基础上，强烈的精神应激可诱发心室颤动，导致猝死。

> 案例9-1分析
>
> 该患者心血管的反应有心率加快，系体内交感–肾上腺髓质的强烈兴奋所致；因大量失血，血容量降低，故血压表现为下降，但由于机体的代偿，血压降低并非十分明显。

（三）消化系统

消化功能的典型变化为食欲降低，严重时甚至可诱发神经性厌食症，主要出现在慢性应激时，可能与CRH的分泌增加有关。但部分人应激时也会出现进食增加并诱发肥胖症，其机制可能与下丘脑中内啡肽和单胺类介质如NE、多巴胺、5-HT等水平升高有关。当然，应激时亦可发生胃肠运动的改变，诱发肠平滑肌的收缩、痉挛，机体出现便意、腹痛、腹泻或便秘，甚至诱发溃疡性结肠炎及发生应激性溃疡。

> 案例9-1分析
>
> 患者在未有任何胃部疾病病史的情况下，进行烧伤治疗过程中，出现了柏油样便和腹胀，为创伤引起的应激性溃疡。柏油样便表明溃疡引发了上消化道出血。

（四）免疫系统

免疫系统的反应是应激的重要组成部分。应激时的神经–内分泌变化对免疫系统有重要的调控作用；反之，免疫系统对神经–内分泌系统也有调节作用。

参与应激反应的大部分神经递质和内分泌激素的受体都已在免疫细胞上发现，急性应激反应时，可见外周血吞噬细胞数量增多、活性增强，补体、C反应蛋白等具有非特异性抗感染能力的APP升高等。但强烈持续的应激常造成免疫功能的抑制甚至功能紊乱。应激时变化最明显的激素为糖皮质激素和儿茶酚胺，两者对免疫系统主要效应都显示为抑制，因此持续应激常会抑制免疫功能，甚至发生功能障碍，诱发自身免疫病。

免疫系统除受应激的神经–内分泌反应调控外，又反过来对神经–内分泌系统发挥调节作用。免疫细胞可释放多种神经–内分泌激素，如ACTH、β-内啡肽、生长激素等，在局部或全身发挥作用，参与应激反应的调控。

此外，免疫细胞还可产生具有神经–内分泌激素样作用的细胞因子。如干扰素可与阿片受体结合，产生阿片肽样的镇痛作用；可促使下丘脑分泌CRH，作用于肾上腺皮质产生ACTH样的促GC

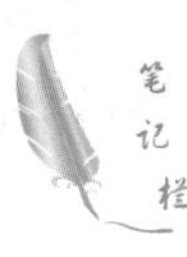

分泌作用；还具有促甲状腺素样作用和使黑色素生成的效应。IL-1 可直接作用于 CNS，使代谢增加，体温升高，食欲降低，促进 CRH、GH、促甲状腺素的释放而抑制催乳素、黄体激素的分泌；IL-2 可促进 CRH、ACTH、内啡肽的释放等。

（五）血液系统

急性应激时，外周血中可见白细胞数目增多、核左移；血小板数增多、黏附力增强；纤维蛋白原浓度升高，凝血因子Ⅴ、Ⅷ、血浆纤溶酶原、抗凝血酶Ⅲ等浓度升高。血液表现出非特异性抗感染能力和凝血功能的增强，全血和血浆黏度升高，红细胞沉降率增快等，骨髓检查可见巨核细胞系的增生。这些改变既有抗感染、抗损伤、防止出血的有利方面，也有促进血栓形成、诱发 DIC 发生的不利方面。

慢性应激时，患者可出现低色素性贫血。其血清铁降低，类似于缺铁性贫血，但其骨髓中的含铁血黄素含量正常甚至增高，其机制可能与单核吞噬细胞系统对红细胞的破坏加速有关，故补铁治疗无效。

（六）泌尿、生殖系统

应激时，泌尿功能的主要变化为尿量减少，尿比重升高，尿钠浓度降低。引起这些变化的机制是：①交感－肾上腺髓质系统兴奋，使肾血管收缩，肾小球滤过率降低。②肾素－血管紧张素系统激活，亦引起肾血管收缩。③醛固酮和抗利尿激素分泌增多，促进肾小管对钠、水的重吸收。

应激时生殖功能主要表现为不利的影响。下丘脑分泌的 GnRH 及垂体释放的 LH 在应激，特别是精神心理应激时降低，或者分泌规律被扰乱，在女性表现出月经紊乱或闭经，哺乳期妇女乳汁明显减少或泌乳停止等。

强烈应激时，上述的神经内分泌反应、细胞、体液反应以及机能代谢变化都可能相继或同时出现。

第四节 应激与疾病

应激在许多疾病的发生发展上起着重要的作用，50%～70% 的就诊患者其所患的疾病可被应激诱发或者恶化。对大多数的应激反应，在撤除应激原后，机体可很快恢复自稳态。但如果劣性应激原持续作用于机体，则可导致内环境紊乱和疾病。应激与疾病的关系随着城市化的加剧受到医学界越来越多的关注（图 9-6）。

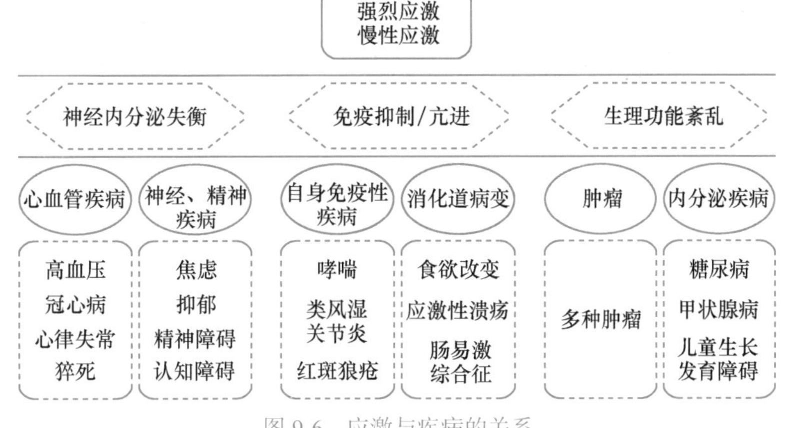

图 9-6 应激与疾病的关系

应激性疾病目前尚无明确的概念和界限，习惯上将应激在发病中起主要致病作用的疾病称为应激性疾病（stress disease），如应激性溃疡。应激在疾病发生发展中仅作为条件或诱因，可加重或加速其发生发展的一些疾病，称为应激相关疾病（stress related disease），如原发性高血压、动脉粥样硬化、冠心病、支气管哮喘、抑郁症等。

一、应激性溃疡

（一）概念

应激性溃疡（stress ulcer）是指在遭受各类重伤（包括大手术）、重病和其他应激情况下，机体出现胃、十二指肠黏膜的急性病变。主要表现为黏膜的糜烂、浅溃疡、渗血等，少数溃疡可

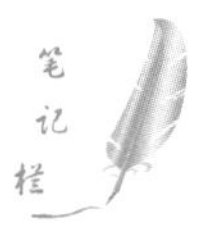

较深或穿孔，当溃疡侵蚀大血管时，可引起大出血。据内镜检查，重伤重病时应激性溃疡发病率约为 75% ～ 100%，溃疡发生大出血一般不超过 5%，但其死亡率可达 50% 以上。应激性溃疡是一种典型的应激性疾病，它不同于一般的消化性溃疡，但应激可促进和加剧消化性溃疡的发展（图 9-7）。

（二）发生机制

1. 黏膜缺血 胃、十二指肠黏膜缺血是应激性溃疡形成的最基本条件，其缺血程度常与病变程度呈正相关。应激时交感－肾上腺髓质系统的强烈兴奋，胃肠血管收缩，血流量减少，黏膜缺血使上皮细胞能量不足，不能产生足量的碳酸氢盐和黏液，使黏膜上皮细胞间的紧密连接及覆盖于黏膜表面的碳酸氢盐－黏液层所组成的黏膜屏障受到破坏。

2. H^+ 反向弥散 胃腔内 H^+ 向黏膜内的反向弥散是应激性溃疡形成的必要条件。在胃黏膜血流灌注良好的情况下，反向弥散至黏膜内的 H^+ 可被血流中的 HCO_3^- 中和或被携走，从而防止 H^+ 对细胞的损害。在创伤、休克等应激状态下，胃肠血流量减少，黏膜屏障遭到破坏，胃腔内的 H^+ 顺浓度差进入黏膜，黏膜内 pH 的下降程度主要取决于胃腔内 H^+ 向黏膜反向弥散量与黏膜血流量之比。应激时胃酸的分泌可增多，也可不增多甚至减少。由于胃黏膜血流量减少，即使反向弥散至黏膜内的 H^+ 量不多，也不能将侵入黏膜的 H^+ 及时运走，使 H^+ 在黏膜内积聚，使黏膜内 pH 明显下降，从而造成细胞损害。胃腔内 H^+ 浓度越高，黏膜病变通常越重。若将胃腔内 pH 维持在 3.5 以上，可不形成应激性溃疡。

3. 其他 一些次要因素也参与应激性溃疡的发病，如酸中毒时血流对黏膜内 H^+ 的缓冲能力降低，可促进应激性溃疡的发生。GC 的分泌增多，使蛋白质的分解大于合成，胃、十二指肠上皮细胞更新缓慢，再生能力降低。胆汁逆流及 β 内啡肽释放增多，在黏膜缺血的情况下更加剧了胃、十二指肠黏膜的损伤。此外，胃肠黏膜富含黄嘌呤氧化酶，在缺血－再灌注时生成大量氧自由基，可引起胃、十二指肠黏膜损伤。

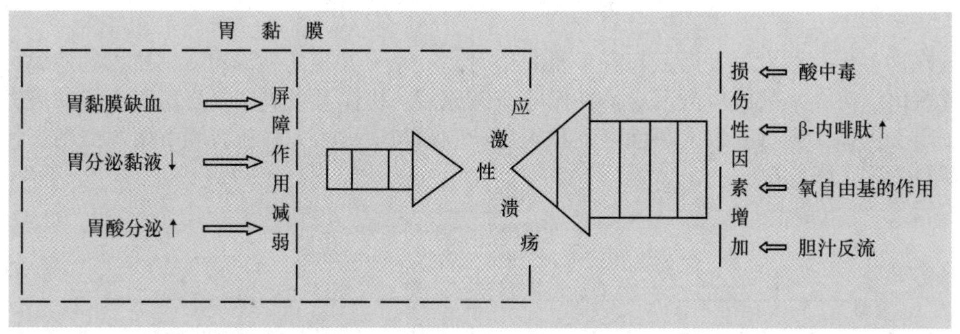

图 9-7 应激性溃疡的发生机制

应激溃疡若无出血或穿孔等并发症，在原发病得到控制后，通常于数天内完全愈合。

案例 9-1 分析

烧伤性休克患者应激性溃疡的发生机制可能是：胃、十二指肠黏膜缺血、胃腔内 H^+ 向黏膜内的反向弥散、乳酸性酸中毒、GC 的分泌增多、氧自由基大量生成、β 内啡肽释放增多、胆汁逆流等多种因素综合作用的结果。

二、应激与心血管功能障碍

心血管系统是应激反应的主要靶系统，情绪心理应激因素与心血管系统功能障碍关系非常密切。应激引起心血管系统功能障碍主要是指原发性高血压、动脉粥样硬化和心律失常等。

（一）高血压

大量流行病学调查证实，长期的高负荷应激（如情绪紧张、工作压力、焦虑、抑郁等）导致高血压的发生率升高。应激导致高血压的机制主要在于：①交感－肾上腺髓质系统的激活，使心排血量增加，大部分外周小血管的持续收缩，外周阻力加大。② HPA 系统兴奋，肾上腺皮质及肾血管收缩致肾血流量减少，均使肾素－血管紧张素－醛固酮系统激活，导致机体内钠水潴留，血容量增加。③高水平 GC 的存在，使血管平滑肌对儿茶酚胺和血管加压素的作用更加敏感。④血管紧张

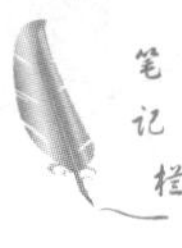

素亦具有强烈的血管收缩作用。⑤情绪心理应激还可能引起高血压的遗传易感基因激活。

（二）动脉粥样硬化

应激对动脉粥样硬化的致病作用十分明确。主要机制有：①血压升高：应激所致血压升高可导致动脉血管内膜的损伤，这不仅有利于脂质沉积，而且还可引起血小板及中性粒细胞黏附，并使如 TXA_2、5-HT、组胺等活性物质释放，加剧血管损伤；血压升高还刺激血管平滑肌细胞的增生，胶原纤维合成增加，导致血管壁增厚，管腔变窄。②血脂升高：应激时脂肪分解加强，使血脂升高，特别是使低密度脂蛋白（LDL）水平提高。LDL 是粥样硬化斑块中胆固醇的主要来源。③血糖升高：应激时糖原分泌加速，血糖浓度升高，使动脉壁山梨醇途径代谢加快，导致血管壁水肿、缺氧，动脉中层和内膜损伤。高血压、高血脂和高血糖，这三者构成了动脉粥样硬化发生的病理基础。

（三）心律失常

在心血管急性事件的发生中，心理情绪应激被认定为是一个"扳机"，是触发急性心肌梗死、心源性猝死的重要诱因。情绪心理应激易在冠状动脉已有病变的基础上诱发心律失常，致死的主要原因为心室颤动。发生机制可能与以下因素有关：①交感－肾上腺髓质系统激活通过 β 受体兴奋降低心室颤动的阈值。②引起心肌电活动异常。③通过 α 受体引起冠状动脉收缩痉挛。应激引起的急性期反应还使血液黏滞度升高，凝固性升高，促进病损血管处发生粥样斑块的血管壁血栓形成，引起急性心肌梗死。

三、应激与免疫功能障碍

如前所述，免疫系统是应激反应的一个非常重要的组分。免疫细胞接受神经内分泌的调控，且具有大多数神经内分泌激素的受体；同时又作为应激反应的感受器官，感受非识别性应激原并做出反应，释放各种激素或激素样介质和细胞因子，又反作用于神经内分泌系统，或直接作用于效应器官激起反应。应激所导致的免疫功能障碍主要表现为两大方面：自身免疫病和免疫抑制。

1. 自身免疫病 许多自身免疫病如类风湿关节炎、系统性红斑狼疮等，都可以追溯出精神创伤史或明显的心理应激因素。且严重的心理应激常可诱发一些变态反应性疾病的急性发作，如哮喘患者可因愤怒、惊吓，甚至公众面前讲话等心理应激诱发哮喘发作。但应激在其发生发展中的具体作用机制尚不清楚。

2. 免疫抑制 慢性应激时免疫功能低下（机制已如前述）。患者对感染的抵抗力下降，特别易遭受呼吸道的感染，如感冒、结核等。持续应激时，患者的胸腺、淋巴结等免疫器官皆有萎缩现象。

四、应激与内分泌功能障碍

应激可引起神经－内分泌功能的广泛变化，而持续应激与多种内分泌功能的紊乱有关，下面仅择举几例。

（一）应激与生长轴和甲状腺轴

慢性应激可引起儿童生长发育延迟，特别是失去父母或生活在亲子关系紧张家庭中的儿童，可出现生长缓慢，青春期延迟，并常伴有行为异常，如抑郁、异食癖等，被称为心理社会呆小状态（psychosocial short status）或心因性侏儒（psychogenic dwarf）。

急性应激时 GH 升高。但慢性心理应激时，因 CRH 诱导的生长抑素的增多，引起 GH 分泌减少，且糖皮质激素可使靶组织对 IGF-1 出现抵抗。此外，慢性应激时甲状腺轴受 HPA 轴的抑制，生长抑素和糖皮质激素都抑制促甲状腺素的分泌，且糖皮质激素还抑制甲状腺素（T_4）在外周转化为活性更高的 T_3，使甲状腺功能低下。上述因素皆可导致儿童的生长发育障碍。但在解除应激状态后，儿童血浆中 GH 浓度会很快回升，生长发育亦随之加速。

（二）应激与性腺轴

应激时 HPA 系统可在各个环节抑制性腺轴，受累的机体 GC、ACTH 水平偏高，LH、睾丸激素或雌激素水平降低，且各性腺靶组织对性激素产生抵抗。应激对性腺轴的抑制主要表现在慢性应激时，如过度训练比赛的运动员、芭蕾舞演员，可出现性欲减退、月经紊乱或停经。急性应激有时也可引起性腺轴的明显紊乱，一些突发的生活事件，如突然丧失亲人等精神打击，可使 30 多岁的妇女突然绝经或哺乳期妇女突然断乳。

应激，特别是心因性应激引起的躯体功能障碍，称之为心身疾病（psychosomatic disease），或

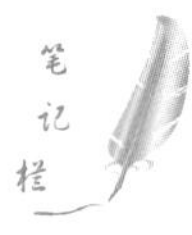

称心理生理障碍（psychophysiological disorder）。应激参与躯体疾病发生发展的例子很多，对其机制的研究也越来越细微，从整体和神经内分泌水平正迅速向分子、基因水平深入。在生物医学模式向社会、心理和生物医学模式的转换中，对社会、心理和生物医学三者之间的有机联系及其内在机制的研究，特别是社会、心理因素产生的应激反应对生物医学的影响正引起越来越大的关注。

五、应激与心理、精神障碍

社会心理应激对认知功能、情绪及行为均有明显的影响，可直接导致一组功能性精神疾患的发生发展，这些心理、精神障碍与边缘系统及下丘脑等部位关系密切。根据其临床表现及病程长短，应激相关心理、精神障碍可分为以下几类。

（一）急性心因性反应

急性心因性反应（acute psychogenic reaction）又称急性应激障碍（acute stress disorder，ASD），是指由于急剧而强烈的心理社会应激原作用后，在数分至数小时内所引发的功能性精神障碍。患者可表现为：①伴有情感迟钝的精神运动性抑制，如不言不语、表情淡漠、呆若木鸡。②伴有恐惧的精神运动性兴奋，如兴奋、恐惧、紧张、叫喊、无目的地外跑、甚至痉挛发作。上述状态持续时间较短，一般在数天或一周内缓解。

（二）延迟性心因性反应

延迟性心因性反应（delayed psychogenic reaction）又称创伤后应激障碍（post-traumatic stress disorder，PTSD），是指机体在受到严重而剧烈的精神打击（如经历恐怖场面、凶杀场面、恶性交通事件、残酷战争或被强暴等）而引发的延迟出现或长期持续存在的精神障碍，一般在遭受打击后数周至数月后发病。其主要表现有：①反复出现创伤性体验，做噩梦，易触景生情而增加痛苦。②易出现惊恐反应，如心慌、出汗、易惊醒、不敢看电视电影，不与周围人接触等。大多数患者可恢复，少数呈慢性病程，可长达数年之久。

案例 9-2 分析

患者从四川汶川大地震灾区回广州后出现精神紧张，睡不着觉，做噩梦，易惊醒，心慌，出汗，不敢看电视电影，不与周围人接触，易怒，向妻子乱发火，想打人、骂人，并出现失眠、抑郁、焦虑、烦躁等反常行为。考虑为地震恐怖场面作为应激原引起的创伤后应激障碍的临床表现。因此，该患者初步诊断为延迟性心因性反应。

（三）适应障碍

适应障碍（adjustment disorder，AD）是指具有脆弱心理及人格缺陷的机体，由于长期存在心理应激或处于困难处境下，逐渐产生以抑郁、焦虑、烦躁等情感障碍为主，伴有社会适应不良、学习及工作能力下降、与周围接触减少等表现的一类精神障碍。该类障碍通常发生在应激事件或环境变化发生后 1 个月内，病情持续时间一般不超过 6 个月。

知识 9-5 链接　　适应障碍

适应障碍的临床表现不一定与应激原的性质相一致，症状的严重程度也不一定与应激原的程度相一致。一般而言，症状的表现及严重程度主要取决于患者的病情个性特征。典型的生活事件有：居丧、离婚、失业或变换岗位、迁居、转学、患重病、经济危机、退休等，发病往往与生活事件的严重程度、个体的心理素质、心理应对方式、来自家庭和社会的支持等因素有关。

本病目前尚无特异性实验室检查，其诊断依据主要有：①有明显的生活事件（但不是灾难性的或异乎寻常的）应激原作为诱因，特别是生活环境或社会地位的改变（如移民、出国、入伍、退休等），情绪、行为异常等精神障碍多开始于应激源发生后 1 个月内。②有证据表明患者的社会适应能力不强。③临床表现以情绪障碍为主，如烦恼、焦虑、抑郁等，同时有适应不良行为（如不愿与人交往、退缩等）和生理功能障碍（如睡眠不好、食欲不振等），但严重程度达不到焦虑症、抑郁症或其他精神障碍的标准。④社会功能受损。⑤病程至少 1 个月，最长不超过 6 个月。

第五节　应激（相关）性疾病防治的病理生理基础

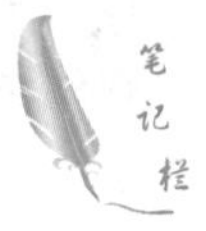

适度的应激可增加机体的适应能力，但当应激成为疾病发生发展的重要参与因素时，对其的恰

当处置可成为影响患者康复的重要举措，其基本原则如下。

1. 病因学治疗 尽快消除或撤离主要致病应激原，同时避免给患者新的应激刺激。尤其是患者就诊、住院过程中，医护人员的工作态度、处置方法、有关病情的言谈举止等，都是患者极其关注的内容，常可能成为患者治疗过程中的新应激原。良好的医德医风，专业而又通俗易懂的解释常常能避免给对患者许多不必要的暗示和刺激，降低患者的应激程度。

2. 恰当的心理治疗、护理 中枢神经系统是大多数应激反应的感知和调控中枢，而大多数应激也都具有心理和情绪成分，因此，恰当的心理治疗及护理，及时消除、缓解患者的心理应激，增强患者的康复信心，对疾病的治疗和痊愈都有极大的帮助。

3. 及时诊断、治疗应激性损伤 如及时诊断、治疗应激性溃疡以及应激引起的心律失常、免疫功能紊乱等。

4. 补充糖皮质激素 由于急性肾上腺皮质功能不全（如肾上腺出血、坏死）或慢性肾上腺皮质功能不全的患者，受到应激原刺激时不能产生应激；或者由于应激时糖皮质激素受体明显减少，病情危急时，可补充小剂量糖皮质激素。

小 结

应激是指机体在受到内外环境因素、心理因素刺激时所出现的全身性非特异性适应反应，能够引起应激反应的刺激因素称为应激原。发生应激时，机体主要表现神经内分泌反应和细胞体液反应。

神经内分泌反应包括蓝斑－交感－肾上腺髓质系统和下丘脑－垂体－肾上腺皮质系统兴奋，同时都产生中枢效应和外周效应。这些效应在一定程度上是对机体有利的，但是在强烈或持续时间过长的应激时，对机体也会产生不利影响。

细胞体液反应主要表现为热休克蛋白和急性期反应蛋白的表达增加。它们可以在分子水平上保护机体，有利于机体应对各种因素刺激所致的改变。

应激发生后，机体会表现一系列的功能、代谢变化，包括物质代谢分解增强、合成减少，全身各个系统器官功能都会出现不同的改变。在强烈的应激下，机体可发生应激性及应激相关性疾病，包括应激性溃疡、心血管系统疾病、免疫系统疾病及精神、心理疾病等。

应激防治的病理生理基础包括去除应激原，及时正确地处理伴有劣性应激的疾病或病理过程，恰当的心理治疗、护理，糖皮质激素的应用及综合治疗等。

复习思考题

1. 什么是急性期反应蛋白？其生物学功能如何？
2. 简述应激性溃疡的发生机制。
3. 应激的主要神经内分泌反应有哪些？
4. 简述应激时糖皮质激素增加的生理学意义。
5. 应激时下丘脑－垂体－肾上腺皮质（HPA）轴兴奋的基本中枢效应有哪些？
6. 应激时下丘脑－垂体－肾上腺皮质（HPA）轴兴奋的基本外周效应有哪些？
7. 热休克蛋白的来源和功能有哪些？
8. 应激时蓝斑－交感－肾上腺髓质系统兴奋有何生理学和病理学意义？

（王万铁 楼国强）

主要参考文献

牛春雨，王万铁，2018. 病理生理学 . 北京：科学技术文献出版社 .
王建枝，钱睿哲，2018. 病理生理学 . 9 版 . 北京：人民卫生出版社 .
王万铁，2012. 病理生理学 . 北京：高等教育出版社 .
王万铁，金可可，2018. 病理生理学 . 杭州：浙江大学出版社 .
王万铁，倪世容，2014. 病理生理学 . 2 版 . 北京：人民卫生出版社 .

笔记栏

第十章　细胞信号转导异常与疾病

学习目标

掌握：细胞信号转导的概念、典型细胞信号转导不同环节异常引起疾病的机制。

熟悉：细胞信号转导异常的类型和发生机制。细胞信号转导的基本过程及调节。

了解：细胞信号转导调控与疾病防治的病理生理基础。

人体生命活动的基本单位是由细胞构成，正常的细胞信号转导是保持细胞生命活动的基础。细胞的生命活动是复杂的，为了适应内外环境，维持正常的细胞功能，细胞具有非常精细、庞大和复杂的细胞信号转导系统，该系统是在生物长期进化发展中逐步建立起来的。细胞信号转导（cell signal transduction）是指细胞通过位于胞膜或胞内的受体，接受细胞外信号，通过细胞内复杂的级联信号传导，进而调节胞内蛋白酶活性或基因表达，使细胞发生相应的生物学功能反应的过程。细胞信号转导系统包括：信号分子（如第一信使）或理化刺激等、受体、胞内信号转导系统（如第二信使、信号转导相关分子）、效应器等。信号转导系统对于维持正常的细胞生物学功能是至关重要的，任何环节异常都可能引起细胞功能改变，严重的导致疾病的发生。细胞信号转导系统与疾病关系的研究不仅有助于阐明疾病的发生发展机制，也能提供新的治疗药物靶点和新治疗思路。

案例 10-1

患儿，男性，9 岁，皮下结节进行性增多 8 年，7 岁时出现心前区疼痛。患儿出生时，臀部有一绿豆粒大小皮下结节，色淡黄，边缘清晰，质略韧，增长缓慢。1 岁后身体多处长出数个皮下结节。查体发现眼睑、颈后、肘、腕、掌指关节、指指关节、臀部、膝和跖趾关节等多处有对称性分布的皮下结节，大小不一，多为数个黄豆粒至花生米大小的结节成簇出现，呈橘黄色，无皮肤红肿、无触痛（图 10-1）。心脏各瓣膜听诊区可闻及粗糙 3 级收缩期杂音，血清总胆固醇（TC）21.3mmol/L，低密度脂蛋白胆固醇（LDL-C）19.6 mmol/L，心脏彩色多普勒超声，显示升主动脉及主动脉弓有明显脂质钙化灶。

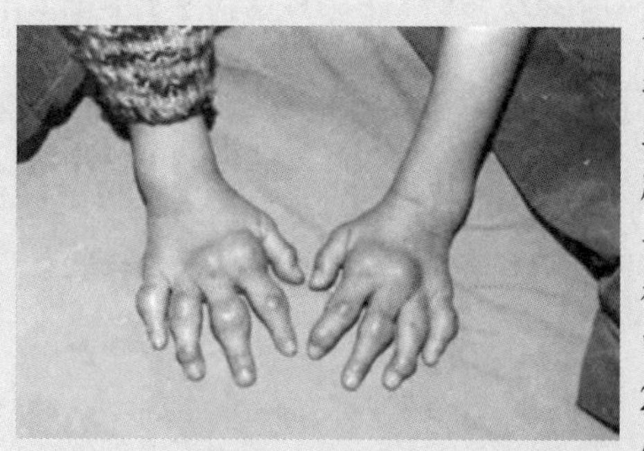

图 10-1　显示掌指关节、指指关节黄色瘤

皮下结节活检：结节位于真皮层和皮下组织，由富含脂质细胞聚集而成，无明显的纤维结缔组织被膜，细胞间有丰富的纤维结缔组织，为典型的黄色瘤表现（图 10-2）。

成纤维细胞培养行 LDL 受体分析显示，受体结合功能正常，受体内移功能缺陷，仅为正常人的 3.6%。LDL 受体基因分析显示，17 外显子的第 599 和 600 密码子之间插入了一个 G，而导致了框移突变。

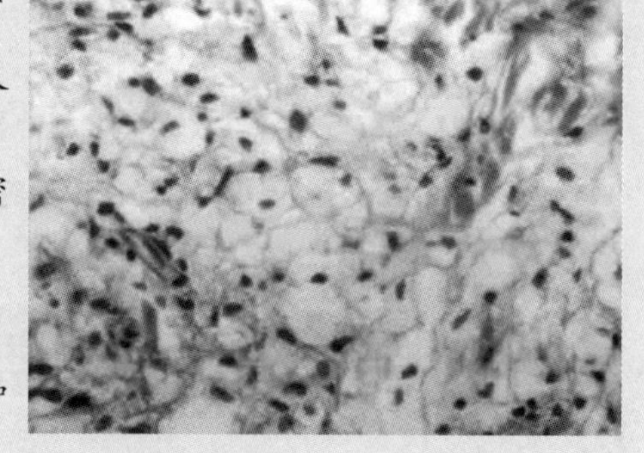

图 10-2　皮下结节活检显示由富含脂质细胞聚集而成

问题：

1. LDL 在体内代谢的主要途径是什么？
2. LDL 受体内移（内吞）功能缺陷可导致何种结果？
3. 为什么该少年升主动脉及主动脉弓出现了明显的脂质钙化灶？

第一节　细胞信号转导系统概述

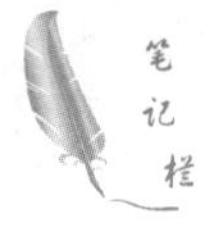

笔记栏

细胞信号转导系统（cell signal transduction system）由能接受信号的受体、细胞内信号转导通分子及生物效应器组成。细胞信号转导（cell signal transduction）是指细胞信号通过受体或类似于受

体的物质激活细胞内的信号转导通路，从而调整细胞的增殖、分化、代谢适应和防御等功能活动。不同的信号转导通路之间相互联系，构成一个复杂的网络调节系统。

一、细胞信号转导系统的基本组成和过程

（一）细胞信号种类

细胞的信号主要包括化学信号和物理信号，它们是细胞信号转导系统的信号源头，通常属于第一信使。

1. 化学信号　一般通过细胞受体起作用，故又被称为配体（ligand），它们包括：①可溶性的化学分子（脂溶性和水溶性），如激素、神经递质和神经肽、细胞生长因子和细胞因子及细胞的代谢产物，如 ATP、活性氧、进入体内病原体产物、药物和毒物等。②气味分子。③细胞外基质成分和与质膜结合的分子（如细胞黏附分子等）。化学信号的作用方式包括：内分泌（endocrine）、旁分泌（paracrine）、自分泌（autocrine）和胞内分泌（intracrine）。

2. 物理信号　种类很多，主要包括各种射线、光信号、电信号、机械信号（摩擦力、压力、牵张力以及血液在血管中流动所产生的切应力等）以及冷热刺激等。已证明物理信号能激活细胞内的信号转导通路，如视网膜细胞中的光受体，可以感受光信号并引起相应的细胞信号系统激活。但目前多数物理信号是如何被细胞接受和启动细胞内信号转导的尚不完全清楚。

（二）信号的接受和转导

细胞信号由受体或类似于受体的物质接受，然后将信息转发到细胞内，启动细胞信号转导过程。

1. 细胞受体　受体是指能识别和特异性结合信号（配体）并引起细胞生物学反应的跨膜大分子（一般为蛋白质）。根据分布部位可分为膜受体与核受体。

（1）膜受体（membrane receptor）：膜受体的种类有如下几种。① G 蛋白偶联受体（G protein coupled receptor，GPCR）（图 10-3）。②离子通道型受体（主要位于突触后膜、终板膜、细胞膜或内质网膜）。③酪氨酸蛋白激酶（protein tyrosine kinase，PTK）受体。④丝 / 苏氨酸蛋白激酶（PSTK）型受体。⑤鸟苷酸环化酶型受体（图 10-4）。⑥ TNF 受体超家族的受体。⑦细胞黏附分子（整合素、钙黏素等）。现以 GPCR 和 PTK 为例简要介绍膜受体介导的信号转导通路。

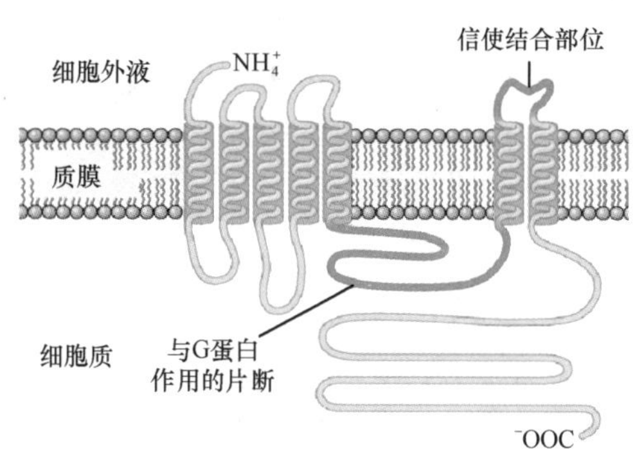

图 10-3　G 蛋白偶联受体结构模式图

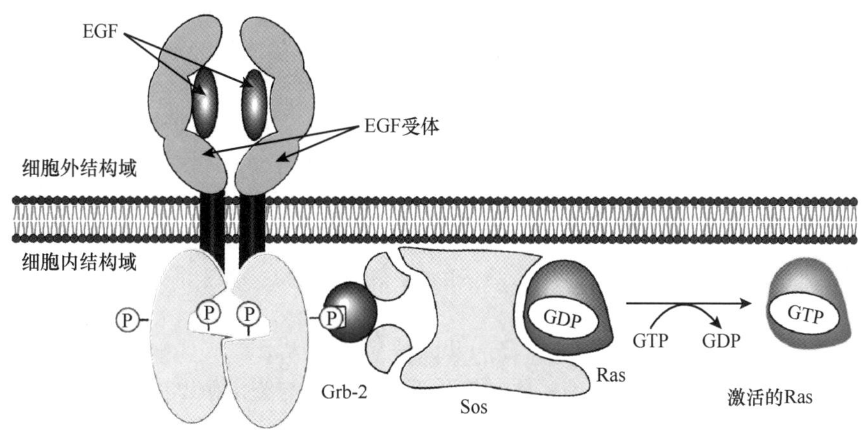

图 10-4　蛋白激酶受体（表皮生长因子受体）结构模式图

（2）核受体（nuclear receptor，NR）。本质上为一类配体依赖的转录调节因子。其配体为脂溶性分子，受体与配体结合后，主要通过调节靶基因的表达，调节机体的生长、发育、免疫及炎症等生物学过程。主要包括：①甾体激素受体家族。②甲状腺素受体（TR）。③ 1,25$(OH)_2D_3$受体（VDR）。④维 A 酸受体（RAR）。⑤孤儿受体（orphan receptor）。

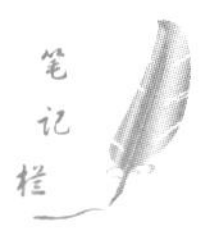

2. 细胞信号转导的基本过程　细胞信号转导过程是将细胞信号通过受体或类似物质将信号导入

细胞内并引起细胞内一系列信号转导蛋白的构象、活性或功能变化，从而实现调控细胞结构和功能的作用。细胞信号转导的过程十分复杂，而且存在广泛的细胞通路间的交叉调控，其基本转导过程归结为图 10-5。

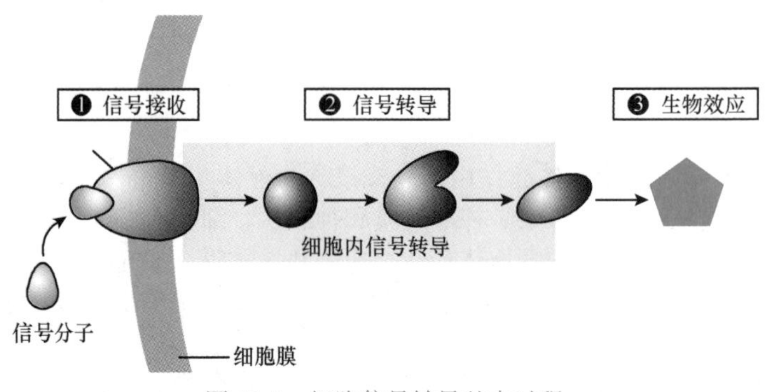

图 10-5　细胞信号转导基本过程

（三）常见细胞信号通路

1. G 蛋白介导的信号转导途径　该信号转导途径通过配体作用于 G 蛋白偶联受体实现。GPCR 的类型多达 1000 多种，由一条 7 次穿膜肽链构成，受体分子的胞外侧和跨膜螺旋内部有配体的结合部位，膜内侧部分有结合 G 蛋白的部位。肾上腺素能受体、ACh 受体、5-HT 受体以及多数肽类激素的受体等均属于 GPCR 超家族。

GPCR 为一 7 次跨膜受体（图 10-3），可以介导多种激素、神经肽、细胞因子及气味、光等信号，是细胞代谢和组织器官功能调控的重要信号通路。G 蛋白由 α、β、γ 三个亚基组成，Gα 包括 Gs、Gi、Gq/11 和 G12/13 四个亚家族。GPCR 与配体结合激活后，Gα 与 GDP 解离而与 GTP 结合，形成 Gα-GTP 的活性形式并与 βγ 解离，活化后的 G 蛋白可以激活多条信号转导通路。主要包括：cAMP 介导的信号；Ca^{2+} 介导的信号；三磷酸肌醇－二酰甘油（IP_3-DAG）介导的信号；环鸟苷酸（cGMP）介导的信号等。PTK 受体介导的信号通路，在细胞生长、分化和代谢等方面发挥重要作用。该受体为 1 次跨膜型受体，与配体结合后发生受体二聚化，从而激活受体型 PTK。通过 Gi 蛋白抑制 AC 的活性，产生与 Gs 蛋白相反的效应。通过 Gq 蛋白可激活 PLC，催化质膜磷脂酰肌醇二磷酸（PIP_2）水解，生成三磷酸肌醇（IP_3）和二酰甘油（DAG）。IP_3 促进肌质网或内质网储存的 Ca^{2+} 释放。Ca^{2+} 可作为第二信使启动多种细胞反应。Ca^{2+} 与钙调蛋白结合，激活 Ca^{2+}/ 钙调蛋白依赖性蛋白激酶或磷酸酯酶，产生多种生物学效应。DG 与 Ca^{2+} 能协调活化蛋白激酶 C（PKC），促进相应基因表达和细胞增殖。

另外，G 蛋白调控的信号分子还有磷脂酶 A_2（PLA_2）、鸟苷酸环化酶（GC）、丝裂原活化蛋白激酶（MAKP）家族成员、磷酸肌醇 -3 激酶（PI3K）以及直接或间接地调控某些离子通道等，产生广泛复杂的生物学效应。

2. 受体酪氨酸蛋白激酶（RPTK）信号转导途径　受体酪氨酸蛋白激酶超家族的共同特征是受体本身具有酪氨酸蛋白激酶（PTK）活性，配体主要为生长因子。RPTK 途径与细胞增殖肥大和肿瘤的发生关系密切。配体与受体胞外区结合后，受体发生二聚化使自身具备 PTK 活性并催化胞内区酪氨酸残基自身磷酸化。RPTK 的下游信号转导通过多种丝氨酸 / 苏氨酸蛋白激酶的级联激活：①激活丝裂原活化蛋白激酶（MAPK）。②激活蛋白激酶 C（PKC）。③激活磷酸肌醇 3- 激酶（PI3K），从而引发相应的生物学效应。

3. 非受体酪氨酸蛋白激酶途径　此途径的共同特征是受体本身不具有 PTK 活性，配体主要是激素和细胞因子。当配体与受体结合使受体二聚化后，可通过与胞内侧 PTK 结合并活化，进而磷酸化下游信号蛋白的酪氨酸残基，进而引发细胞信号转导级联反应。

4. 受体鸟苷酸环化酶信号转导途径　一氧化氮（NO）和一氧化碳（CO）可激活鸟苷酸环化酶（GC），增加 cGMP 生成，cGMP 激活蛋白激酶 G（PKG），磷酸化靶蛋白发挥生物学作用。

5. 核受体信号转导途径　按核受体的结构和功能分为类固醇激素受体家族和甲状腺素受体家族。类固醇激素受体（雌激素受体除外）位于胞质，与热休克蛋白（HSP）结合存在，处于非活化状态。配体与受体的结合使 HSP 与受体解离，激活的受体二聚化并移入核内，与 DNA 上的激素反应元件（HRE）相结合或与其他转录因子相互作用，增强或抑制基因的转录。甲状腺素类受体位于核内，

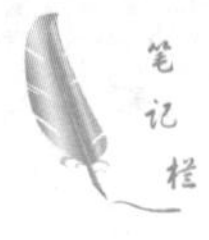

不与 HSP 结合，配体与受体结合激活后，通过 HRE 调节基因转录。

二、细胞信号转导的调节

细胞信号转导系统参与调节细胞的几乎所有生命活动，而信号转导蛋白的数量和功能也受到严格的调控。以下主要介绍研究较为深入的受体调节。

（一）信号调节

如前所述很多因素都可以作为细胞信号，即通常所说的第一信使，引起一定细胞信号转导系统活化，调节细胞结构和功能。目前对化学信号，能与受体特异结合的分子，即配体（ligand）的认识较多，因此本文以配体为例解释信号分子（第一信使）如何调控相应的信号通路。从离子到分子量跨度极大的蛋白质都可以作为配体。从其引起细胞反应的结果来分类，配体分为两大类：激动剂与拮抗剂，前者与受体结合可激活受体的内在活性；后者与受体结合可阻抑激动剂与受体结合，从而抑制激动剂的作用。

配体一般通过两种方式控制信号转导蛋白的活性。

1. 配体与信号蛋白结合直接改变信号蛋白活性　如细胞内信使分子 cAMP 与二酰甘油（DAG）能分别激活蛋白激酶 A（PKA）和蛋白激酶 C（PKC）。

2. 配体通过激活受体型蛋白激酶控制信号转导　如细胞外信号胰岛素可激动酪氨酸蛋白激酶型受体－胰岛素受体，通过激活多条信号转导通路控制糖、蛋白质代谢及细胞存活、增殖及分化等功能。

（二）受体调节

1. 受体数量的调节　当体内配体持续升高时，配体－受体复合物可被细胞内化，内化后配体及部分受体被降解，部分受体返回胞膜重新利用，可致自身受体数量减少，称为受体下调（down-regulation）；持续高浓度的配体与受体结合，除可引起自身受体数量下调外，还可引起其他受体明显增多，称为受体上调（up-regulation）。

当受体下调时，可引起信号转导抑制；受体上调时，则引起该受体介导的信号转导加强。

2. 受体亲和力的调节　受体的磷酸化和脱磷酸化是调节受体亲和力与活性的重要方式。在受体介导的信号转导通路中，激活的蛋白激酶可反过来使同种或异种受体磷酸化，导致受体与配体结合的亲和力降低。使受体磷酸化的蛋白激酶分为受体特异性和非特异性两种，前者如 G 蛋白偶联受体激酶（G-protein-coupled receptor kinases，GRKs），该酶只能使 GPCR 磷酸化。后者如 PKA 和 PKC，它们对所作用的受体类型无严格选择性，能磷酸化含有 PKA 和 PKC 作用位点的受体。

受体信号转导的调节是防止信号转导活动的过大波动和保持内环境稳态的需要。但过度或过长时间的调节可导致受体数量、亲和力或受体后信号转导过程长时间的变化，使细胞对特定配体的反应性减弱或增强，引起相应的信号转导脱敏（desensitization）或超敏（supersensitization），使细胞的代谢和功能发生改变，甚至引起细胞功能紊乱而造成疾病发生。已知心力衰竭患者循环血中儿茶酚胺含量增加，具有代偿性增强心肌收缩力作用，但长期过度增高又会引起心肌 β 受体下调，产生心肌对儿茶酚胺的敏感性降低，从而促进心衰的发展。

（三）受体后调节

1. G 蛋白调节　该调节的重要环节是通过 GTP/GDP 循环达到调节 G 蛋白的活性状态，从而发挥调控下游信号转导的作用。当 G 蛋白激活时能激活腺苷酸环化酶、磷脂酶和离子通道等，介导多种受体引发的跨膜信号转导。G 蛋白激活的同时，其内在的 GTPase 分解 GTP 为 GDP，使 G 蛋白转变为非活化形式，关闭信号转导通路（图 10-6）。由于 G 蛋白常处于跨膜信号转导的上游，故有信号跨膜转导过程的分子开关之称。

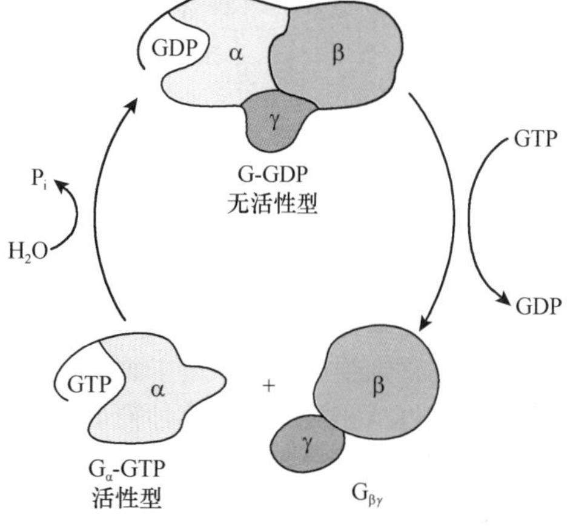

图 10-6　GTP/GDP 循环简图

2. 通过可逆磷酸化进行快速调节靶蛋白活性　信号转导通路对靶蛋白调节的最重要的方式是可逆性的磷酸化调节。信号转导通路中激活的蛋白激酶（如 PKA、PKC、MAPK 家族中的成员等）或磷酸酶能通过对各种效应蛋白（如调节代谢的酶、离子通道、离子泵、运输

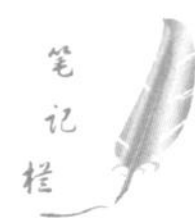

蛋白等）进行可逆的磷酸化修饰，快速调节其活性和功能，产生相应的生物学效应。以丝裂原激活蛋白激酶（mitogen-activated protein kinase，MAPK）家族为例，该家族包括细胞外信号调节的蛋白激酶（extracellular-signal regulated kinase，ERK）、c-jun N 端激酶（c-jun N-terminal kinase，JNK）/应激激活的蛋白激酶（stress activated protein kinase，SAPK）和 p38MAPK。

MAPK 家族酶的激活机制相似，都是通过磷酸化的三步酶促级联反应进行的。即 MAPK 激酶的激酶（MAPKKK）磷酸化激活 MAPK 激酶（MAPKK），后者磷酸化后再激活 MAPK。但参与不同通路的磷酸化级联反应的酶的组成不同。

已证实生长因子等相关刺激可作用于 ERK 通路；物理、化学因素引起的细胞外环境变化以及致炎细胞因子可调节 JNK/SAPK 通路；紫外线照射、细胞外高渗、致炎细胞因子以及细菌病原体等都能激活 p38 通路。通过 ERK 通路，调节生长、发育和分化；通过 JNK/SAPK 通路和 p38 通路，共同调节炎症反应、凋亡及生长分化（图 10-7）。

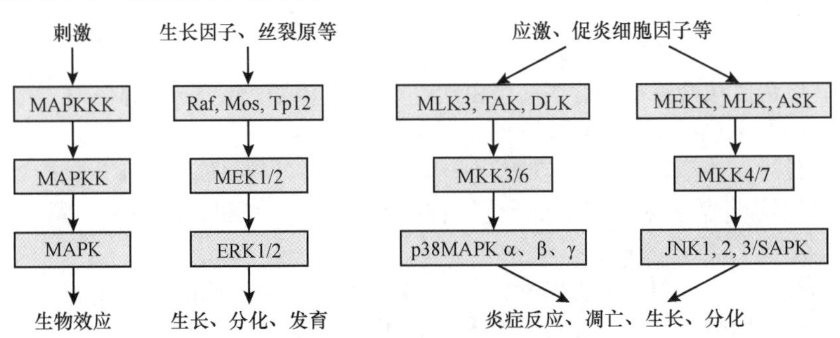

图 10-7 MAPK 家族信号转导通路简图

3. 通过调控基因表达产生较为缓慢的生物效应 细胞外信号调节基因转录有两种方式，一是胞外信号启动细胞的信号转导，在信号通路中激活的蛋白激酶首先磷酸化细胞中现存的转录因子，使其激活并转入胞核，启动相应基因的转录过程；二是某些信号可直接进入细胞（如甾体激素），与核受体结合，调节靶基因的表达而产生较为缓慢的生物学效应。

知识链接 10-1

1.“第二信使”学说 1972 年 Sutherland 发现环腺苷酸（cAMP）及其与 β 肾上腺素受体及其他多肽类激素受体间的关系，提出“第二信使”学说。该学说是受体信号通路研究的里程碑，学说为研究神经递质、激素（第一信使）与受体相互作用的信号转导机制开辟了新途径，填补了活性物质与受体结合后产生生物效应之间的空白。

2. G 蛋白作用 在细胞信号转导的过程中，G 蛋白的主要作用包括信号放大作用和分子开关作用。

3. 孤儿受体（orphan receptor） 是一种特殊的核受体，由于内源性配体至今不能发现，所有这类受体被称为孤儿受体。该类受体种类和分布广发，参与很多细胞信号转导过程。

第二节 细胞信号转导异常的机制

信号转导异常发生机制总体上包括两方面：信号的异常和信号转导的异常。

一、信号异常

信号的异常一般是信号的产生异常增加或减少，也可能是由于信号的拮抗因素产生增多或产生了抗信号的自身抗体；另一方面外源性的刺激或损伤同样可以导致细胞信号异常。

（一）内源性细胞信号异常

糖代谢信号异常，可以由多种不同的途径引起信号异常，如信号分子—— 胰岛素减少、体内产生抗胰岛素抗体和应激时产生的影响或对抗胰岛素作用的激素过多而引起，导致糖代谢障碍，血糖升高。再如嗜铬细胞瘤患者，由于肿瘤细胞大量分泌儿茶酚胺，激动 β 受体，通过 Gs 蛋白激活 AC，引发 cAMP-PKA 通路，引起多种靶蛋白磷酸化，如膜上的 L 型 Ca^{2+} 通道、磷酸化酶激酶、糖原合酶、受磷蛋白等磷酸化，结果促进细胞外 Ca^{2+} 内流，Ca^{2+} 内流继而导致 Ca^{2+} 激发的肌质网 Ca^{2+} 释放，引起心肌收缩力和速率增加（图 10-8）；儿茶酚胺激动血管壁平滑肌细胞膜上的 α1 受体，通过激

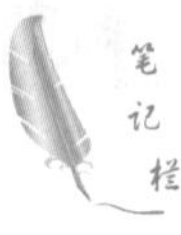

活 Gq-PLC-DG-PKC 通路，PLC 引起细胞内 IP_3 与 DG 增多，一方面通过 IP_3 增加细胞内 Ca^{2+}，促进平滑肌收缩；另一方面，通过 DG 激活 PKC 促进基因表达和细胞的增殖（图 10-9）。最后造成心肌收缩力加强、外周阻力加大，血压升高。

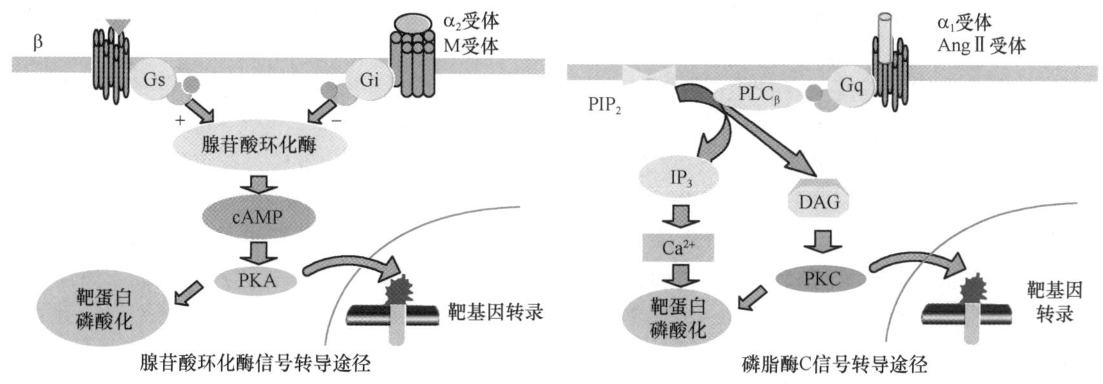

图 10-8　心肌 β 受体信号转导机制模式图

图 10-9　血管平滑肌 α 受体信号转导机制模式图

（二）外源性损伤信号

1. 生物性病原体及相关物　各种致病微生物的菌体蛋白、脂多糖、核酸等均可作为配体干扰细胞的信号转导过程。近年来，对其作用的受体已逐渐明确。1994 年，Nomuria 等发现哺乳动物有一种与果蝇 Toll 蛋白相似的蛋白，至今已发现共有 10 种 Toll 蛋白的同源物，被命名为 Toll 样受体（Toll like receptor，TLR）。Toll 样受体为Ⅰ型膜蛋白，其胞内部分与 IL-1 受体（IL-1R）明显同源，在信号转导方面亦相似，被归于 TLR/IL-1R 超家族。TLR 可以在一定程度上识别并区分不同类型的病原体，介导生物因素引起的细胞信号转导。

2. 理化损伤性刺激　环境中很多化学物质，可以引起细胞信号异常而引起信号转导异常。很多化学致癌物，如多环芳烃类化合物能诱导小鼠小 G 蛋白 K-Ras 基因突变，使 Ras 的 GTP 酶活性降低，引起 Ras 处于与 GTP 结合的持续激活状态，通过激活 Ras-Raf-MEK-ERK 通路，导致细胞异常增殖，从而诱发肿瘤。各种物理刺激同样可以引起细胞信号异常，如心肌的牵拉刺激、血管中流体的切应力对血管的刺激等可通过特定的信号转导通路，激活 PKC、ERK 等，促进细胞的增殖，导致心肌肥厚、动脉硬化等病变。

二、细胞信号转导异常

细胞信号转导异常是指由于受体或受体后信号转导通路的异常，使信号转导出现异常（包括信号异常的增强或减弱）。

（一）受体异常

受体的异常可由编码受体的基因突变、免疫学因素和继发性改变所致。基因突变可使受体数量改变或功能（如受体与配体结合功能、受体激酶的活性、核受体的转录调节功能等）异常，后者又分为失活性突变和激活性突变。还有一种情况是受体本身没有异常，但受体功能所需的相关因子或辅助因子缺陷，也可导致受体功能异常。基因突变发生在生殖细胞可导致遗传性受体病，而发生在体细胞的突变与肿瘤的发生发展有关。

1. 遗传性受体病　由于染色体异常，出现受体蛋白基因的缺失、插入突变和点突变等，导致受体蛋白出现结构和功能的改变，使其介导的细胞信号转导异常而引起的疾病称为遗传性受体病。根据受体异常的特点，遗传性受体疾病包括：

（1）受体数量改变：受体合成数量减少、组装或定位障碍，使受体生成减少或受体降解增加，最终导致受体数量减少或缺陷，出现受体功能丧失可导致靶细胞对相关配体不敏感。这类疾病的特点是患者体内的相应激素水平并无明显降低，但由于细胞受体缺陷，使患者表现出该激素减少的症状和体征。如家族性肾性尿崩症（nephrogenic diabetes insipidus，NDI），患者由于遗传性肾集合小管上皮细胞膜上的 2 型抗利尿激素（ADH）受体（V_2R）数目或功能缺陷，使其对 ADH 的反应性降低，导致对水的重吸收降低；雄激素抵抗症 / 雄激素不敏感综合征（androgen insensitivity syndrome，AIS）也是由于遗传性的雄激素受体（androgen receptor，AR）的功能缺陷而导致的性分化障碍。而因受体数量异常增加，所引起的是受体过度激活，如肿瘤。

笔记栏

（2）受体结构异常：受体基因突变导致受体结构改变，导致其功能出现降低或缺失，如受体与配体结合障碍、受体酶活性降低及受体-G蛋白偶联障碍、受体与DNA结合障碍、受体的调节异常等。基因突变也可引起受体成为异常的不受控制的激活状态，又称组成型激活（constitutive activation）状态。促甲状腺激素受体（TSHR）激活型突变导致的甲状腺功能亢进和TSHR失活性突变导致甲状腺功能减退是典型的临床病例。

2. 自身免疫性受体病 自身免疫性受体病是机体通过免疫应答反应产生了针对自身受体的抗体所引起的疾病。抗受体抗体根据其与相应受体结合所产生的功能可分为阻断型和刺激型。前者与受体结合后，可阻断受体与配体的结合，从而阻断受体的信号转导通路和效应，导致靶细胞功能低下。后者可模拟信号分子或配体的作用，激活特定的信号转导通路，使靶细胞功能亢进。如自身免疫性甲状腺病分为Graves病（又称Basedow病或毒性甲状腺肿）与桥本病（慢性淋巴细胞性甲状腺炎）。Graves病为甲状腺功能亢进；而桥本病则表现为甲状腺功能低下。重症肌无力患者体内发现有抗N型乙酰胆碱受体（nAChR）的抗体，该抗体能阻断运动终板上的nAChR与乙酰胆碱结合，导致肌肉收缩障碍。

3. 继发性受体异常 大量的研究已经证实很多内环境因素可以调节或改变受体的数量及与配体亲和力，从而引起继发性受体的调节性改变。机体在缺血、缺氧、炎症、创伤等内环境紊乱时可出现神经内分泌的改变，使神经递质、激素、细胞因子、炎症介质等释放异常（持续增加或减少），导致特定受体的数量、亲和力及受体后信号转导系统发生改变，引起细胞对特定信号的反应性表现为增强或减弱，前者称为高敏，后者称为脱敏。

（二）受体后信号转导异常

受体后信号转导通路异常多由基因突变所致的信号转导蛋白失活或异常激活引起。如Ras基因突变，突变率较高的是甘氨酸12、甘氨酸13或谷氨酰胺61为其他氨基酸残基所取代，使Ras处于与GTP结合的持续激活状态而引起细胞增殖。因此，该通路的异常激活与多种肿瘤的发病有关。如人膀胱癌细胞Ras基因编码序列第35位核苷酸由正常G突变为C，相应的Ras蛋白甘氨酸12突变为缬氨酸，使其处于持续激活状态。

需要指出的是，细胞信号系统是一个网络，信号转导通路之间存在交互通话（cross-talk）和作用。如霍乱弧菌通过分泌活性极强的外毒素——霍乱毒素（cholera toxin，CT）选择性催化小肠黏膜上皮细胞中的Gs亚基的精氨酸201核糖化，导致Gs的GTP酶活性丧失，不能将结合的GTP水解成GDP，从而使Gs处于不可逆性激活状态，不断刺激AC生成cAMP，可以使cAMP含量增加至正常的100倍以上，导致小肠上皮细胞膜蛋白构型改变，大量氯离子、钠离子和水分子持续转运入肠腔，引起严重的腹泻和脱水。某种信号蛋白的作用丧失后，可由别的信号蛋白来替代，或者功能相近的信号转导通路间发生了功能上的互补，使细胞的功能代谢不受明显地影响，因此并非所有的信号转导蛋白异常都能导致疾病。

案例10-1分析

本章提供的家族性高胆固醇血症病例的发病原因，在于遗传因素造成LDL受体基因的17外显子第599和600密码子之间插入了一个G，而导致了框移突变，引起LDL受体内移功能严重缺陷，而致高胆固醇血症。

第三节 细胞信号转导异常与疾病

细胞信号转导障碍、增强均会导致细胞功能代谢的紊乱而引起疾病或促进疾病的发展。

一、信号转导系统减弱与疾病

信号转导障碍可见于受体数量减少、亲和力降低、阻断型抗受体抗体的作用、受体功能所需要的协同因子或辅助因子缺陷、受体功能缺陷及受体后信号转导蛋白缺陷等多种异常。总的表现为靶细胞对该信号的敏感性降低或丧失，并由此引起疾病。

（一）家族性高胆固醇血症

在肝细胞及肝外组织的细胞膜表面广泛存在着低密度脂蛋白（low-density lipoprotein，LDL）受体，它能与血浆中富含胆固醇的LDL颗粒相结合，并经受体介导的内吞作用进入细胞。在细胞内受体与LDL解离，再回到细胞膜，而LDL则在溶酶体内降解并释放出胆固醇，供给细胞代谢需

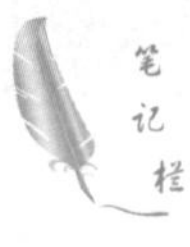
笔记栏

要并降低血浆胆固醇含量。人 LDL 受体为 160kD 的糖蛋白，由 839 个氨基酸残基组成，其编码基因位于 19 号染色体上。家族性高胆固醇血症（familial hypercholesterolemia）是由于基因突变引起的 LDL 受体缺陷症，为常染色体显性遗传性疾病。

目前已发现 FH 患者，LDL 受体有 150 多种突变，包括基因缺失与插入、错义与无义突变等，可干扰受体代谢的各个环节。按 LDL 受体突变的类型及分子机制可分为：①受体合成受损，由于上游外显子及内含子的大片缺失使受体转录障碍；基因重排造成阅读框架移位，使编码氨基酸的密码子变成终止密码等，使之不能编码正常的受体蛋白。②受体细胞内转运障碍，受体前体滞留在高尔基体，不能转变为成熟的受体以及向细胞膜转运受阻，受体在内质网内被降解。③受体与配体结合力降低，由于编码配体结合区的碱基缺失或突变，细胞膜表面的 LDL 受体不能与 LDL 结合或结合力降低。④受体内吞缺陷，因编码受体胞质区的基因突变，与 LDL 结合的受体不能携带 LDL 进入细胞。⑤受体再循环障碍，基因突变使内吞的受体不能在酸性 pH 下与 LDL 解离，受体在细胞内降解，不能参与再循环。

因 LDL 受体数量减少或功能异常，其对血浆 LDL 的清除能力降低，患者出生后血浆 LDL 含量即高于正常，发生动脉粥样硬化的危险也显著升高。纯合子 FH 系编码 LDL 受体的等位基因均有缺陷，发病率约 1/100 万，患者 LDL 受体缺失或严重不足，血浆 LDL 水平可高达正常人的 6 倍，并有早发的动脉粥样硬化，在儿童期即可出现冠状动脉狭窄和心绞痛，常在 20 岁前就因严重的动脉粥样硬化而过早死亡；杂合子 FH 为编码 LDL 受体等位基因的单个基因突变所致，发病率约为 1/500，患者的 LDL 受体量为正常人的一半，血浆 LDL 含量约为正常人的 2 ～ 3 倍，患者多于 40 ～ 50 岁发生冠心病。

案例 10-1 分析

案例中患儿由于 LDL 受体内吞缺陷，使血浆 LDL 的清除能力降低，导致血清总胆固醇（TC）高达 21.3mmol/L（儿童正常值约为 3.1 ～ 5.2），约为正常人的 4 倍；低密度脂蛋白胆固醇（LDL-C）19.6mmol/L（正常值约为 2.07 ～ 3.12），高达正常人的 6 倍；引起了早发的动脉粥样硬化（心脏彩色多普勒显示升主动脉及主动脉弓有明显脂质钙化灶）。

（二）非胰岛素依赖型糖尿病

非胰岛素依赖型糖尿病（non-insulin dependent diabetes mellitus，NIDDM）又称 2 型糖尿病，患者除血糖升高外，血中胰岛素含量可增高、正常或轻度降低，80% 患者伴有肥胖。胰岛素受体前、受体和受体后异常是造成细胞对胰岛素反应性降低的主要原因，其中与信号转导障碍有关的是：

1. 胰岛素受体异常　胰岛素受体属于受体 PTK 家族，由 α、β 亚单位组成。与 PDGF 受体不同，无活性的胰岛素受体在未与配体结合时即以二聚体的形式存在于细胞膜。胰岛素与受体 α 亚单位结合后，引起 β 亚单位的酪氨酸磷酸化，并在胰岛素受体底物 1/2（insulin receptor substrate-1/2，IRS-1/2）的参与下，与含 SH2 区的 Grb2 和 PI3K 结合，启动与代谢和生长有关的下游信号转导过程（图 10-10）。根据胰岛素受体异常的原因可分为：

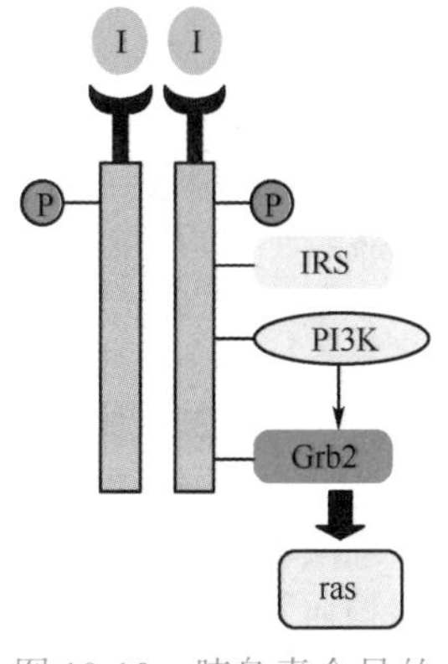

图 10-10　胰岛素介导的信号转导

（1）遗传性胰岛素受体异常：由基因突变所致，包括：①受体合成减少或结构异常的受体在细胞内分解破坏增多导致受体数量减少；②受体与配体的亲和力降低，如受体精氨酸 735 突变为丝氨酸，使合成的受体不能正确折叠，与胰岛素亲和力下降；③受体 PTK 活性降低，如甘氨酸 1008 突变为缬氨酸，胞内区 PTK 结构异常，磷酸化酪氨酸的能力减弱。

（2）自身免疫性胰岛素受体异常：血液中存在抗胰岛素受体的抗体。

（3）继发性胰岛素受体异常：任何原因引起的高胰岛素血症均可使胰岛素受体继发性下调，引起胰岛素抵抗综合征。

2. 受体后信号转导异常　目前认为 PI3K 作为一个传递受体 PTK 活性到调节丝 / 苏氨酸蛋白激酶的级联反应的分子开关，在胰岛素上游信号转导中具有重要作用。在非胰岛素依赖型小鼠糖尿病模型中，可见胰岛素对 PI3K 活性的刺激作用明显降低，肝细胞 p85 含量降低 50%；而在胰岛素依赖型糖尿病鼠则未见 PI3K 的抑制。2 型糖尿病患者的肌肉和脂肪组织也可见胰岛素对 PI3K 的激活

笔记栏

作用减弱。PI3K 基因突变可产生胰岛素抵抗，目前已发现在 p85 基因有突变，但尚未发现 p110 的改变。胰岛素受体后信号转导异常除因 PI3K 表达的改变外，也与 IRS-1 和 IRS-2 的下调使胰岛素引起的经 PI3K 介导的信号转导过程受阻有关。在敲除 IRS-2 基因的小鼠可见胰岛素对肌肉和肝细胞 PI3K 的刺激作用降低，提示受体后信号转导障碍可发生在 IRS 和 PI3K 两个环节。

二、信号转导过度激活与疾病

（一）肢端肥大症和巨人症

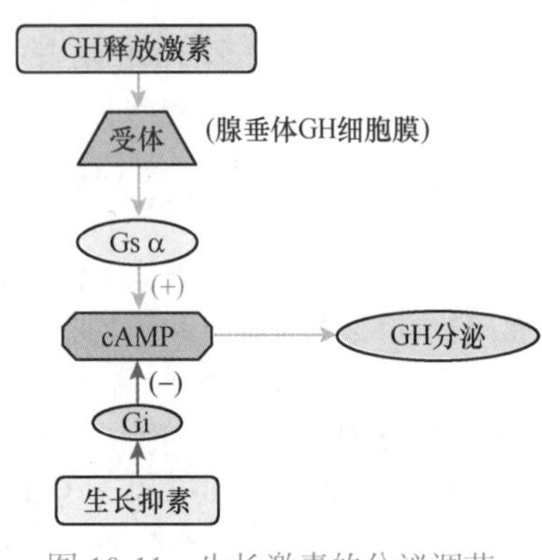

图 10-11　生长激素的分泌调节

生长激素（growth hormone，GH）是腺垂体分泌的多肽激素，其功能是促进机体生长。GH 的分泌受下丘脑 GH 释放激素和生长抑素的调节，GH 释放激素经激活 Gs，导致腺苷环化酶（adenylyl cyclase，AC）活性升高和 cAMP 积聚，cAMP 可促进分泌 GH 的细胞增殖和分泌（图 10-11）；生长抑素则通过减少 cAMP 水平抑制 GH 分泌。在分泌 GH 过多的垂体腺瘤中，有 30%～40% 是由于编码 Gs 的基因点突变，其特征是 Gs 的精氨酸 201 为半胱氨酸或组氨酸所取代，或谷氨酰胺 227 为精氨酸或亮氨酸所取代，这些突变抑制了 GTP 酶活性，使 Gs 处于持续激活状态，AC 活性升高，cAMP 含量增加，垂体细胞生长和分泌功能活跃。故在这些垂体腺瘤中，信号转导障碍的关键环节是 Gs 过度激活导致的 GH 释放激素和生长抑素对 GH 分泌的调节失衡。GH 的过度分泌，可刺激骨骼过度生长，在成人引起肢端肥大症，在儿童引起巨人症。

（二）霍乱

霍乱（cholera）是由霍乱弧菌引起的烈性肠道传染病。患者起病急骤，剧烈腹泻，常有严重脱水、电解质紊乱和酸中毒，可因循环衰竭而死亡。霍乱弧菌通过分泌活性极强的外毒素——霍乱毒素（cholera toxin，CT）干扰细胞内信号转导过程。霍乱毒素选择性催化 Gs 亚基的精氨酸 201 核糖化，此时 Gs 仍可与 GTP 结合，但 GTP 酶活性丧失，不能将 GTP 水解成 GDP，从而使 Gs 处于不可逆性激活状态，不断刺激 AC 生成 cAMP，胞质中的 cAMP 含量可增加至正常的 100 倍以上，导致小肠上皮细胞膜蛋白构型改变，大量氯离子和水分子持续转运入肠腔，引起严重的腹泻和脱水（图 10-12）。

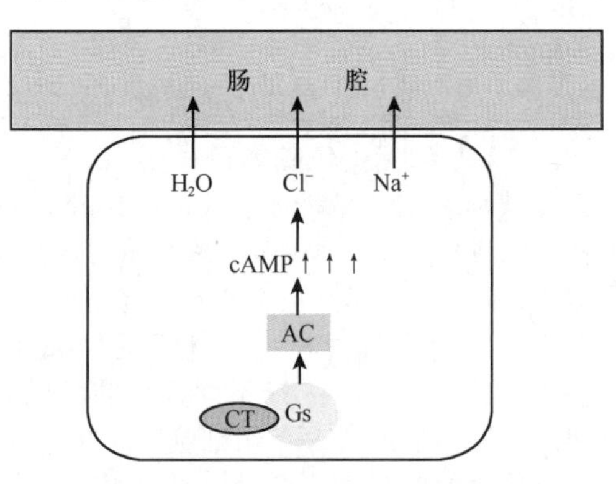

图 10-12　霍乱的发生机制

三、多个环节信号转导异常与疾病

（一）高血压病

正常血管平滑肌细胞（vascular smooth muscle cell，VSMC）呈非增殖性的收缩表型，在神经及激素刺激下调节血管壁张力，维持组织血流量。在病理状态下，VSMC 转化为合成表型，生成和分泌多种血管活性物质、生长因子及细胞外基质，同时自身发生迁移、肥大（hypertrophy，指细胞体积增大）和增殖（hyperplasia，指细胞数量增加）。VSMC 生物学变化可引起血管壁增厚、管腔狭窄、血管顺应性降低和血管重塑，在高血压病的发生与发展中起重要作用。引起 VSMC 增殖肥大的细胞外信息可分为：

1. 生物化学性因素对 VSMC 的刺激　指由内分泌、旁分泌或自分泌作用于 VSMC 的激素、细胞因子及生长因子等。在许多心血管疾病患者或动物模型中，可以检测到血浆或血管壁局部血管活性物质和促生长因子的含量升高，它们除改变血管口径外，还有很强的促肥大增殖作用。去甲肾上腺素、血管紧张素Ⅱ和内皮素分别与各自的受体结合后，激活 Gq 及 PLC-β，经磷酸肌醇级联反应，改变细胞的功能与代谢并增强基因转录。生长因子如 PDGF 等通过作用于细胞表面的受体 PTK，引起受体酪氨酸残基自身磷酸化，经与一系列信号转导分子的相互作用，引起基因转录和蛋白质合成

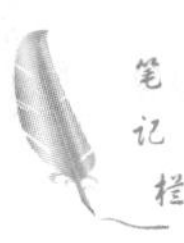
笔记栏

增加。

2. 机械性因素对血管壁细胞的刺激　血液在血管内流动和血管内压的周期性变化对内皮细胞和VSMC产生机械性刺激，这对维持血管稳态起重要作用，同时也是导致VSMC增殖肥大的病理生理学因素。一般而言，机械力的急性变化通过释放血管活性物质调节血管口径；而长期的机械性刺激则通过促进细胞增殖肥大，引起血管壁增厚和血管重塑。

整合素（integrin）是一组介导细胞与细胞间及细胞与细胞外基质之间黏附反应的跨膜糖蛋白，机械性刺激可促进细胞外基质蛋白如纤维粘连蛋白、胶原蛋白与血管壁细胞表面的整合素相连，再经与细胞内骨架蛋白的相互作用，形成以整合素为中心的黏附点，进而激活黏附点激酶（focal adhesion kinase，FAK）。已有实验报道在机械力刺激下，血管内皮细胞和VSMC的整合素表达增强，抑制细胞外基质与整合素结合可消除机械力引起的血管内皮细胞酪氨酸磷酸化，应用整合素抗体亦可消除血管壁细胞的磷酸化反应，这些都说明整合素在血管壁细胞感受机械性刺激中起重要作用。FAK是125kD的酪氨酸激酶，其下游信号分子尚未完全明确。有实验表明FAK磷酸化后暴露出与Grb2相结合的位点，经形成Grb2-Sos复合物激活下游的ERK。

实验表明机械性和生物化学性刺激均可引起血管壁细胞中Ras含量迅速升高，无活性突变的Ras可减弱机械力刺激引起的ERK激活，急性高血压和球囊损伤血管壁亦可激活VSMC内ERK。激活的ERK转移入核，磷酸化转录因子，进而影响调节促增殖肥大和细胞周期的基因表达。在ERK激活的同时，可见AP-1转录因子激活和c-fos、c-jun表达增加。FAK还可和PLC-γ亚型相连并使之激活，通过促进膜磷脂分解而影响细胞生物学活性。

在病理状态下，各种促肥大增殖因素不但可独立发挥作用，而且还可相互影响。例如，血管活性物质和生长因子作用于VSMC，可促进其生成促增殖肥大因子，并增强血管内皮细胞和VSMC对机械性刺激的敏感性；而受到机械力作用的血管壁细胞又可生成和释放血管活性物质和生长因子，导致细胞内多种信号转导分子的激活及各信号转导途径之间的交互调节，形成复杂的网络联系，共同引起细胞肥大与增殖。

（二）肿瘤

正常细胞的生长、分化及凋亡受到精细的网络调节，细胞癌变最基本的特征是生长失控及分化异常。近年来人们认识到绝大多数的癌基因表达产物都是细胞信号转导系统中的重要分子，调控细胞的生存和死亡，从多个环节干扰细胞信号转导过程，导致细胞过度增殖、异常分化和凋亡减少，从而导致肿瘤发生。

1. 表达生长因子样物质　某些癌基因可以编码生长因子样的活性物质，例如，sis癌基因的表达产物与PDGF-β链高度同源，int-2癌基因蛋白与成纤维细胞生长因子结构相似。此类癌基因激活可使生长因子样物质生成增多，以自分泌或旁分泌方式刺激细胞增殖。在人神经胶质母细胞瘤、骨肉瘤和纤维肉瘤中均可见sis基因异常表达。

2. 表达生长因子受体类蛋白　某些癌基因可以表达生长因子受体的类似物，通过模拟生长因子的功能受体起到促增殖的作用。例如，erb-B癌基因编码的变异型EGF受体，缺乏与配体结合的膜外区，但在没有EGF存在的条件下，就可持续激活下游的增殖信号。在人乳腺癌、肺癌、胰腺癌和卵巢肿瘤中已发现EGF受体的过度表达；在卵巢肿瘤亦可见PDGF受体高表达，且这些受体的表达与预后呈负相关。

3. 表达蛋白激酶类　某些癌基因可通过编码非受体PTK或丝/苏氨酸激酶类影响细胞信号转导过程。例如，src癌基因产物具有较高的PTK活性，在某些肿瘤中其表达增加，可催化下游信号转导分子的酪氨酸磷酸化，促进细胞异常增殖。此外，还使糖酵解酶磷酸化，糖酵解酶活性增加，糖酵解增强是肿瘤细胞的代谢特点之一。mos、raf癌基因编码丝/苏氨酸蛋白激酶类产物，其可促进MAPK磷酸化，进而促进核内癌基因表达。

4. 表达信号转导分子　ras癌基因编码的21kD小分子G蛋白Ras，可在Sos催化下通过与GTP结合而激活下游信号转导分子。在30%的人肿瘤组织已发现有不同性质的ras基因突变。变异的ras与GDP解离速率增加或GTP酶活性降低，均可导致ras持续活化，促增殖信号增强而发生肿瘤。如前所述，人膀胱癌细胞ras基因编码序列第35位核苷酸由正常G突变为C，相应的Ras蛋白甘氨酸12突变为缬氨酸，使其处于持续激活状态。

5. 表达核内蛋白类　某些癌基因如myc、fos、jun的表达产物位于核内，能与DNA结合，具有直接调节转录活性的转录因子样作用。过度表达的癌基因可引起肿瘤发生，如高表达的Jun蛋白

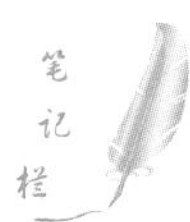

与Fos蛋白与DNA上的AP-1位点结合，激活基因转录，促进肿瘤发生。

（三）细胞信号转导障碍与炎症

炎症启动的特征是炎症细胞的激活。这些细胞包括单核/巨噬细胞、中性粒细胞、嗜酸性粒细胞、血小板和内皮细胞。病原体及其产物、免疫复合物、补体以及创伤和坏死组织的产物均能激活炎症细胞，通过不同的受体启动炎症细胞内的信号转导。

1. LPS受体介导的炎症细胞信号转导 革兰氏阴性菌壁脱落的脂多糖（lipopolysaccharide，LPS）与肝脏产生的LPS结合蛋白（lipopolysaccharide binding protein，LBP）结合，形成复合物。然后再与单核/巨噬细胞表面的CD14（mCD14）结合，使CD14与TLR发生二聚化。通过接头蛋白Myd88激活IL-1R连接的激酶（IL-1 receptor associated kinase，IRAK），后者又通过TNFR结合因子6（TRAF6）激活NF-κB诱导激酶（NF-κB-inducing kinase，NIK）。NIK能激活IκB激酶（IKK），后者使IκB磷酸化。导致IκB与NF-κB解离，NF-κB入核，诱导多种细胞因子（IL-2、6、8，TNF，GM-CSF，IFN等）、趋化因子、黏附分子以及诱导型一氧化氮合酶等的表达，参与炎症的发生和发展。

另外，LPS以及促炎细胞因子还能激活MAPK家族的JNK和P38MAPK而激活一系列的转录因子，进一步调节能对LPS反应的细胞因子的表达；激活磷脂酶A_2（PLA_2），产生花生四烯酸及其衍生物等炎症介质，参与炎症的级联反应。

2. TNF-α受体和IL-1受体介导的炎症细胞的信号转导 LPS等激活单核/巨噬细胞、中性粒细胞等产生TNF-α和IL-1，通过激活其相应受体，如TNF-α诱导TNF-α受体1（TNFR1）三聚化，后者激活caspase家族，引发细胞凋亡；TNFR1和IL-1受体（IL-1R）还能通过接头蛋白激活NIK-IKK-NF-κB通路以及MAPK家族信号转导通路，引起炎症的级联反应，导致炎症反应扩大。

3. 黏附分子介导的炎症信号转导 炎症初期，在炎症部位的毛细血管内，白细胞在黏附分子选择素和其配体介导下，沿血管内皮滚动。之后内皮细胞与白细胞在TNF、IL-1和趋化因子IL-8等作用下被进一步激活，内皮细胞表面的黏附分子ICAM-1、选择素和白细胞表面的黏附分子整合素表达增多，使白细胞与内皮细胞发生牢固黏附。之后，白细胞释放弹性蛋白酶和胶原酶，破坏血管基膜并穿出血管进入炎症灶。研究证明白细胞通过整合素与细胞外基质结合也可启动新的细胞信号转导通路，如激活ERK和JNK、PKC、PI3K、使细胞内Ca^{2+}增多等，导致细胞内骨架蛋白重组，激活中性粒细胞的运动装置，并刺激中性粒细胞脱颗粒及呼吸暴发。

综上所述，细胞信号转导障碍对疾病的发生发展具有多方面的影响。其发生原因也是多种多样的，基因突变、细菌毒素、细胞因子、自身抗体和应激等均可造成细胞信号转导过程的原发性损伤，或引起它们的继发性改变。细胞信号转导障碍可以局限于单一环节，亦可同时或先后累及多个环节甚至多条信号转导途径，造成调节信号转导的网络失衡，引起复杂多变的表现形式。细胞信号转导障碍在疾病中的作用亦表现为多样性，既可以作为疾病的直接原因，引起特定疾病的发生；亦可干扰疾病的某个环节，导致特异性症状或体征的产生。细胞信号转导障碍还可介导某些非特异性反应，出现在不同的疾病过程中。随着研究的不断深入，已经发现越来越多的疾病或病理过程中存在着信号转导异常，认识其变化规律及其在疾病发生发展中的病理生理意义，不但可以揭示疾病的分子机制，而且为疾病的防治提出了新的方向。

小　结

本章概要地介绍了细胞信号转导相关的概念，正常生理状态下，细胞信号转导的过程和细胞信号转导系统的基本组成。重点介绍了五种类型的细胞信号转导通路的主要分子、信号转导的途径及特点；概要性的介绍生理状态下，细胞信号调节的三个环节：信号、受体和受体后分子（如蛋白磷酸化调节和蛋白表达水平调节）；细胞信号转导异常，分别从三个层次说明信号调节环节异常如何引起细胞信号转导异常和引起生物效应异常；本章重点从细胞信号减弱、过度激活和多环节信号转导异常三个层次解释细胞信号异常如何导致疾病的发生，主要列举的典型疾病包括：信号减弱引起的疾病，如家族性高胆固醇血症和非胰岛素依赖型糖尿病；信号过度激活引起的疾病，如肢端肥大症、巨人症和霍乱；多环节信号转导异常的疾病或病理过程，如高血压、肿瘤和炎症。

复习思考题

1. 何谓细胞信号转导？细胞信号转导的基本过程是什么？
2. 以受体介导的信号转导系统进行细胞信号调节机制是什么？

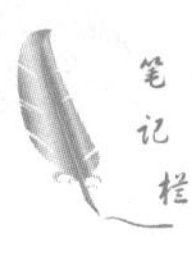
笔记栏

3. 为什么自身免疫性甲状腺炎可以表现为甲状腺功能亢进或甲状腺功能减退种不同形式？

4. 举例说明细胞信号激活引起疾病的机制。

5. 从细胞信号转导角度说明肿瘤的发生机制。

（周新文）

主要参考文献

卢建，于应年，徐仁宝，2001．受体信号转导系统与疾病．上海：上海科学技术出版社．

王吉耀，2001．内科学．北京：人民卫生出版社．

王建枝，钱睿哲，2018．病理生理学． 9 版．北京：人民卫生出版社．

Chong H，Vikis HG，Guan KL，2003. Mechanisms of regulating the Raf kinase family. Cell Signal，15：463-469.

Shizuo Akira，Kiyoshi Takeda，Tsuneyasu Kaisho，2001. Toll-like receptors：critical proteins linking innate and acquired immunity. Nature Immunology，2：675-680.

笔记栏

第十一章　细胞增殖和凋亡异常与疾病

学习目标

掌握：细胞增殖、细胞周期、周期素、周期素依赖性激酶、周期素依赖性激酶抑制因子、细胞周期检查点、细胞凋亡的概念；细胞周期及细胞周期的调控机制、细胞凋亡的调控机制。

熟悉：细胞周期调控异常发生机制；细胞凋亡的形态学及生化特征；细胞凋亡调控异常机制。

了解：调控细胞周期与疾病的防治；细胞凋亡在疾病防治中的意义。

案例 11-1

患者，女性，57岁，因发现右乳房包块20⁺年，长大2⁺月于2006年5月11日入院。

患者入院前20⁺年在哺乳时发现右乳内侧包块2个，各约指头大小，疼痛，乳头溢灰白色脓液，无畏寒发热，无红肿，无皮肤凹陷，予停哺乳、抗感染治疗（具体不详）。治疗后包块无疼痛，乳头停止溢乳溢液。近20⁺年包块均为指头大小，无疼痛及长大。于2⁺月前发现右乳内侧包块处皮肤凹陷，2个包块渐长大融合，无红肿热痛，乳头无溢液溢血，皮肤无水肿，无橘皮样变，无湿疹。近2月来患者体重下降约4kg。6天前到我院门诊穿刺活检为“右乳腺癌”。

体格检查：双乳头同一水平，对称，右乳内侧距乳头3cm处皮肤凹陷，呈酒窝状，无静脉怒张，局部皮肤与肿块浸润粘连，皮肤颜色加深，但无橘皮样变及湿疹样变，无卫星结节，皮肤凹陷下可扪及4.5cm×4.5cm大小包块，质硬，表面不光滑，边界不清，可推动，与胸大肌无粘连，压痛，皮温不高，右腋窝扪及数枚约黄豆大小、质硬的淋巴结融合成团，可推动。

辅助检查：细胞学穿刺活检示右乳腺癌。

术中冷冻切片示：右乳腺浸润性导管癌。

问题：

1. 该患者患乳腺癌的诊断依据有哪些？
2. 该患者哪些症状、体征可以说明癌细胞的过度增殖？
3. 该患者癌细胞过度增殖的可能机制有哪些？

细胞增殖（cell proliferation）是细胞分裂和再生的过程，细胞以分裂方式进行增殖，把遗传信息传给子代，以保持物种的延续性和数量增多。细胞凋亡（apoptosis）是由体内外因素触发细胞内预存的死亡程序而导致的细胞死亡过程。细胞增殖及凋亡的调控是多阶段和多因素参与的有序调控过程，其中任何一个环节或多环节发生障碍，可使特定细胞、组织或器官的结构、功能和代谢异常，导致或促进疾病的发生和发展。本章节主要讨论细胞增殖和凋亡异常与疾病。

第一节　细胞增殖异常与疾病

人体生长、发育、衰老各个时期，机体内血细胞、上皮细胞、内皮细胞等可通过分裂增殖，补充衰老凋亡或坏死的细胞，维持细胞数量的相对平衡以及正常的组织器官结构和功能。这些细胞分裂增殖的停止，将使机体趋于死亡。

细胞的增殖与分化，在细胞的生命活动中相互依存。组织细胞是在增殖过程中进行分化，分化的过程也包含着增殖。细胞增殖低下、分化不良可导致组织器官发育不全；细胞过度增殖、分化不全则导致恶性肿瘤。

细胞增殖是一种周期性、多阶段、多因素参与的有序调节过程，包括细胞生长、DNA复制和细胞分裂三个组成部分。细胞增殖是通过细胞周期来实现的，在一个细胞周期中，细胞依序发生一系列的生长反应和结构、功能变化，这些变化都依赖于细胞周期自身和细胞外环境因素的正常调控，若调控异常便会导致相应的疾病发生。

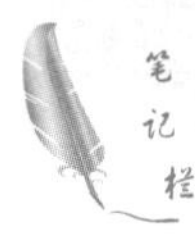

知识链接 11-1

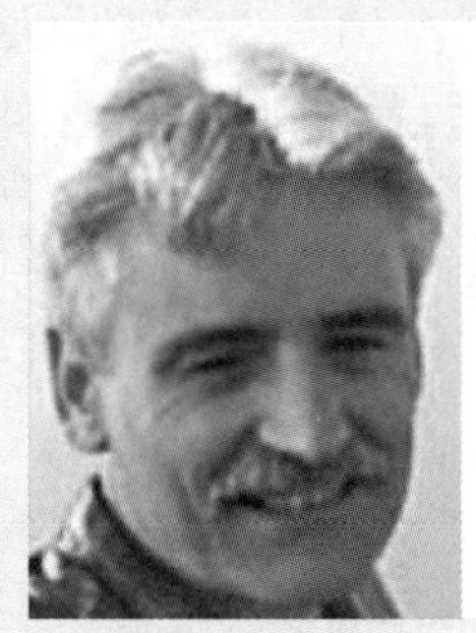
Leland H.Hartwell

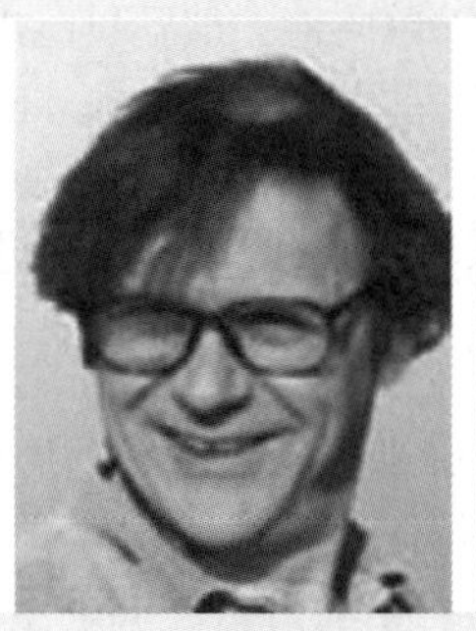
R.Timothy Hunt

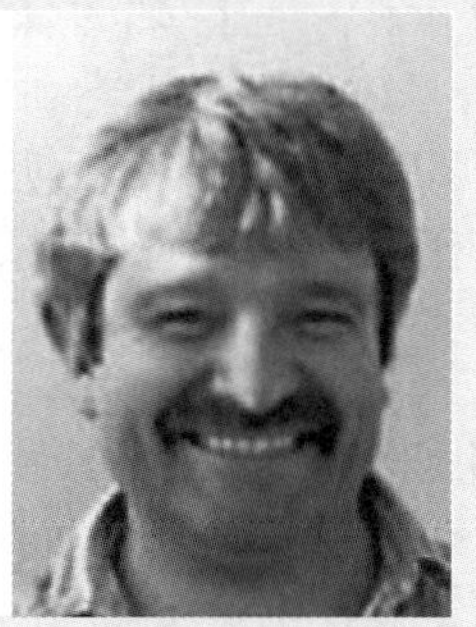
Paul M Nurse

2001 年，诺贝尔生理学或医学奖授予美国科学家 Leland H.Hartwell 及英国科学家 R.Timothy Hunt 和 Paul M Nurse，以表彰他们在发现“细胞周期的关键调控因子”方面做出的杰出贡献。Leland H.Hartwell 发现了一系列调控细胞周期的特殊基因，还提出了“检测点”(check point) 的概念。Paul M Nurse 鉴定并克隆了细胞周期的关键调控因子“周期蛋白依赖性蛋白激酶”。R.Timothy Hunt 发现了“细胞周期蛋白”。三位科学家的杰出工作不仅揭示细胞周期调控的分子机制，为细胞生长、组织器官发育以及肿瘤发生机制等研究奠定了基础，而且还说明细胞周期的基本调节机制在进化过程中是高度保守的。

一、细胞周期

细胞周期（cell cycle）或称细胞增殖周期，是指增殖细胞从前一次分裂结束起，到下一次分裂结束为止所经历的全过程。根据细胞的时相特点可将细胞周期分成四个阶段（图 11-1），即 G1 期（first gap phase，DNA 合成前期）、S 期（synthetic phase，DNA 合成期），G2 期（second gap phase，DNA 合成后期）和 M 期（mitotic phase，有丝分裂期）。在细胞周期中，细胞增殖推进的顺序依次为 G1 → S → G2 → M（图 11-2），其中最重要的是 S 期，此期为 DNA 合成期，主要完成 DNA 倍增和染色体复制。

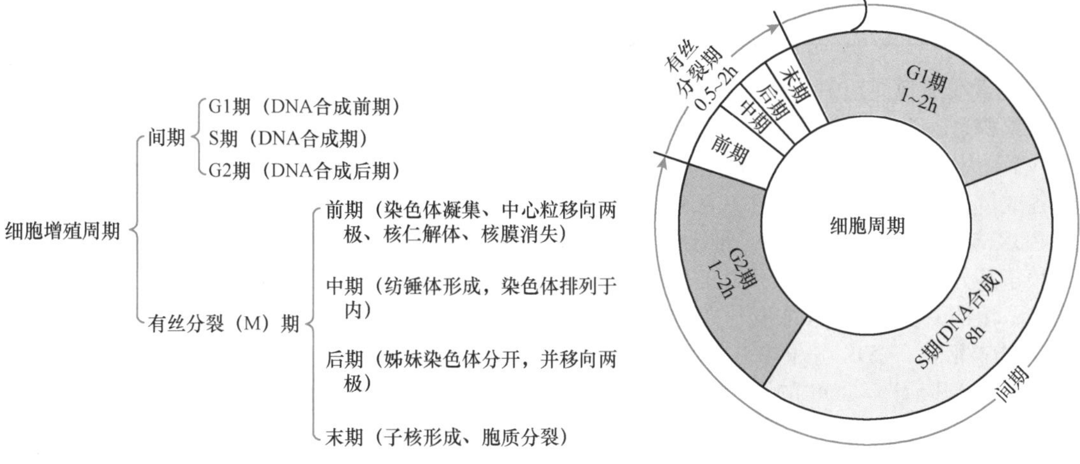

图 11-1　细胞周期的分期　　　图 11-2　细胞周期模式图

不同细胞的增殖周期时间差异很大，不同的组织细胞其增殖的活跃程度也不相同。人体细胞快速增殖的周期时间一般约需 24 小时，而早期的胚胎细胞周期时间则少于 30 分钟。

构成机体的活细胞主要有三类：一类是完全按照 G1 → S → G2 → M 四期循环增殖的连续分裂细胞，被称为周期性细胞，主要承担机体组织生长、更新和损伤修复任务，始终处于增殖和死亡的动态平衡中，通过不断地增殖，稳妥更新（steady-state renewing）以补充衰老脱落或死亡的细胞，如表皮细胞、骨髓细胞等。第二类是暂时脱离细胞周期不进行增殖，处于静止状态，需要适宜的条件刺激（如应激刺激或细胞受损）才能重返细胞周期，此类细胞称为 G0 期细胞，如肝、肾细胞等。第三类是细胞丧失分裂能力，永久脱离细胞周期，此类细胞称为终端分化细胞或不分裂细胞。这些

笔记栏

细胞仍然具有生理功能，如神经细胞、心肌细胞等。

细胞期具有如下 4 个方面的特点：①单向性：细胞只能沿着 G1 → S → G2 → M 的方向推进而不能逆行。②阶段性：各期的细胞形态和代谢特点差异明显，也可受外因的影响在某时段停顿下来，待生长条件适宜时，又重新活跃到下一期。③检查点：复制各时相交叉处存在着检查点（check point）决定细胞下一步的增殖化趋向。④细胞微环境：细胞周期的推进受细胞外环境因素及信号、条件等影响。

二、细胞周期的调控

细胞周期受细胞周期自身的调控和细胞外信号对细胞周期的调控。

（一）细胞周期的自身调控

细胞周期的自身调控主要靠细胞周期驱动力量（周期素和周期素依赖性激酶）、抑制力量和检查点等的协同作用来实现。

1. 细胞周期驱动力量

（1）周期素（cyclin）：是一组结构类似，随细胞周期不同时相进行合成和降解的蛋白质。其家族至少包括 11 种，共 16 个成员，即 cyclin A、cyclin B1-2、cyclin C、cyclin D1-3、cyclin E、cyclin F、cyclin G1-2、cyclin H、cyclin I、cyclin K、cyclin T1-2。cyclin 可分为三大类，即 G1 期、S 期和 G2/M 期的 cyclin。各成员在细胞间期连续合成、不断积累和降解而使其活性出现周期性变化。周期素作为调节亚基，需与催化亚基周期素依赖性蛋白激酶（cyclin dependent kinase，CDK）结合，激活 CDK 或加强 CDK 对特定底物的作用，驱动细胞周期前行。结合存在一定的特异性和周期作用的阶段性（表 11-1）。

表 11-1　人类 cyclin 及其结合的 CDK 与细胞周期作用

cyclin	结合的 CDK	细胞周期作用
B1	CDK1	G2 → M
A	CDK1，CDK2	S+G2 → M
E	CDK2	G1+G1 → S
D1（D1-3）	CDK4、CDK2、CDK5、CDK6	G1
H	CDK7	G1，S，G2，M

周期素在细胞周期中自始至终是以恒定的速度产生，有丝分裂时消失是因为降解大于合成，在间期时累积是由于合成大于降解。

（2）周期素依赖性蛋白激酶：CDK 是一组丝氨酸 / 苏氨酸（serine/threonine，Ser/Thr）蛋白激酶，各成员有不同程度的同源性，又称 CDK 家族，目前已发现该家族有 9 个成员，即 CDK1 ～ 9。

CDK 与周期素结合并激活是推动细胞周期行进的动力。CDK 的激活既依赖于与 cyclin 的结合，又依赖于其分子中某些氨基酸残基的磷酸化状态。因为含催化亚基的 CDK 需要 cyclin 提供调节亚基才能显示活性，只有 cyclin 浓度升高达到阈值时，才能与相应的 CDK 结合形成 cyclin/CDK 复合体，CDK 才能被活化；CDK 分子中含有活化部位和抑制部位，只有前者处于磷酸化和后者处于去磷酸化状态，CDK 才显活性。CDK 的活性还受其上游的 CDK 活化激酶（CDK-activating kinase，CAK）的影响。CAK 促进 CDK 分子中的活化部位的氨基酸残基磷酸化来参与调控 CDK 活性。CDK 表达的分子浓度在细胞周期各阶段是稳定的，由于 cyclin 的周期性波动，CDK 出现周期性的活性变化。

CDK 的灭活，除了泛素（ubiquitin）介导的蛋白水解体系外，CKI 也可特异性抑制 CDK 的活性。

2. 细胞周期的抑制力量　CDK 抑制因子（cyclin dependent kinase inhibitor，CKI）是 CDK 的抑制物，主要包括 Ink4（inhibitor of CDK4）和 Kip（kinase inhibition protein，Kip）两个家族。这是两类结构不同，作用方式不同的 CKI。① Ink4 家族：包括 $p16^{Ink4a}$、$p15^{Ink4b}$、$p18^{Ink4c}$、$p19^{Ink4d}$。Ink 是一组 CDK4 的抑制蛋白，相对分子质量在 15kD ～ 20kD，可特异与 CDK4/CDK6 结合，防止其与 cyclin 再结合或降低 cyclin/CDK 复合物的稳定性，以抑制其激酶活性，从而间接抑制 mRNA 的合成而抑制细胞周期。② Kip 家族：包括 $p21^{kipl}$、$p27^{kipl}$ 和 $p57^{kip2}$ 等。其分子的 N 端含有一个保守的 80 个氨基酸序列，经非共价键与 cyclin/CDK 复合物结合，形成三元体或四元体而抑制 CDK。但其 C 末端还具有各不相同的功能区。其中研究得较多的是 $p21^{kipl}$、$p27^{kipl}$。$p21^{kipl}$ 是作用较强，作用谱较

广的一种 CKI，可通过 N 末端分别于 cyclin D/CDK4、cyclin A/CDK2 和 cyclin E/CDK2 结合并抑制其活性，减少 pRb 磷酸化，引起 G1 期阻滞促进修复，以消除 DNA 损伤引发的肿瘤。

3. 细胞周期检查点　在细胞增殖过程中，为保证细胞周期中 DNA 复制和染色体分配的质量，细胞发展出一套对细胞周期发生的重要事件及故障的检查机制，通常称为细胞周期检查点。在细胞周期中，主要设有 3 处检查点：

（1）DNA 损伤检查点：位于 G1/S 交界处，如发现 DNA 受损，便将细胞阻滞在 G1 期，先行 DNA 修复，若修复成功，细胞周期继续运行，否则细胞将发生凋亡。

（2）DNA 复制检查点：位于 S/G2 交界处，负责检查 DNA 复制进度和正确性。

（3）纺锤体组装检查点：负责检查有功能的纺锤体形成，管理染色体的正确分配。

在细胞周期调控中，细胞周期反应 CDK 既是细胞周期转折的主要调节因子，也是细胞周期检查点的效应器。细胞周期检查点是保证细胞增殖按质量精确完成的重要机制。细胞周期中某一检查点失灵、检查点的组成部件受损或检查点控制回路的调节障碍与肿瘤的发生、机体衰老等密切相关。

（二）细胞外信号对细胞周期的调控

细胞增殖是细胞对不同外来信号进行整合后做出的反应，细胞或休止于 G0 期，或进入细胞周期有序运行，既依赖于细胞内的级联反应进行调控，还取决于外来信号的种类、强度和持续时间的影响。除此之外，细胞生存环境中的基质成分、营养因素、细胞因子和激素等变化都会影响细胞周期。

细胞外信号包括增殖信号和抑制信号。增殖信号包括生长因子、丝裂原、分化诱导剂等。如生长因子可促使 G0 期细胞进入细胞周期。这些因子与细胞膜上的受体结合，启动细胞内的信号转导，促进 cyclin D 合成，同时下调 CKI 的合成，cyclin D 与相应的 CDK 结合，使 pRb 磷酸化而失去抑制 E2F 的作用，游离的 E2F 激活 DNA 合成基因等，使细胞进入 G1 期，如丝裂原刺激持续存在，细胞继而进入 S 期。抑制信号如转化生长因子 β（transforming growth factor-β，TGF-β）在体内外能广泛抑制正常细胞和肿瘤细胞生长，并使细胞阻滞于 G1 期。TGF-β 通过与细胞膜 TGF-β 受体结合，启动胞内信号通路调控 cyclin 和 CDK 等的表达，主要是在 G1 期抑制 CDK4 的表达，同时还诱导 $p21^{kipl}$、$p27^{kipl}$、$p15^{Ink4b}$ 等 CKI 产生。

三、细胞周期调控异常与疾病

细胞周期的调控异常可导致细胞的过度增殖、增殖不足或出现异型细胞。其主要机制是：细胞周期的驱动力量（cyclin、CDK）、抑制力量和检查点机制障碍。其中任一环节发生异常均可使细胞增殖过度或缺陷导致或促进疾病。由细胞增殖异常引起的部分常见疾病见表 11-2。

表 11-2　细胞增殖异常引起的部分常见疾病

细胞增殖过度	细胞增殖不足
肿瘤	再生障碍性贫血
前列腺肥大	基因缺陷无汗腺症
动脉粥样硬化	胚胎发育障碍
家族性红细胞增多症	先天畸形
肝、肺、肾纤维化	先天性腭裂

（一）细胞增殖过度

细胞增殖过度可导致疾病，如肿瘤、肝肺肾纤维化、前列腺肥大、原发性血小板增多症、银屑病、类风湿关节炎和动脉粥样硬化等。恶性增殖是肿瘤细胞的重要生物学特征。造成肿瘤细胞无限增殖的原因和机制十分复杂，目前认为：癌基因表达过高、抗癌基因表达减弱、细胞死亡特性减弱等是细胞恶性增殖的主要机制，而这些都是由于细胞周期的调控异常造成的。

案例 11-1 分析

患者 2^+ 月前发现右乳内侧包块处皮肤凹陷，2 个包块渐长大融合，无红肿热痛；近 2 月来患者体重下降约 4kg。入院检查：右乳内侧距乳头 3cm 处皮肤凹陷，呈酒窝状，局部皮肤与肿块浸润粘连，皮肤颜色加深，皮肤凹陷下可扪及 4.5cm×4.5cm 大小包块，质硬，表面不光滑，边界不清，

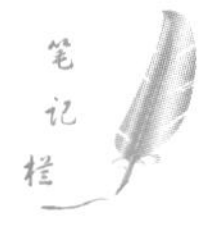

右腋窝扪及数枚约黄豆大小、质硬的淋巴结融合成团。细胞学穿刺活检示：右乳腺癌。术中冷冻切片示：右乳腺浸润性导管癌。患者上述表现显示了乳腺癌细胞过度增殖的基本临床特征。

1. 周期素过量表达 肿瘤的发生与 cyclin（主要是 cyclin D、E）过量表达有关。Cyclin D 是生长因子感受器。Cyclin D1 又称为 Bcl-1，是公认的原癌基因产物，对正常和癌细胞 G1 期至关重要。在 B 细胞淋巴瘤、乳腺癌、胃肠癌及食管癌中 cyclin D1 过量表达，机制与基因扩增、染色体倒位和染色体易位有关。

cyclin D1 在许多肿瘤中发现有扩增，尤其在乳腺癌中，扩增可达 15%，而过量表达可达 45%，基因的扩增与过量表达不成比例，提示除了扩增，还可能存在其他导致过表达的机制。人乳腺癌常发于 40 ～ 60 岁的妇女，发病率呈上升趋势，已跃居女性恶性肿瘤第一位。由于癌细胞的过度增殖和浸润性生长，常在局部形成肿块，可向周围组织浸润和形成粘连。其组织学形态呈多样性，癌细胞大小形态各异，多型性较明显，核分裂象多见，肿瘤间质常有纤维组织增生，癌细胞在纤维间质内浸润生长。由于肿瘤的快速生长，给机体造成巨大消耗，患者常出现消瘦，体重明显减轻。

案例 11-1 分析

局部皮肤与肿块浸润粘连，皮肤颜色加深，皮肤凹陷下可扪及 4.5cm×4.5cm 大小包块，质硬，表面不光滑，边界不清，说明癌细胞呈侵袭性生长；右腋窝扪及数枚约黄豆大小、质硬的淋巴结融合成团，说明乳腺癌细胞已有淋巴道的转移。

2. CDK 过量表达 多种癌细胞或组织 CDK 常呈过表达，且与肿瘤发生、发展、转移和浸润等相关。在 CDK 中主要是 CDK4 和 CDK6 在肿瘤细胞过度表达。CDK 只有与 cyclin 结合形成 Cyclin/CDK 复合体时，才能被激活。CDK4 可能是 TGF-β 介导生长抑制的靶蛋白，用 TGF-β 处理人角化细胞时可抑制 CDK4 的 mRNA 表达。用 TGF-β 处理水貂肺上皮细胞（MVILU）时可引起 CDK4 减少，但不影响其 mRNA 表达。高浓度的 CDK4 可对抗 p15 的作用。在诱导细胞分化过程中，常有 CDK4 表达的下调，而 CDK4 持续高表达则抑制细胞的分化。

3. CKI 表达不足和突变

CKI 基因是肿瘤抑制基因，可通过直接特异抑制 CDK 活性，影响细胞周期运转。在肿瘤中 CKI 基因有不同程度的异常，普遍呈现出 CKI 表达不足或突变，主要包括 Ink4 和 Kip 失活或（和）含量减少。

（1）Ink4 失活或（和）含量减少：Ink4 失活将导致细胞周期调控紊乱，Ink4 能直接与 cyclin D1 竞争结合 G1 期激酶 CDK4/CDK6，抑制其对 pRb 的磷酸化作用，使游离的 E2F1 与未磷酸化的 $pl05^{Rb}$ 结合，导致依赖于 E2F1 转录的基因不能转录，从而抑制细胞周期进展。Ink4 中 $p16^{In4a}$ 基因的突变或缺失也常见于肿瘤中。如 p16 基因的纯合性缺失、染色体异位、p16 基因的 CpG 岛高度甲基化等，可见于食管癌、胶质瘤、黑色素瘤等多种肿瘤。Ink4 与肿瘤发生相关的基因变异以缺失为主，错义突变也较常见。

（2）Kip 失活或（和）含量减少：Kip 可广谱抑制 CDK 活性，在肿瘤发生等方面起着重要作用。如 $p21^{kipl}$ 低表达或缺失可使细胞从正常增生转为过度增生，甚至导致肝癌、骨肉瘤和黑色素瘤等的发生。在肿瘤细胞常存在 $p21^{kipl}$mRNA 表达降低。在乳腺癌、大肠癌、肺癌、前列腺癌、胃癌等中，$p27^{kipl}$ 常呈低表达，并与肿瘤的发生、分化、分级及预后等相关，且表达越低，肿瘤分化越差、分级越高，预后越差。

4. 检查点功能障碍 细胞周期中最重要的检查点是 DNA 损伤检查点和复制检查点，分别位于 G1/S 和 G2/M 交界处，当它探测到 DNA 损伤包括基因组或纺锤体损伤时，就会打断细胞周期进程。正是在检查点的正确调控下，才确保细胞周期精确和有序地进行。检查点主要靠蛋白分子发挥调控作用，如 p53。p53 基因是人类肿瘤中突变率最高的基因。在 G1/S 交界处，p53 作为一个 DNA 损伤检查点分子，能保证细胞在 DNA 损伤后，停顿于 G1 期和在 DNA 复制前有充分时间对损伤进行修复。如果 DNA 损伤修复失败，p53 则过度表达，通过直接激活 bax 凋亡基因或下调 Bcl-2 抗凋亡基因表达而诱导凋亡。这样可以消除癌变前病变细胞不恰当地进入 S 期。如果 p53 丢失使细胞易于产生药物诱导的基因扩增，细胞分裂和染色体准确度的降低。正常中心粒的复制开始于 G1/S 转变期，没有 p53 时，一个细胞周期中可产生多个中心粒，最终导致有丝分裂时染色体分离异常，遗传的不稳定性又导致染色体数目和 DNA 倍数改变，细胞进一步逃避免疫监视而演变成恶性肿瘤细胞，而且肿瘤侵袭性、转移性及最后化疗抵抗作用等都增加。例如 Li-Fraumini 癌症综合征患者很容易

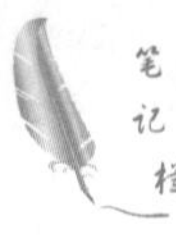
笔记栏

在 30 岁前患各种癌症，就是因为遗传一个突变的 p53 基因，因而肿瘤高发，且易发生浸润和转移。

案例 11-1 分析

该患者乳腺癌的发生与细胞过度增殖有关，主要与 Bcl-1 的过表达、CDK4 和 CDK6 的过度表达、Ink4 含量减少、Kip 失活含量减少及 p53 功能异常等有关。

（二）细胞增殖缺陷

细胞增殖缺陷可导致许多疾病，如糖尿病肾病、再生障碍性贫血和神经退行性病变等。

四、调控细胞周期与疾病的防治

细胞周期调控异常与肿瘤的发生密切相关，这里主要以肿瘤为例探讨调控细胞周期与疾病的防治。

1. 合理利用增殖相关信号　抑制促增殖信号和（或）提高抑增殖信号可防治癌症。如采用抑制剂降低 EGF 含量或采用抗 EGFR 单抗抑制 EGF 与 EGFR 结合可使细胞增殖减弱，治疗癌症。

2. 抑制 cyclin 和（或）CDK 的表达和活性　cyclin 和（或）CDK 是细胞增殖的驱动力量，抑制它们的活性可防治癌症，抗癌药（如 CNDAC）可激活 Chk1，通过灭活磷酸酯酶（如 CDC25C）而增强 CDK1 抑制性位点的磷酸化，引起 G2 期阻滞，减少癌细胞的增殖。

3. 提高 CKI 的表达和活性　CKI 是细胞周期的抑制力量，提高 CKI 的量和活性可防治癌症。将人 p21cDNA 转染可抑制人甲状腺、脑、肺和直肠癌等多种癌细胞生长和增强其对化疗的敏感性。

4. 修复或利用缺陷的细胞周期检查点　转染 p53 基因可以修复缺陷的细胞周期检查点，抑制多种癌细胞生长和部分逆转其恶性表型。在肿瘤的治疗中，尤其是 G1/S 期和 G2/M 期 DNA 损伤关卡缺陷的肿瘤，可利用丧失某时相阻滞作用的特性提高治疗效果。大多数肿瘤 p53 基因是突变的，这些细胞 G1/S 期和 G2/M 期 DNA 损伤关卡已经丧失，而癌旁组织仍含有 ^{wt}p53，如同时应用缩短 G2 期药物可使常规放化疗选择性杀伤癌细胞，减少正常组织细胞的损伤。

第二节　细胞凋亡异常与疾病

一、细胞凋亡的概述

细胞凋亡（apoptosis）是由体内外因素触发细胞内预存的死亡程序而导致的细胞死亡过程，在生命活动中发挥重要的作用，亦称之为程序性细胞死亡（programmed cell death，PCD）。但严格来说，PCD 是个功能性概念，描述在一个多细胞生物体中某些细胞死亡是个体发育中的一个预定的，并受到严格程序控制的正常组成部分，属于生理性的。而细胞凋亡则是一个形态学的概念，描述一件有着一整套形态学特征的与坏死完全不同的细胞死亡形式，既可见于发育细胞，也可见于成体细胞。

细胞凋亡是细胞为更好地适应生存环境而主动发生的一种死亡过程，在形态学和生化学特征上，与细胞坏死有很大的区别（表 11-3）。

知识链接 11-2

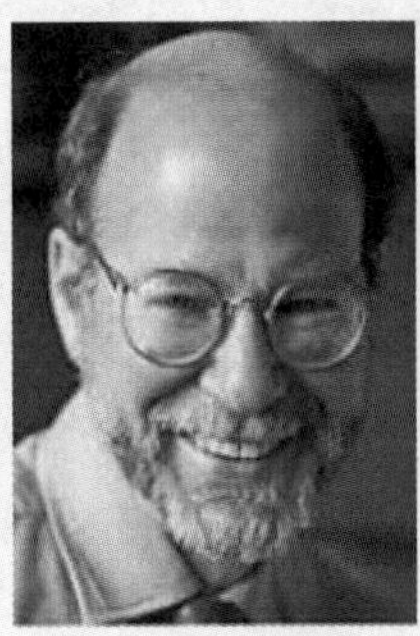
H. Robert Horvitz

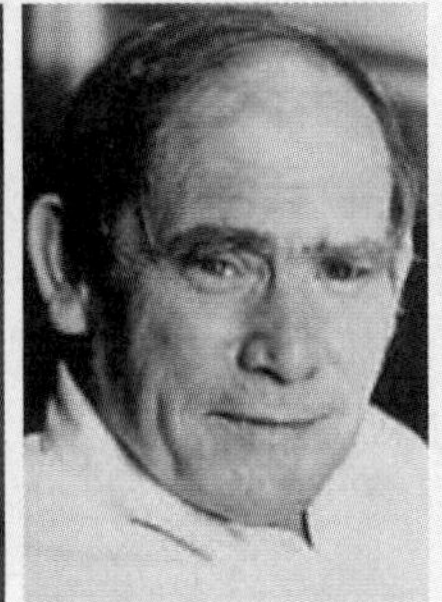
Sydney Brenner

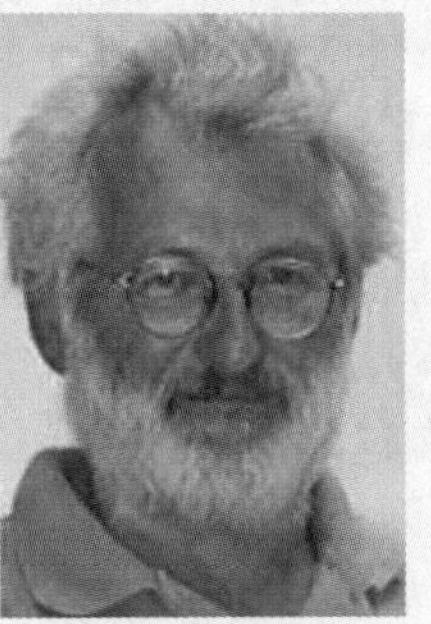
John E. Sulston

2001 年，诺贝尔生理学或医学奖授予英国科学家 Sydney Brenner、美国科学家 H. Robert Horvitz 和英国科学家 John E. Sulston，以表彰他们为研究器官发育和程序性细胞死亡过程中的基因调节作用所做出重大贡献。Sydney Brenner 选择线虫作为新颖的实验生物模型，为研究器官发育和程序性细胞死亡的基因调节作用创立了一个全新的实验模式。John E. Sulston 找到了可以对细胞每一个分裂和分化过程进行跟踪的细胞图谱，指出细胞分化时会经历一种“程序性细胞死亡”

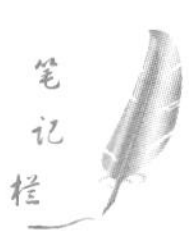

的过程，并确认了在细胞死亡过程中控制基因的最初变化情况。H. Robert Horvitz 发现线虫中控制细胞死亡的关键基因并描绘这些基因的特征，找到控制细胞死亡的主要基因。

1. 细胞凋亡的形态学特征　凋亡的细胞表现为核固缩，核染色质凝聚，并集中分布在核膜的边缘，呈新月形或马蹄形分布，称为边集，最后解离形成核碎片。凋亡细胞胞质浓缩，细胞膜表面微绒毛消失，胞膜皱缩内陷，分割包裹胞质，并在其根部脱落形成大小不一的泡状小体，称为凋亡小体（apoptosis body），是凋亡细胞特征性的形态学改变。凋亡细胞的内质网不断扩张可与胞膜融合，形成膜表面的芽状突起，称为出芽（budding）。由于凋亡并不导致溶酶体及细胞膜破裂，没有细胞内容物外漏，故不引起炎症反应和次级损伤。

2. 细胞凋亡的生化特征　细胞凋亡时可出现各种生化方面的变化，如内源性内切酶激活、caspases 的激活及染色质 DNA 的特征性片断化断裂，其中后者尤为重要。

DNA 的特征性片段化断裂是细胞凋亡的主要特征。细胞凋亡的诱导性因素能够激活内源性内切酶，攻击 DNA 双链的核小体连接部，形成 180 ～ 200bp 或其整倍数的片断，这些片段在琼脂糖凝胶电泳中呈特征性的阶梯状条带（DNA ladder），是凋亡细胞 DNA 片断化的结果，是判断细胞凋亡的客观指标之一（表 11-3）。

表 11-3　细胞凋亡与坏死的区别

	细胞凋亡	细胞坏死
起因	生理或病理性，特异性	病理性变化或剧烈损伤，非特异性
细胞体积	固缩变小	肿胀变大
细胞膜	完整，形成凋亡小体，被吞噬细胞吞噬	破损，碎片被吞噬细胞吞噬
染色质	凝聚在核膜下呈半月状	呈絮状
细胞器	无明显变化	肿胀、内质网崩解
凋亡小体	胞膜内陷形成多个凋亡小体	无，细胞自溶
基因组 DNA	片断降解，电泳图谱呈梯状	随机降解，电泳图谱呈涂抹状
蛋白质合成	有	无
基因调控	有新基因转录	无新基因从头转录
炎症反应	无，不释放细胞内容物	有，释放内容物

细胞凋亡贯穿于多细胞生物的全部生命活动过程中，具有重要的生理和病理意义：①确保正常发育、生长，凋亡可以清除多余的、失去功能的细胞，在器官组织的形成、成熟过程中发挥重要作用。如：胚胎肢芽发育过程中指（趾）间组织，通过细胞凋亡机制被逐渐消除，形成指（趾）间隙。②维持内环境稳定，受损、突变或衰老的细胞如果存留体内就可能干扰机体功能，甚至演变为多种疾病（如肿瘤）。为了维持内环境的稳定，机体必须及时将这些细胞清除，清除这些细胞的主要方式就是凋亡。通过细胞凋亡清除的细胞数量是相当可观的，每秒钟可达数百万个。③发挥积极的防御功能，细胞凋亡参与了机体的防御反应，例如当机体受到病毒感染时，受感染的细胞发生凋亡，使 DNA 发生降解，整合于其中的病毒 DNA 也随之被破坏，因而阻止了病毒的复制。

细胞凋亡是细胞的一种基本生物学现象，是保证多细胞生物个体正常发育、维持内环境的稳定以及正常生理过程所必需的。细胞凋亡过程紊乱不仅可使生物失去机体的稳定性，还与许多疾病的发生有直接或间接的关系，如肿瘤、自身免疫性疾病等。

二、细胞凋亡的调控

（一）细胞凋亡的相关因素

细胞凋亡的相关因素分诱导性因素和抑制性因素两大类。

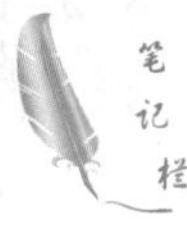

1. 诱导性因素　细胞凋亡是一个程序化的过程，这个程序虽已预设于活细胞之中，但正常情况下它并不“随意”启动，只有当细胞受到来自细胞内外的凋亡诱导因素作用的时候，它才会启动，

使细胞逐步走向死亡，因此凋亡诱导因素是凋亡程序的启动者。在少数情况下细胞凋亡可自发产生，但多数情况下是在诱导因素的作用下发生的，常见的诱导因素有：

（1）理化因素：射线、高温、强酸、强碱、乙醇、抗癌药物等，均可导致细胞凋亡。

（2）激素和生长因子失衡：生理水平的激素和生长因子等是细胞正常生长不可缺少的因素，一旦缺乏，细胞会发生凋亡；相反，某些激素或生长因子过多也可导致细胞凋亡。

（3）免疫性因素：免疫细胞在生长、分化及执行防御、自稳、监视功能中其免疫分子参与了免疫细胞或靶细胞的凋亡过程。

（4）微生物学因素：细菌、病毒等致病微生物及其毒素可诱导细胞凋亡。

（5）氧化应激及其相关因素：氧化应激可通过钙稳态失衡等诱导细胞凋亡。

知识链接 11-3　　钙稳态失衡

钙稳态失衡引起细胞凋亡的机制包括激活 Ca^{2+}/Mg^{2+} 依赖的核酸内切酶，降解 DNA 链；激活谷氨酰胺转移酶，酰基转移，共价键，骨架蛋白分子间交联，凋亡小体形成；激活与凋亡有关的核转录因子；Ca^{2+} 促使核小体间酶切位点暴露。

2. 抑制性因素

（1）细胞因子：已知 IL-2、神经生长因子等具有抑制凋亡的作用，当其从细胞培养基中去除后，依赖它们的细胞会发生凋亡；反之，在培养体系中加入所需要的细胞因子后，细胞凋亡受到抑制。

（2）激素：ACTH、睾酮、雌激素等对于防止靶细胞凋亡，维持其正常存活是必需的。如腺垂体被摘除或功能低下时，肾上腺皮质细胞失去 ACTH 刺激，可发生细胞凋亡，引起肾上腺皮质萎缩。此时，只要给予生理维持量的 ACTH 即可抑制肾上腺皮质细胞的凋亡，防止肾上腺皮质的萎缩。

（3）其他：某些二价金属阳离子、药物、病毒和中性氨基酸也具有抑制细胞凋亡的作用。

大多数情况下来自于细胞外的细胞凋亡诱导因素作用于细胞后可转化为细胞凋亡信号，并通过胞内不同的信号转导途径，最终激活细胞死亡程序，导致细胞凋亡。

（二）细胞凋亡的过程

从细胞受到凋亡诱导因素的作用到细胞凋亡大致可分成以下三个阶段：

1. 诱导期　凋亡相关因素的作用及其启动的相关信号转导。

2. 效应期　相关基因接受死亡信号后按预定程序启动合成执行凋亡所需的各种酶类等，引起核酸内切酶和 caspase 家族的级联反应。

3. 降解期　包括核酸内切酶彻底破坏细胞生命活动所必需的全部基因，凋亡蛋白酶 caspases 导致细胞结构全面解体，完成细胞凋亡。核酸内切酶和 caspases 是凋亡的主要执行者，凋亡的细胞最后被吞噬细胞吞噬清除。

（三）细胞凋亡的信号转导通路

细胞凋亡的启动是细胞在感受到相应的信号刺激后胞内一系列控制开关的开启或关闭。凋亡信号转导系统是连接凋亡诱导因素与细胞凋亡的中间环节。这个系统的特点是：①多样性，即不同种类的细胞有不同的信号转导系统。②偶联性，即死亡信号的转导系统与细胞增殖、分化过程中的信号转导系统在某些环节上有交叉、偶联。③同一性，即不同的凋亡诱导因素可以通过同一信号转导系统触发细胞凋亡。④多途性，即同一凋亡诱导因素可以通过多条信号转导系统触发细胞凋亡。

不同的外界因素启动凋亡的方式不同，所引起的信号转导也不相同，目前比较清楚的通路主要有：

1. 死亡受体介导的凋亡通路　肿瘤坏死因子（tumor necrosis factor，TNF）家族中的 TNF、Fas 配体（Fas ligand，FasL）能诱导细胞凋亡，被称为死亡因子。这些死亡因子能够与相应细胞表面受体如 TNFR、Fas 结合，使受体三聚化并活化，三聚化的死亡受体通过死亡域（death domain，DD）募集衔接蛋白如 FADD。衔接蛋白通过死亡效应域（death effecter domain，DED）与 procaspase-8 形成死亡诱导信号复合物（death-inducing signal complex，DISC）。procaspase-8 具有弱的催化活性，在 DISC 中局部浓度高，可发生自我剪接并活化，释放到胞质并启动 caspase-8 的级联反应，激活下游的效应 caspase，导致细胞凋亡；活化的 caspase-8 还能同时激活 Bcl-2 家族的促凋亡因子 Bid（binding interface database），形成截断的 Bid，转移到线粒体，使线粒体膜通透性增加，诱导细胞色素 c（Cyto-c）到胞质，进而把死亡受体通路和线粒体通路联系起来，有效地扩大了凋亡信号的作用。

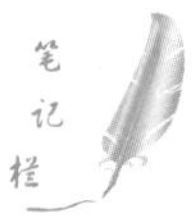

Fas 又称 CD95，是由 325 个氨基酸组成的跨膜蛋白受体分子，属于 TNF 受体超家族成员。作

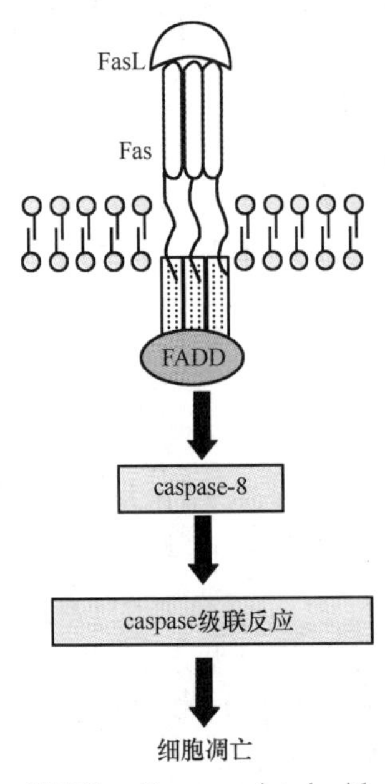

FADD：Fas-associated with death domain protein

图 11-3 Fas-FasL 介导的细胞凋亡途径

为一个膜受体，Fas 蛋白可以和 T 淋巴细胞表面的 Fas 配体（FasL），也可与 Fas 抗体结合，从而启动致死性信号转导，引起 caspases 的级联反应，使 caspase-3、6、7 激活，继而降解胞内结构蛋白和功能蛋白，最终导致细胞凋亡（图 11-3）。Fas 启动细胞凋亡的相关信号转导通路为：① Fas 配体或抗 Fas 抗体与 Fas 蛋白结合，引起神经鞘磷脂酶的活性迅速上升，使神经鞘磷脂分解产生神经酰胺，神经酰胺作为第二信使激活相应的蛋白激酶从而诱导细胞凋亡。②抗 Fas 抗体或肿瘤坏死因子与 Fas 蛋白结合后可激活 ICE（IL-1β-converting enzyme）样的 caspase，后者可降解 H1 组蛋白使染色体松弛，DNA 链舒展而暴露出核酸内切酶的酶切位点，使 DNA 链更容易被切割。③ Fas 蛋白被激活后也可以通过 Ca^{2+} 信号转导系统传递死亡信息而导致细胞凋亡。

2. 线粒体损伤介导的凋亡通路 即死亡受体非依赖的凋亡通路，是众多细胞凋亡信号转导途径中最重要的途径之一。它主要由死亡受体非依赖的凋亡诱导信息（如射线、化疗药、微生物、细胞因子和生长因子缺乏等）启动。细胞凋亡期间尽管线粒体仍能维持其超微结构的基本正常，但事实上其功能已发生显著改变，如线粒体内膜的跨膜电位下降、内膜通透性增大、能量合成水平显著降低等。细胞核出现凋亡性改变之前，常常先有线粒体跨膜电位的下降，阻止线粒体通透性的改变可以防止细胞凋亡，说明线粒体功能改变在细胞凋亡的发生中起关键性的作用。

目前认为，线粒体膜损伤引起细胞凋亡的可能机制是：当线粒体跨膜电位在各种凋亡诱导因素作用下降低时，线粒体内、外膜之间的通透性转换孔由关闭转为开放，导致线粒体膜通透性增大，使细胞凋亡启动因子如细胞色素 -c（cytochrome c，Cyto-c）、凋亡蛋白酶激活因子（apoptosis activating factor，Apaf）和凋亡诱导因子（apoptosis inductive factor，AIF）等从线粒体内释放出来。① Cyto-c 与凋亡蛋白酶激活因子 1（apoptosis protease activating factor，Apaf-1）相互作用，激活 caspase-9，触发 caspases 级联反应，激活下游的 caspases-3、6、7 前体等，引起细胞凋亡。② AIF 通过促进线粒体释放 Cyto-c 而增强凋亡的信号，并可快速激活核酸内切酶。③ Bcl-2 具有恢复线粒体跨膜电位和调节 PTP 的作用，因而可阻止上述凋亡启动因子的释放，切断了线粒体损伤引起细胞凋亡的关键环节，具有很强的抗凋亡的作用（图 11-4）。

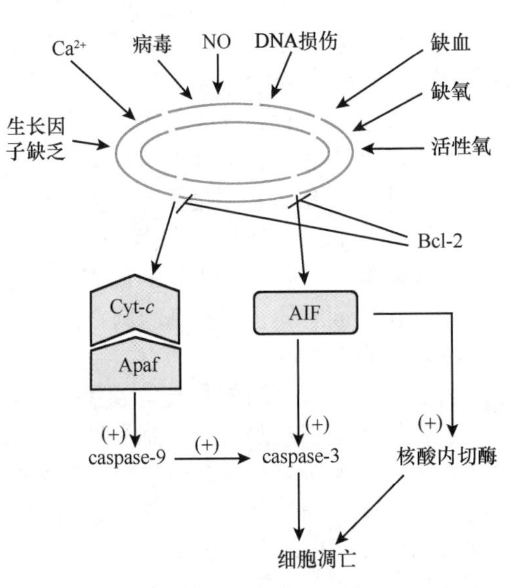

图 11-4 线粒体损伤介导的细胞凋亡途径

近来，内质网应激启动的凋亡通路引起了人们的关注。适度的氧化应激或钙失衡可通过激活未折叠蛋白反应保护内质网应激引起的损伤，促进细胞增殖；如果影响因子过强或作用时间过长，则引起细胞凋亡。因此内质网应激与很多因素所致疾病的发生、发展密切相关，如糖尿病和神经退行性疾病等。

（四）细胞凋亡调控相关的基因

1. Bcl-2 家族 Bc1-2 家族的成员是高等动物中生存和死亡信号至关重要的整合因子。该家族成员可分为两大类：抗凋亡成员，如 Bc1-2 和 Bc1-XL，它们使细胞免受凋亡；促凋亡成员，如 Bax 和 Bak 以及 BH3-only 死亡蛋白。促凋亡和抗凋亡成员间的相互作用决定了细胞死亡的阈值。Bc1-2（B cell lymphoma/leukemia-2）是第一个被确认有抑制凋亡作用的基因，最初从小鼠 B 淋巴细胞瘤中分离得到。Bc1-2 主要分布在线粒体内膜、细胞膜内表面、内质网、核膜等处，广泛存在于造血细胞、上皮细胞、淋巴细胞、神经细胞及多种瘤细胞，通过阻断细胞凋亡信号传递系统的最后通路而抑制细胞的凋亡。Bc1-2 的高表达能抑制多种凋亡诱导因素所引发的细胞凋亡。如依赖神经生长因子的神经细胞，当撤除神经生长因子后，细胞会迅速发生凋亡；将表达 Bc1-2 的基因转入细胞中，可防

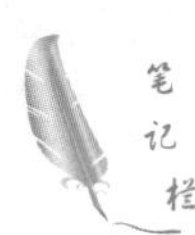

止神经细胞凋亡。目前的研究结果表明 Bc1-2 基因的表达水平与 Bcl-X 基因表达水平之间的相互平衡，决定细胞的存亡。

目前认为，Bc1-2 抗凋亡的主要机制是：①直接抗氧化。②抑制线粒体释放促凋亡的蛋白质，如细胞色素 c、AIF 等。③抑制促凋亡性调节蛋白 Bax、Bak 的细胞毒性作用。④抑制 caspases 的激活。⑤维持细胞内钙稳定。

2. p53 野生型　p53 基因具有诱导细胞凋亡的功能，其编码的 p53 蛋白是一种 DNA 结合蛋白，该蛋白在细胞周期的 G1/S 期交界处发挥检查点的功能。如果细胞核内 DNA 遭到破坏，p53 蛋白便与 DNA 结合，直到损害的 DNA 得到修复为止。如果修复失败，p53 蛋白则在 G1 后期升高，使细胞停滞于 G1 期，并有效的诱发细胞凋亡，阻止产生具有癌变倾向的突变细胞，防止肿瘤的发生。p53 的突变，不仅难以保证细胞染色体的正常数目，而且又不能通过细胞凋亡过程而清除不需要或损伤的细胞，维持组织和器官的内环境稳定。因此，p53 蛋白有“分子警察”的美誉。^{wt}p53 基因是一种反转录激活因子，主要调控三组功能各异相关基因的表达：既包括启动线粒体凋亡途径和死亡受体凋亡途径的凋亡相关基因组，也包括负调控细胞生存及增殖信号途径的磷脂酶相关基因组。此外，^{wt}p53 还可转位到线粒体，模拟 BH3-only 样蛋白的功能直接诱导细胞凋亡。

3. c-myc　是一种癌基因，它能诱导细胞增殖，也能诱导细胞凋亡，有双向调节作用。c-myc 蛋白作为重要的转录调节因子，既可激活介导细胞增殖的基因，也可激活介导细胞凋亡的基因。许多情况下，c-myc 诱导细胞凋亡需要同时缺乏细胞生长因子。只要环境中有足够的生长因子存在，即使 c-myc 表达，细胞仍呈增殖状态；只有生长因子缺乏同时存在 c-myc 蛋白时，才会出现细胞凋亡。

（五）细胞凋亡调控相关的酶

尽管凋亡过程的详细机制尚不完全清楚，但是已经确认内源性核酸内切酶和 caspases 是凋亡的主要执行者。

1. 内源性核酸内切酶　在细胞凋亡过程中，执行染色质 DNA 切割任务的是核酸内切酶。正常情况下，该酶可能以无活性形式存在于细胞核内，Ca^{2+}/Mg^{2+} 可增强它的活性，而 Zn^{2+} 能抑制其活性。此外，在某些细胞中也存在着非依赖二价金属离子的核酸内切酶。尽管有许多核酸内切酶存在于细胞核内，但细胞内外的凋亡诱导因素并不能直接激活该酶，它需要经过一系列胞内信号转导环节，调控细胞内某些成分（如 Ca^{2+}）方能被激活。核酸内切酶被激活后切割染色体 DNA，使之形成 180bp ～ 200bp 或其整倍数的片段，这些片段在琼脂糖凝胶电泳中可呈特征性的“梯”状条带。

2. caspases　激活 caspases 又称凋亡蛋白酶，是细胞凋亡的执行者，是一组对底物天冬氨酸部位有特异水解作用的半胱氨酸蛋白酶（caspases），其活性中心富含半胱氨酸。到目前为止，至少已有 14 种 caspases 被发现。目前认为，参与诱导凋亡的 caspases 可分成两大类：启动型 caspase（initiator caspase）和效应型 caspase（effector caspase），前者包括 caspase-8 ～ 10，后者包括 caspase-3，6，7，它们分别在死亡信号转导的上游和下游发挥作用。细胞凋亡的过程实际上是 caspases 不可逆有限水解底物的级联放大反应过程（图 11-5）。以 caspase-8 为例，凋亡信号与死亡受体 Fas 结合后，Fas 的胞内死亡结构域 DD 与接头蛋白 FADD 结合，进一步激活 caspase-8，通过自身的催化功能，在局部形成高浓度的启动型 caspase，后者再活化其他效应型 caspase，引起凋亡。

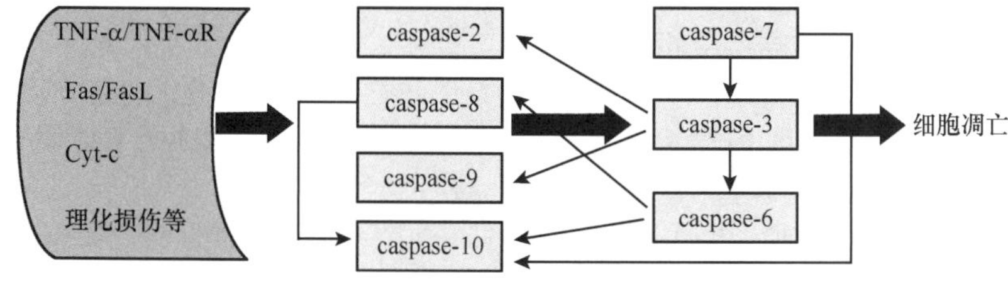

图 11-5　caspases 的级联反应示意图

caspases 在细胞凋亡中的作用主要包括：①灭活凋亡抑制蛋白（如 Bcl-2）。②直接作用于细胞结构并使之解体。③分解与细胞骨架构成相关的蛋白，caspases 可作用于几种与细胞骨架调节有关的酶或蛋白，改变细胞结构。④瓦解核结构成核碎片等。

所有这些都表明 caspases 以一种有条不紊的方式进行“破坏”，它们切断细胞与周围的联系，拆散细胞骨架，阻断细胞 DNA 复制和修复，干扰 mRNA 剪切，损伤 DNA 与核结构，诱导细胞表达可被其他细胞吞噬的信号，并进一步使之降解为凋亡小体。

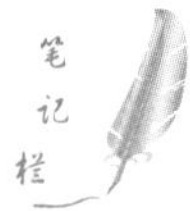

3. 其他　据报道组织型谷氨酰胺酶与凋亡小体的形成有关，它通过催化 γ- 谷氨酰胺与 ε 赖氨

基交联形成稳定的构架，使内容物保留在凋亡小体内。

三、细胞凋亡调控异常与疾病

细胞增殖和死亡的平衡对于多细胞有机体的发育和生命的维持至关重要，一旦调控细胞凋亡的信号途径遭到破坏，无论这种损伤来自于细胞外还是遗传性突变都可以引起与细胞凋亡有关的一系列人类疾病，包括肿瘤、感染性疾病、自身免疫病、多种神经退化性疾病等。凋亡失调包括细胞凋亡不足或/和凋亡过度。

（一）细胞凋亡不足与疾病

细胞凋亡不足与多种疾病密切相关，这类疾病包括肿瘤、病毒感染性疾病和自身免疫病等。其共同特点是细胞凋亡相对不足，导致细胞群体的稳态被破坏，于是病变细胞异常增多或病变组织体积增大，器官功能异常。其中最常见的是肿瘤。

多年来，人们一直以为细胞增殖和分化异常是肿瘤发病的主要症结所在，然而细胞凋亡概念的引入，使人们有机会从另一个角度——细胞凋亡不足来审视肿瘤的发生。正常情况下，细胞的增殖与凋亡维持组织中的细胞总数的动态平衡。一旦细胞的增殖异常或细胞凋亡发生异常，均可导致细胞的恶性转化。由于细胞增殖速率增快，DNA复制错误的概率就增大，如果这些错误复制的DNA不能够通过细胞凋亡的方式从机体中清除掉，就会促使细胞步向恶性细胞演化的过程。因此，从发病学角度来看，细胞凋亡实际上是机体天然的抗癌机制之一。

表11-4 Bcl-2基因在不同类型肿瘤中的表达

肿瘤	Bcl-2基因表达频率（%）
结肠癌	92
鼻咽癌	85
骨髓瘤	80
乳腺癌	70
胃癌	65～70
前列腺癌	30～60
神经母细胞瘤	30～35

1. 细胞凋亡不足与肿瘤的发生 目前认为，肿瘤发生与细胞凋亡不足密切相关，主要与下列基因相关：①Bcl-2基因：是细胞凋亡抑制基因，研究表明该基因在结肠癌、鼻咽癌、骨髓瘤、乳腺癌、胃癌、前列腺癌及神经母细胞瘤等中都有高表达（表11-4）。②p53基因：是目前最受关注的抑癌基因，研究表明在多数癌组织中存在该基因的突变或缺失，如非小细胞肺癌p53基因的突变率为50%以上，小细胞肺癌p53基因的突变率高达80%。

2. 细胞凋亡不足与肿瘤的发展 当发生癌前病变和肿瘤时，细胞增殖与凋亡失衡，使细胞净增长率提高，具体表现为：①细胞增殖增强，细胞凋亡减弱。②细胞增殖并不增多，但细胞凋亡明显减弱。

3. 细胞凋亡不足与肿瘤的转移 当环境变得不适宜细胞生长时，正常细胞就会发生凋亡。肿瘤细胞尤其是转移性肿瘤细胞失去上述特性，就可移行到远离起源组织的地方定居存活形成转移灶。

4. 细胞凋亡不足的机制 细胞凋亡的机制尚未完全阐明，机制可能涉及以下几个方面：①细胞凋亡的相关因素异常。②凋亡相关信号转导通路的障碍，包括死亡受体和线粒体介导的相关信号转导通路的障碍。③实施凋亡相关基因表达的异常，包括抑凋亡基因和促凋亡基因的异常。④执行凋亡相关酶活性的异常，包括caspases和核酸内切酶等活性异常。

（二）细胞凋亡过度与疾病

细胞凋亡过度与多种疾病密切相关，这些疾病包括免疫缺陷病、心血管疾病和神经退行性疾病等。其共同特征是细胞凋亡过度，细胞群体的稳态被破坏，导致细胞异常减少，组织器官体积变小和功能异常。

1. 细胞凋亡过度与心血管疾病

（1）细胞凋亡过度与缺血－再灌注损伤：心肌缺血或缺血－再灌注损伤不仅造成心肌细胞坏死，也有细胞凋亡。心肌细胞凋亡有如下特点：①缺血早期以细胞凋亡为主，晚期以细胞坏死为主。②梗死灶中央通常以细胞坏死为主，梗死灶周边部分以细胞凋亡为主。③轻度缺血以细胞凋亡为主，重度缺血通常发生坏死。④再灌注可加速凋亡。⑤急性、严重的心肌缺血（如心肌梗死）以心肌坏死为主，而慢性、轻度的心肌缺血（如心肌冬眠）则发生细胞凋亡。

心肌细胞一旦坏死，则无法干预，但细胞凋亡是受一系列程序控制的过程，人们可通过干预死亡程序而减少或阻止细胞死亡。心肌缺血与缺血－再灌注损伤时发生细胞凋亡的可能机制包括：氧化应激、细胞内钙超载、线粒体损伤以及p53激活、Fas上调等。

（2）细胞凋亡过度与心力衰竭：既往人们对心力衰竭发病机制的研究主要集中在心肌细胞功

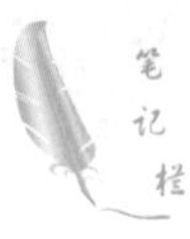

笔记栏

能异常上，近年有关细胞凋亡的研究表明，心肌细胞凋亡造成心肌细胞数量减少也是心力衰竭发生、发展的原因之一。研究发现，心力衰竭患者心肌标本中心肌凋亡指数（发生凋亡的细胞核数 /100 个细胞核）可高达 35.5%，而对照水平仅 0.2% ～ 0.4%。心力衰竭时发生心肌细胞凋亡的可能机制主要与氧化应激、压力或容量负荷过重、神经内分泌失调、细胞因子（如 TNF、IL-6）增多、缺血、缺氧等有关。

阻断诱导心肌细胞凋亡的信号转导将有助于阻遏细胞凋亡，防止心肌细胞数量的减少，以维持或改善心功能状态，这将是今后一段时间内心力衰竭防治的重要途径之一。

2. 细胞凋亡过度与神经退行性疾病　细胞凋亡过度可致阿尔茨海默病（AD）、帕金森病（PD）、多发性硬化症等。其中对 AD 的研究最为广泛，现有研究表明：AD 造成神经元丧失的主要机制可能与 β- 淀粉样蛋白、钙超载、氧化应激、神经生长因子分泌不足等因素引起的细胞凋亡有关（图 11-6）。凋亡的可能机制包括 Fas 抗原的介导、p53 基因的活化、c-jun 和 c-foc 及其编码蛋白的作用、APP695 基因的突变、低亲和力神经生长因子受体（$p75^{NGFR}$）的高表达及 NF-κB 的活化等。

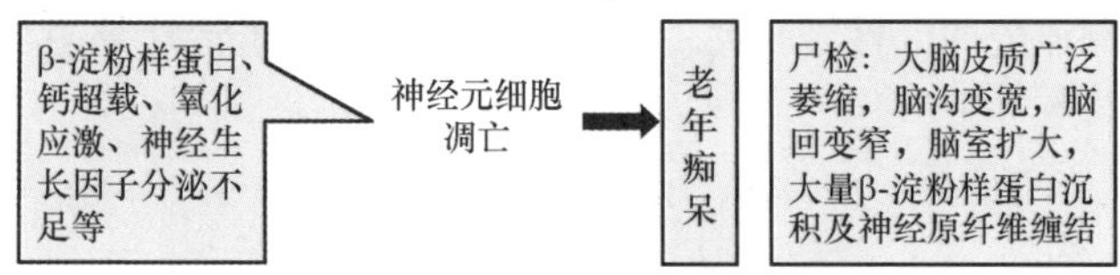

图 11-6　AD 患者神经元凋亡的影响

3. 细胞凋亡过度与病毒感染　病毒感染中，病毒和宿主通过调控细胞凋亡的速率以利于自身生存。宿主利用细胞凋亡介导感染细胞发生死亡，从而保护自身免受病毒损害。人免疫缺陷病毒（HIV）感染引起的 AIDS，其关键的发病机制是 $CD4^+$ T 淋巴细胞被选择性破坏，导致 $CD4^+$ T 淋巴细胞数量显著减少，相关免疫功能缺陷。研究表明，HIV 感染可通过多因素、多途径（如 Fas 基因表达上调、合胞体形成、T 细胞的激活、细胞因子的分泌、Tat 蛋白的产生、gp^{120} 糖蛋白的表达等）诱导 $CD4^+$ T 淋巴细胞发生细胞凋亡，从而导致 $CD4^+$ T 淋巴细胞大量减少。除此之外，HIV 也可诱导其他免疫细胞如 B 细胞、$CD8^+$ 淋巴细胞、巨噬细胞发生细胞凋亡（图 11-7）。

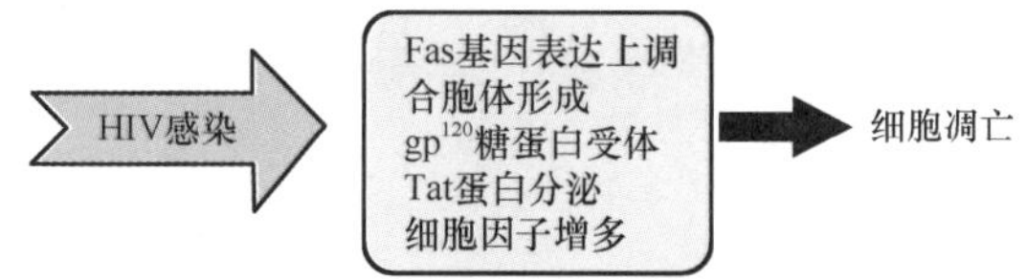

图 11-7　HIV 感染后致 $CD4^+$T 淋巴细胞凋亡

在 AIDS 发病过程中，细胞凋亡具有一定的保护意义。因为凋亡可使宿主细胞的 DNA 发生降解，整合于其中的病毒 DNA 也随之被破坏，因此可终止病毒的复制和表达，从而阻止其进一步向周围扩散。但是细胞凋亡在 HIV 感染中的保护作用有限，不足以补偿它对整个免疫系统的致命性打击。因此在积极抗病毒治疗的同时，如何阻止免疫细胞的凋亡是 AIDS 免疫重建的关键所在。

（三）细胞凋亡不足与过度并存

人类组织器官通常由不同种类的细胞构成，例如心脏的主要细胞是心肌细胞和心肌间质细胞、血管则以内皮细胞和平滑肌细胞为主。由于细胞类型的差异，各种细胞在致病因素的作用下，有些细胞可以表现为凋亡不足，而另一些细胞则可表现为凋亡过度，因此在同一疾病或病理过程中两种情况也可同时并存。动脉粥样硬化即属于这种情况，对内皮细胞而言是凋亡过度，对平滑肌细胞来说则是凋亡不足。研究表明，动脉粥样硬化的各种致病因素可引起内皮细胞凋亡，使血管内皮防止血脂沉积的屏障作用减弱，加速动脉粥样硬化的发展，因此保护内皮细胞，防止其凋亡对动脉粥样硬化的防治具有积极的意义。

四、细胞凋亡在疾病防治中的意义

（一）合理利用凋亡相关因素

凋亡诱导因素是凋亡的始动环节，人们正尝试将这类因素直接用于治疗一些细胞凋亡不足或过度而引起的疾病。例如，外源性 TNF-α 来诱导肿瘤细胞凋亡；高热或高温是细胞凋亡的诱导因素，在肿瘤局部加热至 43℃ 30min，可引起大量肿瘤细胞发生凋亡。

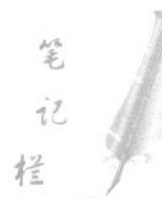

（二）干预凋亡相关的信号转导通路

Fas-FasL 信号系统是重要的凋亡信号转导系统之一，因此可利用阿霉素刺激肿瘤细胞在其细胞膜上表达 Fas-FasL，导致肿瘤细胞间相互作用、交联，引起细胞凋亡。

（三）调节细胞凋亡的相关基因

如果能运用分子生物学手段人为地控制凋亡相关基因的表达便有可能控制凋亡过程，无疑将会使许多疾病的防治大为改观。研究发现，当野生型 p53 基因发生突变后其诱导肿瘤细胞凋亡的效应减弱，而肿瘤细胞增殖。目前，人们正在探讨用各种载体（如腺病毒、反转录病毒或脂质体）将野生型 p53 基因导入肿瘤细胞内，重新恢复 p53“分子警察”的职能，诱导肿瘤细胞凋亡。

（四）控制细胞凋亡相关的酶

在凋亡执行阶段核酸内切酶和 caspases 在摧毁细胞结构方面起着关键性作用，因此若能抑制它们的活性，细胞凋亡过程必然受阻；反之，则加速。如前所述，核酸内切酶的激活需要 Ca^{2+} 和 Mg^{2+}，降低细胞内、外的 Ca^{2+} 浓度，细胞凋亡过程即受到阻遏或延迟；相反，利用 Ca^{2+} 载体提升细胞内 Ca^{2+}，则加速细胞凋亡的发生。因此，在防治缺血 – 再灌注损伤中使用钙阻滞剂可在一定程度上减轻细胞凋亡的发生。Zn^{2+} 对核酸内切酶的活性有抑制作用，体外实验证实，当 Zn^{2+} 浓度达到 50mmol/L 时可完全抑制该酶的活性，因此使用含锌药物可望用于治疗某些与细胞凋亡过度有关的疾病如老年性痴呆、AIDS 等。

小　结

细胞增殖及凋亡的调控中任何一个环节或多环节发生障碍，可使特定细胞、组织或器官的结构、功能和代谢异常，导致或促进疾病的发生和发展。细胞增殖推进的顺序依次为 G1 → S → G2 → M。细胞周期受细胞周期自身的调控和细胞外信号对细胞周期的调控。细胞周期的自身调控主要靠细胞周期驱动力量（周期素和周期素依赖性激酶）、抑制力量（周期素依赖性蛋白激酶）和检查点等的协同作用来实现。细胞周期的调控异常可导致细胞的过度增殖、增殖不足或出现异型细胞。其主要机制是细胞周期的驱动、抑制力量和检查点机制障碍。细胞凋亡的过程分为诱导期，效应期和降解期三个阶段。细胞凋亡的信号转导通路包括死亡受体介导的凋亡通路和线粒体损伤介导的凋亡通路。细胞凋亡调控相关的基因包括 Bcl-2 家族、p53 及 c-myc 等。细胞凋亡调控相关的酶包括内源性核酸内切酶和 caspases 等。细胞凋亡不足和（或）凋亡过度可导致肿瘤等疾病的发生。

复习思考题

1. 什么是细胞周期？它有什么特点？
2. 细胞周期的调控机制有哪些?
3. 肿瘤的发生机制中涉及与细胞周期调控异常的有哪几方面?
4. 细胞凋亡与细胞坏死有什么不同？
5. 细胞凋亡的信号转导通路有哪些?
6. 细胞凋亡调控的相关酶有哪些?

（郭军堂）

主要参考文献

金惠銘，卢建，殷莲华，2002．细胞分子病理生理学．郑州：郑州大学出版社．

石增立，2003．病理生理学．北京：人民军医出版社．

王建枝，殷莲华，2003．病理生理学．8 版．北京：人民卫生出版社．

Wang Jianzhi，Chen Guoqiang，2006．Textbook of Pathophysiology．北京：科学出版社．

笔记栏

第十二章　弥散性血管内凝血

学习目标

掌握：弥散性血管内凝血的概念、原因、发病机制；弥散性血管内凝血时机体功能代谢变化及其发生机制。

熟悉：影响弥散性血管内凝血发生发展的因素；“3P”试验的原理。

了解：弥散性血管内凝血的分期、分型及其诊断、防治的病理生理基础。

案例 12-1

患者，男性，26 岁，外来务工者。因发热、呕吐、腹泻 2 日急诊入院。

患者 2 日前因食入变质鱼虾后出现恶心呕吐、腹痛腹泻，一日腹泻十余次，呈灰白色胶状黏液样稀便，夹杂少许血丝，自服“黄连素”未见好转。1 日前病情加重，出现发热、头痛头晕，遂入院就诊。

体格检查：体温 39℃，脉搏 108 次 / 分，呼吸 38 次 / 分，血压 80/62 mmHg。急性病容，神志尚清楚，出冷汗，皮肤有散在出血点及淤斑，浅表淋巴结不大，巩膜无黄染。呼吸急促、口唇发绀，双肺呼吸音粗糙。脉搏细数，心律齐，未闻及病理性杂音。腹平软，肝脾未触及，双肾区无叩痛。尿量减少。

实验室检查：血常规，WBC 18×10^9/L，N 0.85，L 0.14，RBC 2.7×10^{12}/L，Hb 93g/L，PLT 90×10^9/L。凝血检查凝血酶原时间 20s（对照 12 ～ 14s），纤维蛋白原 1.1 g/L（对照为 2 ～ 4 g/L），3P 试验阳性。尿常规，蛋白（+），无红、白细胞和管型。粪便镜检见多数脓球及 RBC。

问题：

1. 患者出现的临床症状及体征、实验室检查变化与 DIC 之间有何联系？
2. 导致患者发生 DIC 的原因、发病机制及影响因素是什么？

案例 12-2

患者，女性，39 岁，妊娠 34^+ 周，因胎盘早期剥离急诊入院。

体格检查：体温 36.6℃，脉搏 95 次 / 分，呼吸 25 次 / 分，血压 85/60mmHg。昏迷，牙关紧闭，手足强直。眼球结膜有出血斑，身体多处有淤点、淤斑。呼吸急促；脉搏细数，心律齐，未闻及病理性杂音。尿量减少，血尿。宫底平脐，轮廓清。子宫收缩 30s/（5 ～ 6）min，中等强度。入院 2 小时内阴道出血约 1000ml，且流出血不凝固，血压下降至 70/50mmHg。

实验室检查：血常规，WBC 7×10^9/L，RBC 2×10^{12}/L，Hb 60g/L，PLT 70×10^9/L，外周血可见裂体细胞。尿常规，蛋白（+++），RBC（+）。凝血检查，凝血酶原时间 20.9 s（对照 12 ～ 14s），纤维蛋白原 1.67 g/L（对照为 2 ～ 4 g/L），3P 试验阳性，D- 二聚体试验阳性。抽血病理提示血中有羊水成分及胎盘组织细胞。

问题：

1. 患者出现的临床体征、实验室检查改变与 DIC 之间有何联系？
2. 导致患者发生 DIC 的原因、发病机制及影响因素是什么？

第一节　概　　述

弥散性血管内凝血（disseminated intravascular coagulation，DIC）是指在某些致病因子作用下，凝血系统被激活，形成以微血管内广泛微血栓形成为其病理学特征，以凝血功能紊乱为其本质的基本病理过程。在该过程中大量凝血因子和血小板被消耗，并由于大量微血栓形成导致继发性纤维蛋白溶解系统功能亢进，以致其凝血系统功能紊乱表现为血液由高凝向低凝状态转变。临床上常合并出血、休克、器官功能障碍和溶血性贫血等表现，是一种危重的综合征。

DIC 曾有“消耗性凝血病”“去纤维蛋白综合征”等多种名称。其原发病病种繁多，常见于内科、外科、产科等的一些疾病。急性 DIC 发病急，预后差，死亡率高。DIC 死亡率可高达 50% ～

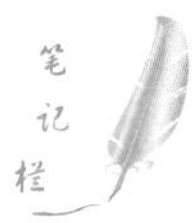

60%，因而受到基础研究和临床工作者的高度重视。

第二节 血液的凝固与抗凝

正常机体的血液循环在多种机制的调节下，维持凝血和抗凝血功能处于动态平衡状态。生理情况下，血液在血管系统内循环流动，这是确保机体各器官组织新陈代谢和正常生命活动的基本条件。损伤较轻时，机体可通过促进受损局部的血液凝固而迅速止血；与此同时，抗凝血功能使血液凝固和血栓形成局限在一定范围内，以保持正常的血液循环。一般条件下，血液凝固包括激活内源性和（或）外源性凝血途径，凝血酶活化，继而纤维蛋白凝血块形成。当上述凝血环节被致病因素作用而激活时，便可触发广泛的微血栓形成，并导致一系列复杂的临床合并症。

一、机体的止血与凝血功能

（一）血管收缩的作用

小血管损伤时，神经反射可迅速引起血管收缩，并可持续 20 ～ 30 分钟，血管收缩一方面可以使血流减慢，减少失血；另一方面可使凝血因子活化和血小板聚集于损伤部位而促进凝血块的形成。同时受损血管释放的组织因子（tissue factor，TF）可启动凝血反应。

（二）凝血因子的作用

凝血因子是参与血液凝固过程的各种蛋白质组分。它的生理作用是在血管出血时被激活，和血小板粘连在一起并且补塞血管上的漏口，这个过程被称为凝血。整个凝血过程大致上可分为两个阶段，凝血酶原的激活及凝胶状纤维蛋白的形成。为统一命名，世界卫生组织按凝血因子被发现的先后次序用罗马数字编号，即凝血因子Ⅰ～ⅩⅢ（简称FⅠ～FⅩⅢ）。因子Ⅵ事实上是活化的第五因子，已经取消因子Ⅵ的命名。除FⅢ（又称组织因子，TF）来自组织外，其他多数凝血因子均由肝脏合成，并以酶原的形式存在于血浆中，见表 12-1。

表 12-1 凝血因子的编号及名称

因子Ⅰ（FⅠ）：纤维蛋白原	因子Ⅷ（FⅧ）：抗血友病因子 A
因子Ⅱ（FⅡ）：凝血酶原	因子Ⅸ（FⅨ）：抗血友病因子 B
因子Ⅲ（FⅢ）：组织因子（TF）	因子Ⅹ（FⅩ）：Stuart Prower 因子
因子Ⅳ（FⅣ）：钙离子	因子Ⅺ（FⅪ）：抗血友病球蛋白 C
因子Ⅴ（FⅤ）：前加速素易变因子	因子Ⅻ（FⅫ）：接触因子
因子Ⅶ（FⅦ）：前转变素	因子ⅩⅢ（FⅩⅢ）：纤维蛋白稳定因子

目前认为以 TF 为始动的外源性凝血系统的激活，在启动凝血过程中起主要作用。外源性凝血系统是由于损伤的组织、细胞释放出 TF 并与凝血因子Ⅶ结合而开始的。一旦 TF 释放，可通过 Ca^{2+} 形成 TF-FⅦ复合物，FⅦ被激活为FⅦa，则外源性凝血系统被启动。TF-FⅦa 除直接激活FⅩ以外，还可激活FⅨ，继而与FⅧa、PL-Ca^{2+} 形成FⅩ因子激活物，从而发挥放大效应而使更多的FⅡ转变为凝血酶（FⅡa）。由此可见，内、外源性凝血系统并非截然分开，而是互相联系的（图 12-1）。

（三）凝血因子异常

凝血因子正常功能的维系依靠的是其正常结构与数量，当凝血因子的数量或结构改变，将导致机体凝血功能发生异常。

1. 与出血相关的凝血因子异常

（1）遗传性凝血因子缺乏或功能障碍：主要见于血友病及假血友病性血友病。患者体内缺乏FⅧ、FⅨ、FⅪ，可导致凝血酶原激活物形成障碍，凝血功能异常，导致患者发生出血倾向。血管性假血友病患者并非凝血因子缺乏，其发生系血管性假血友病因子（von Willebrand factor，vWF）缺乏，该因子介导血小板与血管内皮胶原之间的连接，因此，vWF 因子缺乏将导致血小板黏附障碍，进而影响血小板聚集和FⅧ促凝活性降低，患者出现出血倾向。

（2）获得性凝血因子减少：包括凝血因子合成减少和凝血因子消耗增多。前者见于维生素 K 缺乏，维生素 K 将参与多种凝血因子的合成，其缺乏将引起出血倾向。肝脏也是合成凝血因子的场所，严重肝功能异常，也将导致凝血因子不足，患者出现出血倾向。此外，在广泛性血栓形成的疾病中，比如 DIC 时，由于血栓的形成，将消耗大量的凝血因子，使得机体发生凝血因子消耗性低凝状态。

笔记栏

2. 与血栓形成倾向有关的凝血因子异常

（1）遗传性凝血因子异常：包括凝血因子浓度增加与活性增强。例如，F Ⅶ多态性基因R353Q，它的出现将提高患缺血性心脏病的风险；F Ⅴ的变异R506Q、R306T可产生活化蛋白C（体内一种抗凝蛋白）的抵抗现象，从而促进血栓形成。

（2）获得性凝血因子增多：肥胖、糖尿病、高血压、高脂血症、吸烟均可导致血浆内纤维蛋白原浓度升高，血液呈现高凝趋势。恶性肿瘤、酗酒、口服避孕药、吸烟还可使得凝血因子F Ⅶ浓度出现升高。肾病综合征可使F Ⅱ、F Ⅴ、F Ⅶ、F Ⅷ浓度增高。这些因素均可导致血液呈现高凝趋势，容易导致包括缺血性心脏病在内的血栓性病理损伤的发生。

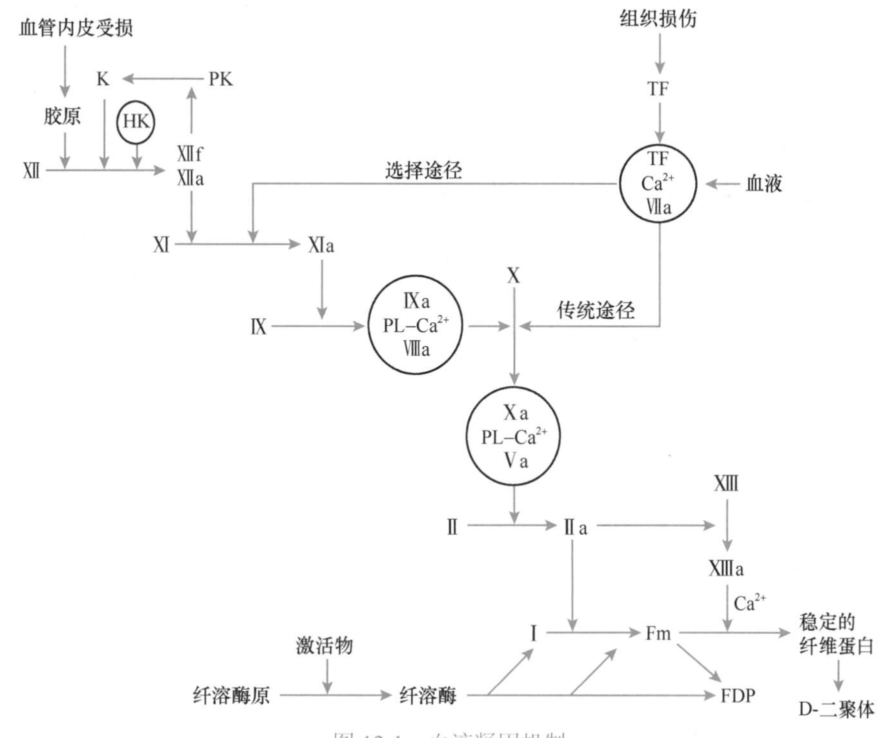

图 12-1　血液凝固机制

HK：高分子激肽原；PK：激肽释放酶原；K：激肽释放酶；TF：组织因子；
PL：血小板磷脂；○：分子复合物；Ⅻ f：Ⅻ碎片；Fm：纤维蛋白单体

二、机体的抗凝血功能

抗凝系统包括细胞抗凝系统和体液抗凝系统。两者相辅相成，共同承担机体在生理条件下的抗凝效应或病理状态下的抗血栓作用，从而维持血液的流动性。

（一）细胞抗凝系统

单核吞噬细胞系统和肝细胞具有非特异性抗凝作用。前者指单核吞噬细胞系统对凝血因子、TF、F Ⅱ激活物以及可溶性纤维蛋白单体等的吞噬、清除作用，而后者则指肝细胞摄取并灭活已活化的凝血因子。

（二）体液抗凝系统

1. 生理情况下机体的抗凝系统

（1）丝氨酸蛋白酶抑制物和肝素的作用：血浆中丝氨酸蛋白酶抑制物类物质，如抗凝血酶-Ⅲ（antithrombin Ⅲ，AT-Ⅲ）、补体C 1抑制物、α_1-抗胰蛋白酶、α_2-抗纤溶酶、α_2-巨球蛋白、肝素辅因子Ⅱ（HC Ⅱ）等。由于诸多凝血因子（F Ⅱ、F Ⅶ、F Ⅷ、F Ⅹ、F Ⅺ、F Ⅻ、F XⅢ）的活性中心均含有丝氨酸残基，即均属丝氨酸蛋白酶。AT-Ⅲ主要由肝脏和血管内皮细胞产生，可使F Ⅶa、F Ⅺa、F Ⅹa等灭活，但其单独灭活作用很慢，如与肝素或血管内皮表达的硫酸乙酰肝素（HS）结合，则使灭活速度增加约1000倍。此外，肝素也可刺激血管内皮细胞释放组织因子途径抑制物（tissue factor pathway inhibitor，TFPI）等抗凝物质，从而抑制凝血过程。

（2）血栓调节蛋白——蛋白C系统：蛋白C（protein C，PC）是由肝脏合成并以酶原形式存在于血液中的蛋白酶类物质。凝血酶可激活PC，活化的PC（activated PC，APC）可水解F Ⅴa和

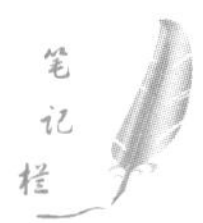

FⅧa，既阻碍了FⅩ激活物（由FⅧa和FⅨa构成），又可抑制由FⅤa和FⅩa构成的FⅡ激活物的形成。此外，APC可在血管内皮细胞上完成以下作用：①限制FⅩa与血小板的结合。②使纤溶酶原激活物抑制物（plasminogen activator inhibitor，PAI）灭活。③使纤溶酶原激活物释放，起到抗凝作用。血管内皮细胞或血小板膜上有另一种蛋白质——蛋白S（protein S，PS）作为细胞膜上APC受体与APC协同，促进APC清除FⅡ激活物中的FⅩa等。目前认为PS是作为APC的辅酶而发挥作用的。

血栓调节蛋白（thrombomodulin，TM）是内皮细胞膜上FⅡ受体之一。与FⅡ结合后，降低其凝血活性，却大大加强了激活PC的作用。因此，TM是使FⅡ由促凝转向抗凝的重要的血管内凝血抑制因子。

（3）组织因子途径抑制物：TFPI是一种糖蛋白，主要由血管内皮细胞合成。血浆中TFPI包括游离型和结合型两种。一般认为体内起抗凝作用的是游离型TFPI。TFPI主要通过与FⅩa结合成FⅩa-TFPI复合物，并抑制FⅩa的活性；在Ca^{2+}的作用下，与FⅦa-TF结合从而使FⅦa-TF失去活性。肝素可使血浆中TFPI明显增多，可能与肝素刺激血管内皮细胞表达肝素样物质并释放TFPI有关。

2. 抗凝系统功能异常

（1）抗凝血酶-Ⅲ减少或缺乏：包括遗传性缺乏和获得性缺乏。遗传性缺乏系指抗凝血酶-Ⅲ基因变异，患者常发生反复性、家族性深部静脉血栓症。获得性缺乏，包括其合成减少、丢失和消耗增多。合成减少见于消化道吸收蛋白质障碍和肝功能障碍，以及口服避孕药物时雌性激素使其减少；丢失增多见于肾病综合征时经肾脏丢失大量蛋白质时伴随抗凝血酶-Ⅲ丢失增多，大面积烧伤患者，抗凝血酶-Ⅲ可随血浆从创面丢失；消耗增多，可见于DIC时由于凝血功能紊乱，微血管内大量微血栓形成使得抗凝血酶-Ⅲ消耗增多。

（2）蛋白C和蛋白S缺乏

1）遗传性缺乏或异常和蛋白C抵抗：①遗传性蛋白C、蛋白S缺乏或异常，包括蛋白数量缺乏和结构异常，患者多发生深部静脉血栓症或血栓形成倾向。②APC抵抗，正常情况下，在血浆中加入APC，活化部分凝血活酶时间延长。若想使部分静脉血栓患者的血浆标本获得同样的部分凝血活酶时间延长时间，就必须加入更多的APC，成为APC抵抗。这种情况常见于抗蛋白C抗体、蛋白S缺乏和抗磷脂抗体以及FⅤ、FⅧ基因突变等情况。

2）获得性缺乏：蛋白C和蛋白S属维生素K依赖性抗凝因子。维生素K缺乏或使用维生素K拮抗剂、严重肝病、肝硬化等可使其合成障碍，引起蛋白C和蛋白S缺乏。

（三）纤溶系统功能及其异常

1. 生理情况下纤溶系统及其功能 纤溶系统主要包括纤溶酶原激活物（plasminogen activator，PA）、纤溶酶原（plasminogen）、纤溶酶（plasmin）、PAI成分。纤溶酶是活性很强的蛋白酶，其主要功能是使纤维蛋白凝块溶解，保持血流通畅；另外，也参与组织的修复和血管的再生等。纤溶酶原主要由肝、骨髓、嗜酸性粒细胞和肾脏合成，可被纤溶酶原激活物水解为纤溶酶。纤溶酶原激活物的形成有两条途径，即内源性激活途径和外源性激活途径。①内源性激活途径：可产生血浆激肽释放酶原（prekallikrein，PK）-FⅪ-高分子激肽原-FⅫa复合物，其中PK被FⅫa分解为激肽释放酶。激肽释放酶、FⅫa、FⅪa以及产生的凝血酶均可使纤溶酶原转变为纤溶酶。②外源性激活途径：组织和内皮细胞合成的组织型纤溶酶原激活物（tissue plasminogen activator，tPA）和肾合成的尿激酶（urokinase plasminogen activator，u-PA）也可使纤溶酶原转变为纤溶酶。

纤溶系统激活而生成的纤溶酶，不仅可使纤维蛋白（原）分解为纤维蛋白（原）降解产物，还能水解FⅡ、FⅤ、FⅧ和FⅫ而具有抗凝作用。体内还存在抑制纤溶系统活性的物质。主要有：①PAI-1，可抑制tPA和uPA，主要由内皮细胞和血小板产生。②补体C1抑制物：抑制激肽释放酶和FⅫa对纤溶酶原的激活。③α_2-抗纤溶酶（α_2-纤溶酶抑制物）：抑制纤溶酶活性。④α_2-巨球蛋白：抑制纤溶酶，也可抑制FⅡa、激肽释放酶等。

2. 纤溶系统功能异常

（1）纤溶系统功能亢进引起的出血倾向

1）遗传性纤溶功能亢进：先天性α_2-抗纤溶酶缺乏症和纤溶酶原激活物抑制物1缺乏症可引起出血倾向。

2）获得性纤溶功能亢进：①富含纤溶酶原激活物的器官，如子宫、卵巢、前列腺、心、肺、脑等脏器因肿瘤、外伤、手术引起创伤时，可释放大量的纤溶酶原激活物，引起纤溶亢进。②某些恶性肿瘤（如白血病细胞）细胞内富含纤溶酶原激活物，当这些肿瘤细胞被破坏后将导致纤溶酶原

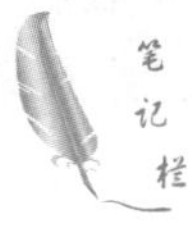

激活物释放入血。③严重的肝功能障碍时，可导致纤溶酶原激活物抑制物 1 合成减少或组织型纤溶酶原激活物灭活减少而引起纤溶亢进。④ DIC 时由于大量微血管内微血栓形成所致的继发性纤溶亢进时。⑤血栓性疾病采用溶栓治疗时，由于使用大量溶栓药物，可导致纤溶系统功能亢进。

（2）纤溶系统功能降低与血栓形成倾向

1）遗传性纤溶功能降低：①纤溶酶原激活物抑制物 1 基因多态性，其中 4G/4G 基因型高表达纤溶酶原激活物抑制物 1，5G/5G 基因型低表达纤溶酶原激活物抑制物 1，4G/5G 基因型中等水平表达纤溶酶原激活物抑制物 1。其中 4G/4G 基因型与心肌梗死或血栓性疾病的发生有一定关系。②先天性纤溶酶原异常症：纤溶酶原基因突变可能与血栓形成倾向有关。

2）获得性纤溶功能降低：多见于各种血栓前状态（系指各种病理因素所致的血小板及白细胞激活、凝血因子活化、抗凝 – 纤溶系统功能降低，以及血液黏滞度增加的一系列病理变化），动、静脉血栓形成、高脂血症、缺血性中风及口服避孕药等。

三、血管与血细胞在凝血中的作用

（一）血管内皮细胞在凝血、抗凝血及纤溶过程中的作用

1. 生理情况下血管内皮细胞在凝血、抗凝血与纤溶中的作用　血管内皮细胞（vascular endothelial cells，VEC）是血液与组织间的屏障，并具有以下功能：①产生各种促凝血与抗凝血生物活性物质，调节凝血与抗凝血功能。②调节纤溶系统功能。③调节血管紧张度及维持微循环的功能。④参与炎症反应的调节。VEC 结构功能正常时，具有抗凝血作用，主要表现在：① VEC 可生成 PGI_2、NO 及 ADP 酶等物质，扩张血管、抑制血小板的活化、聚集等。② VEC 可产生 tPA、uPA 等纤溶酶原激活物，促进纤溶过程。③ VEC 可产生 TFPI，抑制外源性凝血系统的启动。④ VEC 表面可表达 TM，通过 TM-PC 系统产生抗凝血作用。⑤ VEC 表面表达肝素样物质（硫酸乙酰肝素等）并与 AT- Ⅲ结合产生抗凝作用。⑥ VEC 也可产生 α_2- 巨球蛋白等其他抗凝血物质起抗凝血作用等（图 12-2）。VEC 的结构一旦破坏，则上述抗凝血作用发生障碍，表现出明显的促凝作用，此外，VEC 损伤时，胶原暴露，释放 TF 而启动内、外源性凝血系统。

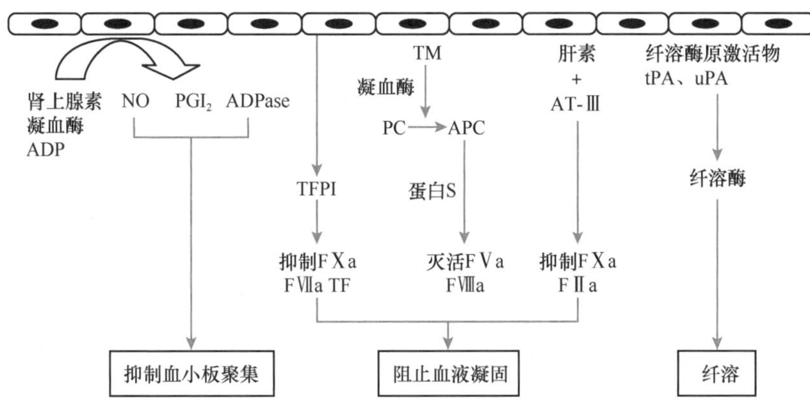

图 12-2　血管内皮细胞的抗凝作用

NO：一氧化氮；TF：组织因子；PC：蛋白 C；PS：蛋白 S；PGI_2：前列腺素 I_2；APC：活化的蛋白 C；AT- Ⅲ：抗凝血酶 - Ⅲ；tPA：组织型纤溶酶原激活物；uPA：尿激酶型纤溶酶原激活物；TFPI：组织因子途径抑制物；TM：血栓调节蛋白

由此可见，机体内的复杂的凝血、抗凝与纤溶调节机制，可确保凝血和抗凝血功能处于动态平衡状态。无论血管结构和功能异常、凝血和抗凝血系统异常及纤溶系统功能异常，均可使机体的凝血与抗凝血功能失衡而导致凝血功能障碍。其表现为：①血液凝固性增高和（或）抗凝血功能减弱，而导致血栓形成。②血液凝固性降低和（或）抗凝血功能增强，易发生出血倾向。

2. 血管的异常与凝血、抗凝血及纤溶的关系　血管的功能包括其结构完整所维持的血管的完整性，以及构成血管的血管内皮细胞的功能正常，二者均在凝血 – 抗凝 – 纤溶中发挥作用，其功能损伤将导致机体的凝血 – 抗凝 – 纤溶系统功能紊乱。

（1）血管内皮细胞损伤与凝血、抗凝血及纤溶的关系：生理情况下血管内皮细胞可通过多种机制表现出强大的抗凝与促进纤溶的作用，维持着血液流动的特性。多种病理情况可导致血管内皮细胞损伤。①生化性因素：内毒素、细胞因子、缺血缺氧、酸中毒等均可直接造成血管内皮细胞损伤。②机械性因素：血液中血流压力、切应力、张力的改变可导致血管内皮细胞损伤。③免疫学因素：

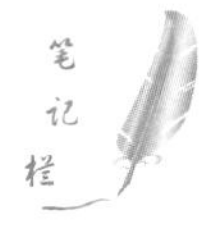

血管内皮细胞上有很多趋化因子受体和细胞因子受体，因此能够参与免疫反应。当机体免疫系统因炎症等因素出现活化，血液中的补体、活化的白细胞、体内异物（如氧化变性的低密度脂蛋白、糖化蛋白等）均可刺激血管内皮细胞，使其受损。受损的血管内皮细胞将失去其抗凝和促进纤溶的作用，表现出促凝和抗纤溶的特点，血液出现明显的出血倾向。

（2）血管壁结构损伤与凝血 – 抗凝 – 纤溶系统

1）先天性血管壁异常：常见于出血性毛细血管扩张症，这是一种常染色体显性遗传病，该病发生时小血管先天缺乏弹力纤维和平滑肌，机体的小动脉、小静脉均由单层细胞构成极易造成出血。此外，单纯性紫癜也是与遗传相关的出血性血管病。

2）获得性血管损伤：常见于以下情况。超敏反应发生时，体内肥大细胞、嗜碱性粒细胞活跃释放的炎症介质，如组胺、5- 羟色胺、白三烯和激肽，抗原 – 抗体复合物沉积于血管壁，这些均可导致血管内皮细胞损伤，血浆外渗、血液浓缩。此外，维生素 C 缺乏时，由于血管胶原合成障碍可导致出血的发生。

（二）血细胞与凝血

1. 血小板

（1）血小板与正常凝血过程：生理情况下血小板在凝血过程中的作用：血小板通过其活化、黏附、聚集、释放一系列功能直接参与凝血过程。①血小板黏附，即血小板与非血小板之间的相互作用。当内毒素、创伤等原因使血管内皮细胞受损而暴露内皮下胶原后，血小板膜糖蛋白（GP Ⅰ b/ Ⅸ）可通过血管假性血友病因子（von Willebrand factor，vWF）与胶原纤维结合而引起血小板与血管内皮细胞之间的黏附反应。②血小板聚集，即血小板与血小板之间的相互作用。活化血小板 GP Ⅱ b/ Ⅲ a 通过纤维蛋白原与另一血小板 GP Ⅱ b/ Ⅲ a 相连而发生聚集反应。可分为可逆（第一相聚集）与不可逆（第二相聚集）两个时相，其中不可逆（第二相聚集）多与内源性激活剂的释放有关。能诱导血小板聚集的激活剂包括：胶原纤维、F Ⅱ a 、肾上腺素、ADP、血栓素 A_2（thromboxane A_2，TXA_2）、血小板活化因子（platelet activating factor，PAF）等。其中 PAF 为迄今发现的最强的血小板聚集因子，主要通过“第三途径”诱导血小板聚集。③血小板释放，激活剂与血小板表面相应的受体结合可发生血小板释放反应。其中致密颗粒可释放 ADP、5-HT 等；α- 颗粒可释放凝血酶敏感蛋白（thrombospondin，TSP）、纤维连接蛋白（fibronectin，FN）、纤维蛋白原等。

（2）血小板异常：包括其数量及功能的异常。

1）血小板数量异常：①血小板减少，包括生成障碍、破坏或消耗增多、分布异常。血小板生成减少见于各种原因所致骨髓功能障碍导致血小板生成减少，例如再生障碍性贫血、骨髓纤维化晚期、药物造成的骨髓抑制等；血小板破坏或消耗增多可见于系统性红斑狼疮、特发性血小板减少性紫癜、血栓性血小板减少性紫癜、DIC 等；血小板分布异常常见于脾功能亢进、输入库存血或血浆情况。②血小板数量增多，包括原发性增多和继发性增多。原发性增多见于多种血液病，例如原发性血小板增多症、骨髓纤维化早期、慢性粒细胞性白血病、真性红细胞增多症等。原发性血小板增多症时，血小板数量增多可能伴随其功能减弱和功能增强两种情况，因此，凝血功能可能降低也有可能出现增强。继发性血小板增多常发生于急性感染、溶血，以及某些癌症时。

2）血小板功能异常：包括遗传性及获得性血小板功能异常。①遗传性血小板功能异常，例如巨大血小板综合征、Glanzmann 血小板无力症。②获得性血小板功能异常，获得性血小板功能降低见于尿毒症晚期、肝硬化、骨髓增生性疾病、急性白血病；获得性血小板功能增强见于血栓前状态、血栓性疾病、糖尿病、妊娠高血压综合征、口服避孕药、妊娠晚期、高脂血症，以及人工瓣膜移植术等。其中有些血栓前状态是生理性的，例如妊娠晚期，这将有利于生理产科情况下机体的止血。

2. 白细胞异常 白细胞内富含促凝物质，当各种病因引起白细胞增多时，可同时伴随白细胞破坏增多，导致从白细胞内释放入血的促凝物质生成增多；同时由于白细胞体积较大，其在血液中增多可使得血流阻力增加，血液黏度升高，血液处于高凝状态；最后，活化状态的白细胞一方面可释放溶酶体酶、胶原酶，进而损伤血管基膜和基质等，另一方面，活化的白细胞还可以释放很多的炎症因子，例如肿瘤坏死因子和白细胞介素等，这些炎症因子可以导致血管壁通透性增加血浆外渗、血液浓缩，进而血液处于高凝状态，这些炎症因子还可以直接损伤血管内皮细胞、暴露内皮下胶原，促进血小板黏附，从而使得血液高凝。能够引起白细胞增多或者激活的情况多见于感染、白血病等。

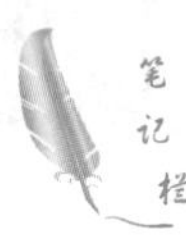

3. 红细胞异常 红细胞膜富含磷脂，是凝血因子激活过程中不可缺少的介质，当红细胞数量增多、红细胞破坏增多时，可导致血液中红细胞碎片增加，使得凝血因子激活增多从而导致血液高凝。

此外，红细胞内含有 ADP，可导致血小板聚集能力增强，血栓形成。红细胞增多常见于真性红细胞增多症；红细胞大量破坏常见于急慢性溶血，其中急性溶血常导致 DIC 发生。

第三节　DIC 的病因和发生机制

一、常见病因

引起 DIC 的原因很多，最常见的是细菌、病毒等感染性疾病和败血症；还可见于产科意外、恶性肿瘤、手术和创伤、严重的过敏、中毒反应等。此外，如疾病过程中并发缺氧、酸中毒等病理过程，亦可相继激活纤溶系统、激肽系统、补体系统，促进 DIC 的发生、发展（表 12-2）。

表 12-2　DIC 常见病因

类型	发生率	主要疾病
感染性疾病	31% ～ 43%	革兰氏阴性或阳性菌感染、败血症、病毒性肝炎、心肌炎等
肿瘤性疾病	24% ～ 34%	白血病、胰腺癌、结肠癌、食管癌、肝癌、胃癌、卵巢癌等
妇产科疾病	4% ～ 12%	胎盘早剥、羊水栓塞、宫内死胎、腹腔妊娠、剖宫产手术等
创伤及手术	1% ～ 5%	严重软组织创伤、挤压综合征、大面积烧伤、器官移植术等

以上为 DIC 常见的发病原因。它们在引起 DIC 的原因中所占比例较大，需要引起临床医生重视。

1. 感染性因素　尤其是当感染性因素引起休克时，此时微循环功能障碍已经发生，将使得血流速度减慢、血液浓缩，从而使得血液凝固性增高，最终形成广泛的微血管内微血栓，导致 DIC 发生发展。目前国内外的统计均表明，严重感染为 DIC 最常见的病因，并加重了感染患者的死亡率。有数据显示，脓毒血症患者死亡率为 20%，但其一旦合并 DIC 后死亡率可达 40% ～ 45%。

2. 肿瘤　肿瘤细胞虽然具有无限性生长的特点，但肿瘤细胞本身是很脆弱的，并且肿瘤细胞内也富含大量的组织因子，当肿瘤细胞在体内生长时，其自然或者治疗后肿瘤细胞的破坏也出现增强，这将导致组织因子释放入血增多，从而引起外源性凝血途径激活，微血管内大量微血栓形成，导致 DIC。

3. 妇产科疾病　在产前诊断和产科诊疗水平提高之前，产科意外是引起 DIC 的重要发病原因，现在由于二孩政策开放，高龄产妇增多，产科意外也出现增加，同时，由于 DIC 治疗困难，预后很差，需要引起医疗工作者重视。在生理产科情况下，孕妇自妊娠第三周开始就出现凝血因子升高，血液凝固性增加的情况，到分娩前，血液凝固性达到最高，这是有利于生理产科止血的。但是，当病理产科发生后，宫腔内的促凝物质（毳毛、胎粪、羊水等）、子宫蜕膜内富含组织因子的物质等将顺着未能及时关闭的宫腔内血窦进入血液循环，从而血液凝固性增加，微血管内广泛微血栓形成，导致 DIC。

4. 创伤及手术　严重的创伤及手术时，机体组织细胞大量受损，细胞内组织因子释放入血，将启动外源性凝血途径，形成微血管内广泛的微血栓，导致 DIC。

5. 其他　严重肝衰竭、输血反应、器官移植排异反应、蛇毒或某些药物等因素也可引起 DIC。

案例 12-1 分析

原因：细菌感染。

案例 12-2 分析

原因：胎盘早剥、羊水栓塞。

二、发生机制

DIC 发生、发展的机制比较复杂，许多方面至今未完全清楚。其主要机制为：TF 的释放、血管内皮细胞损伤、血细胞的破坏和血小板激活以及某些促凝物质入血等。

（一）血管内皮细胞损伤，凝血、抗凝调控失衡

1. 血管内皮细胞与凝血系统　如前所述，血管内皮细胞不仅仅维持了血管壁的完整性，它还在保持血液流动性的过程中发挥着重要的作用。一旦血管内皮细胞损伤，将会导致机体凝血、抗凝、纤溶功能调控失衡，从而引起 DIC 发生、发展。

2. 血管因素所致 DIC 的发病机制　缺氧、酸中毒、抗原–抗体复合物、严重感染、内毒素等，可损伤血管内皮细胞，内皮细胞受损可导致：①血管内皮细胞的抗凝作用降低，主要表现在：TM/PC 和 HS/AT- Ⅲ系统功能降低；产生的 TFPI 减少。②血管内皮细胞产生 tPA 减少，而 PAI-1 生成增多，

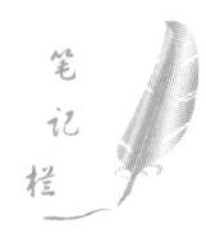

使纤溶活性降低。③血管内皮损伤使 NO、PGI_2 等生成减少，对血小板黏附、聚集的抑制作用降低，而胶原的暴露可使血小板的黏附功能增强。④带负电荷的胶原暴露后一方面可通过 F Ⅻ a 激活内源性凝血系统；另一方面 PK 可被 F Ⅻ f 分解为激肽释放酶而激活激肽系统，进而激活补体系统。⑤受损的血管内皮细胞释放 TF，启动外源性凝血系统。

（二）TF 释放，启动外源性凝血途径

TF 是启动外源性凝血系统的起始因子，它存在于组织细胞当中，因此，当各种原因导致组织细胞被大量破坏、TF 释放入血，这将启动外源性凝血途径。TF 与 F Ⅶ / Ⅶ a 结合成Ⅶ a -TF 复合物，外源性凝血途径被启动；同时 F Ⅶ a 激活 F Ⅸ和 F Ⅹ产生的 F Ⅱ a 又可反馈激活 F Ⅸ、F Ⅹ、F Ⅺ及 F Ⅻ等，进而扩大凝血反应，使得血液凝固性增高，促进 DIC 的发生。但是，机体内不同的组织细胞内所含有的 TF 的量不同，所以不同的组织细胞损伤所致 DIC 的发生概率也不一致。例如，严重的创伤、烧伤、大手术等导致的组织细胞损伤，可致 TF 释放入血；肿瘤细胞破坏增多，白血病患者在接收放、化疗时，可因白血病细胞严重破坏可促使释放大量 TF 入血；严重的感染时，内毒素不仅可直接损伤细胞，还可诱导 TF 表达；产科意外时，胎盘与子宫蜕膜面剥离但宫缩不全，导致血窦闭合不全，此时，富含组织因子的羊水、剥离面受损组织细胞内的 TF 可顺着开放的血窦进入血液循环。

（三）血细胞的大量破坏，血小板被激活

1. 红细胞的大量破坏 异型输血、恶性疟疾、蚕豆病等，使血液中红细胞大量破坏，并释放大量 ADP，促进血小板黏附、聚集而导致凝血；此外，红细胞破坏后，血液中大量的红细胞膜碎片为凝血系统激活所必须，红细胞膜磷脂则可局限 F Ⅶ、F Ⅸ、F Ⅹ及凝血酶原等，导致 F Ⅱ a 大量生成，促进 DIC 的发生。

2. 白细胞的破坏 急性早幼粒细胞白血病患者，在化疗、放疗等致白细胞大量破坏时，释放 TF 样物质，可促进 DIC 的发生。血液中的单核细胞、中性粒细胞在内毒素、TNF-α 等的刺激下可诱导表达 TF，从而启动凝血反应。

3. 血小板的激活 血小板的激活、黏附、聚集在止血过程中的作用已如前述。在 DIC 的发生、发展中，血小板的激活将促进血栓形成，进而引起机体凝血与抗凝失衡，在 DIC 的发生发展中亦有重要作用。但多为继发性作用，只有少数情况，如血栓性血小板减少性紫癜时，可能为原发性作用。

（四）其他促凝物质进入血液

1. 急性胰腺炎 由于胰腺的急性炎症及胰腺自消化现象导致的胰腺大面积出血坏死，可使大量 TF 及胰蛋白酶从腺泡及导管逸出，继而激活外源性凝血途径，而胰蛋白酶入血后不仅可以直接激活凝血酶原，还能直接激活 F Ⅺ，以及诱导血小板聚集，从而触发凝血。

2. 毒蛇咬伤 蛇毒进入机体可激活凝血系统而诱发 DIC。其机制可能是：①蛇毒直接激活 F Ⅱ、F Ⅹ及 F Ⅴ；②蛇毒具有去纤酶活性；③部分蛇毒可诱发血小板聚集。

综上所述，多数条件下，DIC 的病因可通过多种途径引起血液高凝，进而导致 DIC 的发生（图 12-3）。

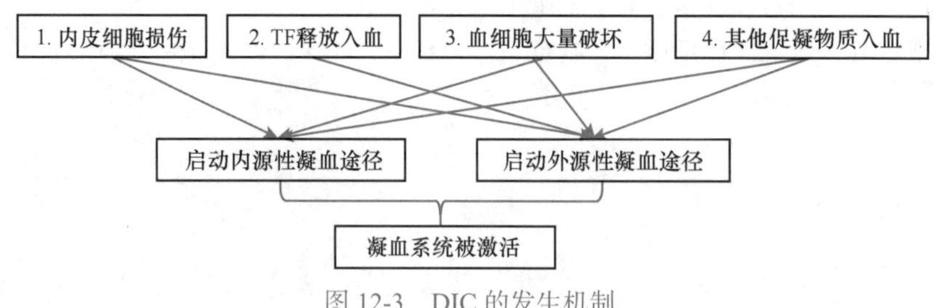

图 12-3　DIC 的发生机制

案例 12-1 分析

细菌感染引起的 DIC 与下列因素有关：

1. 严重感染时产生的 TNF-α、IL-1 等细胞因子作用于内皮细胞可使 TF 表达增加，激活外源性凝血途径。

2. 内毒素可损伤血管内皮细胞，暴露胶原，使血小板黏附、活化、聚集并释放 ADP、TXA_2 等，进一步促进血小板的活化、聚集，促进微血栓的形成。此外，内毒素也可通过激活 PAF，促进血小板的活化、聚集；而同时又可使内皮细胞上的 TM、HS 的表达明显减少（可减少到正常的

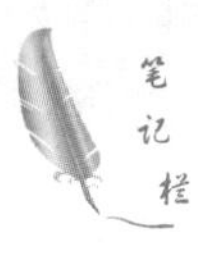

50%左右），使血管内皮细胞表面的抗凝血状态变为促凝血状态。

3. 严重感染时释放的细胞因子可激活白细胞，激活的白细胞可释放蛋白酶和活性氧等炎症介质，损伤血管内皮细胞，并使其抗凝血功能降低。

4. 产生的细胞因子可使血管内皮细胞产生 tPA 减少，而 PAI-1 产生增多，使生成的血栓溶解障碍，也与微血栓的形成有关。

总之，严重感染时，由于机体凝血功能增强，抗凝血及纤溶功能不足，血小板、白细胞激活等，使凝血与抗凝血功能平衡紊乱，促进微血栓的形成，导致 DIC 的发生发展。

案例 12-2 分析

胎盘早剥及羊水栓塞引起的 DIC 与下列因素有关：

1. 羊水及胎盘组织入血，可通过释放 TF 而激活外源性凝血途径。

2. 羊水中含有脱落的胎儿表皮、胎脂、胎粪等颗粒物质，具有很强的促凝活性，可激活内源性凝血途径。

3. 纤维蛋白降解产物蓄积，羊水本身又抑制子宫收缩，致使子宫出血不止。

第四节　影响 DIC 发生发展的因素

一、单核吞噬细胞系统功能障碍

单核吞噬细胞系统可吞噬、清除血液中的凝血酶、纤维蛋白原及其他促凝血物质；也可清除纤溶酶、纤维蛋白降解产物及内毒素等。当其功能严重障碍或由于吞噬了大量其他物质，如坏死组织、细菌等使其功能受"封闭"时，则可促进 DIC 发生。如：全身性 Shwartzman 反应时，由于第一次注入小剂量内毒素，使单核吞噬细胞系统功能"封闭"；第二次注入内毒素则易引起 DIC。

二、肝功能严重障碍

肝脏既能合成抗凝物质，如 PC、AT-Ⅲ以及纤溶酶原等；又能灭活 FⅨa、FⅩa、FⅪa 等凝血因子。当肝脏功能严重障碍时可使凝血、抗凝、纤溶过程平衡失调。引起肝功能障碍的某些病因，如病毒、某些药物等可激活凝血因子；肝细胞大量坏死，可释放 TF 等。这些因素在 DIC 的发生、发展中均具有一定作用。

三、血液高凝状态

孕妇从妊娠 3 周开始，血液中血小板及凝血因子（FⅠ、FⅡ、FⅤ、FⅦ、FⅨ、FⅩ、FⅫ等）逐渐增多；而 AT-Ⅲ、tPA、uPA 降低；胎盘产生的 PAI 增多，妊娠末期血液的高凝状态最明显。故当产科意外，如胎盘早剥、宫内死胎、羊水栓塞等时，易发生 DIC。酸中毒既是 DIC 的原因，可损伤血管内皮细胞，启动凝血系统而引起 DIC 的发生；又是 DIC 的诱因，血液 pH 降低可使凝血因子的酶活性升高、肝素的抗凝活性减弱、血小板聚集性加强，血液处于高凝状态，易引起 DIC。

四、微循环障碍

休克时，严重微循环障碍及毛细血管通透性增加，使血浆成分外渗、血细胞聚集、血液黏度增加，血液甚至可呈"泥化"状态而淤滞。此时红细胞聚集，血小板也发生黏附、聚集，若伴有酸中毒或微循环内皮损伤则有利于 DIC 的发生。巨大血管瘤时，由于微血管中血流缓慢，出现涡流也可促进 DIC 的发生。低血容量时，由于肝、肾血液灌流减少，使其对凝血及纤溶产物的稀释及清除功能降低也可促进 DIC 的发生。

除上述各种诱因外，临床上不适当地应用纤溶抑制剂（如 6 - 氨基己酸）等药物，过度抑制纤溶系统，导致血液黏度增高等也可促进 DIC 的发生。

案例 12-1 分析

影响因素：

1. 严重感染时，单核吞噬细胞系统吞噬细菌等使其功能处于"封闭"状态，可促进 DIC 发生。

2. 患者血压下降，微循环功能障碍有利于 DIC 的发生。

3. 酸中毒亦可促进 DIC 的发生发展。

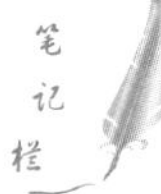

案例 12-2 分析

影响因素：

1. 妊娠第三周开始，孕妇血液中血小板及凝血因子逐渐增多，血液渐趋高凝状态，可促进DIC发生。

2. 患者血压进行性下降，微循环功能障碍有利于DIC的发生。

第五节 DIC的分期和分型

一、DIC的分期

根据DIC的病理生理特点和发展过程，典型的DIC可分为三期：

1. 高凝期 由于各种病因导致凝血系统被激活，结果使FⅡa产生增多，血液中FⅡa含量增高，微循环中形成大量微血栓。此时主要表现为血液的高凝状态。

2. 消耗性低凝期 大量FⅡa的产生，微血栓的形成，使凝血因子和血小板被消耗而减少；此时，由于纤溶系统也被激活，血液处于低凝状态，有出血表现。

3. 继发性纤溶亢进期 FⅡa及FⅫa等激活了纤溶系统，产生大量纤溶酶，进而又有FDP的形成，使纤溶和抗凝血作用增强，故此期出血表现十分明显（图12-4）。

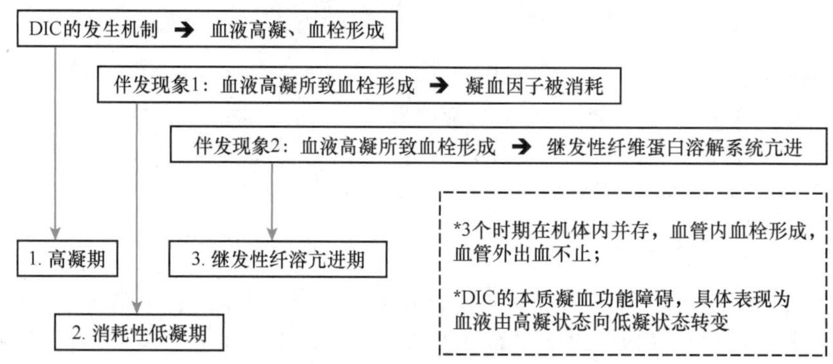

图12-4 DIC的进展及分期

二、DIC的分型

（一）按DIC发生快慢分型

1. 急性DIC 起病急，常在数小时或1～2天内发生。临床表现明显，常以血栓形成、器官衰竭、休克、出血为主，病情发展迅速。多见于急性溶血、严重创伤、羊水栓塞、重度感染，尤其是革兰氏阴性菌引起的败血症时。

2. 亚急性DIC 常在数日到几周内逐渐发病。病情较急性型者缓和。多见于急性白血病、肿瘤扩散、宫内死胎等。

3. 慢性DIC 起病缓慢，病程可达数月至几年。由于此时机体有一定的代偿能力，且单核吞噬细胞系统功能较健全，临床表现较轻。往往需通过实验室检查甚至尸检方能确诊。多由慢性肝病、胶原病、慢性溶血性贫血等引起。

（二）按DIC的代偿状态分型

DIC发生、发展过程中，一方面凝血因子和血小板被消耗；另一方面，肝脏合成凝血因子及骨髓生成血小板的能力也都明显增强，以代偿其消耗。根据凝血物质的消耗与代偿状态可将DIC分为：

1. 失代偿型 特点是凝血因子及血小板的消耗占优势，使其数量明显减少，血栓形成及出血休克等症状严重，血浆鱼精蛋白副凝试验（plasma protamine paracoagulation test），即“3P”试验阳性。多见于急性及重度DIC。

2. 代偿型 特点是凝血因子和血小板的消耗与其代偿基本上保持平衡，可无明显症状或呈轻微出血。实验室检查凝血参数基本正常或只有轻微改变，“3P”试验（±），多见于轻度DIC。

3. 过度代偿型 特点是此型患者机体代偿功能较好，凝血因子和血小板代偿性生成迅速，甚至超过其消耗。出血及栓塞症状不明显，见于恢复期或慢性DIC。

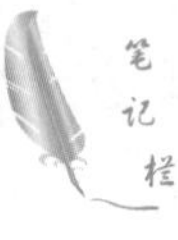
笔记栏

此外，局部型 DIC 系指患者在静脉瘤、主动脉瘤、心脏室壁瘤、体外循环、器官移植时，局部凝血过程激活而导致的局限于某一器官的多发性微血栓症。事实上，局部 DIC 是全身性 DIC 的一种局部表现。

第六节　DIC 时机体功能代谢的变化

DIC 的临床表现复杂，多种多样。对机体的影响以及临床表现主要发生在急性、失代偿型。表现为出血、休克、多器官功能障碍及贫血，尤以出血及微血栓形成最为突出。

一、出　　血

出血常为 DIC 患者最初的表现，亦为 DIC 患者最常见的临床表现。出血的特点包括：多部位出血、出血不易止住、出血无明显诱因、出血形式多样。可有多部位出血倾向，如皮肤淤斑、紫癜；呕血、黑便；咯血、血尿、牙龈出血、鼻出血等，严重者可同时多部位大量出血；但有时又以隐蔽或轻微的形式出血，如内脏出血、伤口或注射部位渗血不止。其出血的机制可能与下列因素有关。

1. 凝血物质被消耗而减少　在 DIC 发生发展过程中，大量凝血因子和血小板被消耗，尤其是纤维蛋白原、F Ⅱ、F Ⅴ、F Ⅷ、F Ⅹ和血小板普遍减少。此时，因凝血物质大量减少，血液进入低凝状态。

2. 继发性纤溶系统激活　DIC 的病因在启动凝血系统、血栓形成的同时，又通过Ⅻ a 、Ⅻ f 及激肽释放酶的异常增多使纤溶酶原转变为纤溶酶的过程加强。F Ⅱ a 也可激活纤溶酶原成为纤溶酶。过多的纤溶酶一方面使纤维蛋白（原）降解加速；另一方面纤溶酶还可水解多种凝血因子，如 F Ⅱ、F Ⅴ、F Ⅷ、F Ⅻ及 vWF 等，使血液凝固性进一步降低。

3. FDP 及 D- 二聚体的形成　F Ⅱ a 生成后，可使纤维蛋白原分子的 N 端裂解出肽 A 和肽 B 而形成纤维蛋白单体（Fm）。在纤溶酶作用下，Fm 的 C 端分解出 a、b 及 c 小碎片，剩余部分为 X 片段；纤溶酶将其继续分解为 Y 片段和 D 片段，Y 片段进一步分解为 D 和 E 片段，这些片段通称为纤维蛋白（原）降解产物［fibrin（-ogen）degradation products，FDP/FgDP］。其中 X、Y、D 片段可抑制 Fm 聚合；Y 和 E 片段具有抗 F Ⅱ a 作用，多数碎片可与血小板膜结合而抑制血小板的聚集。若纤维蛋白原未经 F Ⅱ a 作用，而直接被纤溶酶作用则分解为 X′、Y′、E′、D 等片段（图 12-5）。F ⅩⅢ a 作用于 Fm 的 γ- 链，使其交联而形成纤维蛋白多聚体后，若被纤溶酶降解则可生成各种二聚体（图 12-6）。

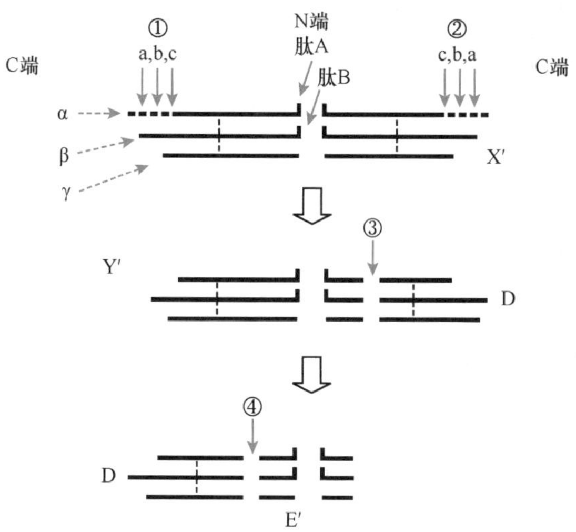

图 12-5　FDP 片段的生成过程

①、②纤溶酶作用于 F Ⅰ分子的两端（C 端）分解出 a、b、c 小碎片和 X′ 片段；③纤溶酶分解 X′ 片段而生成 Y′ 和 D 片段；④ Y′ 片段可进一步分解为 E′ 和 D 片段

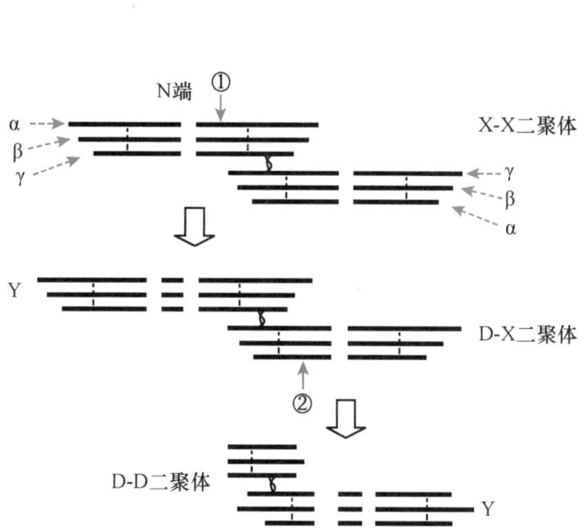

图 12-6　D- 二聚体的生成过程

①纤溶酶作用于纤维蛋白多聚体，使其降解为 X-X 二聚体；②继续作用于 X-D 二聚体，使其降解为 D-D 二聚体

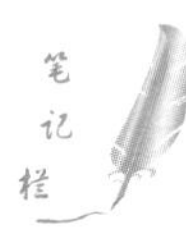

知识链接 12-1 **"3P"试验的原理及其意义**

如果受检血浆中存在FDP的X碎片和纤维蛋白单体，两者可形成可溶性复合物，当受检血浆加入鱼精蛋白后，可使复合物中的X碎片与纤维蛋白单体分离并自发聚合而凝固，形成肉眼可见的白色沉淀。这种不需凝血酶的作用而使纤维蛋白聚合的现象称为副凝试验。DIC患者呈阳性反应。

知识链接 12-2 **D-二聚体检查**

D-二聚体（D-dimer，DD）是纤溶酶分解纤维蛋白的产物，迄今认为是DIC诊断的重要指标。D-二聚体增多常由血栓溶解疗法以及继发纤溶活性增强所致。大量胸水、腹水或大血肿时，其纤维蛋白产物可入血，使血中D-二聚体增多；肺栓塞、心肌梗死、动、静脉血栓症及部分口服避孕药者也可见轻度升高；此外，高度纤溶亢进，由于D-D二聚体可进一步分解为小分子物质，此时测定值可比实际含量低。

二、器官功能障碍

DIC是由于各种原因所致凝血系统被激活，全身微血管内微血栓形成，导致缺血性器官功能障碍。虽然微血栓形成是DIC典型的病理变化，但不易及时发现。尸检时常可见微血管内存在微血栓，典型的为纤维蛋白性血栓，亦可为血小板血栓。若因继发性纤溶激活使血栓溶解，患者虽有典型DIC临床表现，但病理检查却未见阻塞性微血栓。血栓如形成栓塞严重或持续时间较长可导致受累脏器功能减退、甚至出现功能衰竭。由于所累及的脏器不同，患者可有不同的临床表现。如栓塞发生在肺，可出现呼吸困难、肺出血，导致呼吸衰竭等。如栓塞在肾脏则可累及入球小动脉或肾毛细血管，严重时，可导致双侧肾皮质坏死及急性肾衰竭，出现少尿、蛋白尿、血尿等。肝脏受累可出现黄疸、肝功能衰竭等。消化系统则可出现呕吐、腹泻、消化道出血。累及肾上腺时可引起肾上腺出血性坏死，导致沃–弗综合征（Waterhouse-Friderichsen syndrome），又称出血性肾上腺综合征。如栓塞累及垂体发生坏死，可致希恩综合征（Sheehan syndrome）。神经系统受累可出现神志模糊、嗜睡、昏迷、惊厥等非特异性症状，可能与微血管阻塞，蛛网膜下腔、脑皮质以及脑干等出血有关。

总之，由于DIC发生的范围、病程及严重程度等不同，轻者可影响个别器官的部分功能；重者可同时累及一个以上的器官，在短时间内造成器官功能衰竭，被称为多器官功能衰竭，从而导致患者死亡。

三、休　　克

休克的本质为微循环功能障碍，DIC的本质为凝血系统功能障碍，虽然二者在病理生理学改变的核心机制上存在差别，但二者间有密切的联系，常相互转化、相互促进。急性DIC常伴有休克，发生率为50%～80%，休克过程又可促进DIC的发生，休克晚期甚至被称为DIC期。可见，两者互为因果，形成恶性循环。DIC引起休克的机制主要与DIC所致出血、栓塞，进而导致机体出现有效血流量降低及组织器官微循环血液灌流不足有关。DIC导致休克的机制为：①DIC发生时微血管内形成广泛微血栓，使得回心血量明显减少。②DIC所致广泛出血可使血容量减少，加重微循环障碍。③心肌内微血栓形成而导致受累心肌损伤，使心排血量减少。④DIC过程中，凝血系统的激活可相继激活激肽、补体和纤溶系统，使激肽、补体成分（C3a、C5a）生成增多，它们均可导致微血管平滑肌舒张、血液循环的外周阻力降低、血管壁通透性增高，以及回心血量减少。⑤FDP可增强组胺、激肽的作用，促进微血管的舒张。这些因素均可使全身微循环障碍，促进休克的发生、发展。

四、贫　　血

DIC患者可伴有一种特殊类型的贫血，即微血管病性溶血性贫血（microangiopathic hemolytic anemia）。该贫血属溶血性贫血，其特征是：外周血涂片中可见一些外形呈盔形、星形、新月形等形态各异的变形红细胞，称为裂体细胞（schistocyte）。由于该碎片脆性高，易发生溶血。

DIC是产生这些碎片的主要原因，这是因为在凝血反应的早期，纤维蛋白丝在微血管腔内形成细网，当血流中的红细胞流过网孔时，可黏着、滞留或挂在纤维蛋白丝上。由于血流不断冲击，可引起红细胞破裂。当微血流通道受阻时，红细胞还可从微血管内皮细胞间的裂隙被"挤压"出血管外，也可使红细胞扭曲、变形、破碎。除机械作用外，某些DIC的病因（如内毒素等）也有可能使红细胞变形性降低，使其容易破碎。某些DIC患者也可以见不到裂体细胞。

笔记栏

案例 12-1 分析

患者皮肤出现出血点及淤斑的原因是由于发生了弥散性血管内凝血。DIC 引起出血的机制如下。

1. 凝血物质被消耗而减少　由于广泛微血栓形成，消耗了血小板和凝血因子，导致血液处于低凝状态，易发生出血。

2. 继发性纤溶亢进　凝血启动时，伴随Ⅻ因子的活化，激肽系统被激活，产生激肽释放酶，后者促使纤溶酶原转化为纤溶酶；此外，组织坏死时，也可导致组织中的纤溶酶大量释放。过多的纤溶酶一方面使纤维蛋白（原）降解加速；另一方面纤溶酶还可水解多种凝血因子，使血液凝固性进一步降低。

3. 纤维蛋白（原）降解产物（FDP）生成　伴随纤溶酶的释放，纤溶酶水解血浆中的纤维蛋白（原），产生大量纤维蛋白降解产物，这些产物具有抗凝血酶、抑制血小板聚集及增加毛细血管通透性等作用，进一步促进出血。

案例 12-2 分析

该患者出现了以下 DIC 的临床表现。

1. 出血　眼球结膜有出血斑，身体多处有淤点、淤斑；产道大出血，入院 2 小时内阴道出血约 1000ml，且流出血不凝固；凝血检查显示，凝血酶原时间延长，纤维蛋白原减少，3P 试验阳性，D- 二聚体试验阳性。

2. 器官功能障碍

脑：昏迷。

肾：尿量减少，血尿；尿常规示蛋白（+++），RBC（+）。

肺：呼吸急促。

3. 休克　血压进行性下降；脉搏细数。

4. 贫血　RBC 2×10^{12}/L，Hb 60g/L，外周血可见裂体细胞。

第七节　DIC 诊断和防治的病理生理基础

一、DIC 诊断的病理生理基础

DIC 是临床的急危重症，早期诊断是提高治愈率的重要前提。DIC 的诊断基本要素包括 DIC 的病因学、发病学、临床表现特点以及实验室检测指标，即：①应有引起 DIC 的原发病；②存在 DIC 的特征性临床症状和体征；③实验室凝血指标阳性，如血小板明显减少、纤维蛋白原明显减少、出凝血时间明显延长、“3P”试验阳性等。

各国学者都在致力于能够预测 DIC 预后的标志物，目前的研究认为蛋白 C 活性与脓毒血症所致 DIC 患者的死亡率密切相关。并不断完善了 DIC 的诊断标准，采用“系统性炎症反应综合征”“血小板计数”“FDP”“凝血酶原时间”“蛋白 C 活力”“plasminogen activator inhibitor 1”作为指标定量计分统计分值，作为评价 DIC 的标准。

知识链接 12-3　　DIC 评价判断标准

The Unified Criteria Based on the JAAM DIC Criteria，With Protein C Activity and PAI-1 Components Added Based on Our Analysis

A	SIRS Criteria	≥ 3 points	1 point
B	Platelet count	120 000 ～ 80 000ml	1 point
		＜ 80 000ml	3 points
C	FDP	25 ～ 10mg/ml	1 point
		＞ 25mg/ml	3 points
D	PT（INR）	≥ 1.2	1 point
E	Protein C	activity 20% ～ 40%	1 point
		＜ 20%	3 points

笔记栏

续表

F	PAI-1	> 150ng/m	3 points
A.B.C.D.E.F			≥ 9points DIC positive
			< 9points DIC negative

JAAM，Japanese Association for Acute Medicine；SIRS，systemic inflammatory response syndrome；FDP，fibrin degradation product；PT，prothrombin time；INR，international normalized ratio；PAI-1，plasminogen activator inhibitor 1；DIC，disseminated intravascular coagulation.

二、DIC 防治的病理生理基础

（一）防治原发病

预防和去除引起 DIC 的病因，这是防治 DIC 的根本措施。DIC 临床上的死亡率很高，因此，对 DIC 的预防尤为重要。如及时有效地控制住严重的感染病灶，某些轻度 DIC 可迅速恢复。

（二）改善微循环

疏通被微血栓阻塞的微循环，增加其灌流量等，在防治 DIC 的发生、发展中具有重要作用。通常采取扩充血容量、解除血管痉挛等措施。此外，应用阿司匹林、双嘧达莫等抗血小板药，稳定血小板膜、减少 TXA_2 的生成，对抗血小板的黏附和聚集，对改善微循环也取得一定的效果。

（三）建立新的凝血 – 纤溶间的动态平衡

在 DIC 的高凝期和消耗性低凝期，常用肝素抗凝血，同时应用 AT- Ⅲ可增强肝素抗凝血作用，但 DIC 后期伴有继发性纤溶亢进时要慎用或不用。在 DIC 恢复期可酌情输新鲜全血，或补充凝血因子、血小板等。

小　结

弥散性血管内凝血（disseminated intravascular coagulation，DIC）系指在某些致病因子作用下，凝血因子和血小板被激活，凝血酶增加，以致微循环中广泛微血栓形成，并相继出现止、凝血功能障碍为特征的病理过程。其发生机制主要为血管内皮细胞损伤，凝血、抗凝调控失衡；组织细胞损伤，TF 释放，启动外源性凝血途径；血细胞的大量破坏，血小板被激活；其他促凝物质进入血液。诱发因素包括：单核吞噬细胞系统功能受损、肝功能严重障碍、血液高凝状态及微循环障碍。DIC 典型的临床表现是出血、休克、器官功能障碍以及微血管病性贫血。DIC 是一种危重的综合征，病变主要为全身性的，也可局限于某一器官。

复习思考题

1. 为什么严重感染会引起 DIC？试述其发生机制。
2. DIC 可分为哪几个时期？为什么？
3. DIC 最常见的临床表现是什么？试述其发生的病理生理机制。
4. 休克与 DIC 互为因果的机制是什么？试分别从休克引起 DIC 和 DIC 引起休克的角度进行探讨。
5. 什么是裂体细胞？它是如何产生的？

（李　凡　陈　静）

主要参考文献

王建枝，钱睿哲，2018．病理生理学．9 版．北京：人民卫生出版社．

王建枝，殷莲华，2013．病理生理学．8 版．北京：人民卫生出版社．

朱大年，王庭槐，2013．生理学．8 版．北京：人民卫生出版社．

Umemura Y，Yamakawa K，Kiguchi T，et al，2016. Design and evaluation of new unified criteria for disseminated intravascular coagulation based on the Japanese association for acute medicine criteria. Clin Appl Thromb Hemost，22（2）：153-160.

笔记栏

第十三章 休 克

学习目标

掌握：休克的概念及其典型临床表现；休克发病机制：各期微循环变化的特点、机制及代偿意义，各期临床表现；休克时肾功能、肺功能、心脏功能、脑功能的变化。

熟悉：休克的分类；休克时细胞代谢障碍；休克时消化道功能及肝功能的变化。

了解：休克时细胞损伤变化及其机制；休克防治的病理生理基础。

案例 13-1

患者，男性，68岁，农民。因咳嗽、气促、发热5天，全身散在出血点1天入院。

患者5天前因受凉而出现咳嗽，流涕，发热38.5～39.5℃，自服"感冒冲剂"未见好转。1天前病情加重，咳黄色脓痰，呼吸急促，口唇发绀，四肢湿冷，双下肢出现散在出血点，遂入院就诊，门诊以"肺炎"收入院。患者曾患"慢性支气管炎"十余年。

体格检查：体温36.5℃，脉搏102次/分，呼吸33次/分，血压70/50mmHg。急性重病容，神志欠清楚，嗜睡。全身有散在出血点及淤斑。呼吸急促，口唇发绀，双肺呼吸音粗糙，两侧中下肺可闻及湿性啰音。脉搏细速，心律齐，未闻及病理性杂音。腹软，肝脾未触及肿大，双肾区无叩痛。尿量减少。

实验室检查：血常规，WBC 16×10^9/L，N 0.92，L 0.08，Hb 114g/L，RBC 4.32×10^{12}/L，PLT 40×10^9/L。痰培养、血培养提示革兰氏阴性杆菌感染。APTT 64.1s（对照34.3s），PT 17.8s（对照11.7s），TT 37.4s（对照16.5s），Fg 1.6g/L（正常1.8～4.5g/L），D-二聚体大于1.0mg/L（对照小于0.5mg/L），3P试验（++）。

患者入院后，给予抗菌类药物控制感染，低分子右旋糖酐及葡萄糖盐水扩充血容量，甘露醇250ml静脉加压滴注，纠正酸中毒，应用血管活性药物（654-2），复方丹参40ml加入5%葡萄糖500ml静脉滴注，肝素静脉注射等治疗。经治疗后，患者血压逐渐恢复正常，面色转红润，尿量增多，未见新的出血点，双肺啰音逐渐减少，全身出血点逐渐消退。15天后痊愈出院。

问题：

1. 本病例出现哪些主要的病理过程？诊断依据是什么？
2. 讨论本病例主要病理过程的发病机制。
3. 联系发病机制讨论本病的治疗原则。

第一节 概 述

休克是指机体在严重失血失液、感染、创伤等强烈致病因子的作用下，有效循环血量急剧减少，组织血液灌流量严重不足，引起组织细胞缺血、缺氧，以致各重要生命器官的功能、代谢障碍或结构损害的全身性危重病理过程。

"休克"是英语shock的译音，其原意是震荡或打击。1743年法国医师Le Dran首次将机体受枪伤而引起的临床危重状态称之为休克。此后，这一术语沿用于各种原因引起的休克。

对休克的研究已有200多年的历史。19世纪Warren对休克患者的临床表现描述为：面色苍白或发绀、四肢湿冷、脉搏细速、尿量减少、神态淡漠。随后Crile补充了重要体征——低血压。这是从整体水平对休克临床表现的经典描述，至今仍指导着休克的诊断。但这一时期对休克的发病机制并不清楚。在第一、第二次世界大战期间，大量伤员死于休克，促使了人们对休克的系统研究，学者们认为血管运动中枢麻痹引起的小动脉舒张和血压下降是休克发生发展的关键，并主张使用缩血管药物治疗。然而，这一理论并未得到临床实践的普遍支持，因为有些患者在应用缩血管药物后病情并未逆转，甚至反而恶化。20世纪60年代以来，通过大量的实验研究提出了休克的微循环障碍学说，该学说认为各种原因引起的休克，其共同的发病环节是有效循环血量减少，组织器官微循环灌流严重不足，导致细胞损伤和器官功能障碍。根据这一学说，临床上结合补液与应用血管舒张

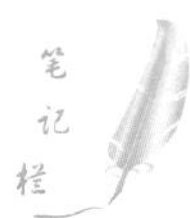

药来改善微循环，从而提高了休克患者抢救的成功率。20 世纪 80 年代以来，对休克的研究逐渐深入到细胞和分子水平，发现休克，特别是感染性休克的发生、发展与许多促炎和抗炎作用的体液因子有关，并探讨这些体液因子对微循环、细胞和器官功能的影响。

第二节 休克的分类

引起休克的病因很多，分类方法也不一。比较常用的分类方法有以下几种。

一、按休克的病因分类

（一）失血与失液性休克

大量失血可引起失血性休克（hemorrhagic shock），见于外伤大出血、胃溃疡出血、食管静脉曲张破裂出血及产后大出血等。休克的发生取决于失血量和失血的速度，若快速失血超过总血量的 20% 以上即可引起休克。剧烈的呕吐、腹泻、肠梗阻及大量出汗等伴有大量的体液丢失时，亦可导致有效循环血量的锐减而引起失液性休克。

（二）创伤性休克

严重的创伤可引起创伤性休克（traumatic shock），常见于多发性骨折、严重挤压伤、战伤、大手术创伤等。休克的发生与失血及剧烈的疼痛刺激有关。

（三）烧伤性休克

大面积的烧伤伴有血浆大量渗出可引起烧伤性休克（burn shock）。烧伤性休克的发生与疼痛和低血容量有关。晚期如继发感染可发展为感染性休克。

（四）感染性休克

严重感染特别是革兰氏阴性细菌感染可引起感染性休克（infectious shock）。在革兰氏阴性细菌感染引起的感染性休克中，细菌内毒素起重要作用。感染性休克常伴有败血症，故又称为脓毒性休克（septic shock）。

案例 13-1 分析

严重感染特别是革兰氏阴性细菌感染是引起休克的常见病因。本病例是严重感染所致，其依据：①有肺部感染症状：咳黄色脓痰，呼吸急促，口唇发绀，双侧中下肺闻及湿性啰音。②血常规检查提示细菌感染：WBC 16×10^9/L，N 0.92。③已发展为败血症：血培养革兰氏阴性杆菌阳性。

（五）过敏性休克

过敏体质者注射某些药物（如青霉素）、血清制剂或疫苗可引起过敏性休克（anaphylactic shock）。这种休克属 I 型变态反应，发病机制与 IgE 和抗原在肥大细胞表面结合，引起组胺及缓激肽大量释放入血，导致血管床容量增加和毛细血管通透性增高有关。

（六）心源性休克

严重的心脏疾病可引起心源性休克（cardiogenic shock），见于大面积急性心肌梗死、急性心肌炎、心脏压塞及严重的心律失常（如心室颤动）等。其发生与心排血量急剧减少，组织灌流不足有关。

知识链接 13-1　心脏压塞

心脏压塞是指心包腔内液体增长速度过快或积液量过大时，压迫心脏而限制心室舒张及血液充盈的现象。常见病因有：肿瘤、心包炎、尿毒症、心肌梗死、心导管操作、胸部挫伤或钝器伤等。根据心包腔内液体量增长的速度快慢可分为急性心脏压塞和慢性心脏压塞。典型临床表现为：急性循环衰竭，动脉压下降、脉压变小甚至休克。

（七）神经源性休克

强烈的神经刺激可导致神经源性休克（neurogenic shock），常见于剧烈的疼痛、高位脊髓麻醉或损伤等。休克的发生是由于血管运动中枢抑制，导致血管扩张血管床容积增大，外周阻力降低，回心血量减少，血压下降。

二、按休克发生的始动环节分类

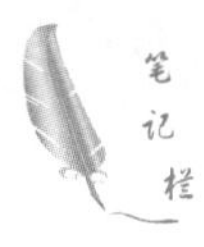

（一）低血容量性休克

由于血容量减少而引起的休克称为低血容量性休克（hypovolemic shock），见于失血、失液、烧伤、创伤、大部分的感染性休克等。血容量急剧减少导致静脉回流不足，心排血量减少和血压下降反射性引起交感神经兴奋，外周血管收缩，组织灌流量进一步减少。

（二）血管源性休克

由于血管床容量扩大导致有效循环血量相对不足而引起的休克称为血管源性休克（vasogenic shock），见于过敏性、少部分感染性（革兰氏阳性菌）及神经源性休克。正常机体的微循环中约有20%的毛细血管轮流开放，80%的毛细血管处于关闭状态，毛细血管中的血量仅占总血量的6%左右。当过敏、感染或强烈的神经刺激时，通过内源性或外源介质的作用，使微血管舒张，血管床容积增大，大量血液淤滞在微循环中，使有效循环血量减少，心排血量减少，血压下降，组织血液灌流不足而发生休克。

（三）心源性休克

由于急性心泵功能衰竭使心排血量急剧减少而引起的休克称为心源性休克。常见于大面积心肌梗死、急性心肌炎、心脏压塞及严重的心律失常等。

三、按血流动力学特点分类

（一）低排高阻型休克

该型亦称低动力性休克（hypodynamic shock），其血流动力学特点是心排血量低，总外周阻力增高。由于皮肤血管收缩，血流量减少，使皮肤温度降低，又称为“冷休克”。见于低血容量性休克、心源性休克、创伤性休克及大部分感染性休克。

（二）高排低阻型休克

该型亦称高动力性休克（hyperdynamic shock），血流动力学特点是总外周阻力降低，心排血量高。由于皮肤血管扩张，血流量增加，使皮肤温度升高，又称为“暖休克”。多见于一些感染性休克的早期。

第三节　休克的发病机制

休克的发病机制至今尚未完全阐明。20世纪60年代提出的微循环障碍学说，对休克的防治仍具有重要的理论和实践意义，但该学说并不能圆满解释所有休克的发病机制。此后，随着休克的研究进展，又提出了休克发生的细胞机制。本节从这两个方面阐述休克的发病机制。

知识链接 13-2　　微循环

微循环（microcirculation）是指微动脉和微静脉之间的血液循环。作为机体与外界环境进行物质和气体交换的场所，微循环对维持组织细胞的新陈代谢和内环境稳态起着重要作用。典型的微循环结构包括：微动脉、后微动脉、毛细血管前括约肌、真毛细血管、通血毛细血管、动–静脉吻合支和微静脉。微动脉、后微动脉和毛细血管前括约肌又称前阻力血管。微动脉是控制微循环流入血量的“总闸门”，微动脉分支成为管径更细的后微动脉，每根后微动脉供血给一根至数根真毛细血管，毛细血管前括约肌决定进入真毛细血管的血流量，是“分闸门”。真毛细血管又称交换血管，是血管内外物质交换的主要场所。通血毛细血管和动–静脉吻合支分别是微循环血流直捷通路和动–静脉短路流经的主要结构，较少参与物质交换。微静脉又称后阻力血管，是“后闸门”，决定微循环的流出血量，参与回心血量的调节。

一、微循环障碍学说

该学说认为，各种原因引起的休克，共同的发病环节是有效循环血量减少，组织器官血液灌流严重不足，导致细胞损伤和器官功能障碍。以失血性休克为例，根据微循环的变化将休克的发展过程大致分为三期。

（一）微循环缺血性缺氧期（代偿期）

1. 微循环变化　休克早期小血管持续收缩或痉挛，尤其是微动脉、后微动脉和毛细血管前括约肌收缩更强烈，使毛细血管前阻力大于后阻力，大量真毛细血管网关闭，真毛细血管网血流量减少，血流减慢，血液通过直捷通路和开放的动–静脉吻合支回流，微循环少灌少流，灌少于流，组织呈现缺血、缺氧状态（图13-1B）。

笔记栏

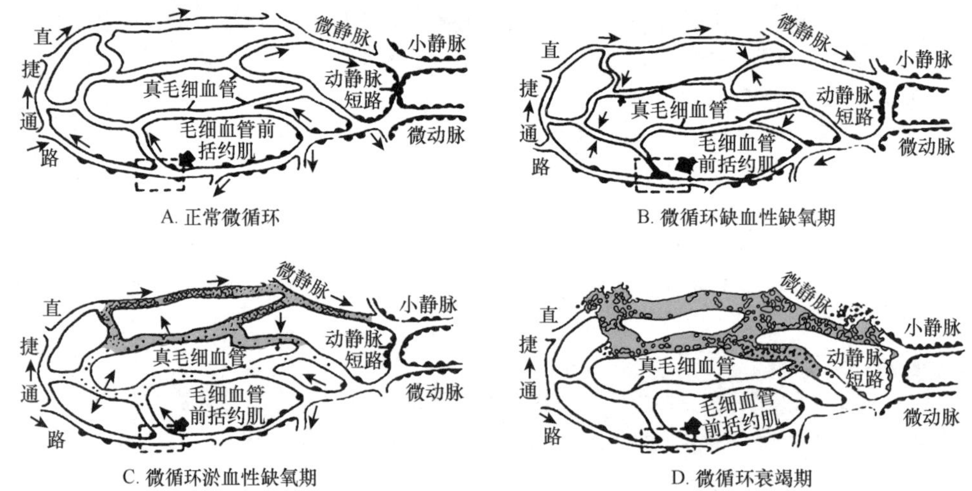

A. 正常微循环　B. 微循环缺血性缺氧期

C. 微循环淤血性缺氧期　D. 微循环衰竭期

图 13-1　休克各期微循环变化示意图

2. 微循环变化的机制

（1）交感神经兴奋与儿茶酚胺的作用：各种致休克因素均可通过不同途径引起交感－肾上腺髓质系统强烈兴奋，儿茶酚胺大量释放。如低血容量性休克、心源性休克时，由于血压降低，通过窦弓反射引起交感－肾上腺髓质系统强烈兴奋；创伤性休克、烧伤性休克时由于疼痛和失血引起交感－肾上腺髓质系统兴奋；感染性休克时内毒素具有强烈拟交感神经的作用。交感－肾上腺髓质系统强烈兴奋，血中儿茶酚胺大量增加，使小血管强烈收缩。然而，各器官对缩血管物质的反应并不相同。皮肤、腹腔内脏的小血管有丰富的交感缩血管纤维支配，α 肾上腺素受体占优势，因此，交感神经兴奋，儿茶酚胺增加使这些部位的血管强烈收缩。由于微动脉和毛细血管前括约肌比微静脉对儿茶酚胺更敏感，故毛细血管前阻力增加比后阻力更显著，大量的真毛细血管网关闭，微循环的灌流量急剧减少。儿茶酚胺作用于肾上腺素 β 受体，使动－静脉吻合支开放，血液通过开放的动－静脉吻合支和直捷通路回流，使营养性血流减少更加重了组织缺血缺氧。

（2）其他体液因子的作用：①血管紧张素Ⅱ（angiotensin Ⅱ，Ang Ⅱ）：交感神经兴奋和儿茶酚胺增多以及血容量减少均可引起肾素－血管紧张素系统活动增强，Ang Ⅱ生成明显增多，Ang Ⅱ具有强烈的缩血管作用。②血管加压素（vasopressin）：有效循环血量减少通过容量感受器反射性引起血管加压素的合成和释放，血管加压素大量增加也可引起内脏小血管的收缩。③内皮素（endothelin，ET）：休克时，由于缺血、缺氧、血小板聚集、凝血酶、肾上腺素等因素均可促进血管内皮细胞前内皮素原的基因表达，ET 的合成和释放增加，可引起血管痉挛，而且高浓度 ET 对心肌有直接毒性作用。④血栓素 A_2（thromboxane A_2，TXA_2）：休克早期血小板产生 TXA_2 增多，也具有强烈的缩血管作用。⑤心肌抑制因子（myocardial depressant factor，MDF）：休克时胰腺的缺血缺氧，其外分泌腺细胞内溶酶体破裂而释放组织蛋白酶 -D，后者分解组织蛋白产生 MDF，MDF 除抑制心肌的收缩外，也具有使腹腔脏器小血管收缩的作用。

3. 代偿意义　此期亦称休克代偿期。上述交感－肾上腺髓质系统强烈兴奋，儿茶酚胺大量增加，引起皮肤、腹腔内脏等器官缺血缺氧，然而对整体却具有一定的代偿意义。

（1）血液重新分布：不同器官的血管对儿茶酚胺反应不一，皮肤及腹腔内脏的血管 α 受体密度高，对儿茶酚胺反应敏感，收缩显著；而脑血管交感缩血管纤维分布较稀，α 受体密度较小，无明显收缩；冠状动脉虽有 α 及 β 受体的双重支配，但交感神经兴奋时由于心脏的活动增强，代谢产物中舒血管物质如腺苷、PGI_2 增多，因此冠状血管反而舒张。这种微血管对儿茶酚胺反应的不均一性导致血液的重分布，从而保证了心、脑生命重要器官的血液供应。

（2）维持动脉血压

1）回心血量增加：①自身输血。静脉系统属于容量血管，可容纳总血量的 60% ～ 70%。儿茶酚胺增加使小静脉、微静脉及肝脾储血库收缩，减少血管床容量，使回心血量迅速增加，有利于心排血量和动脉血压的维持。这种“自身输血”作用，是休克时增加回心血量的“第一道防线”。②自身输液。由于微循环前阻力血管对儿茶酚胺的敏感性比后阻力血管高，导致毛细血管前阻力大于后阻力，毛细血管内流体静压降低，促使组织液回吸收增加，起到“自身输液”的作用，是休克时增加回心血量的“第二道防线”。③钠水潴留。由醛固酮和 ADH 增多而引起。

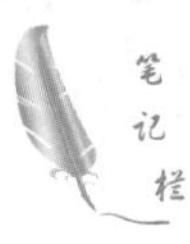

2）心排血量增加：交感神经兴奋和儿茶酚胺增多使心率加快，心肌收缩力增强，心排血量增加。

3）外周阻力增加：这是全身小动脉强烈收缩的结果。上述因素可减轻血压尤其是平均动脉压下降的程度而维持动脉血压。

4. 临床表现 由于交感神经兴奋和儿茶酚胺增加，使皮肤、腹腔内脏微血管收缩，因而患者出现面色苍白、四肢湿冷，尿量减少；使心率增快、心肌收缩力增强及外周阻力增加，脉搏细速；由于血液重新分布，脑血流量可以正常，故患者神志清楚；中枢神经系统高级部位的兴奋，可导致患者烦躁不安。该期血压可骤降（如大失血和心源性休克），也可略降，甚至正常（代偿），但脉压可明显减小。

此期，若能尽早消除休克的病因，及时补充血容量，解除微血管的痉挛，增加组织血液灌流，可防止休克进一步发展。否则，休克将继续发展进入第二期。

（二）微循环淤血性缺氧期（可逆性失代偿期）

1. 微循环变化 微循环的血管自律运动现象首先消失，终末血管床对儿茶酚胺的反应性降低，微动脉、后微动脉和毛细血管前括约肌痉挛减轻，血液大量进入真毛细血管网；同时微静脉端血流缓慢，红细胞、血小板聚集，白细胞黏附、贴壁嵌塞，血液黏度增加，引起毛细血管后阻力大于前阻力，使微循环灌多流少、灌大于流，血液淤滞，组织呈淤血缺氧状态（图 13-1C）。

2. 微循环变化的机制

（1）酸中毒：由于微循环持续的缺血缺氧，导致无氧酵解产物乳酸堆积，发生酸中毒。酸中毒使微血管平滑肌对儿茶酚胺的反应降低，导致微血管舒张。

（2）扩血管物质增多：①休克时，组织缺血缺氧和酸中毒可刺激肥大细胞释放组胺（histamine），使小动脉、小静脉和毛细血管前括约肌舒张。②血管内皮受损激活凝血因子Ⅻ，组织受损可释放组织蛋白酶，Ⅻa 和组织蛋白酶通过激活激肽释放酶系统形成大量的激肽（kinin），激肽能扩张微血管，收缩小静脉。③休克时组织缺氧，ATP 分解产物腺苷增多，可扩张微血管。④细胞分解时释出的 K^+ 增多，ATP 敏感的 K^+ 通道开放，细胞内的 K^+ 外流增加使电压门控性 Ca^{2+} 通道抑制，Ca^{2+} 内流减少，使血管平滑肌的收缩性降低，导致微血管扩张。⑤感染性休克或其他休克晚期肠源性内毒素大量入血，内毒素可激活巨噬细胞，通过促进 NO（nitric oxide）生成增多等途径而引起血管平滑肌舒张。⑥休克时脑组织及血中内源性阿片肽如 β 内啡肽（β-endorphin）水平显著增加，通过其扩血管和降压作用而加重微循环淤血。

（3）血液流变学改变：休克淤血性缺氧期，血液流速缓慢，加之组胺和激肽的作用使微血管通透性增加，导致血浆外渗，血液浓缩，血液黏度增高，红细胞和血小板易于聚集；血流缓慢使白细胞滚动、贴壁，并在细胞黏附分子（cell adhesion molecules，CAM）介导下黏附于内皮细胞，嵌塞毛细血管或在微静脉黏附贴壁，使血流受阻，毛细血管后阻力增加。黏附并激活的白细胞通过释放氧自由基和溶酶体酶导致血管内皮细胞损伤，进一步引起微循环障碍和组织损伤。

3. 失代偿变化 此期，由于微循环淤血，毛细血管流体静压升高，组胺、激肽等作用使毛细血管通透性增高，此时“自身输液”停止，反而血浆大量外渗，引起血液浓缩，血液黏度升高，血液流速更加缓慢，淤血进一步加重。静脉系统容量血管扩张，血管床容积增大，使回心血量减少，“自身输血”丧失。微循环的淤血和血浆外渗，使循环血量锐减，回心血量进一步减少，心排血量和动脉血压进行性下降。此时，交感－肾上腺髓质系统更为兴奋，组织血液灌流更为减少，组织缺氧更趋严重，形成恶性循环，使休克进一步恶化。

4. 临床表现 由于循环血量和回心血量减少，心排血量下降，因而使动脉血压进行性降低；由于脑供血不足，患者出现神志淡漠甚至昏迷；冠状动脉供血不足使心搏无力，心音低钝，脉搏细速；肾血流严重不足，出现少尿甚至无尿；皮肤淤血缺氧，出现发绀或花斑。

休克淤血性缺氧期是机体由代偿逐渐发展为失代偿的过程，失代偿初期经积极抢救仍可使休克逆转。否则，休克持续发展将进入微循环衰竭期。

（三）微循环衰竭期（难治期或不可逆期）

1. 微循环变化 此期微循环血流淤滞更加严重，微血管麻痹，对血管活性物质失去反应，微血管舒张，血液淤滞、红细胞聚集，可有大量的微血栓形成，并可阻塞血管，导致微循环血流停止，不灌不流，后期可见微血管出血（图 13-1D）。

2. 微循环变化的机制

（1）严重缺氧、酸中毒使微血管丧失了对缩血管物质的反应性，导致微血管麻痹扩张，加上

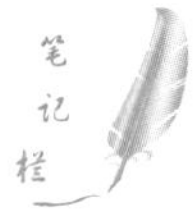

微血管壁通透性升高，使血浆大量外渗，血液浓缩，血液淤滞，血流缓慢。

（2）DIC 形成。微血栓形成将阻塞血流，加重微循环障碍。休克晚期发生 DIC 的机制是：①微循环淤血，血浆外渗，使血液浓缩，血流缓慢，血液黏度升高，红细胞和血小板易于聚集而形成微血栓。②严重缺氧、酸中毒及内毒素的作用使内皮细胞受损，激活凝血因子Ⅻ，启动内源性凝血系统，同时血管内皮的抗凝功能降低。③严重组织损伤可释放大量组织因子入血，感染性休克时内毒素可直接刺激单核 / 巨噬细胞和血管内皮细胞表达、释放组织因子，启动外源性凝血系统。

3. 临床表现

（1）循环衰竭：动脉血压进行性下降，脉搏细速，静脉塌陷。

（2）重要器官功能障碍或衰竭：休克晚期由于微循环淤血不断加重和 DIC 的发生，使组织器官微循环灌流量严重不足，细胞受损乃至死亡，造成重要器官包括心、脑、肺、肾、肠等脏器功能障碍或衰竭，临床上出现相应器官功能衰竭的表现。

4. 休克难治的原因 休克一旦进入微循环衰竭期，将会给临床治疗造成极大的困难，故称为休克难治期或不可逆期。目前认为休克难治的原因是：

（1）DIC 形成。休克一旦发生 DIC，将对微循环和各器官功能造成更为严重的损害，使病情恶化。这是因为：①大量微血栓形成阻塞了微循环通路，加重微循环障碍并使回心血量锐减。②凝血与纤溶过程的产物增加微血管的通透性，加重微血管舒缩功能的紊乱。③出血导致循环血量进一步减少。④器官栓塞、梗死，加重器官功能衰竭。

（2）重要器官的功能衰竭：除因微循环紊乱导致的严重缺血缺氧外，重要器官发生功能衰竭还与全身失控性炎症反应有关。肠道严重的缺血缺氧，使屏障和免疫功能降低，内毒素及肠道细菌入血，激活炎细胞表达和释放大量的炎症介质，引起全身炎症反应综合征，导致多器官功能障碍或衰竭。

案例 13-1 分析

1. 感染性休克 诊断依据：①有引起感染性休克的病因：患者有肺部感染，并发展为败血症（血培养革兰氏阴性杆菌阳性）。②临床表现符合休克的特征：神志欠清楚，嗜睡，血压下降（70/50mmHg），脉搏细速（脉搏每分钟 102 次），呼吸急促，口唇发绀，尿量减少等。

2. 弥散性血管内凝血 诊断依据：①有败血症和休克的病史。②有符合 DIC 的临床表现：全身有散在出血点及淤斑。③实验室检查符合 DIC 的特征：APTT 64.1s（对照 34.3s），PT 17.8s（对照 11.7s），TT 37.4s（对照 16.5s），Fg 1.6g/L（正常 1.8 ～ 4.5 g /L），D- 二聚体大于 1.0mg/L（对照小于 0.5mg/L），3P 试验（++）。

由于引起休克的病因和始动环节不同，因此休克的发展过程不尽相同。上述典型的三期微循环变化常见于低血容量性休克（表 13-1）。其他休克虽有微循环障碍，但不一定遵循以上典型的三期变化。如严重过敏性休克的微循环障碍可能从淤血性缺氧期开始。

表 13-1 休克各期的微循环变化及临床表现

	微循环缺血性缺氧期	微循环淤血性缺氧期	微循环衰竭期
微循环变化	血管痉挛，前阻力＞后阻力	血管收缩性减弱，前阻力＜后阻力	血管麻痹扩张，形成微血栓，前阻力、后阻力消失
组织灌流	灌＜流	灌＞流	不灌不流
主要机制	1. 交感 - 肾上腺髓质系统兴奋 2. 其他缩血管物质产生	1. 酸中毒 2. 内毒素 3. 其他扩血管物质产生 4. 血液流变学改变	1. 微血管麻痹扩张 2. DIC 形成
对机体影响	代偿： 1. 血液重新分布 2. 维持动脉血压	失代偿： 1. 心脑血流量减少 2. 动脉血压进行性下降	难治
临床表现	面色苍白，四肢湿冷，脉搏细速，脉压减小，尿量减少，烦躁不安	血压进行性下降，神志淡漠，甚至昏迷，皮肤发绀或出现花斑	循环衰竭，静脉塌陷，重要器官功能障碍或衰竭

二、细胞机制

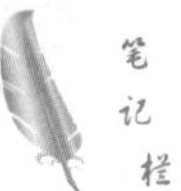

微循环障碍学说认为，休克时的细胞损伤是继发于微循环障碍所致的缺血缺氧。但研究发现，

单纯缺氧或局部急性循环障碍而未发生休克时，细胞的形态变化与休克时并不相同；休克时细胞的功能障碍可发生在血压降低之前；器官微循环灌流恢复后，器官的功能并不一定恢复；促进细胞代谢的药物可以改善微循环，具有抗休克作用。以上说明休克时的细胞损伤单用缺氧解释是不够的，某些休克的动因特别是内毒素可以直接损伤细胞。细胞作为一个形态功能单位，其原发性损伤既是器官功能障碍的基础，也是引起或加重微循环障碍的重要原因。因此，提出了休克发生的细胞机制和休克细胞（shock cell）的概念。

（一）细胞损伤的变化

1. 细胞膜的变化　细胞膜是休克时最早发生损伤的部位。细胞膜的损伤表现为膜通透性增高，各种离子泵功能障碍，导致水、Na^+ 和 Ca^{2+} 内流，K^+ 外流，细胞水肿，跨膜电位明显降低。血管内皮细胞水肿可能是引起或加重微循环障碍的重要原因。

2. 线粒体的变化　休克时线粒体最早出现的损伤是呼吸功能降低和 ATP 合成受抑制。此后发生结构改变：线粒体肿胀，致密结构与嵴消失，钙盐沉积，最后崩解破坏。线粒体损伤导致呼吸链与氧化磷酸化障碍，能量产生进一步减少。

3. 溶酶体的变化　休克时出现溶酶体肿胀、空泡形成和溶酶体酶释放。溶酶体酶包括酸性蛋白酶、中性蛋白酶和 β 葡萄糖醛酸酶等，其主要危害是引起细胞自溶，消化基膜，激活激肽系统，形成心肌抑制因子等毒性多肽，加重休克的发展。

（二）细胞损伤的机制

休克时，细胞的原发性损伤可能与下列因素有关：

1. 促炎症细胞因子和炎症介质的作用　在革兰氏阴性杆菌感染引起的感染性休克中，内毒素可以激活单核/巨噬细胞、中性粒细胞和内皮细胞等，产生大量的促炎症细胞因子和炎症介质，如 TNF-α、IL-1、IL-6、白三烯（leukotriene，LT）、PAF 等。这些促炎症细胞因子和炎症介质可以造成细胞损伤，甚至引起细胞死亡。

2. 氧自由基的作用　某些休克的动因如内毒素可以激活单核/巨噬细胞、中性粒细胞和内皮细胞等，产生大量的氧自由基。自由基通过脂质过氧化损伤细胞膜结构、抑制蛋白质功能、破坏核酸及染色体，引起细胞死亡。

3. 能量代谢障碍和环腺苷酸（cAMP）减少　休克时 ATP 生成减少，消耗过多，细胞能量不足，一方面使细胞膜离子泵功能障碍，钠、水内流导致细胞水肿，细胞内 Ca^{2+} 超载；另一方面抑制腺苷酸环化酶，cAMP 生成减少，使细胞对某些内分泌激素反应降低，影响细胞代谢，造成细胞损伤，最终可导致细胞死亡。

4. 细胞凋亡　休克时细胞死亡的主要形式是坏死。但近年来的研究表明，细胞死亡也可由细胞凋亡增加所致。休克时氧化应激、钙稳态失衡以及线粒体损伤，均可激活凋亡相关基因，导致细胞凋亡。细胞凋亡既是细胞损伤的一种表现，也是重要器官功能衰竭的基础之一。

第四节　休克时细胞代谢障碍与器官功能的变化

一、细胞代谢障碍

（一）物质代谢的变化

由于微循环障碍，组织缺血缺氧，细胞内最早发生的代谢变化是优先利用脂肪酸供能转化为优先利用葡萄糖供能。而且葡萄糖分解所产生的丙酮酸，也因缺氧不能充分地循正常代谢途径氧化成 CO_2 和水，而是转变成乳酸。有氧氧化减弱，使 ATP 生成显著减少，糖酵解过程增强，乳酸生成显著增多。脂肪分解增强，使血中游离脂肪酸和酮体增多。蛋白分解增强，合成减少，导致血清尿素氮增高，尿素氮排泄增多，出现负氮平衡等。

（二）能量不足，离子泵失灵

由于 ATP 生成减少，使细胞膜钠泵（Na^+，K^+-ATP 酶）和钙泵（Ca^{2+}，Mg^{2+}-ATP 酶）运转失灵，导致细胞内外的离子分布异常，细胞内 Na^+ 增多，引发细胞水肿，细胞外 K^+ 增高，使细胞跨膜电位降低，细胞内 Ca^{2+} 增多，导致钙超载和细胞死亡。

（三）酸碱平衡紊乱

休克时细胞缺氧使无氧酵解增强，乳酸产生增多，同时肝脏又不能将其摄取转化为葡萄糖，以及肾缺血并发肾障碍使肾排酸保碱功能降低，可发生代谢性酸中毒。休克早期由于创伤、出血、感

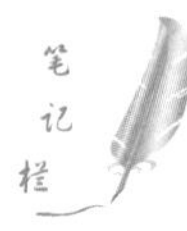

染等刺激引起呼吸加快，使 CO_2 排出过多，可发生呼吸性碱中毒。休克晚期可发生休克肺，如并发严重的通气障碍，则可发生呼吸性酸中毒。

二、器官功能的变化

（一）肾功能的变化

休克时肾脏是最易受损的器官之一。休克患者常发生急性肾衰竭，临床表现为少尿或无尿、氮质血症、高钾血症和代谢性酸中毒。

休克初期发生的急性肾衰竭，以肾血液灌流不足、肾小球滤过率减少为主要原因。在肾缺血不久，肾小管上皮尚未发生坏死，及时恢复肾血液灌流肾功能即刻恢复，故称为功能性肾衰竭（functional renal failure）。若休克时间过长，则持续性肾缺血及肾毒素的作用，可引起肾小管坏死，导致器质性急性肾衰竭（parenchymal renal failure），此时即使通过治疗恢复了肾血液灌流量，也难以使肾功能在短期内恢复正常，只有在肾小管上皮修复再生后，肾功能才能恢复正常。

（二）肺功能的变化

休克早期，休克动因如创伤、出血、感染等刺激使呼吸中枢兴奋，呼吸加快，通气过度，可出现低碳酸血症和呼吸性碱中毒。休克进一步发展时，交感神经兴奋、儿茶酚胺增多及其他缩血管物质的作用使肺循环血管阻力升高。肺血管总阻力虽然增加，但肺各部血管阻力的增加并不一致，加上 5- 羟色胺使终末气道强烈收缩引起的部分肺泡不张，导致肺泡通气 / 血流比例失调和动脉血氧分压降低。氧分压降低可反射性引起呼吸增强。

休克晚期肺损伤更为严重，可发展为急性呼吸衰竭。严重休克患者晚期，经复苏治疗在脉搏、血压和尿量都平稳以后，仍可发生急性呼吸衰竭。此时，肺部主要病理变化是肺间质和肺泡水肿、充血、出血、局限性肺不张、肺内毛细血管内微血栓形成和肺泡内透明膜形成。具有这些病理特征的肺称之为休克肺（shock lung）。由于肺部这些病理变化，将发生严重的肺泡通气与血流比例失调和弥散障碍，导致患者发生急性呼吸衰竭，临床上主要表现为进行性呼吸困难、发绀、肺部啰音、动脉血氧分压显著降低等。休克肺的病理变化及其所引起的急性呼吸衰竭，也可见于严重的创伤、感染、烧伤、急性出血性胰腺炎、氧中毒等疾病时，因而近年来把这种情况称为急性呼吸窘迫综合征（acute respiratory distress syndrome，ARDS）。其共同的发病环节是急性弥漫性肺泡 – 毛细血管膜损伤。

休克时 ARDS 的发病机制可能与下列因素有关：①中性粒细胞激活：大量的中性粒细胞在趋化因子（如 TNF-α、IL-8、LPS、C5a、LTB_4、TXA_2、PAF、FDP 等）的作用下聚集于肺，并黏附于肺泡 – 毛细血管内皮，释放氧自由基、蛋白酶和炎症介质等，损伤肺泡上皮及毛细血管内皮细胞，使肺泡 – 毛细血管膜通透性增高，发生肺水肿。②肺内 DIC 形成：休克晚期微循环障碍，血管内皮损伤和中性粒细胞及肺组织释放的促凝物质，导致血管内凝血。微血栓形成不仅通过阻断血流加重肺损伤，还可通过形成纤维蛋白降解产物及释放 TXA_2 等进一步使肺血管通透性增高。③血管活性物质的作用：儿茶酚胺使肺血管收缩，5- 羟色胺、组胺和激肽等使肺血管收缩并使肺微血管壁通透性增强。5- 羟色胺还能使终末气道收缩，导致肺不张。④肺泡表面活性物质减少：Ⅱ型肺泡上皮受损使表面活性物质生成减少，肺水肿使肺泡表面活性物质破坏增多。肺泡表面活性物质减少使肺泡易发生萎陷而导致肺不张。

（三）心功能的变化

除心源性休克伴有原发性心功能障碍外，其他类型（非心源性休克）休克早期，由于机体的代偿作用能保证冠状动脉血液供应，因而心泵功能一般不受严重影响。随着休克的发展，可发生心功能障碍，甚至导致急性心力衰竭。休克持续时间越久，心功能障碍也越严重。

非心源性休克发生心功能障碍时机制为：①冠状动脉血流量减少，休克时血压下降及心率过快引起的心室舒张期缩短，可使冠状动脉血液灌注量减少，引起心肌缺血；同时交感 – 肾上腺髓质兴奋引起的心率增快和心肌收缩力增强，使心肌的耗氧量增加，更加重了心肌的缺氧。②酸中毒及高钾血症使心肌收缩力减弱。③心肌抑制因子可抑制心肌收缩力。④心肌内 DIC 使心肌受损。⑤细菌毒素，特别是革兰氏阴性菌内毒素，通过内源性介质，引起心功能抑制。

（四）脑功能的变化

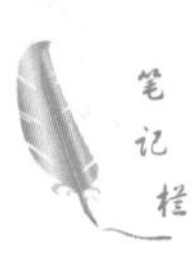

休克早期，由于血液重新分配和脑血流的自身调节，保证了脑的血液供应，除因应激引起的烦躁不安外，无明显的脑功能障碍。随着休克的发展，动脉血压严重降低及脑内 DIC 形成使脑血液循

环障碍，导致脑供血不足，脑组织缺血缺氧，发生一系列神经功能损害，患者出现神志淡漠，甚至昏迷。缺血缺氧还可使微血管壁的通透性增高，引起脑水肿和颅内压增高，严重者形成脑疝，压迫延髓生命中枢，可导致患者死亡。

（五）胃肠道功能的变化

胃肠道因缺血、淤血、DIC 形成，导致黏膜变性、坏死，黏膜糜烂，形成应激性溃疡。临床上表现为腹痛、消化不良、呕血和黑便等。肠道功能紊乱时肠道细菌大量繁殖，肠黏膜的损害使肠道屏障功能严重削弱，可导致大量内毒素入血，加重休克的发展。

（六）肝功能的变化

休克时由于肝缺血、淤血和 DIC 等原因，引起肝脏损害，导致肝功能障碍。肝功能障碍时，一方面使由肠道入血的内毒素不能充分解毒，促进肠源性内毒素血症的发生；另一方面乳酸不能被肝脏充分利用与清除，加重了酸中毒。肝脏的这些改变都可促进休克恶化。

（七）多器官功能障碍综合征

休克还可导致多器官功能障碍综合征（multiple organ dysfunction syndrome，MODS），详见第二十章。

第五节 休克防治的病理生理基础

一、病因学防治

积极防治引起休克的原发病，去除休克的原始动因，如止血、止痛、控制感染、输血输液等。

二、发病学治疗

（一）补充血容量

各型休克都存在有效循环血量的绝对或相对不足，最终都会导致组织灌流量减少。除心源性休克外，补充血容量是提高心排血量和改善组织灌流的根本措施，要及时补给。

补充血容量时，要根据休克的类型、时期并参考血液流变学紊乱情况，选择全血、胶体或晶体溶液，同时要考虑输血和输液的比例以纠正血液浓缩、黏度增高等变化，将血细胞比容控制在 35% ～ 45% 的范围较为适宜。

临床上补液的原则是“需多少，补多少”。在低血容量性休克淤血性缺氧期，微循环淤血，血浆外渗，补液的量应该大于失液量。感染性休克和过敏性休克时血管床容量扩大，虽然无明显失液，但有效循环血量也显著减少，也应该尽早补给血容量。但应该注意补充血容量不要超量输液，否则输液过多过快将会导致肺水肿、诱发心力衰竭，甚至造成水中毒。

动态地观察静脉充盈程度、尿量、血压和脉搏等指标，可作为监护输液量多少的参考指标。动态地监测中心静脉压（central venous pressure，CVP）和肺动脉楔压（pulmonary artery wedge pressure，PAWP）可更精确地指导输液：CVP 和 PAWP 超过正常，说明补液过多或伴有心功能不全；反之 CVP 和 PAWP 低于正常，说明血容量不足，可继续补液。一般将 CVP 控制在 120mmH_2O 以下，PAWP 控制在 10mmHg 左右。

知识链接 13-3　　中心静脉压和肺动脉楔压

中心静脉压（central venous pressure，CVP）：通常将右心房和胸腔内大静脉的血压称为中心静脉压。它受心功能、循环血容量及血管张力三个因素影响，通过上、下腔静脉或右心房内置管测得。测定 CVP 对了解有效循环血容量和心功能有重要意义，可作为临床上补液速度和补液量的指标。正常值为 0.49 ～ 1.18kPa（50 ～ 120mmH_2O）。

肺动脉楔压（pulmonary artery wedge pressure，PAWP）：通常是应用 Swan-Ganz 气囊漂浮导管经血流漂浮并楔嵌到肺小动脉部位，阻断该处的前向血流，此时导管头端所测得的压力即是 PAWP。它反映左房压和左心功能，是临床上进行血流动力学监测时最常用、最重要的一项监测指标。正常值为 6 ～ 12mmHg。

（二）纠正酸中毒

休克时缺血缺氧，必然导致乳酸酸中毒。酸中毒加重微循环障碍、促发 DIC、引发高钾血症和抑制心肌收缩力，故必须纠正酸中毒。临床上可根据酸中毒的程度及时补充碱性药物。

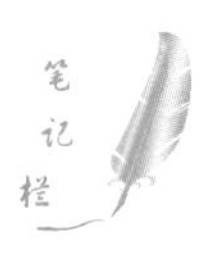

（三）合理应用血管活性药

血管活性药物分为缩血管药物和扩血管药物。选用血管活性药物的目的是提高组织微循环的灌流量，不能单纯追求升高血压而过长时间大量应用血管收缩药，导致微循环的灌流量明显下降。血管活性药必须在纠正酸中毒的基础上应用。

1. 扩血管药物 扩血管药物应用是基于对休克微循环障碍的认识，因为能解除小血管和微血管的痉挛，从而改善微循环的灌流和增加回心血量，适用于低血容量性休克、高阻力型感染性休克和心源性休克。我国学者应用大剂量阿托品、东莨菪碱、山莨菪碱（654-2）等扩血管药物治疗休克，获得了较好的临床效果。扩血管药物可以使血压出现一过性降低，因此必须在充分扩容的基础上应用。

2. 缩血管药物 因这类药物能增强微血管的痉挛，进一步减少微循环的灌流量，故临床上不主张在各型休克中长期大量应用。但缩血管药物应用仍有其适应证：①血压过低而又不能立刻补液时，可用缩血管药物来暂时提高血压以维持心、脑的血液供应。②对低阻力型心源性休克和感染性休克，缩血管药物也有疗效。③对过敏性休克和神经源性休克，缩血管药物疗效良好，可作为首选药物。

（四）细胞保护剂的使用

休克时细胞的损伤既可继发于微循环障碍后的缺血缺氧，也可由休克的动因直接引起。改善微循环是防止细胞损伤的措施之一，此外尚可应用细胞保护剂。

细胞保护剂的作用在于提高细胞对缺血缺氧的耐受性，稳定细胞膜的功能。糖皮质激素具有稳膜作用，可作为细胞保护剂使用，有较好的临床疗效。山莨菪碱也是一种很好的细胞保护剂，其作用在于它能提高细胞对缺血缺氧的耐受性，稳定细胞膜结构。

（五）拮抗体液因子

多种体液因子在休克的发生发展中起重要作用，理论上抑制体液因子产生和阻断其作用应具有很好的抗休克效果。如卡托普利（captopril）抑制血管紧张素Ⅱ生成，抑肽酶减少激肽的生成，纳洛酮拮抗内啡肽的作用，苯海拉明拮抗组胺的作用等。但在实践中发现，休克时体液因子繁多，临床上不可能应用多种拮抗剂来对抗其作用，因此必须了解体液因子产生和相互间作用的规律，探讨对多种因子有抑制作用或拮抗主要因子作用的药物，才能有效地发挥抗休克作用。目前发现糖皮质激素能抑制核因子-κB的活化，从而抑制多种细胞因子和炎症介质的产生；TNF-α可能是感染性休克的关键介质，应用TNF-α单克隆抗体对感染性休克具有较好的疗效。

（六）防治器官功能障碍与衰竭

MODS的防治必须在去除病因的前提下进行综合治疗，最大限度地保护各器官系统的功能，切断可能存在的恶性循环。如一旦发生MODS，除一般的治疗外，应针对不同器官功能障碍应用不同治疗措施，如出现ARDS时，则正压给氧，改善呼吸功能；如出现急性心力衰竭时，要减少或停止输液，给予强心、利尿，并适当降低心脏前、后负荷；如出现肾衰竭时，应尽早采用利尿和透析等措施，防止出现多系统器官功能衰竭。

案例 13-1 分析

患者入院后，给予抗菌类药物控制感染，低分子右旋糖酐及葡萄糖盐水扩充血容量，甘露醇250ml静脉加压滴注，纠正酸中毒，应用血管活性药物（654-2）、复方丹参40ml加入5%葡萄糖溶液500ml静脉滴注，肝素静脉注射等治疗。经治疗后，患者血压逐渐恢复正常，面色转红润，尿量增多，未见新的出血点，双肺啰音逐渐减少，全身出血点逐渐消退。15天后痊愈出院。

小　　结

休克是机体在严重失血失液、感染、创伤等强烈致病因子的作用下，有效循环血量急剧减少，组织血液灌流量严重不足，引起组织细胞缺血、缺氧，以致各重要生命器官的功能、代谢障碍或结构损害的全身性危重病理过程。

按休克的病因，可将其分为失血与失液性、创伤性、烧伤性、感染性、过敏性、心源性和神经源性休克；按休克发生的始动环节，可将其分为低血容量性休克、血管源性休克和心源性休克。

根据微循环障碍学说，可将休克的发展过程分为三期：缺血性缺氧期（代偿期）、淤血性缺氧期（可逆性失代偿期）和微循环衰竭期（难治期或不可逆期），各期的微循环变化特点决定了各期的临床表现。

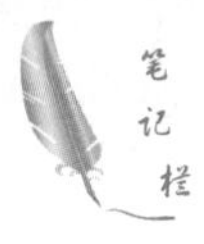
笔记栏

各种致休克病因还会直接或间接地引起细胞（包括细胞膜、线粒体、溶酶体）损伤。细胞损伤是休克时发生微循环障碍和器官功能障碍的重要机制之一。

休克时机体的物质代谢变化表现为糖酵解过程加强，糖原、蛋白、脂肪分解增强，合成减少；离子泵失灵；存在酸碱平衡紊乱。肾、肺、心、脑、胃肠道、肝多个器官可出现功能障碍，甚至发生 MODS。器官功能障碍将加重休克发展。

休克防治的病理生理基础包括去除休克的原始动因，补充血容量，纠正酸中毒，合理应用血管活性药，使用细胞保护剂，拮抗体液因子，防治器官功能障碍与衰竭等。

复习思考题

1. 按发生的始动环节，休克可分为哪几类？各类休克的常见病因有哪些？
2. 为什么休克早期被称为休克代偿期？
3. 休克患者是否血压一定下降？为什么？
4. 休克代偿期的微循环变化特点及其机制是什么？
5. 为什么微循环淤血性缺氧期会失代偿？
6. 休克可逆性失代偿期的微循环变化特点及其机制是什么？
7. 休克难治期的微循环变化特点及其机制是什么？
8. 简述休克时的细胞损伤。
9. 简述休克防治的病理生理基础。

（邓峰美 陈 玮）

主要参考文献

石增立，张建龙，2010．病理生理学．2 版．北京：科学出版社．

王建枝，钱睿哲，2018．病理生理学．9 版．北京：人民卫生出版社．

王建枝，殷莲华，2013．病理生理学．8 版．北京：人民卫生出版社．

笔记栏

第十四章　缺血－再灌注损伤

学习目标

掌握：缺血－再灌注损伤的概念及其机制。

熟悉：缺血－再灌注损伤的原因和条件、自由基的概念及其分类、缺血－再灌注损伤时机体的功能代谢变化。

了解：缺血－再灌注损伤防治的病理生理基础。

良好的血液循环是组织细胞获得充足的氧和营养物质并排出代谢性产物的基本条件。各种原因造成组织血液灌注减少而使细胞发生损伤，称为缺血性损伤。缺血时间越长，组织细胞越可能出现不可逆性损伤而导致器官、系统功能障碍。减轻缺血性损伤的根本措施是尽快恢复缺血组织器官的血液灌注。但是，大量实验研究和临床证据表明，部分动物或患者恢复血液灌注后，细胞功能代谢障碍及结构破坏不仅没有减轻反而加重。这种缺血组织器官重新获得血液灌注后损伤反而进一步加重的现象称为缺血－再灌注损伤（ischemia-reperfusion injury，IRI），简称再灌注损伤（reperfusion injury）。最早发现缺血－再灌注损伤现象且研究最多的器官是心脏。现已证实，在脑、肾、肝、肺、胃肠道、肢体及皮肤等多种组织器官都存在着这种现象。阐明缺血－再灌注损伤的发生机制，做到既尽早恢复缺血组织的血流，又减轻或防止再灌注损伤的发生，对防治缺血性疾病至关重要。

案例 14-1

患者，男性，48 岁。因胸痛约 1 小时入院。经心电图诊断为急性心肌梗死（前间壁）。体格检查：血压 100/75mmHg，心率 37 次 / 分，律齐，意识淡漠。既往有高血压病史 10 年。给予吸氧、心电监护，同时急查心肌酶、凝血因子、电解质、血常规等。入院后约 1 小时给予尿激酶 150 万单位静脉溶栓（30min 滴完）。用药后患者胸痛消失，但用药后约 10min 心电监护仪显示，患者出现室性期前收缩、阵发性心室颤动（室颤），血压 80/55mmHg。立即给予除颤，同时给予利多卡因、小剂量异丙肾上腺素，监护仪显示渐为窦性心律、血压平稳，意识清楚。复查心电图为广泛前壁心肌梗死。

问题：

1. 给予患者尿激酶治疗的作用？
2. 为什么患者胸痛症状消失后出现严重的心律失常、血压下降？

第一节　缺血－再灌注损伤的原因及条件

一、原　　因

凡是在组织器官缺血基础上的血液再灌注都可能成为缺血－再灌注损伤的发病原因。特别是近年来，随着对缺血性疾病治疗手段的提高，越来越多的疾病治疗过程中都可能出现再灌注损伤现象。临床上常见的原因主要有：

1. 全身性因素　全身循环障碍后恢复血液供应，如休克微循环痉挛解除、心搏骤停后心脑复苏、体外循环的建立与撤除等。

2. 局部性因素　某一组织器官缺血后血流恢复或某一血管再通后，如器官移植、断肢 / 指再植、冠状动脉痉挛解除后、溶栓疗法、动脉搭桥术等。

二、条　　件

并不是所有缺血的组织器官在恢复血液灌流后都会引起缺血－再灌注损伤，再灌注损伤的发生需要一定的条件，许多因素可影响其发生发展及严重程度。

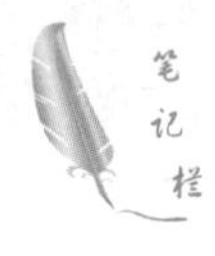

1. 缺血时间　再灌注损伤与缺血时间有相关性。时间过短或过长再灌注损伤都不易出现。缺血时间过长，缺血脏器发生不可逆性损伤而观察不到再灌注损伤。另外，不同器官、不同动物发生再

灌注损伤的缺血时间也不同，小动物相对较短，大动物则相对较长。犬冠状动脉一般为 15 ～ 45 分钟，肝脏一般为 45 分钟，肾脏一般为 60 分钟，小肠大约为 60 分钟，骨骼肌甚至为 4 小时。

2. 缺血部位　对氧需求量高的组织器官，如心、脑等，易出现再灌注损伤。缺血后侧支循环容易形成者，可因缩短缺血时间和减轻缺血程度，不易发生再灌注损伤。

3. 再灌注条件　再灌注液体的压力、温度、pH 及电解质的浓度都与再灌注损伤密切相关。低压、低温、低 pH、低 Na^+、低 Ca^{2+}、高 Mg^{2+} 液灌流，可预防或减轻再灌注损伤。

案例 14-1 分析

患者诊断为急性心肌梗死，心肌出现缺血性损伤。给予尿激酶溶栓治疗，缺血区域重新获得血液灌注，故患者胸痛消失。但约 10min 时出现室性期前收缩、室颤，血压下降。这些症状提示溶栓后冠状动脉血管再通发生再灌注损伤，出现心律失常。

第二节　缺血－再灌注损伤的发生机制

缺血－再灌注损伤发病机制的研究中发现了几种反常现象。如用低氧溶液灌注组织器官或在缺氧条件下培养细胞一定时间后，恢复正常氧供应，组织及细胞的损伤反而更趋严重，这种现象称为氧反常（oxygen paradox）。预先用无钙溶液灌注大鼠心脏出现肌膜损伤，随后用含钙溶液灌注时，组织损伤进一步加重，称为钙反常（calcium paradox）。缺血引起的代谢性酸中毒是细胞功能及代谢紊乱的重要原因，但在再灌注时迅速纠正缺血组织的酸中毒，细胞损伤反而加重，这种现象称为 pH 反常（pH paradox）。这些反常现象提示再灌注损伤的发生可能与氧、钙和酸中毒有关。缺血－再灌注损伤的发生机制尚未完全阐明，但目前认为，自由基异常增多、钙超载和白细胞激活可能是发生再灌注损伤的关键因素。

一、自由基异常增多

（一）自由基的概念与分类

自由基（free radical）指在外层电子轨道上含有单个不配对电子的原子、原子团和分子的总称。种类很多，主要有：

1. 氧自由基　由氧诱发的自由基称为氧自由基（oxygen free radical，OFR）。如超氧阴离子（$O_2^{\overline{\cdot}}$）和羟自由基（OH·）等。OH·是目前发现最活跃的氧自由基。

活性氧（reactive oxygen species，ROS）指一类由氧形成的、化学性质较基态氧活泼的含氧代谢物质。除氧自由基以外，活性氧还包括一些非自由基，如单线态氧（$^1O_2$）和 H_2O_2。因其氧化作用很强，常与氧自由基一并讨论。

2. 其他自由基　如脂质自由基（L·）、氯自由基（Cl·）和甲基自由基（CH_3·）等。NO·是一种弱氧化剂，也是一种气体自由基，当与 $O_2^{\overline{\cdot}}$ 反应后可生成过氧亚硝酸盐（$ONOO^-$）。

自由基易于失去电子（氧化）或获得电子（还原），故化学性质极为活泼，特别是氧化作用强，常常引起强烈的脂质过氧化反应。

（二）自由基的代谢

在生理状态下，98% 的氧通过细胞色素氧化酶系统接受 4 个电子还原成水，同时释放能量。有 1% ～ 2% 的氧获得 1 个电子还原生成 $O_2^{\overline{\cdot}}$，获得 2 个电子还原生成 H_2O_2，获得 3 个电子还原生成 OH·，称为氧单电子还原过程（图 14-1），这是其他活性氧产生的基础。

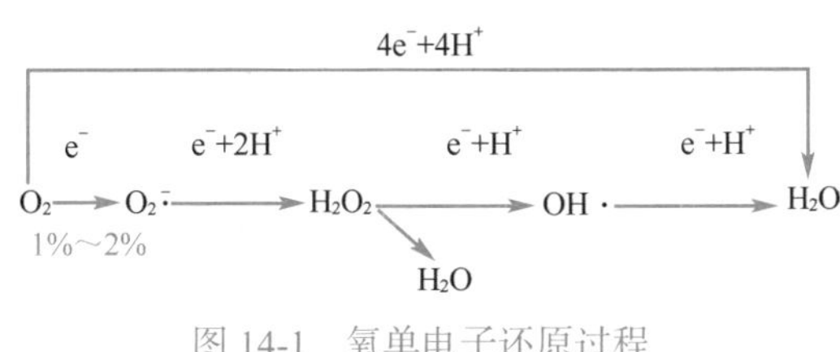

图 14-1　氧单电子还原过程

氧生成活性氧的反应很慢。但在金属离子，如 Fe^{3+} 或 Cu^{2+} 的催化下，反应大大加速。这种由金属离子催化的反应称为 Fenton 反应，多见于血红蛋白、肌红蛋白、儿茶酚胺等自氧化过程中。

生理情况下，细胞内存在的抗氧化物可及时清除活性氧，使活性氧的生成与降解处于动态平衡，对机体不会造成较大影响。细胞内存在的抗氧化物质主要有：

1. 非酶性抗氧化剂　能提供电子使自由基还原，清除自由基。如维生素 E、维生素 A、维生素 C、半胱氨酸、抗坏血酸、还原型谷胱甘肽和还原型辅酶Ⅱ（NADPH）等。

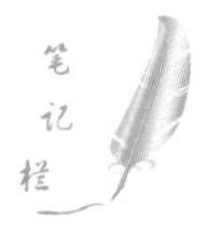

2. 抗氧化酶 过氧化氢酶（catalase）可清除 H_2O_2，避免高毒性 OH・的产生。超氧化物歧化酶（superoxide dismutase，SOD）是一种金属蛋白酶，可歧化 $O_2^{\bar{\cdot}}$ 生成 H_2O_2，主要清除 $O_2^{\bar{\cdot}}$。哺乳类细胞含有两种 SOD：胞质中的 Cu^{2+}、Zn^{2+}-SOD 和线粒体中的 Mn^{2+}-SOD。谷胱甘肽过氧化物酶（glutathione peroxidase，GSH-Px）可清除 OH・。

（三）缺血 – 再灌注时自由基增多的机制

1. 线粒体损伤 线粒体是细胞氧化磷酸化反应的主要场所。缺血缺氧使 ATP 含量减少，Ca^{2+} 进入线粒体增多，使线粒体功能受损，细胞色素氧化酶系统功能失调，以致再灌注时进入细胞内的氧经单电子还原生成的活性氧增多。同时，游离 Ca^{2+} 进入线粒体还可使 Mn^{2+}-SOD 减少，对自由基的清除能力降低。

2. 黄嘌呤氧化酶形成增多 黄嘌呤氧化酶（xanthine oxidase，XO）及其前身黄嘌呤脱氢酶（xanthine dehydrogenase，XD）主要存在于毛细血管内皮细胞内，正常情况下，90% 以 XD 的形式存在。缺血时，由于 ATP 减少，钙泵功能障碍，Ca^{2+} 进入胞内增多，激活 Ca^{2+} 依赖性蛋白水解酶，促使 XD 大量转变为 XO。同时，由于氧分压下降，ATP 依次分解生成 ADP、AMP、次黄嘌呤，使缺血组织中次黄嘌呤大量堆积。再灌注时，大量氧随血液进入缺血组织，XO 在催化次黄嘌呤转变为黄嘌呤进而转变为尿酸的两步反应中，释放出大量电子，产生 $O_2^{\bar{\cdot}}$ 和 H_2O_2。H_2O_2 在金属离子参与下形成更为活跃的 OH・，使组织中活性氧大量增加（图 14-2）。缺血期，组织含氧量减少，作为电子受体的氧不足，再灌注恢复组织氧供应，同时也提供了大量电子受体，促使活性氧在短时间内爆发性增多。

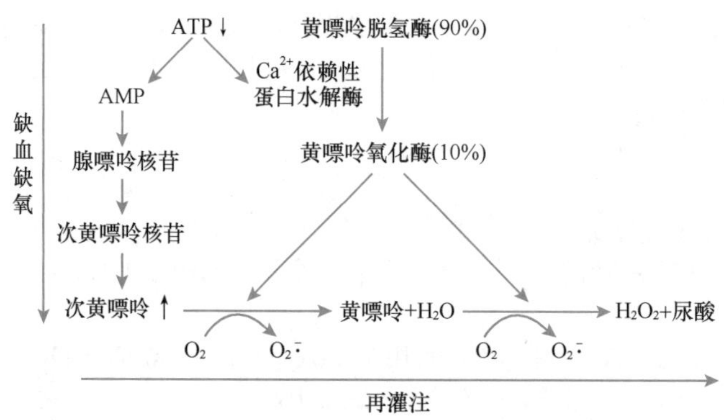

图 14-2 黄嘌呤氧化酶在自由基生成增多中的作用

3. 中性粒细胞聚集及激活 中性粒细胞在吞噬活动时耗氧量增加，其摄入氧的 70% ~ 90% 在 NADPH 氧化酶和 NADH 氧化酶的催化下，接受电子产生大量的氧自由基，称为呼吸爆发（respiratory burst），此反应参与杀灭病原微生物过程。

$$NADPH+2O_2 \xrightarrow{\text{NADPH氧化酶}} 2O_2^{\bar{\cdot}} + NADP^+ + H^+$$

$$NADH+2O_2 \xrightarrow{\text{NADPH氧化酶}} 2O_2^{\bar{\cdot}} + NAD^+ + H^+$$

组织缺血可激活补体系统，或经细胞膜分解产生多种具有趋化活性的物质，如 C3 片段、白三烯等，吸引大量中性粒细胞并激活。再灌注期组织重新获得氧供应时，激活的中性粒细胞经呼吸爆发产生大量氧自由基。

4. 儿茶酚胺自身氧化增强 缺血 – 再灌注也是一种应激反应，交感 – 肾上腺髓质系统兴奋可分泌大量儿茶酚胺，具有重要的代偿调节作用。但是，过多的儿茶酚胺在单胺氧化酶的作用下，自氧化生成大量具有细胞毒性的氧自由基。

（四）自由基增多对机体的损伤作用

自由基化学性质极为活泼，一旦生成，可经中间代谢产物不断生成新的自由基，形成连锁反应。自由基与各种细胞成分，如膜磷脂、蛋白质、核酸等发生反应，造成细胞结构损伤和功能代谢障碍。

1. 膜脂质过氧化增强 膜脂质双分子层是保证膜结构完整和膜蛋白功能正常的基本条件，而膜损伤是自由基损伤细胞的早期表现。膜脂质过氧化指氧自由基与膜内多价不饱和脂肪酸作用，生成中间代谢产物，如脂氧自由基（LO・）、脂过氧自由基（LOO・）等（统称为脂质氧自由基）和过

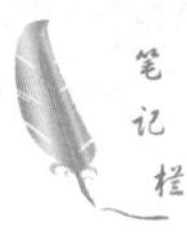

氧化物增多，使膜结构受损、功能障碍。

膜脂质过氧化可造成多种损害：①破坏生物膜正常结构：脂质过氧化使膜不饱和脂肪酸减少，造成细胞膜及细胞器膜如线粒体、溶酶体、肌质网膜流动性降低、通透性增加，细胞外 Ca^{2+} 内流增加，从而引起细胞功能和结构损伤。②促进自由基及其他生物活性物质的生成：膜脂质过氧化可激活磷脂酶 C、磷脂酶 D，进一步分解膜磷脂，催化花生四烯酸代谢反应，在增加自由基生成和脂质过氧化的同时，还可形成多种生物活性物质，如前列腺素、血栓素、白三烯等，促进再灌注损伤。③ ATP 生成减少：线粒体膜脂质过氧化导致线粒体功能抑制，ATP 生成减少，细胞能量代谢障碍加重。

自由基引起的脂质过氧化过程中可生成多种醛类产物，通过检测丙二醛的含量可以反映膜脂质过氧化的程度。

2. 抑制蛋白质的功能 自由基可使细胞结构蛋白和酶的巯基氧化，形成二硫键；也可使氨基酸残基氧化，胞质及膜蛋白和某些酶交联形成二聚体或更大的聚合物，直接损伤蛋白质的功能。同时，脂质过氧化使细胞膜脂质之间形成交联和聚合，可间接抑制膜蛋白如钙泵、钠泵及 Na^+/Ca^{2+} 交换蛋白等的功能，导致胞质 Na^+、Ca^{2+} 浓度升高，造成细胞肿胀和钙超载；另外，脂质过氧化可以抑制膜受体、G 蛋白与效应器的偶联，引起细胞信号转导障碍（图 14-3）。

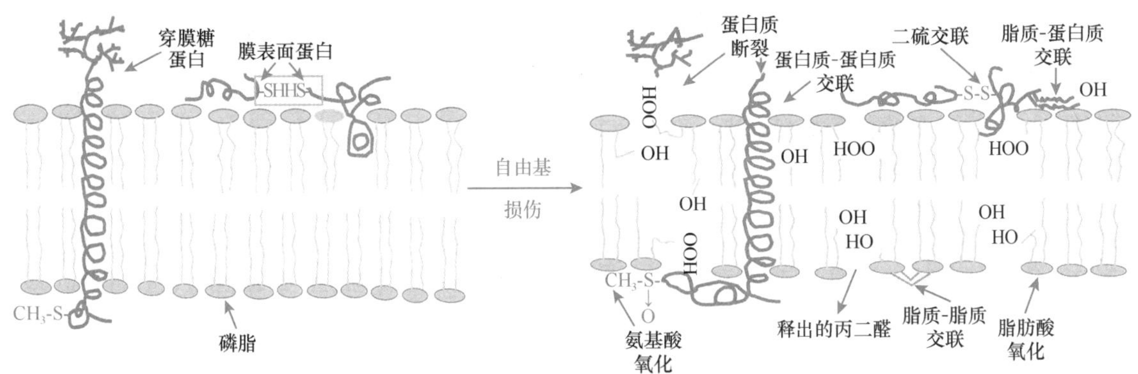

图 14-3 自由基对生物膜的损伤作用

3. 破坏核酸及染色体 自由基可使碱基羟化或 DNA 断裂，从而引起染色体畸变或细胞死亡。这种作用的 80% 为 OH・所致。

再灌注能使自由基生成增多，清除减少，自由基增多又可加重细胞损伤，两者相互影响，促进再灌注损伤的发生发展。

二、钙 超 载

各种原因引起的细胞内游离钙含量异常增多并导致细胞结构损伤和功能代谢障碍的现象称为钙超载（calcium overload）。钙超载是再灌注引起损伤的主要机制，严重者可造成细胞死亡。

（一）细胞内钙稳态的调节

生理情况下，细胞外钙浓度高出细胞内约万倍，细胞内钙主要储存在线粒体和肌质网，胞质游离钙浓度低于 10^{-7}mol/L。钙稳态的维持有赖于膜对钙的半通透性和钙转运系统的调节。

1. Ca^{2+} 进入胞液的途径 Ca^{2+} 顺浓度梯度进入胞液，主要途径有：

（1）质膜钙通道：主要有二类，一类是电压依赖性 Ca^{2+} 通道（voltage dependent calcium channels，VOC），当膜电位达一定程度时开放，使细胞外的 Ca^{2+} 进入细胞内。另一类是受体操纵性 Ca^{2+} 通道（receptor operated calcium channels，ROC），当与激动剂结合后开放，使细胞外的 Ca^{2+} 进入细胞内。

（2）细胞内钙库释放通道：细胞内游离 Ca^{2+} 主要储存于内质网 / 肌质网中，通过 IP3 敏感和不敏感的通道释放到胞质中。

2. Ca^{2+} 离开胞液的途径 Ca^{2+} 离开胞液是一个逆浓度梯度转运的过程，主要途径有：

（1）Ca^{2+} 泵：即 Ca^{2+}-ATP 酶，活性依赖 Ca^{2+} 和 Mg^{2+}，存在于细胞膜、内质网膜和线粒体膜上。当胞内［Ca^{2+}］升高到一定浓度时，Ca^{2+} 泵被激活，将 Ca^{2+} 逆浓度梯度泵出细胞或泵入细胞器，降低细胞内 Ca^{2+} 浓度。

（2）Na^+-Ca^{2+} 交换：Na^+-Ca^{2+} 交换是一种非耗能的转运方式，转运方向为双向性。生理情况下，细胞外 Na^+ 浓度高于细胞内，Na^+ 顺电化学梯度进入细胞，Ca^{2+} 逆电化学梯度移出细胞，交换比例

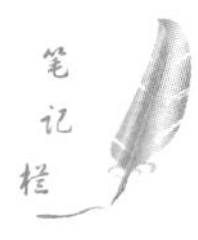

为 $3Na^{+}/Ca^{2+}$（图 14-4）。

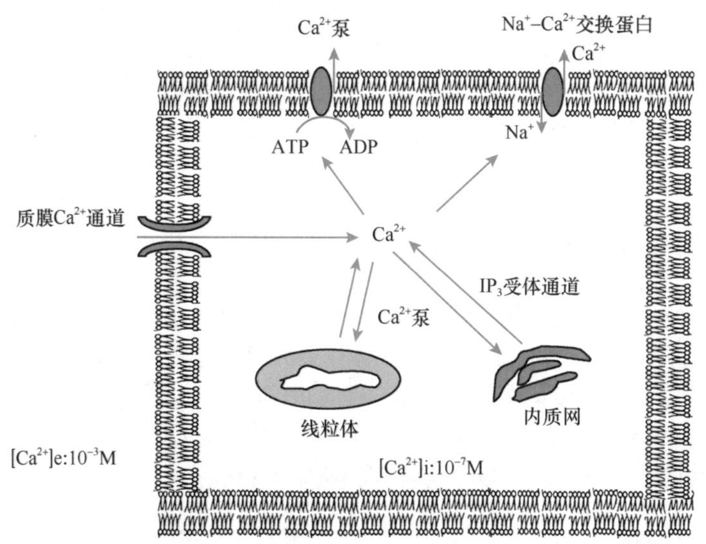

图 14-4 细胞内钙稳态的调节

（二）缺血－再灌注引起钙超载的机制

钙超载主要发生在再灌注期，主要原因是由于钙内流增加，而不是钙外流减少。再灌注时钙内流的机制可能与以下因素有关：

1. Na^{+}/Ca^{2+} 交换异常 Na^{+}/Ca^{2+} 交换蛋白的主要转运方向取决于细胞内外 Na^{+} 与 Ca^{2+} 的浓度。再灌注时 Na^{+}/Ca^{2+} 交换蛋白的反向转运是 Ca^{2+} 进入细胞内造成钙超载的主要途径。引起 Na^{+}/Ca^{2+} 交换蛋白反向转运的原因主要有：

（1）细胞内高 Na^{+} 对 Na^{+}/Ca^{2+} 交换蛋白的直接激活：缺血时细胞内 ATP 含量减少，导致细胞膜钠泵活性降低，以及缺血损伤导致细胞膜通透性的增加，细胞外 Na^{+} 内流，使细胞内 Na^{+} 含量明显增高。再灌注时缺血细胞重新获得氧及营养物质供应，细胞内高 Na^{+} 除激活钠泵外，还迅速激活 Na^{+}/Ca^{2+} 交换蛋白，以反向转运的方式加速将 Na^{+} 向细胞外转运，同时将大量 Ca^{2+} 运入胞质。

（2）细胞内高 H^{+} 对 Na^{+}/Ca^{2+} 交换蛋白的间接激活：再灌注时细胞膜上 Na^{+}/H^{+} 交换蛋白的激活对钙超载的发生也起重要作用。缺血时无氧代谢增强使 H^{+} 生成增多，组织间液和细胞内 pH 均明显降低。再灌注时由于血流的恢复，组织间液 H^{+} 浓度迅速下降，形成跨膜 H^{+} 浓度梯度，激活细胞膜的 Na^{+}/H^{+} 交换蛋白，促进细胞内 H^{+} 排出，同时使 Na^{+} 内流。细胞内高 Na^{+} 又可继发性激活 Na^{+}/Ca^{2+} 交换蛋白，促进 Ca^{2+} 内流，加重胞内钙超载。

2. 蛋白激酶 C 激活 缺血－再灌注损伤时，内源性儿茶酚胺释放增加，可通过其 α 与 β 受体使 Ca^{2+} 内流增加。α_1 肾上腺素能受体激活 G 蛋白－磷脂酶 C 介导的细胞信号转导通路，促进膜磷脂酰肌醇（PIP_2）分解，生成 IP_3 和 DG。IP_3 促进肌质网内 Ca^{2+} 释放；DG 经激活的蛋白激酶 C 促进 Na^{+}/H^{+} 交换，进而增加 Na^{+}/Ca^{2+} 交换，使胞质 Ca^{2+} 浓度升高。β 受体可通过增加细胞膜上 L 型钙通道的开放促进 Ca^{2+} 内流。

3. 生物膜损伤 细胞膜和细胞内膜性结构是维持细胞内、外及细胞内部各间区离子平衡的重要结构。生物膜受损可使其通透性增加，胞外、线粒体及内质网中 Ca^{2+} 顺浓度差进入细胞内，使胞内钙超载。

（1）细胞膜损伤：①缺血造成细胞膜外板与糖被表面分离，使细胞膜对 Ca^{2+} 通透性增加。②再灌注时产生的大量自由基引发细胞膜的脂质过氧化反应，进一步加重膜结构的破坏。③细胞内 Ca^{2+} 增加激活磷脂酶，使膜磷脂降解，进一步加重细胞膜对 Ca^{2+} 通透性增加，共同促进胞质 Ca^{2+} 浓度增高。

（2）肌质网膜损伤：氧自由基损伤及膜磷脂降解可引起肌质网膜损伤，钙泵功能障碍，对钙的摄取减少，引起胞质 Ca^{2+} 浓度增高。

（3）线粒体膜损伤：氧自由基损伤及膜磷脂降解可引起线粒体膜损伤，抑制氧化磷酸化，使 ATP 生成减少，细胞膜、肌质网钙泵功能障碍，促进钙超载的发生。

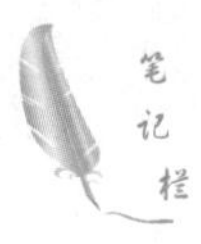

缺血时细胞内 Ca^{2+} 开始升高，再灌注时通过以上机制，即可加重细胞 Ca^{2+} 转运障碍，又随血液运送来大量 Ca^{2+}，使细胞内 Ca^{2+} 增多，最终导致 Ca^{2+} 超载。

（三）钙超载对机体的损伤作用

1. 能量代谢紊乱　游离 Ca^{2+} 以不溶性磷酸钙的形式沉积于线粒体，使线粒体“石化”，干扰氧化磷酸化，导致 ATP 生成障碍，又损伤线粒体膜而加重能量代谢障碍。钙依赖的各种酶的激活以及肌原纤维过度收缩，加速了 ATP 的消耗。

2. 细胞膜和结构蛋白的分解　胞内 Ca^{2+} 浓度升高可激活各种蛋白酶，促进细胞膜和结构蛋白的分解。如磷脂酶的激活使膜磷脂降解，一方面损伤细胞膜，另一方面花生四烯酸、溶血磷脂等产物增多，亦可加重细胞功能紊乱；核酶激活可引起染色体损伤。

3. 加重酸中毒　细胞内 Ca^{2+} 浓度增高激活 ATP 酶，导致细胞高能磷酸盐水解，释放大量 H^+，加重细胞内酸中毒。

4. 促进氧自由基生成　细胞内 Ca^{2+} 增加可通过增强 Ca^{2+} 依赖性蛋白酶活性，加速黄嘌呤脱氢酶转化为黄嘌呤氧化酶，从而促进氧自由基生成。

所以，钙超载既是缺血－再灌注损伤的原因，也是缺血－再灌注损伤的结果（图 14-5）。

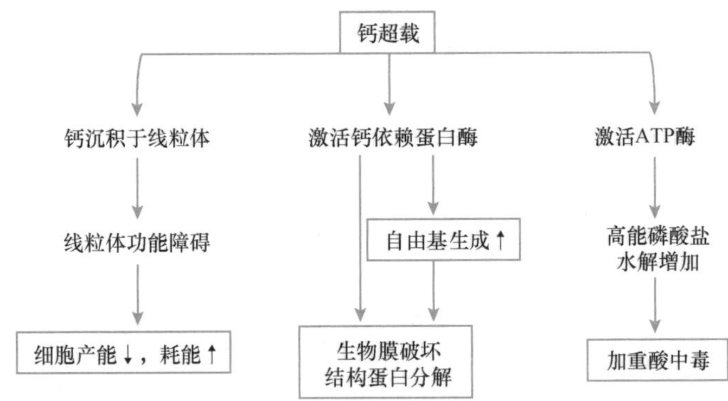

图 14-5　钙超载引起缺血－再灌注损伤的机制

三、白细胞的激活

研究表明，白细胞聚集、激活介导的微血管损伤在缺血－再灌注损伤的发生中起到重要作用。

（一）缺血－再灌注时白细胞聚集、激活的机制

实验研究与临床观察证明：缺血－再灌注时白细胞（主要是中性粒细胞）数量随缺血时间延长及再灌注的发生而大量增加。白细胞聚集和激活的机制尚不清楚，可能与以下机制有关：

1. 黏附分子生成增多　黏附分子（adhesion molecule）是指由细胞合成的，可促进细胞与细胞之间、细胞与细胞外基质间黏附的一大类分子的总称。在再灌注早期，血管内皮细胞和白细胞内储存的一些蛋白质前体被活化，释放多种细胞黏附分子；再灌注数小时后，血管内皮细胞和白细胞内一些蛋白质在转录水平上表达增加，大量合成细胞黏附分子，介导缺血组织内白细胞向受损内皮细胞的广泛黏附与聚集。

2. 趋化因子与炎症介质生成增多　再灌注损伤可使细胞膜磷脂降解，释放出大量趋化因子，如白三烯、血小板活化因子以及补体和激肽等，吸引大量中性粒细胞聚集于缺血区的血管内并进入组织，使白细胞向组织浸润。黏附的中性粒细胞与血管内皮细胞进一步激活，自身合成和释放更多的具有趋化作用的炎性介质和趋化因子，如白介素（interleukin，IL）等，促进更多的白细胞聚集和浸润；中性粒细胞可释放肿瘤坏死因子-α（TNF-α）、IL-1 和 IL-6，引起血管内皮细胞和白细胞表面黏附分子暴露，两者的亲和力增强。趋化因子与炎症介质的大量生成形成恶性循环，使白细胞黏附、聚集，以及向组织浸润进一步加重。

（二）白细胞激活对机体的损伤作用

1. 微血管损伤　激活的中性粒细胞与血管内皮细胞相互作用是造成微血管损伤的决定因素。结扎狗冠状动脉造成心肌局部缺血一段时间后，再恢复血流，部分缺血区并不能得到充分的血液灌流，称为无复流现象（no-reflow phenomenon）。无复流现象不仅存在于心肌，也见于脑、肾和骨骼肌等。中性粒细胞激活及其致炎细胞因子的释放是引起微血管床及血液流变学改变从而产生无复流现象的病理生理基础。

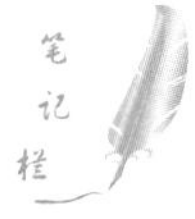

（1）微血管内血液流变学改变：正常情况下，血管内皮细胞与流动的中性粒细胞有相互排斥

作用，这是保证微血管正常灌流的重要条件。在缺血和再灌注早期，中性粒细胞黏附在血管内皮细胞上。随后，血小板沉积和红细胞聚集，微血管内血液流变性质恶化，造成毛细血管阻塞。与红细胞相比，白细胞体积大，变形能力弱，且红细胞解聚远较白细胞与内皮细胞黏附的分离容易，故白细胞黏附是微血管血流阻塞的主要原因。

（2）微血管口径改变：再灌注时，损伤的血管内皮细胞肿胀，可导致微血管口径狭窄，阻碍血液灌流，特别是激活的中性粒细胞和血管内皮细胞还可释放大量缩血管物质，如内皮素、血管紧张素Ⅱ、TXA_2 等。而内皮损伤，导致扩血管物质如 NO 的合成与释放减少，再灌注局部血管舒张 / 收缩物质不平衡，造成微血管舒缩功能改变，也可促进无复流现象的发生。

（3）微血管通透性增高：缺血可损伤内皮细胞，使间隙增大，同时激肽等炎症因子可使微血管通透性增高，组织液外渗，导致血液浓缩，加重无复流现象。中性粒细胞从血管中游出并释放细胞因子又使微血管通透性进一步增高。

2. 细胞损伤 ①释放炎症介质：激活的白细胞可释放大量的致炎物质，如蛋白酶、细胞因子等，导致局部炎症反应，损伤周围组织细胞。②释放多种活性酶：聚集的中性粒细胞可释放多种酶，降解细胞外基质成分，裂解免疫球蛋白、凝血因子，并攻击邻近未受损的细胞。③白细胞通过“呼吸爆发”，产生的大量活性氧，造成组织细胞的损伤。

目前，缺血 – 再灌注损伤的发生机制尚未彻底阐明。缺血 – 再灌注时生成的自由基可促使钙超载，胞质内游离钙增加又可加速自由基的生成。中性粒细胞作为再灌注时自由基、细胞黏附分子及其致炎因子的重要来源，可导致无复流现象，共同导致细胞损伤。故缺血 – 再灌注损伤可能是多种因素共同作用的结果。

第三节 缺血 – 再灌注损伤时机体的功能及代谢变化

一、心脏缺血 – 再灌注损伤

（一）心功能变化

1. 再灌注性心律失常 在心肌再灌注过程中出现的心律失常称为再灌注性心律失常（reperfusion arrhythmia）。其特点表现为：①再灌注功能上可恢复的心肌细胞越多，心律失常的发生率越高。②缺血心肌越多，缺血程度越重，再灌注速度越快，心律失常的发生率越高。③以室性心律失常，特别是室性心动过速和心室颤动最为常见。其可能的发生机制：

（1）钙超载：再灌注时细胞内高 Na^+ 激活 Na^+/Ca^{2+} 交换蛋白进行反向转运，使在动作电位平台期进入细胞内的 Ca^{2+} 增加，出现一个持续性内向电流。在心肌动作电位后形成短暂除极，即延迟后除极，可造成传导减慢，触发多种心律失常。

（2）动作电位时程的不均一性：再灌注的最初 30 秒，心肌动作电位迅速恢复，但在缺血区和缺血边缘区动作电位的恢复有明显不同，即使是缺血区的不同部位的细胞，动作电位的恢复也不相同。再灌注后心肌动作电位时程的不均一性增强了心肌折返，可能是发生心室颤动的主要因素。

（3）自由基增多：再灌注性心律失常与自由基密切相关。细胞受损、ATP 缺乏、ATP 敏感性钾离子通道激活等心肌电生理特性的改变，可促使心律失常的发生。另外，再灌注血流将积聚在细胞外的 K^+、乳酸等代谢产物冲走时，也会暂时性影响缺血周边区的正常心肌的电生理特性。

2. 再灌注性心肌顿抑 再灌注损伤可导致心肌舒缩功能降低，表现为心排血量减少，心室内压最大变化速率（$\pm dp/dt_{max}$）降低，左室舒张末期压力升高等。这种缺血心肌在恢复血液灌注后一段时间内出现可逆性心肌收缩功能降低的现象，称为心肌顿抑（myocardial stunning）。目前认为自由基增多和钙超载是心肌顿抑的主要发病机制。

> **案例 14-2 分析**
>
> 患者诊断为急性前间壁性心肌梗死，体格检查：血压 100/75mmHg，心率 37 次 / 分，律齐。给予尿激酶溶栓，但约 10 分钟时心电监护显示出现室性期前收缩、室上性心动过速及心室颤动，此为再灌注性心律失常。血压从 100/75mmHg 下降到 80/55mmHg，为心律失常及心肌顿抑的结果。

（二）心肌代谢变化

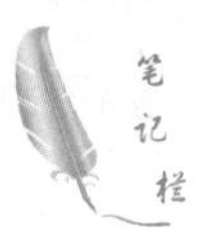

如缺血损伤较轻，心肌在再灌注时获得氧和代谢底物供应后，高磷酸化合物含量可较快恢复正常。如缺血时间较长，再灌注后心肌高能磷酸化合物含量并不能立即恢复，反而有可能进一步降低。再灌注过程中出现能量代谢障碍的主要原因有：①合成底物的缺乏：再灌注时，因合成 ATP

的底物，如腺苷、肌苷、次黄嘌呤等被冲洗出心肌，或因无复流现象导致这些物质无法灌入心肌，以致高能化合物合成障碍。②线粒体障碍：再灌注时，尽管供给心肌富氧血，但因在缺血时或再灌注时，钙超载或自由基的攻击，线粒体发生损伤，细胞氧化磷酸化障碍，高能磷酸化合物难以形成，表现为用氧障碍。③消耗增加：再灌注时细胞膜 Na^+/H^+ 交换、Na^+/Ca^{2+} 交换相继被激活，这些过程均具有能量依赖性，使 ATP 消耗增加；此外，胞内 Ca^{2+} 超载，可激活 ATP 酶，使 ATP 分解增强。

（三）心肌组织结构变化

再灌注时心肌组织结构损伤与单纯缺血心肌的变化性质基本相同，但前者程度更为严重。心肌细胞超微结构表现为细胞膜的破坏，线粒体肿胀、嵴断裂、溶解、空泡形成等，基质内致密颗粒增多以及肌原纤维出现断裂、节段性溶解和收缩带形成等。其中以出现再灌注性肌原纤维收缩带为特征性改变，其发生机制是：①再灌注使缺血细胞重新获得能量供应，在胞质高浓度 Ca^{2+} 条件下，肌原纤维发生过度收缩，这种过度收缩甚至是肌纤维不可逆性的缩短，可造成细胞骨架结构损伤，引起心肌纤维断裂。②再灌注使缺血期堆积的 H^+ 迅速移出，减轻或消除了 H^+ 对心肌收缩的抑制作用，从而使肌原纤维对钙超载更为敏感。

二、脑缺血－再灌注损伤

脑是对缺氧最敏感的器官，它的活动主要依靠葡萄糖有氧氧化提供能量，因此缺血时间较长即可引起不可逆性损伤。恢复血液灌流，缺血－再灌注损伤也较容易出现。

（一）脑再灌注损伤时细胞代谢变化

脑缺血后短时间内 ATP、CP、葡萄糖、糖原等均减少，乳酸明显增加。缺血期 cAMP 含量增加，而 cGMP 含量减少。再灌注后脑内 cAMP 进一步增加，cGMP 进一步下降。脑是一个富含磷脂的器官，再灌注后 cAMP 升高可导致磷脂酶激活，使膜磷脂降解，游离脂肪酸增多，最显著的是花生四烯酸及硬脂酸增多，自由基与游离脂肪酸作用可使过氧化脂质生成增多。

脑缺血－再灌注时组织内神经递质性氨基酸代谢发生明显变化，再灌注时兴奋性氨基酸（谷氨酸和门冬氨酸）过度激活，对中枢神经造成兴奋毒性作用。主要机制：①代谢障碍：缺血－再灌注时，突触前谷氨酸释放增多和（或）摄取减少，超过突触后受体的结合能力，引起谷氨酸聚集。② AMPA 受体激活：谷氨酸与其受体 α- 氨基 -3- 羟基 - 甲基丙酸（AMPA）结合，可引起 Na^+ 通道开放去极化，Na^+ 与水内流，导致神经元急性肿胀。③ NMDA 受体激活：谷氨酸与 N- 甲基 -D- 门冬氨酸（NMDA）受体结合，促使细胞外 Ca^{2+} 大量内流，导致细胞内钙超载。

（二）脑再灌注损伤时组织学变化

最明显的组织学变化是脑水肿及脑细胞坏死，可能是膜脂质过氧化使膜的结构破坏和钠泵功能障碍的结果。

三、其他器官缺血－再灌注损伤

肺缺血－再灌注时，光镜下可见肺不张伴有不同程度肺气肿，肺间质增宽、水肿，炎症细胞浸润，肺泡内较多红细胞渗出。黄嘌呤氧化酶产生的氧自由基是引起肺缺血－再灌注损伤的主要介质；内皮细胞收缩，肺血管通透性增加，引起细胞渗出、肺水肿。

肝移植和阻断血管的肝脏切除术等，可发生肝脏缺血－再灌注损伤。再灌注时肝组织损伤较单纯缺血明显严重，光镜下表现为肝细胞肿胀、脂肪变性、空泡变性及点状坏死。

肾缺血－再灌注损伤时，血清肌酐浓度明显增高，肾功能严重受损。再灌注时肾组织损伤较单纯缺血时明显，表现为线粒体高度肿胀、变形、嵴减少，排列紊乱，甚至线粒体崩解，空泡形成等，以急性肾小管坏死最为严重，可造成急性肾衰竭或导致肾移植失败。

肠缺血时，液体通过毛细血管滤出可形成间质水肿。再灌注时，肠管毛细血管通透性升高更加明显。严重肠缺血－再灌注损伤的特征为黏膜损伤和屏障功能障碍，表现为广泛的上皮与绒毛分离，上皮坏死，固有层破损，出血及溃疡形成。

广泛的缺血－再灌注损伤还可引起全身炎症反应综合征甚至多器官功能障碍。

第四节　防治缺血－再灌注损伤的病理生理基础

（一）减轻缺血性损伤，控制再灌注条件

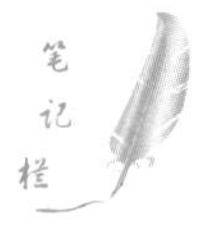

针对缺血原因，采取有效措施，尽早恢复血流，缩短缺血时间，减轻缺血性损伤是防治再灌注

损伤的基础。控制再灌注条件，采用低压、低流、低温、低 pH、低钠及低钙液灌注可减轻再灌注损伤。低压低流灌注可避免因灌注氧和液体量的骤增而引起自由基过量生成及组织水肿；低温有助于降低组织代谢率，减少耗氧量和代谢产物聚积；低 pH 可减轻细胞外液碱化，抑制磷脂酶和蛋白酶对细胞的分解，减轻 Na^+/H^+ 交换的过度激活；低钙液灌注可减轻钙超载所致的细胞损伤；低钠液灌注有助于减少细胞内钠积聚，减轻细胞肿胀及 Na^+/Ca^{2+} 交换蛋白的激活；高钾液灌注能补充再灌注时原缺血组织丢失的钾离子。

（二）改善缺血组织的代谢

再灌注时组织能量代谢紊乱，ATP 产生减少，消耗增加，可补充外源性 ATP，有利于细胞直接供能。能量合成底物缺乏，可补充腺苷，对心肌具有保护作用。针对缺血时线粒体损伤所致的氧化磷酸化受阻，应用氢醌、细胞色素 c 等治疗，延长缺血组织的可逆性损伤时间。

（三）清除自由基

自由基清除剂，如抗氧化剂或抗氧化酶可有效减轻再灌注损伤。自由基中起主要作用的是继发于 $O_2^{\bar{\cdot}}$ 的 OH·，如预先用 OH·清除剂二甲基亚砜处理组织，可以明显减轻缺血所致的血管通透性增高。转铁蛋白、铜蓝蛋白等可结合游离的 Fe^{2+}、Cu^{2+} 而减少自由基的生成。

（四）减轻钙超负荷

再灌注前或再灌注即刻应用钙拮抗剂，可抑制细胞内钙超载，减轻再灌注损伤。此外，应用 Na^+/H^+ 交换及 Na^+/Ca^{2+} 交换抑制剂也可有效防止钙超载的发生，减轻再灌注引起的细胞死亡，改善心功能和减少心律失常。

（五）拮抗白细胞的作用

应用去白细胞的血液再灌注，或消除周围血液中性粒细胞，可降低再灌注心律失常发生率。采用中性粒细胞抗血清或抗粒细胞代谢产物抑制粒细胞激活，可明显缩小心肌梗死范围。药物抑制白细胞内花生四烯酸代谢，可减轻白细胞在心肌组织中的浸润，减少心肌梗死面积。

（六）激活内源性保护机制

1. 缺血预适应 缺血预适应（ischemic pre-conditioning）是缺血前反复、多次的短暂缺血使机体组织器官对随后更长时间缺血－再灌注损伤产生一种适应性反应。远程缺血预适应（remote ischemic pre-conditioning）指对心脏及脑以外的非重要器官进行反复缺血与缺氧，从而改善血管功能状态，提高远隔重要器官对严重缺血或缺氧的耐受能力。由于缺血是一种不可预知的因素，所以限制了预适应在临床实践中的应用。

2. 缺血后适应 缺血后适应（ischemic post-conditioning）是长时间缺血后实施多次短暂缺血与再灌注的循环而减轻损伤。

综上所述，探索缺血－再灌注损伤及器官保护的机制，做到既要尽早恢复缺血组织的血流，又要防止或减轻再灌注损伤的发生，这是缺血－再灌注损伤防治中亟待解决的重要课题。

小　结

缺血－再灌注损伤是指缺血组织器官重新获得血液灌注后损伤反而进一步加重的现象。缺血－再灌注损伤的发生机制与自由基异常增多、钙超载和白细胞激活等有关。缺血－再灌注损伤在所有的器官均可发生，对氧需求量高的组织器官如心、脑更容易发生缺血－再灌注损伤。缺血－再灌注损伤的防治应从清除和减少活性氧产生、降低细胞内钙水平和抗白细胞疗法等入手。

复习思考题

1. 试述线粒体在缺血－再灌注损伤发生中的作用。
2. 试述缺血－再灌注时通过黄嘌呤氧化酶途径引起氧自由基增多的机制。
3. 试分析白细胞在缺血－再灌注损伤中的作用。
4. 心肌缺血－再灌注损伤的表现与单纯心肌缺血有何不同？

（周艳芳）

主要参考文献

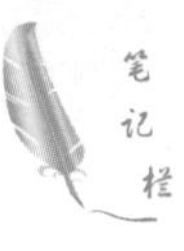

姜勇，2011. 病理生理学. 北京：高等教育出版社.

卢健，余应年，吴其夏，2011. 新编病理生理学. 3 版. 北京：中国协和医科大学出版社.

王建枝，钱睿哲，2018．病理生理学．9 版．北京：人民卫生出版社．

王建枝，殷莲华，2013．病理生理学．8 版．北京：人民卫生出版社．

Eltzschig HK, Eckle T, 2011.Ischemia and reperfusion—from mechanism to translation.Nat Med, 17(11): 1391-1401.

Hausenloy DJ, Yellon DM, 2016.Ischaemic conditioning and reperfusion injury. Nat Rev Cardiol, 13(4): 193-209.

Heusch G, Bøtker HE, Przyklenk K, et al, 2015. Remote ischemic conditioning. J Am Coll Cardiol, 65(2): 177-195.

Heusch G，Gersh BJ，2017. The pathophysiology of acute myocardial infarction and strategies of protection beyond reperfusion：a continual challenge. Eur Heart J，38（11）：774-784.

Lesnefsky EJ，Chen Q，Tandler B，Hoppel CL，2017.Mitochondrial dysfunction and myocardial ischemia-reperfusion：implications for novel therapies. Annu Rev Pharmacol Toxicol，6（57）：535-565.

笔记栏

第十五章 心功能不全

学习目标

掌握：心力衰竭和心功能不全的概念；心功能不全时心脏本身的代偿反应；心功能不全的发生机制（心肌收缩功能降低）；心功能不全时肺循环淤血的临床表现及其机制。

熟悉：心功能不全的病因、诱因和分类；心功能不全时心脏以外的代偿反应及神经－体液调节机制；心功能不全的发生机制（心肌舒张功能障碍、心脏各部分舒缩活动的不协调性）；心功能不全时心排血量减少和体循环淤血的临床表现及其机制。

了解：心功能不全防治的病理生理基础。

案例 15-1

患者，男性，64岁，突发胸闷、心慌伴气喘3天入院。

患者于3天前受凉“感冒”后出现胸闷、心慌伴气喘，程度较重，快步走或登1楼即感呼吸急促，休息后可缓解。平卧不适，出现夜间阵发性呼吸困难，伴咳嗽、咽痛，未见明显咳痰，无胸痛、发绀、面色苍白、大汗淋漓等，未予重视。1天前感觉症状加重，不思饮食，肢体乏力，伴尿量明显减少。既往高血压病史10余年，最高190/110mmHg，不规律服用降压药（具体不详），未监测血压，偶测控制不佳。

体格检查：体温37.5℃，脉搏110次/分，呼吸23次/分，血压158/101mmHg。神志清楚，咽部明显充血，呼吸音稍粗，双肺闻及大量干湿性啰音，心界向左扩大，双下肢中度凹陷性浮肿，足背动脉搏动稍弱。

辅助检查：血常规，白细胞 12.71×10^9/L，中性粒细胞0.803，红细胞 3.35×10^{12}/L，血红蛋白115g/L。血生化，肌酐288μmol/L，肌酸激酶621U/L，肌酸激酶同工酶47.9U/L。心电图：V_1-V_3 导联R波上升不良，Ⅱ、Ⅲ、aVF、V_4-V_6 导联T波倒置、ST段压低，左心室肥厚。NTproBNP 14055ng/L，肌钙蛋白TnI 3.17ng/ml。X线显示双肺纹理增粗，可见模糊不清的片状阴影，心脏扩大。

患者病情危重，予特级护理、心电＋血氧饱和度监测、监测出入量，嘱半卧位休息。降血压、抗血小板聚集、抗凝、他汀调脂稳定粥样斑块、护胃、抗感染、化痰、利尿等处理。

问题：

1. 分析该患者发生心力衰竭的原因和诱因。
2. 哪些是心功能不全的代偿反应？
3. 该患者发生心力衰竭的主要机制有哪些？
4. 本案例中哪些是心力衰竭的临床表现？分析这些症状、体征的发生机制。

第一节 概 述

心脏最主要的功能就是泵血。心脏通过节律性收缩与舒张，推动着血液循环流动，到达全身组织器官，以提供组织、细胞代谢所需要的氧气和各种营养物质，并带走各种代谢产物，使机体新陈代谢得以不断进行。心脏的泵血依靠心脏收缩和舒张的交替活动得以完成，犹如水泵一样，故称心脏的泵功能。完整的心脏泵血过程包含了舒张期充盈和收缩期射血两部分，心室前负荷（preload）、后负荷（afterload）、心肌收缩性（myocardial contractility）和心率（heart rate）是影响心排血量的基本因素。生理条件下，心排血量可随机体的不同代谢需求而发生相应的变化，保证了机体在静息或者运动状态下的需要。

在各种致病因素作用下，心脏的收缩和（或）舒张功能发生障碍，使心排血量绝对或相对减少，以至于不能满足组织代谢需要的病理生理过程或综合征称为心力衰竭（heart failure）。心功能不全（cardiac insufficiency）包括心脏泵血功能受损后的代偿和失代偿两个阶段，心力衰竭则属于心功能不全的失代偿阶段，患者可出现明显的临床症状和体征，但实际上心功能不全和心力衰竭二者在发病学上的本质是相同的，只是程度上的区别，在临床往往是通用的。心力衰竭可以急剧发生，也可以呈慢性隐匿性发展。部分呈慢性经过的心力衰竭患者，由于钠、水潴留和血容量增加，出现

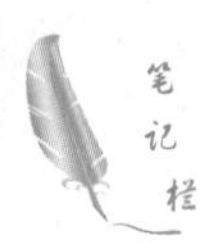

明显的静脉淤血和组织水肿，通常有心腔的扩大，称为充血性心力衰竭（congestive heart failure）。心力衰竭是各种心血管疾病的终末状态，好发于老年患者，其发病率于60岁后显著增高。随着高血压、冠心病等心血管疾病发病率的不断上升以及人口老龄化，心功能不全的患病率也在逐年增加。2018年中国国际心力衰竭大会（CIHFC）暨中国医师协会心力衰竭专业委员会年会指出，我国心力衰竭的患病率估计已达1.3%，共有现症患者约1000万，每年新增约50万例。心力衰竭的预后不良，五年病死率可达50%～80%，对其防治已经成为关系全人类健康的重要而且迫切的任务。

第二节 心力衰竭的病因和诱因

一、病 因

心功能不全是多种心血管系统疾病发展到终末阶段的共同结果，主要通过心肌收缩性降低、心室负荷过重和心室舒张及充盈受限引起心泵功能降低（表15-1）。

表15-1 心功能不全的常见病因

心肌收缩性降低		心室负荷过重		心室舒张及充盈受限
原发性心肌损害	心肌代谢障碍	容量负荷过重	压力负荷过重	
心肌梗死	心肌缺血、缺氧	瓣膜关闭不全	高血压	左心室肥厚
心肌炎	严重维生素 B_1 缺乏	房室间隔缺损	主动脉缩窄	心室纤维化
心肌病		高动力循环状态	主动脉瓣狭窄	限制型心肌病
心肌中毒			肺动脉高压	心包炎
			慢性阻塞性肺疾病	

（一）心肌收缩性降低

心肌收缩性是指不依赖于心脏前、后负荷变化的心肌本身的收缩特性，主要受神经体液因素的调节。心肌本身的结构性或代谢性损伤可引起心肌收缩性降低，这是引起心力衰竭特别是收缩性心力衰竭的最主要原因。主要包括各种原发性心肌损害和心肌代谢障碍。

1. 原发性心肌损害 常见于心肌梗死、心肌炎、心肌病及心肌中毒（如阿霉素、酒精中毒等）时。心肌损害能否引起心功能不全及其发展的速度和程度，关键取决于心肌病变的性质、轻重、发展速度和范围的大小。这类原因引起的心功能不全，主要是心肌细胞发生变性、坏死及组织纤维化等形态结构的改变，导致心肌收缩性降低。

2. 心肌代谢障碍 心肌对氧气的需求量很大，必须要有充足的血液和氧供给才能保证其舒缩所需要的能量。心肌缺血、缺氧以及严重的维生素 B_1 缺乏等，不仅可影响心肌细胞的能量代谢，久之亦可合并有结构异常，使心肌收缩功能进一步降低。

（二）心室负荷过重

心室长期的负荷过重可导致心肌发生适应性改变，以承受增高的工作负荷，维持相对正常的心排血量，但这种长期的适应代偿最终会导致失代偿而发生心肌舒缩功能降低。

1. 容量负荷（volume load）过重 心脏收缩前所承受的负荷，相当于心室舒张末期容积或压力，称为容量负荷或前负荷。左心室容量负荷过重主要见于主动脉瓣或二尖瓣关闭不全；右心室容量负荷过重主要见于肺动脉瓣或三尖瓣关闭不全，房间隔或室间隔缺损并伴有左向右分流时。严重贫血、甲状腺功能亢进、动－静脉瘘等高动力循环状态时，由于回心血量增多导致左、右心室容量负荷都增加。

2. 压力负荷（pressure load）过重 心室收缩射血时所要克服的阻力称为压力负荷或后负荷。左心室压力负荷过重主要见于高血压、主动脉缩窄、主动脉瓣狭窄等；右心室压力负荷过重常见于肺动脉高压、肺动脉瓣狭窄等，以及慢性阻塞性肺疾病引起的肺循环阻力增加。当血液黏度明显增加时，左、右心室压力负荷都会加重。

（三）心室舒张及充盈受限

这指的是在静脉回心血量无明显减少的情况下，因心脏本身的病变引起的心脏舒张和充盈障碍。例如，急性心肌缺血可引起能量依赖性舒张功能异常。左心室肥厚、纤维化和限制型心肌病使心肌的顺应性减退，心室舒张期充盈障碍。二尖瓣狭窄导致左心室充盈减少，肺循环淤血和压力升高；三尖瓣狭窄导致右心室充盈减少，体循环淤血。急性心包炎时心包腔内大量炎性渗出限制心室充盈，

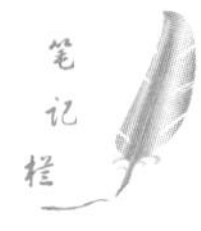

造成心排血量降低。慢性缩窄性心包炎时由于大量的瘢痕粘连和钙化使心包伸缩性降低，心室充盈减少，造成心排血量降低。

案例 15-1 分析

冠心病心肌梗死引起心肌缺血缺氧，既有原发性心肌损害，同时有心肌代谢障碍，高血压病导致左心室压力负荷增大，在诱因作用下引起心力衰竭。其依据：患者有胸闷、心慌伴气喘等症状，高血压病史 10 余年，肌酸激酶 621U/L，肌酸激酶同工酶 47.9U/L。心电图：V_1-V_3 导联 R 波上升不良，Ⅱ、Ⅲ、aVF、V_4-V_6 导联 T 波倒置、ST 段压低，左心室肥厚。NTproBNP 14055ng/L，肌钙蛋白 TnI 3.17ng/ml。

二、诱　因

据统计，临床上 60% ～ 90% 心力衰竭的发生都有诱因的存在。凡是能增加心脏负荷、使心肌耗氧量增加和（或）降低心脏供血供氧量的因素皆可能成为心力衰竭的诱因。常见的心力衰竭的诱因及其作用机制如下。

（一）感染

各种感染是心力衰竭最常见的诱因，尤其是呼吸道感染。感染可通过以下机制诱发心力衰竭：①发热时交感神经兴奋，血管收缩导致外周阻力增高，加重心脏压力负荷；②发热时机体代谢率增高，心率加快，不但增加心肌耗氧量，同时心脏舒张期缩短，还引起心肌供血供氧不足；③致病微生物及其产物（如内毒素等）直接或间接损伤心肌、抑制心肌收缩力；④呼吸道感染时，常常合并支气管痉挛、黏膜充血、水肿等，则肺循环阻力增大而加重右心后负荷。

（二）水、电解质代谢与酸碱平衡紊乱

1. 过量、过快输液　过量、过快输液可使血容量迅速增加，加重心脏的容量负荷而诱发心力衰竭，对于老年患者及原有心功能下降者应特别注意。

2. 高钾血症和低钾血症　钾代谢障碍易引起心肌兴奋性、传导性、自律性的改变从而导致心律失常而诱发心力衰竭。尤其是高钾血症时，血钾升高可抑制心肌动作电位复极化 2 期的钙离子的内流，使心肌收缩性降低。

3. 酸中毒　酸中毒主要对心肌钙离子转运产生干扰：①酸中毒时 H^+ 抑制心肌细胞 Ca^{2+} 内流。②H^+ 抑制心肌细胞肌质网的 Ca^{2+} 释放。③H^+ 竞争性抑制 Ca^{2+} 与心肌肌钙蛋白的钙结合亚单位（TnC）的结合。如此，使得心肌兴奋 – 收缩偶联障碍，抑制心肌收缩性从而诱发心力衰竭。

（三）心律失常

心律失常尤其是快速型心律失常，如室上性心动过速、心房颤动、心房扑动等均可诱发心力衰竭，主要机制有：①心率增快可使心肌耗氧量增加。②舒张期缩短，不但减少了冠脉供血，使心肌处于缺血、缺氧状态，而且引起心室充盈不足，心排血量降低。③导致房、室收缩不协调，使心排血量降低。缓慢型心律失常，如高度房室传导阻滞等，当每搏输出量的增加不足以弥补心率减少造成的心排血量降低时，亦可诱发心力衰竭。

（四）妊娠与分娩

妊娠与分娩可诱发心力衰竭，尤其对于心力储备降低的妇女。与以下原因有关：①妊娠期孕妇血容量增加，至临产期可比妊娠前增加 20% 以上，特别是血浆容量增加超过红细胞数量的增加，可出现稀释性贫血，导致血液性缺氧及心脏容量负荷加重；②妊娠及分娩时，精神紧张，宫缩疼痛，使交感 – 肾上腺髓质系统兴奋，一方面心率加快使心肌耗氧量增加和冠脉灌流不足，另一方面引起外周小血管收缩，容量血管收缩使静脉回流增加，心脏前负荷加大；阻力血管收缩，外周阻力增加，使心脏后负荷加重，从而诱发心力衰竭。

此外，劳累、紧张、情绪波动、气温骤变、洋地黄中毒、外伤与手术等均可加重心脏负荷，也可成为心力衰竭的诱因。临床工作中，认识这些诱因并及时有效地加以消除，对心力衰竭的防控也是十分必要的。

案例 15-1 分析

患者诱因：呼吸道感染，其依据：4 天前受凉“感冒”后出现症状，伴咳嗽、咽痛，咽部明显充血，呼吸音稍粗，双肺闻及大量干湿啰音。体温 37.5℃，白细胞 12.71×10^9/L，中性粒细胞 0.803，X 线显示双肺纹理增粗，可见模糊不清的片状阴影。

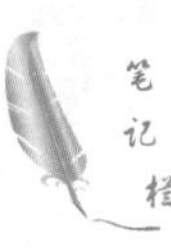

第三节 心力衰竭的分类

心力衰竭可按照不同标准，从多种不同角度进行分类。

一、按心力衰竭发生部位分类

（一）左心衰竭（left heart failure）

左心衰竭常见于冠心病、高血压病、主动脉瓣狭窄及关闭不全、二尖瓣关闭不全等，主要由于左心室负荷过重及射血功能障碍，导致左室泵血功能下降，肺循环流到左室的血液不能充分射入主动脉，残留在左心的血液量增多。临床上以心排血量下降和肺循环淤血、肺水肿为特征。

（二）右心衰竭（right heart failure）

右心衰竭常见于肺动脉狭窄、三尖瓣关闭不全、肺动脉高压、某些先天性心脏病（如法洛四联症和房、室间隔缺损）以及肺部疾患引起的肺微循环阻力增加，如缺氧导致的肺小血管收缩和慢性阻塞性肺疾病等，由于右心室前或（和）后负荷过重，不能将体循环回流的血液充分排至肺循环，故临床上以体循环淤血、静脉压升高、下肢甚至全身性水肿为特征。

（三）全心衰竭（whole heart failure）

左、右心室同时或先后发生衰竭，称为全心衰竭。可见于心肌炎、心肌病或严重贫血等同时侵犯左、右心室，使左右心同时受累，发生全心衰竭。也可由一侧心力衰竭波及另一侧演变而来。例如左心衰竭引起肺循环淤血、肺水肿，使肺循环阻力增高，久之导致右室后负荷过重而发生右心衰竭。

二、按左室射血分数分类

（一）射血分数降低的心力衰竭（heart failure with a reduced ejection fraction，HFrEF）

左室射血分数（left ventricular ejection fraction，LVEF）是每搏输出量与左室舒张末期容积（left ventricular end diastolic volume，LVEDV）的比值，在静息状态下正常值为 0.55 ～ 0.70，是评价左心室射血效率的常用指标，能较好地反映心肌收缩功能的变化。HFrEF 常见于冠心病和心肌病等，因心肌收缩功能障碍而致泵血量减少引起的心力衰竭，其临床特点是 LVEF ＜ 40%，LVEDV 增加，又称为收缩性心力衰竭（systolic heart failure）。

（二）射血分数保留的心力衰竭（heart failure with preserved ejection fraction，HFpEF）

本型指在心肌收缩功能正常情况下，因心肌舒张功能异常或充盈能力减弱，需提高心室充盈压才能达到正常的心排血量。HFpEF 常见于高血压伴左室肥厚、肥厚型心肌病、主动脉瓣狭窄、缩窄性心包炎等，其临床特点是 LVEF ＞ 50%。因为升高的充盈压逆传到静脉系统，患者可出现肺循环或体循环淤血的临床综合征，又称为舒张性心力衰竭（diastolic heart failure）。

（三）射血分数中间范围的心力衰竭（heart failure with mid-range ejection fraction，HFmrEF）

2018 版《中国心力衰竭诊断和治疗指南》将 LVEF 在 40% ～ 49% 临界范围的 HFmrEF 单独提出，此亚组的临床特征、治疗方式和预后尚不清楚。其介于 HFrEF 与 HFpEF 之间，缺血性心脏病的患者比例与 HFrEF 相似；可转变为 HFpEF 或 HFrEF。单独列出此组有利于促进此类心力衰竭患者临床特点、病理生理机制和治疗的研究，有利于早期干预，延缓心力衰竭的发生。

在心功能不全早期，患者的心脏受损可能以单纯的收缩或舒张功能减退为主。当心脏损伤发展到一定阶段时，心肌收缩和舒张功能障碍常常同时并存。

三、按心排血量的高低分类

（一）低心排血量性心力衰竭（low output heart failure）

本型常见于冠心病、高血压病、心脏瓣膜性疾病及心肌炎等引起的心力衰竭。此类患者的心排血量低于正常群体的平均水平。

（二）高心排血量性心力衰竭（high output heart failure）

本型主要见于妊娠、甲状腺功能亢进、严重贫血、严重维生素 B_1 缺乏症、动－静脉瘘等，上述疾病时因血容量扩大或循环速度加快，静脉回流增加，心脏过度充盈，代偿阶段其心排血量明显高于正常，处于高动力循环状态。由于心脏容量负荷长期过重，供氧相对不足，能量消耗过多，一旦发展到心力衰竭（失代偿），心排血量较心力衰竭前（代偿阶段）前有所下降，不能满足上述病因造成的高水平的代谢需求，但其值仍高于或不低于正常群体的平均水平，故称为高心排血量性心力衰竭。

笔记栏

四、按心力衰竭发生的速度分类

（一）急性心力衰竭（acute heart failure）

起病急骤，发展迅速，心排血量急剧减少，机体常常来不及发挥代偿作用。主要见于大面积急性心肌梗死、急性弥漫性心肌炎、严重的心律失常等，临床上以急性左心衰竭最为常见，患者往往有心源性休克的表现，常危及生命。

（二）慢性心力衰竭（chronic heart failure）

起病缓慢，机体有充分的代偿时间，在代偿阶段患者心力衰竭的症状可不明显，但随着病情发展，机体代偿能力减弱甚至丧失，心排血量不能满足机体代谢需要，于是心力衰竭的表现逐渐显露。这类心力衰竭在临床上常见于高血压病、心脏瓣膜性疾病和慢性肺部疾病等。

五、心力衰竭的临床分级与分期

（一）纽约心脏病学会心功能分级

纽约心脏病学会（New York Heart Association，NYHA）提出按照患者症状的严重程度将慢性心功能不全分为Ⅰ、Ⅱ、Ⅲ、Ⅳ四级。此方案于1928年提出，经过了多次修订，现在仍被广泛采用。该分级方法简便易行，主要对患者目前的心功能状态进行功能性评价，但其划分主要根据患者的主诉，具有一定的局限性。

（二）美国ACC/AHA心功能不全分期

2001年，美国心脏病学会（American College of Cardiology，ACC）与美国心脏协会（American Heart Association，AHA）联合推出心功能不全的阶段（或期）划分法。该方案旨在补充NYHA心功能分级法，强调心功能障碍的演变与进展过程，能够更深刻反映基础疾病及心力衰竭病变的严重程度，属于一种实质性的评价。该分期法与NYHA分级法相辅相成，可以同时应用于同一个患者。两者的相互对比关系见表15-2。

表15-2 NYHA心功能分级与美国ACC/AHA心功能不全分期的比较

NYHA心功能分级	ACC/AHA心功能不全分期
Ⅰ级：有心脏病，但无心力衰竭的症状，体力活动不受限制	A期：心力衰竭的高危人群，但目前尚无心脏结构性损伤，也无心力衰竭的症状和（或）体征
	B期：有结构性心脏病变，但无心力衰竭的症状和（或）体征
Ⅱ级：静息时无症状，体力活动轻度受限制，日常活动可引起乏力、心悸和呼吸困难等症状	C期：有结构性心脏病变，以往或目前有心力衰竭的症状（或）体征，包括HFpEF和HFrEF
Ⅲ级：静息时无症状，轻度活动即感不适，体力活动明显受限	
ⅣA级：在静息时也有症状，但优化内科治疗后可平卧或床边活动	
ⅣB级：优化内科治疗后仍不能平卧，任何活动均严重受限	D期：终末期心力衰竭，有进行性器质性心脏病，严重的心力衰竭的症状和（或）体征，需特殊的治疗举措，包括辅助性器械治疗

第四节　心力衰竭时机体的代偿反应

生理条件下，心排血量可随着机体代谢需要的升高而增加，这主要是通过对心率、心室前后负荷及心肌收缩性的调控实现的。心脏泵血功能受损时，心排血量减少首先引起内源性神经－体液调节机制的激活，进而导致心脏本身与心外组织的一系列代偿适应性变化。在最初的心功能代偿阶段，这些适应性变化对于维持心脏泵血功能、血流动力学稳态及重要器官的血流灌注都起着十分重要的作用。但随着时间的推移，这些适应性变化的弊端也逐渐显现，反而成为加重心脏泵血功能损害，促进心力衰竭进展的因素。

通过代偿，心排血量能满足机体正常代谢需要而暂时不出现心力衰竭的临床表现者称为完全代偿；心排血量仅能满足机体在安静状态下需要者称为不完全代偿；心排血量不能满足机体安静状态下需要，出现明显的心力衰竭表现者，称之失代偿或代偿失调。

笔记栏

一、神经－体液调节机制激活

神经－体液调节机制激活是心功能减退时介导心内代偿与心外代偿的基本机制。在心肌损伤发生后，通过多种信息传递途径导致神经－体液调节机制的调控活动发生改变，包括交感神经系统激活及血浆儿茶酚胺浓度升高、肾素－血管紧张素系统激活；内皮素、抗利尿激素、心房钠尿肽、肿瘤坏死因子等含量或活性增高。这些神经－体液因子的变化均参与心功能不全的代偿与失代偿过程，对机体来说有利有弊，其中最为重要的就是交感－肾上腺髓质系统和肾素－血管紧张素－醛固酮系统的激活。

（一）交感－肾上腺髓质系统激活

心功能不全时，心排血量减少可刺激颈动脉窦和主动脉弓的压力感受器，进而激活交感－肾上腺髓质系统，表现为交感神经活性升高，血浆儿茶酚胺浓度明显升高。交感神经系统兴奋及儿茶酚胺的增多，可使心肌收缩力增强、心率增快、心排血量回升；而且通过对外周血管的调节，如腹腔内脏等的阻力血管收缩，提高了外周阻力以维持动脉血压，保证心、脑等重要器官的血流灌注，静脉血管的收缩也有助于提高回心血量。这些效应在短时间内，尤其对于急性心力衰竭时，对维持心脏泵血功能、血流动力学稳态起着重要作用。但长期的交感神经系统过度激活又会对机体产生不利影响：如心率增快引起心肌耗氧量增加，舒张期缩短又使冠状动脉灌流量下降，可致心肌缺血缺氧；过量儿茶酚胺可导致心肌细胞膜离子转运异常，易诱发心律失常；外周血管阻力持续增加会加重心脏后负荷，进而使心排血量下降；内脏器官长期供血不足会引起其代谢、功能和结构改变等。这些负面影响将成为促进心功能不全进展恶化的重要因素。

（二）肾素－血管紧张素－醛固酮系统的激活

心功能不全时，心排血量减少引起的肾脏血流灌注量减少及交感神经系统兴奋，均可激活肾素－血管紧张素－醛固酮系统，导致血管紧张素Ⅱ（angiotensin Ⅱ，Ang Ⅱ）增加。Ang Ⅱ通过激活其受体（AT1 受体），至少产生三种效应：①强大的缩血管作用，可以直接并与去甲肾上腺素协同引起血管收缩，使外周阻力增高。②直接促进心肌和非心肌细胞肥大或增殖。③刺激肾上腺皮质分泌醛固酮，造成水钠潴留，同时醛固酮还可作用于心脏成纤维细胞，促进胶原合成和心室重塑。这些效应虽然一定程度上有助于增加心排血量，但同时也使心室前、后负荷均明显增加，加重心脏负担。综合来看，肾素－血管紧张素－醛固酮系统的激活在心功能不全的代偿及失代偿调节中的作用是弊大于利的（图 15-1）。

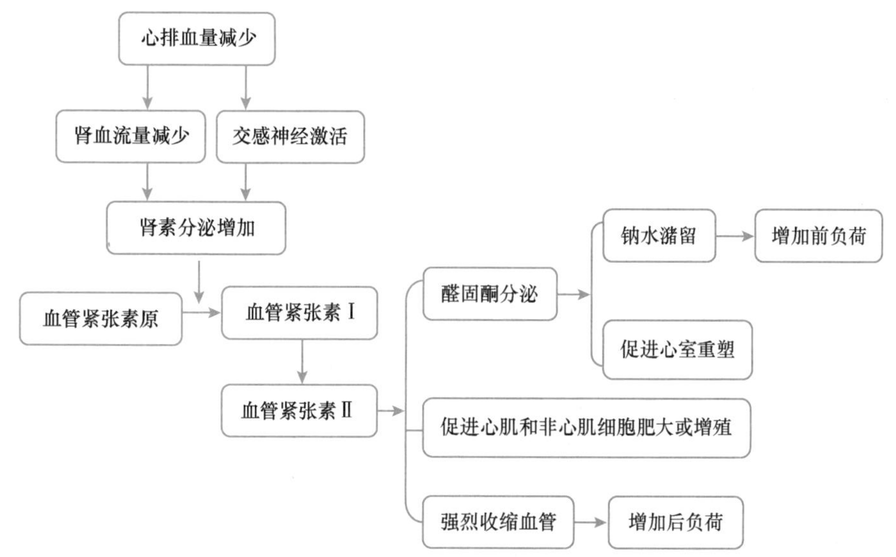

图 15-1　心功能不全时肾素－血管紧张素－醛固酮系统的作用

（三）心房钠尿肽系统激活

心房肌主要合成和分泌心房钠尿肽（atrial natriuretic peptide，ANP），心室肌主要合成和分泌 B 型钠尿肽（B-type natriuretic peptide，BNP）。钠尿肽类激素主要生理功能是利尿、利钠、扩张血管、抑制肾素－血管紧张素－醛固酮系统的作用。人类心脏分泌的 BNP 是具有 32 个氨基酸残基的多肽。开始分泌的是由 134 个氨基酸残基构成的前体，当受刺激释放时，先被蛋白酶在 N 端切掉含 26 个氨基酸残基的片段。在分泌或进入血液循环的过程中，被蛋白水解酶裂解成 BNP 和 N 末端

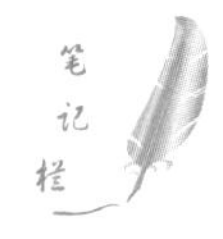

B 型钠尿肽原（N-terminal pro-B-type natriuretic peptide，NTproBNP）。NTproBNP 是由 76 个氨基酸残基组成的无生物学活性的多肽片段，比 BNP 具有更长的半衰期和更高的稳定性。BNP 和 NTproBNP 两者虽有差异，但在临床上的应用价值相当。在生理情况下，BNP 的浓度很低，正常人 BNP 水平与 NTproBNP 水平相似。心功能不全时，心脏负荷增加或心室扩大，心肌细胞受牵拉刺激而合成分泌 BNP/NTproBNP，血浆 BNP/NTproBNP 含量升高。在 21 世纪，BNP/NTproBNP 成为首个获得确认的心力衰竭标志物，对心力衰竭的诊断和鉴别诊断、危险分层和预后评估、治疗监测等都具有肯定的临床价值：如症状性和无症状性左心室功能障碍患者血浆 BNP 水平均增高；血浆高水平的 BNP 预示严重心血管事件，包括死亡的发生；血浆 BNP 还用于鉴别心源性和肺源性呼吸困难，BNP 正常的呼吸困难，基本上可以排除心源性；心力衰竭经过治疗血浆 BNP 水平下降提示预后改善等。

二、心脏本身的代偿

心脏本身的适应机制包括迅速启动的功能性调整和缓慢持久的结构性适应。功能性调整包括心率加快、心脏紧张源性扩张和心肌收缩性增强，可以在短时间内动员起来，实际上是机体对应激的反应，动用泵功能储备。结构性适应主要指心室重塑，则是在心室前负荷和后负荷长期增加时，通过改变心室的结构、代谢和功能而发生的慢性综合性代偿适应性反应。

（一）心率加快

心率加快是一种启动快，见效迅速的代偿反应。心功能损伤时，心率加快的发生机制如下：①各种致病因素使心排血量减少，动脉血压下降，对颈动脉窦和主动脉弓上的压力感受器的刺激减弱，经窦神经传到心血管中枢的抑制性冲动减少，心脏交感神经兴奋，引起心率加快。②心脏泵血功能下降使心腔内剩余血量增加，心室舒张末期容积和压力增大，通过刺激容量感受器，经迷走神经传入纤维至中枢，使迷走神经抑制，交感神经兴奋，心率加快。③心排血量减少可引起缺氧，通过刺激颈动脉体和主动脉体的化学感受器，反射性引起心率加快。

心率加快对机体来说有利亦有弊。心排血量是每搏输出量与心率的乘积，心率加快在一定范围内可提高心排血量，并可提高舒张压，有利于冠状动脉的血液灌流，对维持动脉血压，保证心、脑等重要器官的血液灌流有积极作用。但是这种代偿也有一定的局限性。当心率过快（成人心率＞180 次/分）时，反而使心排血量减少，原因是：①心率过快使心肌耗氧明显增加。②心率过快导致心室舒张期过短，心室充盈不足，心排血量下降。③心率过快可影响冠脉灌流，使心肌缺血、缺氧加重。一般而言，心率越快，心力衰竭的程度越重。

（二）心脏紧张源性扩张

根据 Frank-Starling 定律，在一定范围内，心肌收缩力与心脏前负荷（心肌纤维初长度）成正比。当肌节长度在 1.7 ～ 2.2μm 范围内时，随肌节长度增加，心肌收缩力逐渐增大。当肌节长度达到 2.2μm 时，此时粗、细肌丝处于最佳重叠状态，形成有效横桥的数目最多，故产生的收缩力最大，这个肌节长度称为最适长度（Lmax）。正常情况下，心室舒张末期压力约为 0 ～ 6mmHg，此时肌节的初长度约为 1.7 ～ 1.9μm 之间，尚未达到 Lmax，因此，心室还有进一步扩张的余地。当各种致病因素引起心排血量减少时，回流到心室的血液不能充分地排出心腔，导致心室舒张末期容积增大。前负荷增大导致心脏扩张，即肌节初长度增加，若肌节初长度不超过 2.2μm 时，心肌收缩力增强，每搏输出量增加，有利于将心室内过多的血液及时泵出。这种伴有心肌收缩力增强的心腔扩大称为心脏紧张源性扩张（tonogenic dilation）。当心脏前负荷过重，心室舒张末期容积过大时，心室扩张使肌节初长度超过 2.2μm，有效横桥数目减少，心肌收缩力反而下降，每搏输出量减少。这种心肌过度拉长并伴有心肌收缩力减弱的心腔扩大称为肌源性扩张（myogenic dilation）。肌节长度达到 3.6μm 时，粗、细肌丝不能重叠而丧失收缩能力。

通过增加前负荷而增强心肌收缩力即紧张源性扩张，是急性心力衰竭时的一种重要代偿方式。但是过度的心腔扩张即肌源性扩张，心肌收缩力反而下降，已失去了其代偿意义，同时室壁张力增大还会增加心肌耗氧量，加重心肌损伤。

（三）心肌收缩性增强

心肌收缩性是指不依赖于心脏前负荷与后负荷变化的心肌本身的收缩特性，主要取决于心肌的收缩蛋白、可供利用的 ATP 含量和胞质游离钙浓度。心功能损害急性期，由于心排血量减少，交感－肾上腺髓质系统兴奋使儿茶酚胺增加，通过激活 β 肾上腺素受体，增加胞质中 cAMP 浓度，激活蛋

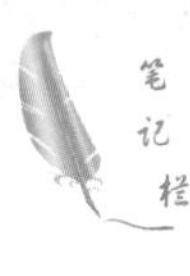

白激酶A，使肌膜钙通道蛋白磷酸化，细胞外Ca^{2+}顺浓度梯度进入细胞，导致心肌细胞兴奋后胞质Ca^{2+}浓度升高而发挥正性变力作用。在慢性心力衰竭时，血浆中虽然存在大量儿茶酚胺，但由于心肌细胞β肾上腺素受体减敏，其正性变力作用的效果明显减弱。心肌收缩性增强也必然伴有心肌耗氧量的增加，有可能转为失代偿状态。

（四）心室重塑（ventricular remodeling）

心脏由心肌细胞、非心肌细胞及细胞外基质（extracellular matrix，ECM）组成。心室重塑，是指心室在长期的容量负荷和（或）压力负荷增加时，通过改变心室的结构、代谢和功能而发生的慢性综合性代偿适应性反应。心肌细胞的结构性适应不仅有量的增加，即心肌肥大（myocardial hypertrophy），还伴随有质的变化，即细胞表型（phenotype）改变。不只是心肌细胞，非心肌细胞和细胞外基质也发生了明显变化。

1. 心肌细胞重塑：包括心肌肥大和心肌细胞表型的改变

（1）心肌肥大：心脏长期过度负荷时发展起来的一种慢性代偿机制。心肌肥大一般指心肌细胞体积的增大，在细胞水平表现为细胞直径增宽、长度增加；在器官水平表现为心肌重量增加，心室壁增厚。当心肌细胞肥大达到临界值（成人心脏重量超过500g）时，还可发生心肌细胞数量的增多。临床上常可用各种无创伤方法检测心室壁厚度，因此心肌肥大又称为心室肥厚（ventricular hypertrophy）。

心肌肥大可按照原因分成两大类。当部分心肌细胞丧失时，残余心肌可发生反应性心肌肥大（reactive hypertrophy）；长期负荷过重可引起超负荷性心肌肥大（overloading hypertrophy）。按照超负荷的原因和心肌反应形式不同又可将超负荷性心肌肥大分为以下两种：

1）向心性肥大（concentric hypertrophy）：心脏在长期过度的压力负荷作用下，收缩期室壁张力持续增加，引起心肌纤维中肌节呈并联性增生，心肌细胞增粗。其特征是心室壁显著增厚，而心腔无明显扩大（正常甚或缩小），室壁厚度/心腔半径比值增大。常见于高血压性心脏病和主动脉瓣狭窄。

2）离心性肥大（eccentric hypertrophy）：心脏在长期过度容量负荷作用下，舒张期室壁张力持续增加，引起心肌纤维中肌节呈串联性增生，导致心肌细胞增长，心室腔扩大。心腔增大又使收缩期室壁应力增大，刺激肌节并联性增生，使室壁有所增厚。离心性肥大特征是室壁厚度轻度增厚与心腔容积显著增大并存，室壁厚度/心腔半径比值基本保持正常。常见于主动脉瓣或二尖瓣关闭不全。

心肌肥大是一种较经济的、持久的、有效的代偿方式。心肌肥大时，单位重量肥大心肌的收缩性是降低的，但由于整个心脏的重量增加，心肌总的收缩力还是增加的，有助于维持心排血量。同时由于室壁增厚可降低室壁张力，减少心肌耗氧量，有助于减轻心脏负担。因此，心肌肥大是慢性心功能不全时极为重要的代偿方式。但是，心肌肥大的代偿也是有一定限度的。由于心肌肥大是一种不均衡性增长，过度肥大的心肌可发生不同程度的缺血、缺氧、能量代谢障碍和心肌舒缩能力减弱等，因此当超过一定限度时，心功能则从代偿转变为失代偿。

（2）心肌细胞表型改变：是指由于心肌合成的蛋白质的种类变化所致的心肌细胞"质"的改变。在引起心肌肥大的机械性信号和化学性信号刺激下，通常在成年个体心脏处于静止状态的胎儿期基因被激活，如心房钠尿肽基因、β-肌球蛋白重链（β-myosin heavy chain，β-MHC）基因等，合成胎儿型蛋白质增加；或是某些功能基因的表达受抑制，发生蛋白质的同工型转换（isoform switches），引起细胞表型的改变。表型转变的心肌细胞在细胞膜、线粒体、肌质网、肌原纤维及细胞骨架等方面与正常心肌均有差异，从而导致其功能与代谢方面发生变化。转型的心肌细胞分泌活动增强，通过它们分泌的细胞因子和局部激素而相互作用，进一步促进细胞生长、增殖及凋亡，改变了心肌的舒缩能力。

2. 非心肌细胞及细胞外基质的变化 心脏的非心肌细胞包括成纤维细胞、血管平滑肌细胞、内皮细胞等，成纤维细胞占人心脏细胞总数的60%～70%。细胞外基质是存在于细胞间隙、肌束之间及血管周围的结构糖蛋白、蛋白多糖及糖胺聚糖的总称。其中最主要的是Ⅰ型和Ⅲ型胶原纤维。Ⅰ型胶原是与心肌束平行排列的粗大胶原纤维的主要成分，Ⅲ型胶原则形成较细的纤维网状结构，它们与少量的其他胶原（Ⅳ、Ⅴ、Ⅵ等）组成胶原网络。胶原纤维的量和成分是决定心肌伸展性和僵硬度的重要因素。

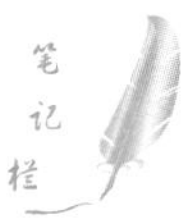

心肌重塑的同时，血管紧张素Ⅱ、去甲肾上腺素和醛固酮等都可促进非心肌细胞活化或增殖，

分泌大量不同类型的胶原等细胞外基质，同时又合成降解胶原的间质胶原酶和明胶酶等，通过对胶原合成和降解的调控，使胶原网络的生物化学组成（如Ⅰ型和Ⅲ型胶原的比值）和空间结构都发生了改变，称为胶原网络的生化重塑（biochemical remodeling）及结构重塑（structural remodeling）。胶原重塑也是一种适应机制。一般在重塑早期，Ⅲ型胶原明显增多，有利于肥大心肌肌束组合的重新排列及心室的结构性扩张。在重塑后期，以Ⅰ型胶原增加为主，以提高心肌的抗张强度，从而防止在室壁应力过高的情况下心肌细胞侧向滑动造成的室壁变薄和心腔扩大。

心室重构是心力衰竭不断发生、发展的分子基础。尽管上述变化对于心肌细胞有一定的保护作用，但是过度的非心肌细胞增殖及胶原重塑，一方面可能出现心肌间质的胶原沉积，使得心肌顺应性下降而僵硬度增加，影响心肌舒张功能。另一方面，冠状动脉周围的纤维增生和室壁增厚，使冠状循环的储备能力和供血量降低。同时心肌间质的增生与重塑还会影响心肌细胞之间的信息传递和舒缩的协调性，影响心肌细胞的血氧供应，促进心肌的凋亡和纤维化。

三、心脏以外的代偿

心功能降低时，除心脏本身发生代偿外，机体还会启动心外的多种代偿机制，以适应心排血量的降低。

（一）血容量增加

慢性心力衰竭的主要代偿方式之一，引起血容量增加的机制有：①交感神经兴奋：心功能障碍时，心排血量和有效循环血量减少，引起交感神经兴奋，肾血管收缩血流量下降，肾小球滤过率降低致钠水排出减少，而近曲小管重吸收钠、水增多，使血容量增加。②肾素－血管紧张素－醛固酮系统的激活：肾血流量减少和交感神经兴奋，可激活 RAAS，血管紧张素Ⅱ、醛固酮生成明显增多，不但使肾血管收缩，肾小球滤过率下降致钠水排出减少，同时还促进远曲小管和集合管对钠、水的重吸收。③抗利尿激素增多（antidiuretic hormone，ADH）：随着钠的重吸收增加，ADH 的分泌与释放增加，加上肝脏对 ADH 的灭活减少，使血浆中 ADH 水平升高，促进远曲小管和集合管对水的重吸收。④抑制钠水重吸收的激素减少：严重心力衰竭时，PGE_2 和 ANP 合成和分泌减少，促进了钠水潴留。

一定范围内的血容量增加，可提高回心血量和心排血量，维持组织的有效血液灌流。但长期过度的血容量增加，可加重心脏负荷，反而促进心功能不全的进展。

（二）血液重新分布

心功能障碍时，由于交感－肾上腺髓质系统兴奋，儿茶酚胺大量分泌。由于各组织器官的受体分布和敏感性的差异，对儿茶酚胺的反应不均一，因此出现全身血液的重分布。主要表现为皮肤、内脏器官和骨骼肌的血管收缩致血流量减少，其中以肾脏的血流量减少最为显著，而心、脑的血流量变化不大或略增加。这样既能防止血压下降，又保证了心、脑等重要脏器的血液供应。但是外周器官的长期供血不足，将造成该器官功能障碍，如肝、肾功能障碍等；同时外周血管长期收缩，可加重心脏的后负荷，使心排血量更为减少。

（三）红细胞增多

心功能不全时，由于体循环淤血和血流速度缓慢，可引起循环性缺氧，肺淤血水肿可导致低张性缺氧。慢性缺氧刺激肾间质细胞合成分泌红细胞生成素（erythropoietin, EPO），促进骨髓造血功能，使红细胞与血红蛋白增多，从而提高血液的携氧能力，改善机体的缺氧状态。但长期的红细胞过多，增加了血液黏度及血流阻力，加重心脏后负荷。

（四）组织细胞利用氧的能力增强

慢性心功能不全时，组织的供氧减少，组织细胞可发生一系列代谢、功能和结构的改变，以增加其对氧的摄取与利用能力。主要表现在：慢性缺氧使组织细胞中线粒体数量增多，细胞色素氧化酶活性增强，其利用氧的能力增强，以克服供氧不足带来的不利影响；细胞磷酸果糖激酶活性增强有助于细胞从糖酵解中获得能量的补充；肌肉中的肌红蛋白含量增多，可改善肌肉组织对氧的储存和利用。

综上所述，心功能不全时，在神经－体液调节机制的调节下，机体可以动员心脏本身和心脏以外的多种代偿机制进行代偿，并且这种代偿贯穿于心功能不全的整个过程。在心泵功能损害的急性期，通过神经－体液调节机制激活，使心率加快、心肌收缩性增强及外周阻力增大以维持血压和器官血流灌注。同时在负荷增加和神经－体液调节机制驱动下，心室重塑也迅速启动。随着

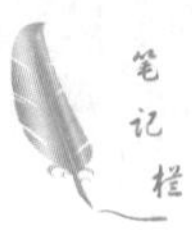
笔记栏

代偿性心肌肥大，心功能维持于相对正常的水平，此时即进入一相对稳定阶段——代偿期。但是由于心室重塑仍在持续缓慢而隐匿的进行，其不良反应随时间推移而积累，终将进入心功能不全的失代偿期。

案例 15-1 分析

代偿反应表现有：①心率加快，脉搏 110 次 / 分；②心脏扩张，体检发现心界向左扩大，X 线显示心脏扩大；③心肌肥厚，心电图显示左心室肥厚。

第五节　心力衰竭的发生机制

心力衰竭的发生机制比较复杂，其发生发展是多种机制共同作用的结果。心力衰竭发生的基本机制主要有心肌收缩功能降低、心肌舒张功能障碍和心脏各部分舒缩活动的不协调三方面引起。对于不同病因引起的心力衰竭或心力衰竭的不同发展阶段而言，其参与作用的机制是不同的。但是，神经 – 体液调节失衡在其中起着关键作用，而心室重塑是心力衰竭发生与发展的分子基础，最终的结果是导致心肌舒缩功能障碍。

知识链接 15-1　心肌舒缩

（一）正常心肌舒缩的分子基础

心肌组织由许多心肌细胞相互联结而成。心肌细胞内有成束的肌原纤维，沿心肌细胞纵轴平行排列。肌原纤维由多个肌节连接而成，肌节主要由粗、细肌丝组成，是心肌舒缩的基本单位，心肌收缩与舒张的实质是肌节的缩短与伸长。

1. 收缩蛋白　主要由肌球蛋白（myosin）和肌动蛋白（actin）构成。肌球蛋白是粗肌丝的主要成分，相对分子质量约 500kD，全长约 150nm，包括杆状的尾部、能弯曲的颈部和粗大的分为两片的头部三个部分。其头部具有 ATP 酶活性，可分解 ATP，提供肌丝滑动时所需要的能量。头部还含有与肌动蛋白之间形成横桥 (cross-bridge) 的位点。肌动蛋白是细肌丝的主要成分，相对分子质量 47kD，呈球形，互相串联成双螺旋的细长纤维。肌动蛋白上有特殊的“作用点”，可与肌球蛋白形成可逆性结合。肌动蛋白和肌球蛋白是心肌舒缩活动的物质基础，其构成的粗、细肌丝直接参与心肌的舒缩过程，故被称为收缩蛋白。

2. 调节蛋白　主要由细肌丝上的向肌球蛋白（tropomyosin）和肌钙蛋白（troponin）组成。向肌球蛋白呈杆状，含有两条多肽链，头尾串联并形成螺旋状细长纤维嵌在肌动蛋白双螺旋的沟槽内。每个向肌球蛋白分子上附有一个肌钙蛋白复合体，后者由三个亚单位构成，分别是向肌球蛋白亚单位（TnT）、钙结合亚单位（TnC）和抑制亚单位（TnI）。向肌球蛋白和肌钙蛋白本身没有收缩作用，参与调节收缩蛋白的收缩过程，故被称为调节蛋白。

（二）正常心肌的舒缩过程

心肌要维持正常的舒缩活动不仅要具备良好而又足够的收缩蛋白和调节蛋白，而且还必须有充足的能量供给和钙离子的参与。Ca^{2+} 在兴奋收缩偶联过程中发挥重要的中介作用，而 ATP 则为粗、细肌丝的滑动提供能量。

当心肌细胞兴奋时，细胞膜电位变化可以激活细胞膜上的 L 型钙通道开放，细胞外的 Ca^{2+} 顺浓度梯度进入细胞内，进一步激活肌质网中的 Ca^{2+} 释放，从而使胞质的 Ca^{2+} 浓度迅速升高，由 10^{-7}mol/L 升至 10^{-5}mol/L（收缩阈值）。此时，Ca^{2+} 即与肌钙蛋白的 TnC 亚单位结合，使向肌球蛋白发生旋转而改变位置，从而暴露肌动蛋白上肌球蛋白的作用位点，并与肌球蛋白头部接触形成横桥。胞质中 Ca^{2+} 浓度的升高可激活肌球蛋白头部的 Ca^{2+}，Mg^{2+}-ATP 酶，水解 ATP 释放出能量，引发肌球蛋白头部拖着细肌丝向肌节中心滑行，肌节缩短，即心肌发生收缩，完成一次兴奋 – 收缩偶联。

当心肌细胞复极化时，胞质中的 Ca^{2+} 大部分由 Ca^{2+}-ATP 摄取储存入肌质网，小部分由细胞膜钠 / 钙交换蛋白和 Ca^{2+}-ATP 转运至心肌细胞膜外，从而使胞质内 Ca^{2+} 浓度迅速降低，即由 10^{-5}mol/L 降至 10^{-7}mol/L（舒张阈值）。此时，Ca^{2+} 与肌钙蛋白解离，向肌球蛋白螺旋结构恢复原来的位置，肌动蛋白上的作用位点又重新被掩盖，横桥解除，细肌丝沿粗肌丝向肌节两端滑行，肌节伸长，即发生心肌舒张。

笔记栏

一、心肌收缩功能降低

心肌收缩力降低是造成心脏泵血功能减退的主要原因，可以由心肌收缩相关蛋白的改变、心肌能量代谢障碍和心肌兴奋－收缩偶联障碍分别或共同引起（图 15-2）。

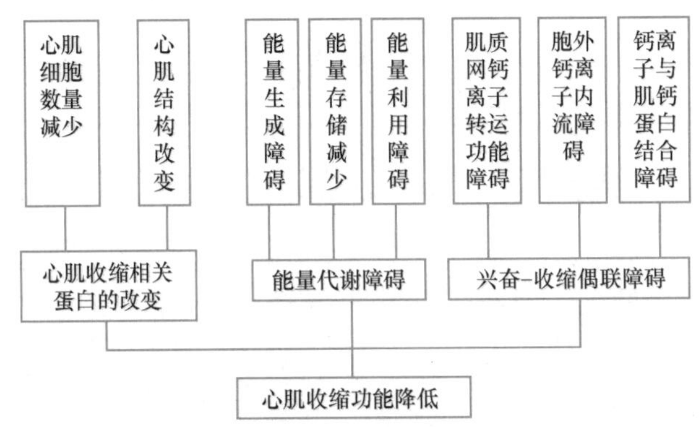

图 15-2　心肌收缩功能降低的机制

（一）心肌收缩相关蛋白的改变

1. 心肌细胞数量减少　在心肌炎、心肌病和心肌梗死等多种心肌损害时，心肌细胞变性、萎缩、死亡导致有效收缩的心肌细胞数量减少。心肌细胞死亡后，与心肌收缩有关的蛋白质即被分解破坏，造成心肌收缩性力降低。心肌细胞的死亡包括坏死（necrosis）与凋亡（apoptosis）两种形式。

（1）心肌细胞坏死：当心肌细胞受到各种严重的损伤性因素作用时，如严重心肌缺血、缺氧、细菌或病毒感染、锑或阿霉素中毒等，心肌发生局部性或弥漫性坏死，坏死细胞由于溶酶体破裂，大量溶酶体酶特别是蛋白水解酶释放，引起细胞自溶，心肌细胞发生坏死，使收缩相关蛋白也随之被破坏，心肌收缩性明显降低。在临床上，心肌细胞的坏死最常见于急性心肌梗死，当梗死面积达左室面积的 23% 时，便可发生急性心力衰竭。

（2）心肌细胞凋亡：细胞凋亡引起的心肌细胞数量减少，同样是引起心肌收缩性降低的重要机制。实验研究发现，在心肌缺血的中心区以细胞坏死为主，而在缺血边缘区可以观察到许多心肌细胞凋亡。凋亡是造成老年患者心肌细胞数量减少的主要原因。细胞凋亡除可直接引起收缩力降低外，还可由于心肌肥大与凋亡共存使心肌肥厚与后负荷不匹配，使室壁应力增大而进一步刺激重塑与凋亡。在心功能不全时，心肌细胞凋亡又可导致室壁变薄，心室进行性扩大。心肌细胞凋亡在代偿性心肌肥大向失代偿性心力衰竭转变过程中占有重要地位，因此，干预心肌凋亡已成为防治心功能不全的重要目标之一。

2. 心肌结构改变　心肌肥大的初期，细胞组织结构尚基本正常。但过度肥大心肌则出现明显的结构改变：①在分子水平上，肥大心肌的表型改变，胎儿期基因过表达；而一些参与细胞代谢和离子转运的蛋白质合成减少。②在细胞水平上，肥大心肌的肌丝与线粒体相比不成比例增加，肌节不规则叠加，加上显著增大的细胞核对邻近肌节的挤压，导致肌原纤维排列紊乱，心肌收缩性降低。③在组织水平上，不同部位的心肌肥大、坏死和凋亡共存，心肌细胞和非心肌细胞的肥大与萎缩、增殖与死亡共存。心肌细胞减少伴有成纤维细胞增殖、细胞外基质增多，使间质与心肌比值增大，发生心脏纤维化，心肌收缩能力降低。④在器官水平上，不同于代偿期的心脏扩张，衰竭时的心室表现为心腔扩大而室壁变薄，横径增加使心脏呈球状。心室扩张使乳头肌不能锚定房室瓣，主动脉和肺动脉瓣环扩大，可造成功能性瓣膜反流，反流引起的血流动力学紊乱进一步加重并参与心室重塑的进展，导致心室收缩泵血功能进一步降低。综上所述，衰竭心脏在多个层次和水平出现的不均一性改变是构成心脏收缩力降低及心律失常的结构基础。

（二）心肌能量代谢障碍

心肌收缩是一个主动耗能的过程，无论是 Ca^{2+} 的转运或肌丝的滑行都要消耗能量，而 ATP 是心肌唯一能够直接利用的能量形式。心肌能量代谢过程大体分为三个阶段：能量生成、储存和利用，其中任一阶段发生障碍，都会导致心肌收缩性减弱。

1. 能量生成障碍　心脏是个高耗氧器官。在充分供氧情况下，心肌可利用脂肪酸、葡萄糖、乳酸、酮体和氨基酸等物质进行氧化供能。正常心肌优先利用脂肪酸，约 2/3 的 ATP 来源于游离脂肪酸的 β 氧化。当各种原因导致心肌缺血、缺氧时，心肌细胞有氧氧化障碍，ATP 生成迅速减少。实验表

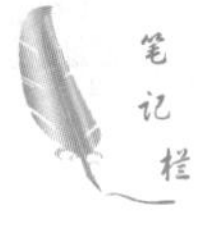

明：常温下，心肌缺血 15 分钟，ATP 含量降到对照水平的 35%；缺血 40 分钟将下降到对照水平的 10% 以下。冠心病引起的心肌缺血是造成心肌能量生成不足的最常见原因，休克、严重贫血等也可减少心肌的供血供氧，导致心肌能量生成障碍。过度肥大的心肌不均一性改变，如线粒体含量相对不足，线粒体氧化磷酸化水平降低，毛细血管数量增加不足，这些均可导致肥大心肌产能减少。此外，维生素 B_1 缺乏时，由于焦磷酸硫胺素（丙酮酸脱氢酶的辅酶）生成不足，使丙酮酸氧化脱羧障碍，也引起心肌细胞有氧氧化障碍导致 ATP 生成不足。

2. 能量储备减少　磷酸肌酸（creatine phosphate，CP）是心肌细胞内储存能量的主要形式。在磷酸肌酸激酶（creatine phosphate kinase，CPK）催化下，ATP 与肌酸之间发生高能磷酸键转移而生成磷酸肌酸，迅速将线粒体中产生的高能磷酸键以能量储存形式转移至胞质。心肌肥大初期细胞中 ATP 及 CP 含量以及 CP/ATP 可在正常范围。随着心肌肥大的发展和心肌损伤的加重，产能减少而耗能增加，尤其是 CPK 发生同工型转换，胎儿型 CPK 增多，导致 CPK 活性降低，使储能形式 CP 减少，作为能量储备指数的 CP/ATP 比值明显降低。

3. 能量利用障碍　心肌对能量的利用是指把 ATP 储存的化学能转化为心肌收缩的机械做功的过程。这个转化过程是通过位于肌球蛋白头部 Ca^{2+}，Mg^{2+}-ATP 酶水解 ATP 实现的。Ca^{2+}，Mg^{2+}-ATP 酶的活性是决定心肌细胞对 ATP 进行有效利用的主要因素。人类衰竭的心肌肌球蛋白头部 Ca^{2+}，Mg^{2+}-ATP 酶的活性降低主要与心肌调节蛋白改变有关。如肌球蛋白轻链 1（myosin light chain，MLC-1）的胎儿型同工型增多、肌钙蛋白 T 亚单位由成年型（TnT3）向胎儿型同工型（TnT4）转变等，使肥大心肌肌球蛋白头部 ATP 酶活性减弱，对 ATP 的利用出现障碍，心肌收缩性降低。

（三）心肌兴奋－收缩偶联障碍

心肌兴奋是电活动，收缩是机械活动，Ca^{2+} 在把心肌兴奋的电信号转化为收缩的机械活动中发挥了极为重要的中介作用。要顺利完成心肌的兴奋－收缩偶联过程，一方面是心肌兴奋时胞质内的 Ca^{2+} 浓度必须迅速升高达到其“收缩阈值”（10^{-5}mol/L），依赖的是细胞外 Ca^{2+} 迅速内流和肌质网内储存的 Ca^{2+} 释放入胞质；另一方面是肌钙蛋白与 Ca^{2+} 具有很好的结合功能。任何影响到心肌对 Ca^{2+} 的转运和分布的因素都会影响钙稳态，导致心肌兴奋－收缩偶联障碍。

1. 胞外 Ca^{2+} 内流障碍　交感神经兴奋激活 β 肾上腺素受体，引起 L 型钙通道开放，少量细胞外 Ca^{2+} 内流。Ca^{2+} 内流不但可直接升高胞内 Ca^{2+} 浓度，更主要的是触发肌质网大量释放 Ca^{2+}。长期的心脏负荷过重或心肌缺血缺氧时，都会出现细胞外 Ca^{2+} 内流障碍。其机制如下：①心肌内去甲肾上腺素合成减少而消耗增加，导致去甲肾上腺素含量下降；②过度肥大的心肌细胞上 β 肾上腺素受体密度相对减少和（或）心肌细胞上 β 肾上腺素受体对去甲肾上腺素的敏感性降低，这些机制都导致 L 型钙通道开放减少，Ca^{2+} 内流受阻。此外，心肌缺血缺氧引起的酸中毒时，H^+ 可降低受体对去甲肾上腺素的敏感性；高钾血症时，因细胞外液中的 K^+ 与 Ca^{2+} 在心肌细胞膜上有竞争的作用，当血 K^+ 浓度增高时，Ca^{2+} 内流亦受阻。

2. 肌质网 Ca^{2+} 转运功能障碍　肌质网通过 Ca^{2+} 摄取、储存和释放三个环节来调节胞内 Ca^{2+} 浓度，从而调节心肌收缩性。心功能不全时，肌质网 Ca^{2+} 的摄取与释放能力明显降低，导致心肌兴奋－收缩偶联障碍。其机制如下：①由于心肌缺血、缺氧导致 ATP 产生不足，肌质网 Ca^{2+}-ATP 酶（钙泵）活性或含量减少，使得肌质网从胞质中摄取 Ca^{2+} 减少，从而导致肌质网储存和释放 Ca^{2+} 减少。②过度肥大或衰竭的心肌细胞中，肌质网钙释放蛋白的含量或活性降低，Ca^{2+} 释放量减少。如伴有酸中毒，H^+ 还可使 Ca^{2+} 与钙储存蛋白紧密结合，不易解离、释放。

3. 肌钙蛋白与 Ca^{2+} 结合障碍　心肌兴奋－收缩偶联的关键点是 Ca^{2+} 与肌钙蛋白结合。当胞质中 Ca^{2+} 浓度上升达到收缩阈值（10^{-5}mol/L）后，Ca^{2+} 还需与肌钙蛋白迅速结合才能完成兴奋－收缩偶联过程。各种原因如缺血、缺氧等引起心肌细胞酸中毒时，由于 H^+ 与肌钙蛋白的亲和力比 Ca^{2+} 大，当 H^+ 占据了肌钙蛋白上 Ca^{2+} 的结合位点，从而竞争性抑制了 Ca^{2+} 与肌钙蛋白的结合，此时即使胞质中 Ca^{2+} 浓度已经上升到收缩阈值，也无法与肌钙蛋白结合，导致心肌兴奋－收缩偶联受阻。

二、心肌舒张功能障碍

心脏舒张是保证心室有足够的血液充盈的基本因素，对于维持正常的心排血量来说，有着与心肌收缩性同等重要的地位。心肌舒张异常不但可使充盈受损导致心搏出量减少，而且是心室充盈压升高的重要原因。据统计，临床上舒张性心力衰竭的发生率约占全部心力衰竭的 20% ～ 40%，尤其在老年患者中发病率较高。心肌舒张功能障碍的确切机制尚未完全清楚，可能的机制

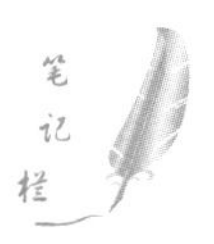

见图 15-3。

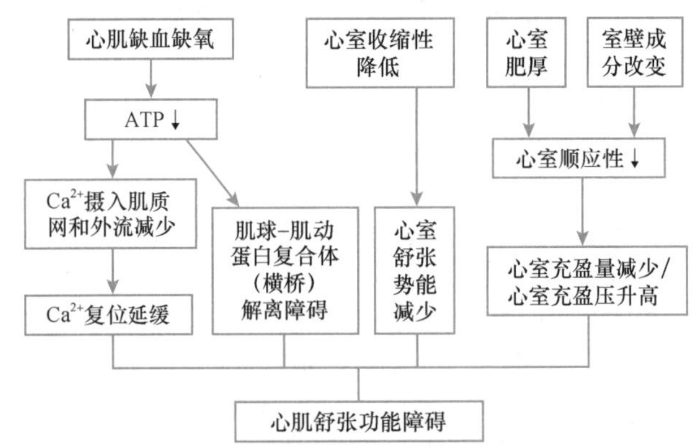

图 15-3 心肌舒张功能障碍的机制

（一）Ca^{2+} 复位延缓

心肌正常舒张的首要因素是，胞质中 Ca^{2+} 浓度迅速降至“舒张阈值”（10^{-5}mol/L → 10^{-7}mol/L），这样 Ca^{2+} 与肌钙蛋白才能解离，肌钙蛋白恢复原来的构型。过度肥大或衰竭的心肌由于 ATP 生成减少，肌质网、肌细胞膜上 Ca^{2+}-ATP 酶活性降低，不能迅速地将胞质中的 Ca^{2+} 摄回肌质网或者转运至细胞外，使心肌收缩后胞质内的 Ca^{2+} 浓度不能迅速降至“舒张阈值”（即 Ca^{2+} 复位延缓）并与肌钙蛋白解离，导致心室舒张迟缓和不完全，从而使心肌舒张功能降低。缺血心肌的舒张功能障碍可以出现在收缩功能障碍之前。

（二）肌球 – 肌动蛋白复合体解离障碍

在正常的心肌舒张过程中，Ca^{2+} 与肌钙蛋白解离后，肌球 – 肌动蛋白复合体需要迅速解离，横桥拆除，肌动蛋白上结合位点重新被向肌球蛋白掩盖，细肌丝方能向肌节两侧滑行，恢复到收缩前位置，即发生心肌舒张。心肌舒张也是能量依赖性的，横桥拆除是一耗能过程。心力衰竭时，由于 ATP 供应不足及 Ca^{2+} 复位延缓不能与肌钙蛋白及时脱离，导致肌球 – 肌动蛋白复合体解离障碍，影响心室的舒张与充盈。

（三）心室舒张的势能减少

心室舒张的势能来自心室的收缩。心室收缩末期由于心室几何构型的改变可产生一种促使心室复位的舒张势能。心室收缩越好这种舒张势能就越大，对心室的舒张也越有利。因此，凡是能引起心室收缩性降低的因素都可通过减少心室舒张势能来影响心室的舒张。另外，心室舒张期冠状动脉的灌流也是促进心室舒张的一个重要因素。当冠状动脉粥样硬化使其发生狭窄、冠状动脉内血栓形成，或者室壁张力过大、心室内压过高（如高血压）等均可造成冠状动脉灌流不足，影响心室舒张。

（四）心室的顺应性降低

心室顺应性（ventricular compliance）是指心室在单位压力变化下所引起的容积改变（d*V*/d*P*），其倒数 d*P*/d*V* 即为心室僵硬度（ventricular stiffness）。心室的顺应性和僵硬度常以心室舒张末期压力 – 容积曲线（P-V 曲线）来表示。当心室的顺应性下降（僵硬度增大）时，曲线左移，反之则右移（图 15-4）。心肌肥大引起的室壁增厚和心肌炎性细胞浸润、水肿、间质增生和心肌纤维化等导致的室壁组成成分的改变，均可引起心室僵硬度增加及心室顺应性下降，妨碍了心室的被动充盈，进而引起心排血量下降。当左室舒张末期容积和压力增加时，进一步引起肺静脉压升高，出现肺淤血、肺水肿等左心衰的临床表现。

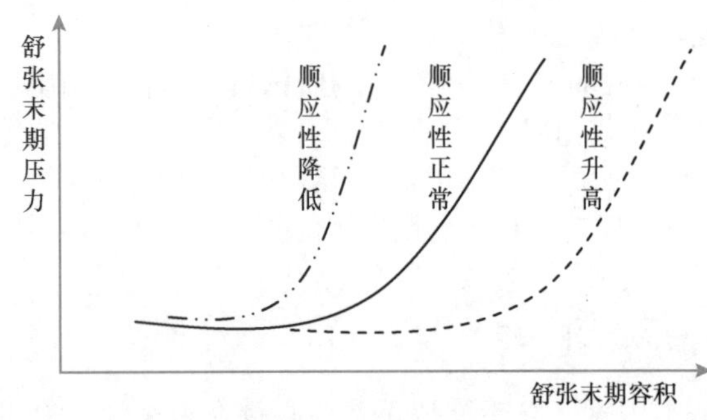

图 15-4 心室舒张末期压力 – 容积（P-V）曲线

此外，心肌细胞骨架的改变、室壁应力（后负荷）过大、心率过快、心室显著扩张以及心室的相互作用也会影响心室舒张功能。

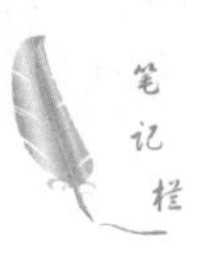

三、心脏各部分舒缩活动的不协调性

心脏要保持正常的泵血功能，除了要具备良好的舒缩功能外，心脏各部分，即心房－心室之间、左－右心室之间、心室本身各区域之间的舒缩活动还必须处于高度协调的状态。心肌舒缩活动的协调性一旦被破坏，将引起心泵功能紊乱，心排血量下降而致心力衰竭。破坏心脏舒缩活动协调性最常见原因是各种类型的心律失常。许多导致心力衰竭的疾病，如冠心病、心肌梗死、心肌炎、肺心病、高血压性心脏病、甲状腺功能亢进、严重贫血等，由于病变呈区域性分布，对心肌不同部位的损伤程度不同，引起病变轻的部位与病变重的部位之间、病变部位与非病变部位之间的心肌在兴奋性、自律性、传导性、收缩性方面都存在差异，在此基础上易引起心律失常，破坏了心脏各部分舒缩活动的协调性。同一心室，由于病变（如心肌梗死）呈区域性分布，病变轻的心肌舒缩活动减弱，病变重的完全丧失收缩功能，非病变心肌功能相对正常，三种心肌共处一室，特别是病变面积较大时必然使全心室舒缩活动不协调，最终导致心排血量明显降低（图 15-5）。

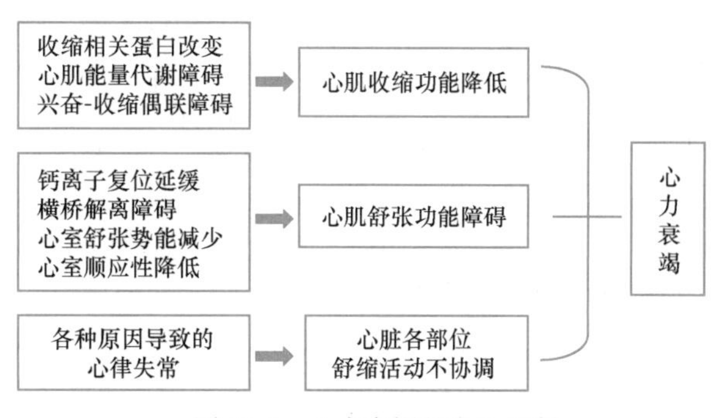

图 15-5 心力衰竭的发生机制

第六节 心功能不全时临床表现的病理生理基础

心脏泵血功能障碍以及神经－体液调节机制过度激活，可引起心功能不全患者在临床上出现多种表现，主要以心排血量下降引起的组织器官灌流减少，以及肺循环和（或）体静脉淤血为特征，表现为相应的临床症候群。

一、心排血量减少

心排血量随组织细胞代谢需要而增加的能力称为心力储备（cardiac reserve），这反映心脏的代偿能力。由心肌收缩性降低和心室负荷过重引起的收缩性心功能不全，在临床上表现为心排血量减少的综合征，又称为前向衰竭（forward failure）。

（一）心脏泵血功能降低

心脏泵血功能降低是心力衰竭时最根本的变化，表现为心力储备降低，心排血量减少。心力储备降低是各种心脏疾病导致心功能降低时最早出现的改变。

1. 心排血量减少和心脏指数降低 心排血量（cardiac output，CO）是评价心脏泵血功能的重要指标之一，但在不同个体之间横向可比性较差，正常人心排血量为 3.5 ～ 5.5L/min。心脏指数（cardiac index，CI）是单位体表面积的每分心排血量（CO/m^2），正常值为 2.5 ～ 3.5L/（$min{\cdot}m^2$）。CI 是心排血量经单位体表面积标准化后的心脏泵血功能的指标，横向可比性较好。心脏泵血功能受损的早期阶段，心力储备减少。随着心功能不全的发展，心排血量显著降低，常需要依靠升高充盈压或（和）提高心率才能达到满足机体代谢需求的水平。严重心力衰竭患者，卧床静息时心排血量也显著降低，多数患者 CO ＜ 3.5L/min，CI ＜ 2.2L/（$min{\cdot}m^2$）。少数高排血量性心力衰竭患者，心脏指数虽然可大于正常，但由于组织代谢率高、血流加快等原因，仍不能满足代谢需要。

2. 射血分数降低 射血分数（ejection fraction，EF）是每搏输出量（stroke volume，SV）与心室舒张末期容积（ventricular end diastolic volume，VEDV）的比值，是评价心室射血效率的指标。心力衰竭时，由于心肌收缩性减弱，每搏输出量降低，因而心室收缩末期余血较多，VEDV 增大，故 EF 降低。左室射血分数（left ventricular ejection fraction，LVEF）是每搏输出量与左室舒张末期容积的比值，在静息状态下正常值为 0.55 ～ 0.65，是评价左心室射血效率的常用指标，能较好地反映心肌收缩功能的变化（表 15-3）。LVEF 受到心室压力和容量负荷的影响。例如，压力负荷增

表 15-3 左室射血分数变化与左室收缩功能的关系

左室射血分数（LVEF）	左室收缩功能
＞ 0.50 ～ 0.55	尚可
0.40 ～ 0.55	轻度受损
0.30 ～ 0.40	中度受损
＜ 0.30	重度受损，预后差

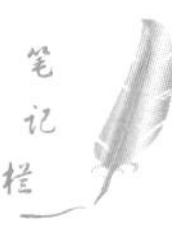

加会抑制心肌收缩力；而二尖瓣反流引起的容量负荷过度，会增加射血分数。随着对舒张性心力衰竭认识的加深，人们注意到约有40%的心力衰竭的患者的射血分数可以大于0.50，特别是在老年患者，不应单以射血分数判断是否存在心力衰竭。

3. 心室充盈受损　肺动脉楔压（pulmonary artery wedge pressure，PAWP）也称肺毛细血管楔压（pulmonary capillary wedge pressure，PCWP），通常用于反映左心房压和左心室舒张末压（left ventricular end diastolic pressure，LVEDP）；以中心静脉压（central venous pressure，CVP）反映右心房压和右心室舒张末压（right ventricular end diastolic pressure，RVEDP）。由于射血分数降低、心室射血后剩余血量增多，使心室收缩末容积（ventricular end systolic volume，VESV）增多，心室容量负荷增大，心室充盈受限。心力衰竭早期阶段即可出现心室舒张末压升高。左心衰竭时由于LVEDP升高，PAWP也高于正常；同理，右心衰竭时由于RVEDP升高，CVP也升高。

4. 心率增快　由于交感神经系统兴奋，患者在心力衰竭的早期阶段就有明显的心率增快。随心搏出量的进行性降低，心排血量的维持更加依赖心率的增快。因此，心悸常是心力衰竭患者最早和最明显症状。但是心率过快不但可使心排血量反而降低，还可造成心肌缺血缺氧，加重心肌损害。

（二）器官血流重新分配

心排血量减少引起的神经–体液调节系统激活，表现为血浆儿茶酚胺、Ang Ⅱ和醛固酮含量增高，由于各组织器官的灌注压降低与阻力血管的收缩程度不均一，导致各器官血流重新分配。一般而言，心力衰竭较轻时，心、脑血流量可以维持在正常水平，而皮肤、骨骼肌、肾脏及内脏血流量显著减少。随着心力衰竭程度的逐渐加重，心、脑血流量亦可减少，并出现一系列动脉系统供血不足的症状与体征。

1. 动脉血压的变化　心力衰竭对血压的影响依心力衰竭发生的速度和严重程度而定。急性心力衰竭时，因心排血量急剧减少导致动脉血压下降，组织灌流量减少，甚至发生心源性休克。轻度或慢性心力衰竭时，由于病程较长，患者机体交感–肾上腺髓质系统和RAAS兴奋，通过心率增快、外周阻力升高、血容量增多等各种代偿活动来维持血压的正常。而在慢性心力衰竭出现心功能急剧恶化而入院的患者中，由于交感神经–体液调节系统的过度激活，约50%患者出现动脉血压升高。

2. 皮肤苍白或发绀　由于心排血量下降，加上交感神经兴奋，皮肤血管收缩，因而皮肤血液灌流减少。表现为皮肤苍白，皮温降低，出冷汗。严重者，由于血流速度下降，循环时间延长，血中还原血红蛋白浓度增高，患者因缺氧可出现发绀，皮肤呈斑片状或网状青紫。

3. 疲乏无力　最初主要发生在体力活动时。由于骨骼肌血流量减少，心力衰竭患者的早期症状之一是易疲劳，对体力活动的耐受力降低，这是通过减少骨骼肌耗氧量以适应组织的低灌流状态，在早期具有一定的保护意义。随着心力衰竭的加重，长期的骨骼肌血液低灌注可导致组织缺血缺氧、骨骼肌萎缩、氧化酶活性降低及线粒体数减少等，使患者体力活动能力不断降低。

4. 脑缺血症状　心力衰竭早期，机体可通过血液重分布保证脑部供血。随着心力衰竭程度的逐渐加重，大脑血流量亦减少导致供氧不足，出现一系列中枢神经系统功能紊乱的症状。患者出现头晕、头痛、失眠、记忆力减退、烦躁不安等症状，严重者出现嗜睡、昏迷。部分患者在变换体位时出现头晕、晕厥等直立性低血压的表现。当心排血量急性减少时，因脑缺血而发生短暂性意识丧失，称为心源性晕厥（cardiogenic syncope）。

5. 尿量减少及肾功能下降　心力衰竭时，由于心排血量下降，交感神经兴奋、儿茶酚胺及Ang Ⅱ的增多使肾动脉收缩，肾血液灌流量减少较为明显，引起肾小球滤过率下降和肾小管重吸收增强，患者尿量减少，钠水潴留。严重者可出现氮质血症、高钾血症、代谢性酸中毒等肾功能不全的表现。患者的尿量在一定程度上可以反映心功能的状况，随心功能的改善，尿量增加。

二、静脉淤血

慢性心力衰竭时，由于病程较长，机体在代偿调节之后，常常出现钠水潴留、血容量增多、显著的静脉淤血状态及组织水肿等临床表现。但是这种由于心肌收缩力降低，神经–体液调节机制过度激活，通过血容量增加和容量血管收缩导致的前负荷增加，非但不能使心排血量有效增加，反而导致充盈压显著升高而造成静脉淤血，表现为静脉淤血综合征，亦称为后向衰竭（backward failure）。根据静脉淤血的主要部位分为体循环淤血和肺循环淤血。

（一）体循环淤血

体循环静脉系统的过度充盈和静脉压升高、内脏淤血和水肿等是右心衰竭和全心衰竭的主要表现（图15-6）。

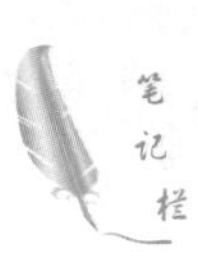

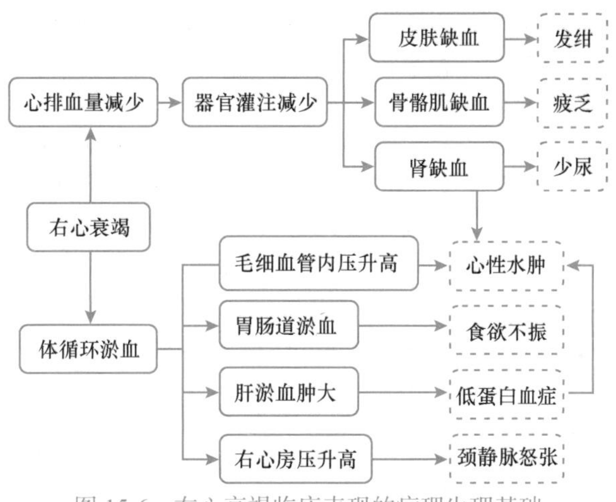

图 15-6 右心衰竭临床表现的病理生理基础

1. 静脉淤血和静脉压升高 右心衰竭时因钠、水潴留及右室舒张末期压力升高，使上下腔静脉回流受阻，静脉异常充盈，表现为下肢水肿和内脏淤血。静脉淤血和交感神经兴奋引起的容量血管收缩，可使静脉压升高。临床上患者可出现颈静脉充盈或怒张以及肝－颈静脉反流征（abdominal-jugular reflux）阳性。

知识链接 15-2 **肝－颈静脉反流征**

患者取半卧位，先观察平静呼吸时颈静脉的充盈度，然后用手掌以固定的压力按压患者肝区，如见颈静脉充盈度增加，即为肝－颈静脉反流征阳性，提示有肝淤血。压迫淤血肿大的肝脏时，可使回流至下腔静脉及右心房的血量增加，但因右心房淤血，压力已高，不能完全容纳回流的血液，而周围静脉张力也已增高，故颈静脉充盈更加明显。

2. 肝肿大和肝功能损害 右心衰竭时，下腔静脉回流受阻，肝静脉压升高，肝小叶中央区淤血，肝窦扩张、出血及周围水肿，导致肝脏肿大。肿大的肝脏牵拉肝包膜，引起肝区疼痛，触诊时有压痛。长期肝小叶淤血、缺氧引起肝细胞变性、坏死甚至纤维组织增生，形成心源性肝硬化，患者可出现转氨酶升高及黄疸。

3. 胃肠功能改变 慢性心力衰竭时，由于胃肠道淤血及动脉血液的灌流不足，可出现消化系统功能障碍，表现为食欲缺乏、消化和吸收不良以及胃肠道刺激症状如恶心、呕吐、腹泻等等。

4. 心性水肿 由右心衰竭和全心衰竭引起的全身性水肿，称为心性水肿（cardiac edema），典型表现是皮下水肿，并随体位变动；因重力影响，首先出现在下垂部位，可波及躯体各部，严重时可有腹水、胸水。心性水肿的发生主要与毛细血管血压增高和钠水潴留有关。此外，胃肠道功能障碍引起的蛋白质摄入减少以及肝功能障碍导致的低蛋白血症也是引起心性水肿的因素（图 15-7）。

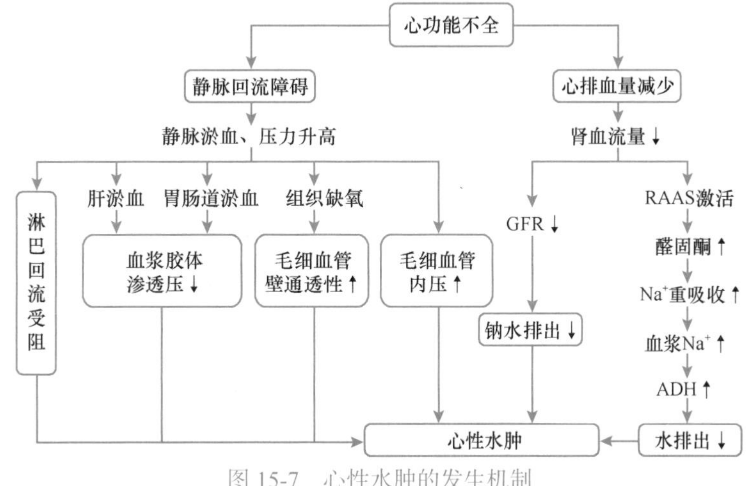

图 15-7 心性水肿的发生机制

（二）肺循环淤血

肺循环淤血主要见于左心衰竭。当左心排血量减少，肺毛细血管楔压升高，左室舒张末期压力

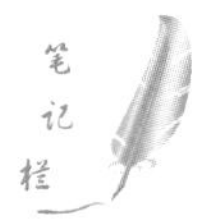

增大，肺静脉回流障碍，造成肺循环淤血，严重时可出现肺水肿。肺淤血、肺水肿的共同表现是呼吸困难（dyspnea）。呼吸困难是指患者感到气短或呼吸费力的主观感觉，具有一定的限制体力活动的保护意义，也是判断肺淤血程度的指标。

1. 呼吸困难的发生机制 呼吸困难的基本机制是肺淤血、肺水肿。①肺顺应性降低：由于肺淤血和肺水肿使肺顺应性降低，患者要吸入正常水平的气量，则需呼吸肌做更多的功和消耗更多的能量才能完成，因而患者感到呼吸费力。②肺通气阻力增大：肺淤血和肺水肿，常伴支气管黏膜充血、肿胀及气道内分泌物增多，导致气道狭窄，肺通气阻力增大。③肺毛细血管压力增高和（或）肺间质水肿使肺间质压力增高，刺激肺泡毛细血管旁J感受器，引起反射性浅快呼吸。

2. 呼吸困难的表现形式 根据肺淤血、肺水肿的严重程度不同，呼吸困难可有如下不同的表现形式。

（1）劳力性呼吸困难：是心力衰竭早期随患者体力活动而发生的呼吸困难，休息后可消失，称为劳力性呼吸困难（dyspnea on exertion），为左心衰竭的最早表现。其机制是：①体力活动时机体需氧增加，但衰竭的左心不能提供与之相适应的心排血量，机体缺氧加剧，刺激呼吸中枢使呼吸加深加快，出现呼吸困难；②体力活动时，心率加快，舒张期缩短，左心室充盈减少，肺循环淤血加重；③体力活动时，回心血量增多，加重肺淤血，肺顺应性降低，气道阻力增大，患者感到呼吸困难。

（2）端坐呼吸：左心衰竭较严重的患者，在静息时已出现呼吸困难，平卧可加重，因而被迫采取端坐位或半卧位以减轻呼吸困难的程度，称为端坐呼吸（orthopnea）。其发生机制是：①端坐位时，血液由于重力的作用，部分转移至腹腔和下肢，使回心血量减少，肺淤血减轻；②端坐位时，下肢水肿液吸收入血减少，肺淤血减轻；③端坐位时，膈肌下移，胸腔容积增大，肺活量增加，通气改善，减轻呼吸困难。

（3）夜间阵发性呼吸困难：是左心衰竭的典型表现。患者夜间入睡后突感气闷、气急而被惊醒，被迫坐起喘气和咳嗽后有所好转，称为夜间阵发性呼吸困难（paroxysmal nocturnal dyspnea）。严重者可持续发作，咳粉红色泡沫样痰，甚至发展为急性肺水肿。其发生机制：①入睡后，患者可由端坐位改为平卧位，下半身静脉回流增多，水肿液吸收入血也增多，加重肺淤血；②入睡后，膈肌上移，胸腔容积减小，肺活量减小；③入睡后，迷走神经紧张性升高，使小支气管收缩，气道阻力增大；④熟睡后，中枢神经系统处于相对抑制状态，对传入刺激的敏感性较低，只有当肺淤血比较严重、动脉血氧分压降低到一定程度时，才足以刺激呼吸中枢，使患者突感呼吸困难而被惊醒。若患者在气促、咳嗽发作时伴有哮鸣音，则称为心性哮喘（cardiac asthma）。

（4）急性肺水肿：重症急性左心衰竭最严重表现。由于左心室排血量急剧减少，肺静脉与肺毛细血管内压力迅速升高，导致肺毛细血管壁通透性增大，血浆渗出到肺间质与肺泡引起急性肺水肿（acute pulmonary edema）。患者可出现发绀、呼吸困难、端坐呼吸、咳嗽、咳粉红色（或无色）泡沫样痰等症状和体征（图 15-8）。

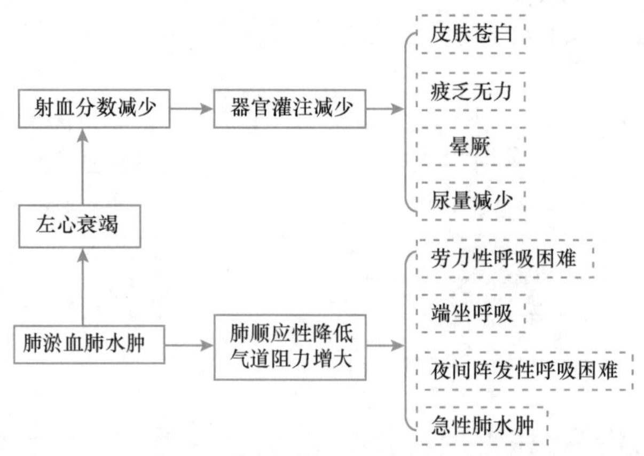

图 15-8　左心衰竭临床表现的病理生理基础

案例 15-1 分析

①劳力性呼吸困难：快步走或登1楼即感呼吸急促，休息后可缓解；②夜间阵发性呼吸困难；③心排血量减少，器官供血不足：不思饮食，肢体乏力，伴尿量明显减少，血肌酐 288μmol/L；④双下肢中度凹陷性浮肿，足背动脉搏动稍弱。

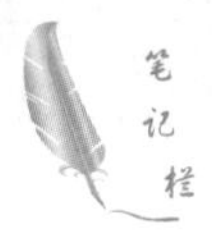

左心衰竭引起长期的肺淤血，肺循环阻力增大，使右心室压力负荷增加，久之可引起右心衰竭从而出现全心衰竭。此时，由于部分血液淤积在体循环，肺淤血可较单纯左心衰竭时减轻，临床上表现为呼吸困难有所减轻，而出现静脉压升高、内脏淤血和水肿的表现。

第七节　心力衰竭防治的病理生理基础

随着对心力衰竭发病机制认识的不断深入，对其治疗方式也在不断地变化及完善。从旨在改善短期血流动力学状态转变为长期的修复型策略，以改变衰竭心脏的生物学性质。目前主要的治疗目标是抑制神经－体液调节机制的过度激活，防止和延缓心室重塑的发展，改善心脏的泵血功能，从而降低心力衰竭的住院率和死亡率，提高患者生活质量，延长患者寿命。

一、防治原发病，避免及消除诱因

采取积极有效的措施防治可能导致心力衰竭发生的原发性疾病。如采用放置支架、溶栓或冠状动脉搭桥术等解除冠状动脉的狭窄与堵塞；严重瓣膜病变的患者可考虑手术治疗；维生素 B_1 缺乏症患者及时补充维生素 B_1 防止出现心肌代谢障碍；控制血压、纠正血脂异常、控制肥胖等。

消除心力衰竭的各种诱因，是控制心力衰竭发生、发展的重要环节，也可以有效地减轻症状、控制病情。如控制感染，避免过度紧张和劳累，维持水电解质和酸碱平衡等。

二、调整神经－体液系统失衡及干预心室重塑

神经－体液系统的功能紊乱在心室重塑和心力衰竭的发生和发展中起重要作用。因此，阻断神经－体液调节机制的过度激活，及时有效地阻止、改善过度心室重塑是防治慢性心力衰竭的重要环节。血管紧张素转换酶抑制剂（angiotensin converting enzyme inhibitor，ACEI）通过抑制循环和心脏局部的肾素－血管紧张素系统，延缓心室重构；并可作用于激肽酶Ⅱ，抑制缓激肽的降解，减少胶原的沉积，促进具有血管扩张作用的一氧化氮和前列环素产生增多，改善急性心肌梗死后冠状动脉的血流。不能耐受 ACEI 者，可用血管紧张素受体阻滞剂（angiotensin receptor blocker，ARB）替代。β肾上腺素受体阻滞剂可防止交感神经对衰竭心肌的恶性刺激，改善慢性心力衰竭患者的心室重塑，提高生存质量，降低患者病死率。醛固酮拮抗剂螺内酯也可减轻心室重塑、对心脏有保护作用。

三、改善心脏的泵血功能

（一）减轻心脏的前、后负荷

对于有钠水潴留和淤血水肿的心力衰竭患者，应该适当限制钠盐的摄入，同时给予利尿剂。利尿剂可以排出多余的液体而降低血容量，不仅通过降低前负荷和静脉压来减轻水肿及淤血症状，而且可以改善患者心脏的泵血功能。静脉血管扩张剂如硝酸甘油等，可减少回心血量，减轻心脏前负荷。选用合适的动脉血管扩张剂如 ACEI、钙拮抗剂等降低外周阻力，不仅可以减轻心脏的后负荷，减少心肌耗氧量，而且可因射血时间延长及射血速度加快，在每搏做功不变的情况下增加心搏出量。

（二）改善心肌的舒缩功能

对于收缩性心力衰竭且心腔明显扩大、心率过快的患者，可选择性应用洋地黄类药物（地高辛）。洋地黄类强心药对慢性心力衰竭的疗效较好，通过抑制细胞膜钠泵，使细胞内 Na^+ 浓度增高，促进 Na^+-Ca^{2+} 交换，提高细胞内 Ca^{2+} 浓度，从而发挥正性肌力作用。洋地黄类强心药虽然有助于改善心力衰竭的症状，但也会引起心律失常和增加心肌耗氧量等不良的副作用，对大多数患者生存状况并无影响，即不能改善慢性心力衰竭患者的预后。舒张性心力衰竭则可使用钙拮抗剂及 ACEI 等改善心肌的舒张性能。

（三）改善心肌的能量代谢

对于有呼吸困难并出现低氧血症的患者，吸氧可提高氧分压及血浆中溶解的氧量，改善组织供氧；心肌能量药物如能量合剂、葡萄糖、氯化钾、肌苷等可改善心肌的代谢。

四、替代严重衰竭的心脏

对难治性终末期的心力衰竭的患者，可考虑采用人工心脏或者心脏移植。人工心脏，严格意义上讲是属于心室机械辅助装置，主要作为等待心脏移植的过渡和急性心力衰竭患者短期替代治疗，

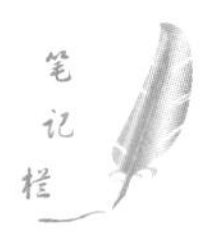

也可作为终末期心力衰竭患者的长期替代。心脏移植适用于无其他可选治疗方法的重度心力衰竭患者，已经成为治疗终末期心力衰竭的“金标准”，目前全球每年约有 3000 余人接受心脏移植。心脏移植属于异体器官移植，术后并发症包括感染、出血、供心衰竭、免疫排斥反应以及免疫抑制剂带来的副作用。全球范围内供体的严重短缺，制约了心脏移植手术的开展。

小　结

心力衰竭是在各种病因作用下，心脏收缩或舒张功能不全，不能满足机体代谢需要的病理生理过程或临床综合征。心力衰竭的发生主要是由于心肌收缩相关蛋白的改变、心肌能量代谢障碍和兴奋 – 收缩偶联障碍等导致的心肌收缩功能障碍，或是因为钙复位延缓、横桥解除障碍和心室顺应性降低等引起的舒张功能障碍，都导致心排血量下降。机体为了维持心排血量，要进行一系列的代偿，激活交感 – 肾上腺髓质系统、肾素 – 血管紧张素 – 醛固酮系统和钠尿肽系统等神经体液系统进行调控，从而启动心率增快、心脏紧张源性扩张、心肌收缩性增强和心室重塑等心脏本身的结构和功能的代偿，以及多种心外的代偿机制，以维持心排血量。但长期的代偿则会由于心室重塑的发展进一步加重心力衰竭，导致心排血量减少、肺循环和体循环淤血，出现各器官供血不足、呼吸困难、水肿等症状。主要的治疗目标是抑制神经 – 体液调节机制的过度激活，防止和延缓心室重塑的发展，改善心脏的泵血功能。

复习思考题

1. 试述呼吸道感染诱发心力衰竭的机制。
2. 试述心肌收缩功能障碍的机制。
3. 试述心功能不全时心脏本身的代偿方式。
4. 试述心力衰竭时心肌兴奋 – 收缩偶联障碍的机制。
5. 左心衰竭时最早出现的症状是什么？简述其发生机制。

（林　岷）

主要参考文献

黄峻，2016．心力衰竭现代教程．北京：科学出版社．
王建枝，钱睿哲，2015．病理生理学．3 版．北京：人民卫生出版社．
王建枝，钱睿哲，2018．病理生理学．9 版．北京：人民卫生出版社．
吴立玲，2011．病理生理学．2 版．北京：北京大学医学出版社．
杨杰孚，2017．心力衰竭规范化防治．北京：北京大学医学出版社．

笔记栏

第十六章　肺功能不全

学习目标

掌握：呼吸衰竭、弥散障碍、功能性分流、无效腔样通气、急性呼吸窘迫综合征的概念；掌握呼吸衰竭的原因、发生机制及血气变化的特点和机制。

熟悉：Ⅰ型和Ⅱ型呼吸衰竭的分类；呼吸衰竭时机体的主要机能代谢变化；肺源性心脏病的发生机制；Ⅰ型和Ⅱ型呼吸衰竭的给氧原则。

了解：呼吸衰竭防治的病理生理基础。

案例 16-1

患者，男性，58 岁，因反复咳喘 13 年，双下肢水肿 2 年，近 2 天加重入院。

患者于 13 年前因感冒、发热，出现咳喘，开始少量白色痰，后变黄痰，经治疗好转，但每于冬春季节或气候突变时反复发作，夏天好转。患者一直参加农业劳动，但上述症状逐年加重，1997 年以来发作较频，劳累后感心悸、气促，休息后好转。近两年来开始出现双下肢水肿、腹胀。患者一直在基层医院接受中西医药治疗，症状稍有缓解，但平时仍有轻度咳喘，咳白色黏痰，夜间较重，多于早晨 4 ～ 5 点出现喘息，此次因感冒、发热、黄痰、咳喘加重、纳差、少尿而入院。

体格检查：体温 36℃，脉搏 116 次 / 分，呼吸 26 次 / 分，神志清，发育正常，营养欠佳，自主体位。呼吸稍促，呼气明显延长，口唇轻度发绀伴颜面水肿，面色黄，舌质淡，苔厚腻干，颈静脉怒张，肝 – 颈静脉反流征（+）。胸廓前后径增宽，肋间隙增宽，叩诊呈过清音，肺肝界位于右第 6 肋间，双肺可闻及干湿啰音。心尖搏动不明显，剑突下可见心脏搏动，心界无明显增大，心音弱，各瓣膜无明显杂音，心率 116 次 / 分，可闻期前收缩。腹平软，右上腹压痛明显，肝大肋下 2.5cm，脾未触及，移动性浊音（+）。脊柱四肢无畸形，双肾区无叩痛，双下肢凹陷性水肿（++）。

实验检查：RBC 5.6×10^{12}/L，Hb 165g/L，WBC 9.8×10^{9}/L，N 0.75，L 0.25。PaO_2 50mmHg，$PaCO_2$ 56mmHg，HCO_3^- 27.3mmol/L，SB 20.5mmol/L，pH 7.25。肝功能正常，血清总蛋白 37g/L，白蛋白 24g/L，球蛋白 13g/L。血清 Na^+ 142mmol/L，血 Cl^- 101mmol/L，血 K^+ 5.8mmol/L。

心电图检查：P 波高尖，顺钟向转位，右室肥厚，心肌劳损，多源性期前收缩。

X 线检查：肺动脉段突出，右室弓增大，肺野透过度增强，肺门部纹理增粗。

治疗：入院后经抗感染、祛痰、利尿、强心等治疗，病情好转。

问题：

1. 病程演变过程。
2. 患者呼吸功能状态及发生机制。
3. 患者心脏功能状态及发生机制。
4. 患者气促、发绀、水肿的发生机制。

机体通过外呼吸不断从外界摄取 O_2 并排出 CO_2，以维持机体血液气体平衡和内环境稳定。外呼吸包括肺通气和肺换气，由通气动力器官（包括呼吸中枢、呼吸肌及支配呼吸肌的神经、胸廓和胸膜）和气体交换器官（气道和肺），在血液循环系统的协调配合下完成。各种原因作用于上述一个或多个环节引起外呼吸功能障碍，机体不能进行有效的气体交换，并出现一系列功能、代谢紊乱的临床综合征称为呼吸功能不全（respiratory insufficiency），发展到严重阶段即称呼吸衰竭（respiratory failure）。此外，肺还具有代谢和防御等非呼吸功能（non-respiratory function）。肺部病变除可导致呼吸功能障碍外，也可使肺的非呼吸功能发生变化，并在许多疾病的发生发展中起重要作用。

知识链接 16-1　肺的非呼吸功能

肺的非呼吸功能是指肺所完成的呼吸以外的功能，包括酸碱平衡功能、代谢功能、滤过功能和防御功能等。①酸碱平衡功能：呼吸系统通过控制 CO_2 的排出，快速调节动脉血 pH。②代谢功能：在肺内有许多酶系，用来合成、激活和分解一些具有生物活性的物质。如肺可制造肺泡表面活性

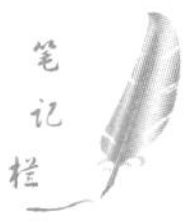

物质；合成一些化学物质如缓激肽、前列腺素及肝素等；激活血管紧张素；还可灭活血中的一些物质，包括去甲肾上腺素、5-羟色胺和白介素等。③滤过功能：如肺可阻挡经静脉系统进入肺内的较大异物包括血栓。④防御功能：肺脏能抵御吸入气中的颗粒和经空气传播的细菌及病毒，保护末梢支气管和肺泡。其作用方式包括生理结构的物理屏障作用、气道中巨噬细胞的吞噬作用以及所分泌的IgA等抗体和其他生物活性物质的免疫功能等。

呼吸衰竭是由外呼吸功能严重障碍，导致PaO_2降低，伴有或不伴有$PaCO_2$增高的病理过程，一般以成年人在海平面静息状态下PaO_2低于60mmHg，伴有或不伴有$PaCO_2$高于50mmHg作为判断标准。呼吸衰竭必定有PaO_2降低，临床上常根据$PaCO_2$是否升高，将其分为低氧血症型呼吸衰竭（hypoxemic respiratory failure，Ⅰ型）和低氧血症伴高碳酸血症型呼吸衰竭（hypercapnic respiratory failure，Ⅱ型）。此外，呼吸衰竭还可根据主要发生机制不同，分为通气性和换气性；根据原发病变部位不同，分为中枢性和外周性；根据发病的缓急，分为慢性和急性。

第一节　病因和发生机制

肺通气为外界气体与肺泡内气体交换的过程，肺换气为肺泡内气体与血液间的气体交换的过程，二者共同构成机体的外呼吸过程。而肺通气和（或）肺换气功能障碍则为呼吸功能不全的主要发生机制。

一、肺通气功能障碍

正常人在静息状态下的肺通气量为6～8L/min，肺泡通气量约为4L/min。呼吸运动增强时，肺通气量可增至70L/min，故只有在肺通气明显障碍时才会发生呼吸衰竭。

（一）肺通气功能障碍的原因与机制

1. 限制性通气不足（restrictive hypoventilation）　限制性通气不足指吸气时肺泡的扩张受限引起的肺泡通气不足。平静呼吸时，吸气运动是吸气肌收缩引起的主动过程，而呼气则是肺泡弹性回缩和肋骨与胸骨借重力作用复位的被动过程。主动过程更易发生通气障碍。

（1）呼吸肌活动障碍：①中枢或外周神经的器质性病变，如脑外伤、脑血管意外、脑炎等所致颅内高压与脑疝压迫呼吸中枢，以及由过量镇静剂、安眠药、全身麻醉药所直接引起的呼吸中枢抑制，使呼吸中枢发放神经冲动减弱而引起呼吸肌活动障碍；脊髓灰质炎、多发性脊神经炎等造成支配呼吸肌的神经传导障碍而引起呼吸肌活动障碍。②呼吸肌本身的收缩功能障碍，如由长时间呼吸困难致使呼吸运动增强所引起的呼吸肌疲劳，由营养不良所致呼吸肌萎缩，由低钾血症、重症肌无力、缺氧、酸中毒等所致呼吸肌无力等。上述任一因素都可造成胸廓的活动度严重受限，进而造成肺及肺泡扩张受限。

（2）胸廓的顺应性降低：胸廓的顺应性大小取决于其活动度，胸廓的活动度大小又影响肺的扩张度的大小和肺的通气量。严重的胸廓畸形、多发性肋骨骨折、胸膜纤维化增厚等可使胸廓的活动度显著减小而肺扩张受限进而引起肺泡扩张受限。

（3）肺的顺应性降低：肺的弹性阻力2/3来自表面张力，1/3来自肺组织弹性成分的回缩力。因此，肺顺应性降低可见于：①肺总容量减小：如肺叶切除、肺不张、肺实变等。②肺组织可扩张性降低：如肺淤血、肺水肿、肺纤维化等。③肺泡表面活性物质减少：主要见于合成与分泌不足，如新生儿呼吸窘迫综合征、急性呼吸窘迫综合征、缺氧、氧中毒、肺栓塞等破坏增加，如肺水肿和急性胰腺炎的炎性渗出液的稀释和所含酶的分解；消耗过多，如过度通气。以上因素均使肺泡扩张的弹性阻力增大而导致肺泡扩张受限。

（4）胸腔积液和气胸：胸腔大量积液或张力性气胸压迫肺，使肺和肺泡扩张受限。

知识链接16-2　**肺泡表面活性物质**

肺泡表面活性物质（pulmonary surfactant）由Ⅱ型肺泡上皮细胞合成和分泌，其主要成分为二棕榈酰卵磷脂，以单层分子垂直排列于肺泡液–气界面，有降低肺泡表面张力的作用。肺泡表面活性物质的分布密度与肺泡半径呈反比。吸气时肺泡扩大，肺泡表面活性物质密度下降，表面张力增加，肺泡趋向萎陷，使肺泡不至于过度扩张。反之，呼气时肺泡表面活性物质密度增高，表面张力减少，肺泡回缩力下降，防治肺萎缩。此外，肺泡表面活性物质通过降低肺泡表面张力也减少了因肺泡萎陷而出现的负压对肺泡壁毛细血管内液体的吸引，具有防止肺水肿的作用。故

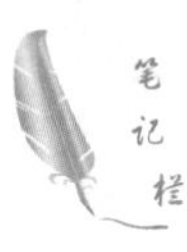

而，肺泡表面活性物质的生理意义可包括：①降低肺泡表面张力；②增加肺的顺应性；③维持大小肺泡容积的相对稳定；④防止肺不张；⑤防止肺水肿。

2. 阻塞性通气不足（obstructive hypoventilation）　阻塞性通气不足指气道狭窄或阻塞所致的通气障碍。气道阻力的影响因素包括气道内径、长度和形态、气流速度和形式等，其中最主要的是气道内径。生理情况下气道阻力 80% 以上在直径大于 2mm 的气管与支气管，不足 20% 位于直径小于 2mm 的外周小气道。气道狭窄或阻塞主要见于：①管壁收缩或增厚：如支气管哮喘和慢性支气管炎，此时可因支气管痉挛造成气道狭窄，也可因炎症引起支气管黏膜下充血、水肿、纤维增生；②管腔阻塞：如支气管哮喘和支气管炎的黏液分泌增加和纤毛损伤、异物、肿瘤等因素，造成支气管的狭窄甚至阻塞；③管壁受压或肺组织对小气道管壁的牵拉作用减弱：如肿瘤或肿大的淋巴结可压迫管壁使管腔变窄。内径小于 2mm 的小气道管壁薄且无软骨支撑，其口径大小除取决于管壁压（胸膜腔内压 – 气道内压）外，还受肺组织的弹性牵拉作用影响。肺气肿时这种弹性牵拉减弱，故小气道易在胸膜腔内压增大时（呼气）口径变小甚至闭合。

依据阻塞部位的不同，可将气道阻塞分为：①中央性气道阻塞：指气管分叉处以上的气道阻塞。当阻塞位于胸外（如声带麻痹、炎症、水肿、异物等），吸气时因气道内压低于大气压，气道向内压陷，导致病灶处气道狭窄加重；呼气时则相反，气道内压大于大气压而使阻塞减轻，故患者表现为吸气性呼吸困难（inspiratory dyspnea）。如阻塞位于中央气道的胸内部分，吸气时由于胸膜腔内压降低使气道内压大于胸膜腔内压，故使阻塞减轻；呼气时由于胸膜腔内压升高而压迫气道，使气道狭窄加重，患者表现为呼气性呼吸困难（expiratory dyspnea）（图 16-1）。②外周性气道阻塞：主要见于慢性支气管炎、支气管哮喘、慢性阻塞性肺气肿等。如前所述，气道阻塞除与管壁和管腔因素有关外，由于肺组织破坏，对小气道的牵拉扩张作用减弱也是一个重要原因。吸气时由于胸膜腔内压降低，小气道尚可保持开放状态，用力呼气时胸膜腔内压增高，小气道可受压而使小气道阻力大大增加，患者主要表现为呼气性呼吸困难。

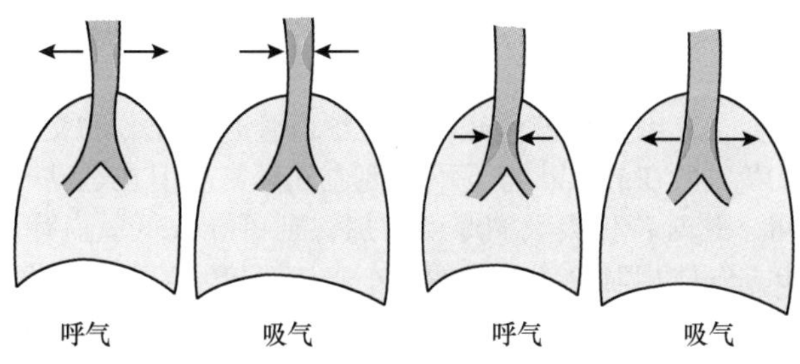

图 16-1　不同部位气道阻塞对呼吸困难表现形式的影响

外周性气道阻塞的患者用力呼气时可引起小气道闭合，导致严重的呼气性呼吸困难，其机制如下：用力呼气时胸膜腔内压和气道内压均高于大气压，在呼出气道上，压力由小气道至中央气道逐渐下降，通常将气道内压与胸膜腔内压相等的气道部位称为“等压点”（equal pressure point，EPP）。等压点下游端（通向鼻腔的一端）的气道内压低于胸膜腔内压，气道可能被压缩。正常人气道的等压点位于有软骨环支撑的大气道，即使气道外压力大于气道内压力，也不会使大气道闭合；而外周小气道阻塞患者气道阻力增高，用力呼气时气道内压下降较快，使等压点上移至无软骨支撑的小气道，因等压点下游小气道外压力大于气道内压，引起小气道狭窄加重，甚至闭合而出现呼气性呼吸困难。

案例 16-1 分析

1. 急性支气管炎　于 13 年前因感冒、发热，出现咳喘，开始少量白色痰，后变黄痰，经治疗好转。

2. 慢性支气管炎　每于冬春季节或气候突变而反复发作，夏天较好，一直参加农业劳动，但上述症状逐年加重。

3. 慢性支气管炎伴肺气肿急性发作　因感冒、发热、黄痰、咳喘加重、纳差、少尿而入院。

临床特点：呼吸 26 次 / 分，呼吸稍促，呼气明显延长；口唇轻度发绀；胸廓前后径增宽，间隙增宽，叩诊呈过清音，肺肝界于右第 6 肋间，双肺可闻及干湿啰音。

据上可确定支气管炎伴肺气肿导致的肺通气障碍是引起此患者发生呼吸衰竭的主要原因和机制。

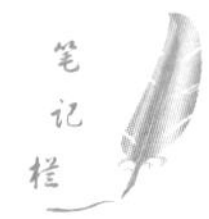

（二）肺泡通气不足时的血气变化

总肺泡通气量不足会使肺泡气氧分压（alveolar PO_2，PAO_2）下降和肺泡气二氧化碳分压（alveolar PCO_2，$PaCO_2$）升高，因而流经肺泡毛细血管的血液不能被充分动脉化且 CO_2 排出受限，导致 PaO_2 降低和 $PaCO_2$ 升高，最终出现Ⅱ型呼吸衰竭。此时，$PaCO_2$ 的增值与 PaO_2 降值成一定比例关系，当肺泡通气量减少一半时，PaO_2 由正常的 100mmHg 降至 50mmHg，$PaCO_2$ 由正常的 40mmHg 升至 80mmHg，两者变化的比值为 0.8，相当于呼吸商。$PaCO_2$ 是反映总肺泡通气量变化的最佳指标。

案例 16-1 分析

患者血气变化：PaO_2 50mmHg，$PaCO_2$ 56mmHg。

二、肺换气功能障碍

肺换气功能障碍的机制包括弥散障碍、肺泡通气与血流比例失调以及解剖分流增加三方面。

（一）弥散障碍

弥散障碍（diffusion impairment）指由肺泡呼吸膜面积减少或异常增厚或弥散时间缩短引起的气体交换障碍。肺泡气与肺泡毛细血管血液之间的气体交换是一个物理弥散过程。气体弥散的速度和量取决于肺泡膜两侧的气体分压差、气体的分子量和溶解度、肺泡膜的面积和厚度，以及血液与肺泡接触的时间，其中以肺泡膜的面积和厚度为最重要。

1. 弥散障碍的原因和机制 ①肺泡膜面积减少：正常成人肺泡总面积约为 $70m^2$，静息时参与换气的面积约为 35 ～ $40m^2$，运动时增大。由于储备量大，只有当肺泡膜面积减少一半以上时，才会发生换气功能障碍。肺泡膜面积减少见于肺实变、肺不张、肺叶广泛切除、肺大泡形成等。②肺泡膜厚度增加：肺泡膜是由肺泡上皮、肺泡毛细血管内皮细胞及两者共有的基膜所构成，其平均厚度约 0.6μm，是气体交换的部位。虽然气体从肺泡腔到达红细胞内还需经过肺泡表面的液体层、血管内血浆和红细胞膜，但总厚度也不到 5μm，故非常有利于气体交换。当肺水肿、肺泡透明膜形成、肺纤维化及肺泡毛细血管扩张或稀血症导致血浆层变厚时，可因弥散距离增宽使弥散速度减慢。

2. 弥散障碍时的血气变化 因为血液流经肺泡毛细血管时有充分的交换时间来代偿弥散速度的下降，故肺泡膜病变的患者一般在静息状态下不出现血气异常。但在运动时，由于血流加速，缩短了气体在肺部的交换时间，此时若呼吸膜的厚度增加，则可导致低氧血症。此时，CO_2 和 O_2 的改变在多数情况下并不同步。气体相对分子质量的大小和溶解度可直接影响气体弥散的速度。CO_2 的相对分子质量比 O_2 大，但 CO_2 在水中的溶解度是 O_2 的 24 倍，故 CO_2 的弥散系数是 O_2 的 20 倍。所以一般在发生弥散障碍时，血液中的 CO_2 仍然能够很快地弥散入肺泡，肺泡气与动脉血 CO_2 分压差不升高，而只表现为 PaO_2 降低。如果存在因 PaO_2 下降引起的代偿性肺总通气量增多，$PaCO_2$ 甚至有可能低于正常值。所以在单纯性弥散障碍时，患者多出现Ⅰ型呼吸衰竭。但若发展到了严重阶段或伴有通气障碍时 $PaCO_2$ 也可升高。

（二）肺泡通气与血流比例失调

血液流经肺泡时能否获得足够的氧和充分地排出 CO_2，使血液动脉化，还取决于肺泡通气量与血流量的比例。如肺的总通气量和总血流量正常，但肺通气或（和）血流不均匀，造成部分肺泡通气与血流比例失调（ventilation perfusion imbalance）（图 16-2），也可引起气体交换障碍，导致呼吸衰竭。这是肺部疾患引起呼吸衰竭最常见和最重要的机制。

正常成人在静息状态下，肺泡每分通气量约为 4.2L，每分钟肺血流量约为 5L，两者的比值约为 0.84。健康肺各部分通气与血流的分布是不均匀的，因此肺各个局部的通气 / 血流比值并不相同。人直立位时，由于重力等因素的作用，从肺底部到肺尖部，肺泡通气量和肺毛细血管血流量都逐渐减少，而以血流量的减少更为显著，故使肺部的通气与血流比自上而下递减。正常青年人肺尖部通气与血流比值可高达 3.3，而肺底部仅有 0.63，且随年龄的增长，这种差别更大。虽然正常情况下存在肺泡通气和血流的不均匀分布，但从总体上看，由于呼吸膜面积远超过肺换气的实际需要，所以并不明显地影响 O_2 的摄取和 CO_2 的排出。这种生理性的肺泡通气与血流比例不协调正是造成正常 PaO_2 比 PaO_2 稍低的主要原因。当肺发生病变时，由于病变轻重程度与分布的不均匀，使各部分肺的通气与血流比例不一，可能造成严重的肺泡通气与血流比例失调，导致换气功能障碍。

笔记栏

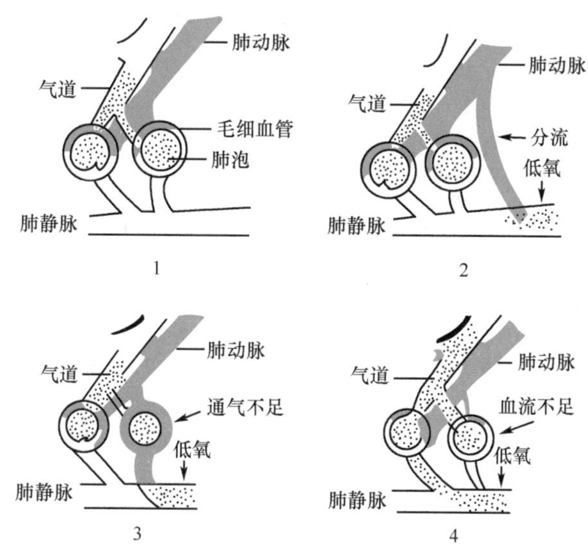

图 16-2 肺泡通气与血流比例失调模式图

1 正常；2 解剖分流（真性分流）；3 功能分流；4 无效腔样通气

1. 通气与血流比例失调的病因和机制

（1）部分肺泡通气不足：支气管哮喘、慢性支气管炎、阻塞性肺气肿等引起的气道阻塞，以及肺纤维化、肺水肿等引起的限制性通气障碍的分布往往是不均匀的，可导致肺泡通气的严重不均。病变重的部分肺泡通气明显减少，而血流未相应减少，甚至还可因炎性充血等使血流增多（如大叶性肺炎早期），使通气与血流比值显著< 0.84，以致流经这部分肺泡的静脉血未经充分动脉化便掺入动脉血内。这种情况类似动–静脉短路，故称功能性分流（functional shunt），又称静脉血掺杂（venous admixture）。正常成人由于肺内通气分布不均匀形成的功能性分流约占肺血流量的 3%，慢性阻塞性肺疾患严重时，功能性分流可增加到占肺血流量的 30% ～ 50%，从而严重地影响换气功能。

（2）部分肺泡血流不足：肺动脉栓塞、弥散性血管内凝血、肺动脉炎、肺血管收缩、肺动脉压降低或肺部病变使肺血管受压扭曲和肺泡壁毛细血管床被破坏减少，都可使部分肺泡血流减少，通气与血流比值显著> 0.84，患部肺泡血流少而通气多，肺泡通气不能充分被利用，称为无效腔样通气（dead space like ventilation）。正常人的生理无效腔（dead space，V_D）约占潮气量（tidal volume，V_T）的 30%，疾病时功能性无效腔可显著增多，使 V_D/V_T 高达 60% ～ 70%，从而导致呼吸衰竭。

2. 通气与血流比例失调时的血气变化 在部分肺泡通气与血流比例降低时，由于通气相对不足，流经这部分肺泡的血液不能充分氧合，其携带的 CO_2 也不能充分排出，由此造成的这部分血液 PO_2 下降和 PCO_2 增高，从而引起代偿性呼吸增强，肺总通气量增多，使另外一部分无通气障碍的肺泡通气量增多，通气与血流比例升高，流经这部分肺泡血液 PO_2 增高，PCO_2 下降。反之，在部分肺泡通气与血流比例增高时，病变肺泡血流相对不足，造成流经这部分肺泡的血液 PO_2 增高，PCO_2 下降，多余的血流由邻近的无血流障碍的肺泡分担，导致那些肺泡血流量增多，表现为通气与血流比例降低。可见，在通气与血流比例失调的两种情况下，总是有 PO_2 下降、PCO_2 增高和 PO_2 增高，PCO_2 下降的两种血液混合，而最终结果又常常出现 PaO_2 降低、$PaCO_2$ 不增高，这是由血液 O_2 和 CO_2 解离曲线特点决定的（图 16-3）。以通气与血流比例降低的肺泡为例：氧离曲线呈“S”型，流经病变肺泡的血液，若其 PO_2 低于 60mmHg，血红蛋白氧饱和度会明显降低，实际携带的氧明显减少；而在 PO_2 为 100mmHg 时，血红蛋白氧饱和度已达 97.4%，流经代偿肺泡的血液，虽然 PO_2 高于正常值，但实际上携带的氧增加并不多，代偿效

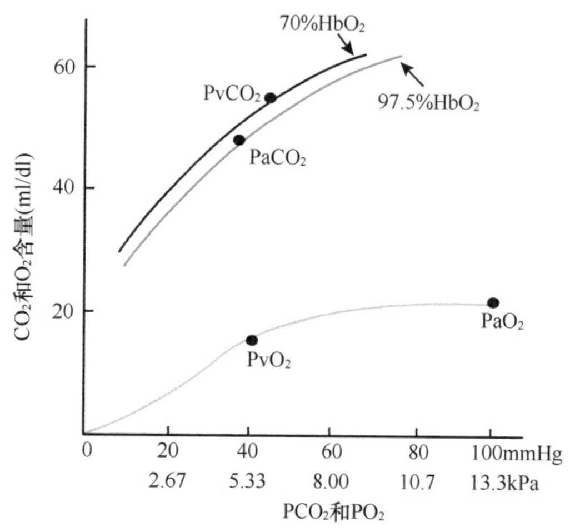

图 16-3 血液氧和二氧化碳解离曲线

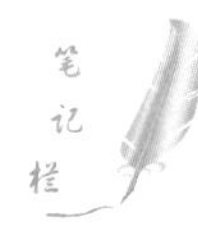

果不明显，两种血液混合之后，PO_2 仍然降低。

血液中的 CO_2 含量与 PCO_2 呈线性关系，而且没有饱和点（图 16-3）。当血液流经通气与血流比例降低的肺泡后，PCO_2 升高，血液中的 CO_2 含量明显增多；而流经通气与血流比例增高的肺泡后，PCO_2 降低，血液中的 CO_2 含量明显减少。在这两种血液混合后，PCO_2 不增高，甚至可因 PaO_2 降低而兴奋呼吸中枢，使肺总通气量增加，肺排出 CO_2 增多，$PaCO_2$ 降低。所以在单纯通气与血流比例失调的情况下，多数出现Ⅰ型呼吸衰竭。若发展到了严重阶段或伴有通气障碍时 $PaCO_2$ 也可升高。

（三）解剖分流增加

生理情况下，肺内也存在解剖分流，即一部分静脉血经支气管静脉和极少的肺内动 – 静脉吻合支直接流入肺静脉。这些解剖分流的血流量只占正常心排血量的 2% ～ 3%，对动脉血氧分压影响不大。但在支气管扩张症伴有支气管静脉血管扩张和肺内动 – 静脉短路开放时，可使解剖分流量增加，静脉血掺杂异常增多，导致动脉血氧分压明显下降而发生呼吸衰竭。解剖分流的血液完全未经气体交换过程，故称为真性分流。如在肺实变和肺不张时，病变部分的肺泡通气消失但仍有血流，此时流经的血液完全未进行气体交换而直接汇入动脉血，其结果类似解剖分流。吸入纯氧可有效地提高由于通气与血流比例降低而发生的功能性分流的 PaO_2，而对真性分流的 PaO_2 则无明显作用，临床上用这种方法可对二者进行鉴别。

三、急性呼吸窘迫综合征和慢性阻塞性肺病时呼吸衰竭的发生机制

在呼吸衰竭的发生机制中，单纯通气不足，单纯弥散障碍，单纯肺内分流增加或单纯无效腔增加的情况较少见，往往是几个因素同时存在或相继发生作用。不同疾病引起的呼吸衰竭，其主要发病环节和机制也不同。急性呼吸窘迫综合征是急性呼吸衰竭的常见原因，主要引起Ⅰ型呼吸衰竭；慢性阻塞性肺病是引起慢性呼吸衰竭最常见的原因，多数引起Ⅱ型呼吸衰竭。

（一）急性呼吸窘迫综合征

由多种原因导致急性肺泡 – 毛细血管膜损伤引起的急性肺损伤（acute lung injury，ALI）发展到严重阶段发生的急性呼吸衰竭称之为急性呼吸窘迫综合征（acute respiratory distress syndrome，ARDS）。

1. 原因 ①化学性因素：吸入毒气、烟雾、胃内容物等。②物理性因素：放射性损伤等。③生物性因素：肺部冠状病毒感染引起的严重急性呼吸综合征（severe acute respiratory syndrome，SARS）、禽流感病毒引起的肺部严重感染等。④全身性病理过程：休克、大面积烧伤、败血症等。⑤某些治疗措施：进行体外循环和血液透析过程等。

知识链接 16-3 **严重急性呼吸综合征**

严重急性呼吸综合征（SARS）又称为传染性非典型肺炎，为一种由 SARS 冠状病毒（SARS-CoV）引起的急性呼吸道传染病。SARS 病毒传染性极强，其主要传播方式是通过人与人的近距离接触，近距离的空气飞沫传播、接触患者的呼吸道分泌物和密切接触等，感染高峰在秋冬和早春。SARS 以发热、干咳、胸闷为主要症状，严重者出现快速进展的呼吸衰竭，病情进展快速。其严重并发症包括引起休克、心律失常或心功能不全、肾功能损害、肝功能损害、DIC、败血症、消化道出血等。

2. 发生机制 急性肺损伤及 ARDS 的发生机制很复杂，至今尚未完全阐明。目前认为主要是：①病因的直接损伤：前述的化学性因素和物理性因素可直接损伤肺泡 – 毛细血管膜。②肺内中性粒细胞大量聚集与激活：前述的生物性因素和全身性病理过程则主要通过激活白细胞、巨噬细胞和血小板间接地引起肺损伤。主要是大量中性粒细胞在趋化因子（TNF-α、IL-1、IL-6、IL-8、脂多糖、C5a、LTB_4、TXA_2、PAF、FDP 等）作用下聚集于肺、黏附于肺泡毛细血管内皮，进而释放氧自由基、蛋白酶和炎症介质等，损伤肺泡 – 毛细血管膜。③肺微血管内凝血：血管内膜的损伤和中性粒细胞及肺组织释放的促凝物质，导致微血管内凝血，形成微血栓，后者通过阻断血流进一步引起肺损伤，以及通过形成的纤维蛋白降解产物和血小板释放 TXA_2 等血管活性物质进一步使肺血管通透性增高。

3. 急性肺损伤引起呼吸衰竭的机制 ①肺弥散障碍：由于肺泡 – 毛细血管膜的损伤及炎症介质的作用使肺泡上皮和毛细血管内皮通透性增高，引起渗透性肺水肿，致肺弥散障碍。②肺内分流：肺泡Ⅱ型上皮细胞损伤使表面活性物质生成减少，加上水肿液的稀释和肺泡过度通气消耗表面活性物质，使肺泡表面张力增高，肺的顺应性降低，形成肺不张。肺不张、肺水肿引起的气道阻塞，以

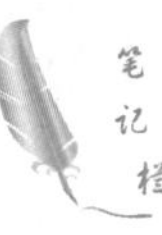
笔记栏

及炎症介质引起的支气管痉挛可导致肺内分流。③无效腔样通气：肺内 DIC 及炎症介质引起的肺血管收缩，可导致无效腔样通气。

肺弥散障碍、肺内分流和无效腔样通气均使 PaO_2 降低。在上述机制中，肺泡通气血流比例失调是 ARDS 患者呼吸衰竭的主要发生机制。患者由于 PaO_2 降低对外周化学感受器的刺激以及肺充血、水肿对肺泡毛细血管旁 J 感受器的刺激，使呼吸运动加深加快，导致呼吸窘迫和 $PaCO_2$ 降低。故 ARDS 患者通常发生Ⅰ型呼吸衰竭；极端严重者，由于肺部病变广泛，肺总通气量减少，可发生Ⅱ型呼吸衰竭。

（二）慢性阻塞性肺疾病

慢性阻塞性肺疾病（chronic obstructive pulmonary disease，COPD）是指由慢性支气管炎和肺气肿引起的慢性气道阻塞，简称“慢阻肺”，其共同特征是管径小于 2mm 的小气道阻塞和阻力增高。COPD 是引起慢性呼吸衰竭（chronic respiratory failure）的最常见的原因。其机制主要有：①阻塞性通气障碍：因炎症细胞浸润、充血、水肿、黏液腺及杯状细胞增殖、肉芽组织增生引起的支气管壁肿胀；因气道高反应性、炎症介质作用引起的支气管痉挛；因黏液分泌多、纤毛细胞损伤引起的支气管腔堵塞；因小气道阻塞、肺泡弹性回缩力降低引起的气道等压点上移。②限制性通气障碍：因Ⅱ型上皮细胞受损及表面活性物质消耗过多引起的肺泡表面活性物质减少，使肺的顺应性降低；因营养不良、缺氧、酸中毒、呼吸肌疲劳引起的呼吸肌收缩无力。③弥散功能障碍：因肺泡壁损伤引起的肺泡弥散膜面积减少和肺水肿及肺泡膜炎性增厚致弥散膜厚度增加。④肺泡通气与血流比例失调：因气道阻塞不均引起的部分肺泡低通气；因微血栓形成引起的部分肺泡低血流。

第二节　呼吸衰竭时主要的代谢功能变化

呼吸衰竭时发生的低氧血症和高碳酸血症是影响全身各系统代谢和功能的基本原因。一方面可通过氧分压降低、二氧化碳升高引起一系列代偿适应性反应，以改善组织的供氧、调节酸碱平衡和维持组织器官的功能、代谢以适应新的内环境。另一方面又会由于组织缺氧以及酸碱平衡和电解质紊乱则可出现严重的代谢功能障碍，严重时甚至成为死亡的直接原因。

一、酸碱平衡及电解质紊乱

Ⅰ型和Ⅱ型呼吸衰竭时均有低氧血症，可引起代谢性酸中毒。Ⅱ型呼吸衰竭时低氧血症和高碳酸血症并存，因此可有代谢性酸中毒合并呼吸性酸中毒；ARDS 患者由于代偿性呼吸加深加快，可出现代谢性酸中毒合并呼吸性碱中毒；若给呼吸衰竭者应用人工呼吸机频率过大可合并引起呼吸性碱中毒、过量利尿剂或 $NaHCO_3$ 等则可合并引起医源性代谢性碱中毒。一般来讲，呼吸衰竭时常常发生混合性酸碱平衡紊乱。

（一）代谢性酸中毒

Ⅰ型呼吸衰竭时无氧代谢加强，乳酸等酸性产物增多，可引起代谢性酸中毒。此外，呼吸衰竭时可能出现功能性肾功能不全，肾小管排酸保碱功能降低，以及引起呼吸衰竭的原发疾病或病理过程，如感染、休克等也均可导致代谢性酸中毒。此时血液电解质主要有以下变化：①血清钾浓度增高：由于酸中毒可使细胞内 K^+ 外移及肾小管排 K^+ 减少，导致高血钾。②血清氯浓度增高：代谢性酸中毒时由于 HCO_3^- 降低，可使细胞内的 Cl^- 转移到细胞外和肾排 Cl^- 减少，故血 Cl^- 常增高。

（二）呼吸性酸中毒

Ⅱ型呼吸衰竭时，大量二氧化碳潴留可引起呼吸性酸中毒，此时可有高血钾和低血氯。造成低血氯的主要原因是：高碳酸血症时 CO_2 入红细胞内使红细胞中 HCO_3^- 生成增多，后者与细胞外 Cl^- 交换使 Cl^- 转移入细胞；酸中毒时肾小管上皮细胞产生 NH_3 增多，$NaHCO_3$ 重吸收增多，使尿中 NH_4Cl 和 NaCl 的排出增加，均使血清 Cl^- 降低。当呼吸性酸中毒合并代谢性酸中毒时，血 Cl^- 可正常。

案例 16-1 分析

诊断依据：pH7.25，$PaCO_2$ 56mmHg，HCO_3^-27.3mmol/L，SB20.5mmol/L。血清 Na^+142mmol/L，血清 Cl^-101mmol/L，血清 K^+5.8mmol/L。

根据血气和电解质的变化，该患者有呼吸性酸中毒合并代谢性酸中毒。支气管炎伴肺气肿导致患者的外周小气道阻塞，导致肺通气障碍，CO_2 排出受阻，继而导致呼吸性酸中毒。继发于通气障碍的缺氧和心功能障碍一起导致了代谢性酸中毒的发生。

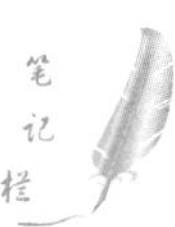

（三）呼吸性碱中毒

Ⅰ型呼吸衰竭时，因缺氧引起肺过度通气，可发生呼吸性碱中毒。此时患者可出现血钾降低，血氯增高，其发生机制与呼吸性酸中毒相反。

二、呼吸系统变化

PaO_2 低于 60mmHg 通过颈动脉体与主动脉体化学感受器，反射性增强呼吸运动，呼吸加深加快。当 PaO_2 低于 30mmHg 时，对呼吸中枢有直接抑制作用，此作用可大于反射性兴奋呼吸的作用而使呼吸抑制，表现为呼吸变浅变慢；$PaCO_2$ 升高主要作用于中枢化学感受器，使呼吸中枢兴奋，引起呼吸加深加快。但当 $PaCO_2$ 超过 80mmHg 时，由于"二氧化碳麻醉"抑制呼吸中枢，此时呼吸运动主要靠动脉血低氧分压对外周化学感受器的刺激得以维持。在这种情况下，氧疗只能吸入 30% 浓度的氧，而不能吸入高浓度高流量氧，以免缺氧完全纠正后反而呼吸抑制，加重高碳酸血症而使病情更加恶化。

引起呼吸衰竭的原发性疾病本身也会导致呼吸运动的变化。如中枢性呼吸衰竭时呼吸浅而慢，可出现潮式呼吸、间歇呼吸、抽泣样呼吸、叹气样呼吸等呼吸节律紊乱。其中最常见者为潮式呼吸，可能是由于呼吸中枢兴奋性过低而引起呼吸暂停，从而使血中 CO_2 逐渐增多，$PaCO_2$ 升高到一定程度使呼吸中枢兴奋，恢复呼吸运动，从而排出 CO_2，使 $PaCO_2$ 降低到一定程度又可导致呼吸暂停，如此形成周期性呼吸运动。在肺顺应性降低所致限制性通气障碍的疾病，因牵张感受器或肺毛细血管旁感受器（juxtapulmonary capillary receptor，J 感受器）受刺激而反射性地引起呼吸运动变浅变快。阻塞性通气障碍时，由于气体受阻，呼吸运动加深，由于阻塞的部位不同，表现为吸气性呼吸困难或呼气性呼吸困难（见前述）。呼吸衰竭时若长时间伴有增强的呼吸运动，可使呼吸肌耗氧增加，加上血低氧分压供氧不足，可引起呼吸肌疲劳而收缩力减弱，出现呼吸变浅变慢，从而通气量减少造成呼吸衰竭加重。

案例 16-1 分析

患者呼吸 26 次 / 分，呼吸稍促，呼气明显延长。$PaO_2$50mmHg，$PaCO_2$56mmHg。

由于低氧血症和高碳酸血症间接或直接引起呼吸中枢兴奋，使呼吸加快，即为气促。该患者表现为呼气性呼吸困难，其机制与慢性支气管炎和肺气肿导致的外周性小气道阻塞有关。

三、循环系统变化

一定程度的 PaO_2 降低和 $PaCO_2$ 升高可兴奋心血管运动中枢，使心率加快、心肌收缩力增强、外周血管收缩，加上呼吸运动增强使静脉回流增加，导致心排血量增加。严重缺氧和二氧化碳潴留对心血管的直接作用是抑制心脏活动，并使血管扩张（肺血管例外）。一般器官的血管运动通常主要受神经调节，但脑血管与冠脉在呼吸衰竭时则主要受局部代谢产物，如腺苷等的调节，从而导致机体血流重分布，有利于保证心、脑的血液供应。

严重的缺氧和 CO_2 潴留可直接抑制心血管中枢，使心肌收缩力减弱、血管扩张，而发生血压下降、心律失常等严重后果。

肺的慢性病变在引起呼吸衰竭的同时，可引起右心负荷增加，进而引起右心肥大和心力衰竭，即肺源性心脏病（pulmonary heart disease）。肺源性心脏病的发病机制较复杂，主要包括两方面：

1. 肺动脉高压形成 ①肺小动脉收缩：肺泡缺氧和 CO_2 潴留所致血液 H^+ 浓度过高，可引起肺小动脉收缩（CO_2 本身对肺血管起扩张作用），使肺动脉压升高而增加右心后负荷。②肺血管壁增厚和硬化：肺小动脉长期收缩，可引起肺血管平滑肌细胞和成纤维细胞肥大增生，胶原蛋白与弹性蛋白合成增加，导致肺血管壁增厚和硬化，管腔变窄，由此形成持久而稳定的慢性肺动脉高压。③血液的黏滞度增高：长期缺氧引起的代偿性红细胞增多症可使血液的黏滞度增高，也会增加肺血流阻力而加重右心后负荷。④肺毛细血管床的大量破坏及肺栓塞：若伴有肺小动脉炎、肺毛细血管床的大量破坏、肺栓塞等也是肺动脉高压形成的原因。

2. 心肌舒缩功能障碍 ①缺氧、酸中毒和电解质紊乱可直接或间接引起心肌舒缩功能降低。②呼吸困难时，用力呼气则使胸膜腔内压异常增高，心脏受压，影响心脏的舒张功能，用力吸气则胸膜腔内压异常降低，即心脏外面的负压增大，可增加右心收缩的负荷，促使右心衰竭。

笔记栏

案例 16-1 分析

临床特点：颈静脉怒张，肝颈静脉反流征（+）。心尖搏动不明显，剑突下可见心脏搏动，心界无明显增大，心音弱，各瓣膜无明显杂音，心率 116 次 / 分，可闻期前收缩。腹平软，右上腹压痛明显，肝大肋下 2.5cm，脾未触及，移动性浊音（+）。双下肢凹陷性水肿（++）。

心电图检查：P 波高尖，顺钟向转位，右室肥厚，心肌劳损，多源性期前收缩。

X 线检查：肺动脉段突出，右室弓增大。

诊断：肺源性心脏病。

机制分析：该患者长期患有慢性阻塞性肺疾病，可因为肺动脉高压的形成及心肌舒缩功能障碍等原因导致肺源性心脏病的发生。肺源性心脏病主要表现为右心衰竭，故而患者出现明显的肝淤血肿大、腹水及双下肢水肿等体循环回流障碍体征。而发绀的发生除了呼吸衰竭带来的呼吸性缺氧外，亦与肺源性心脏病导致的循环性缺氧有关。

四、中枢神经系统变化

呼吸衰竭时有明显的中枢神经系统变化，这是由缺氧、高碳酸血症和酸中毒所引起。如呼吸衰竭是由中枢神经系统病变引起，则还存在原发病所引起的变化。轻度呼吸衰竭时，中枢神经系统的变化以兴奋为主，严重时将发生一系列中枢神经系统的功能障碍。

由呼吸衰竭引起的脑功能障碍称为肺性脑病（pulmonary encephalopathy）。Ⅱ型呼吸衰竭患者肺性脑病的发病机制为：

（一）酸中毒和缺氧对脑血管的作用

1. 脑血管扩张和 CO_2 麻醉　酸中毒可使脑血管扩张，$PaCO_2$ 升高 10mmHg 可使脑血流量增加约 50%。缺氧也使脑血管扩张。以上因素引起脑血流增加，可造成颅内压增高，而引起一系列神经精神症状。

2. 脑水肿　缺氧和酸中毒还能损伤脑血管内皮细胞使其通透性增高，发生血管性脑水肿，导致脑白质水肿；缺氧使脑细胞和脑毛细血管内皮细胞 ATP 生成减少，影响 Na^+ 泵功能，可引起细胞内 Na^+、水增多，发生脑细胞毒性水肿。脑充血、水肿使颅内压增高，压迫脑血管，更加重脑缺氧，由此形成恶性循环，严重时可导致脑疝形成。此外，脑血管内皮细胞损伤尚可引起血管内凝血，这也是肺性脑病的发病因素之一。

（二）酸中毒和缺氧对脑细胞的作用

1. 脑脊液的 pH 下降比血液明显　CO_2 为脂溶性，易透过血脑屏障，而 HCO_3^- 为水溶性，不易透过血脑屏障。因之，当 $PaCO_2$ 显著升高（大于 80mmHg）时，CO_2 进入脑脊液过多，使脑脊液的 pH 下降比血液更为明显。

2. 抑制性递质增多和脑组织损伤　神经细胞内酸中毒，一方面可增加脑谷氨酸脱羧酶活性，使 γ- 氨基丁酸生成增多，导致中枢抑制；另一方面增强磷脂酶活性，使溶酶体水解酶释放，引起神经细胞和组织的损伤。

五、肾功能变化

呼吸衰竭时肾可受损，轻者尿中出现蛋白、红细胞、白细胞等，严重时可发生急性功能性肾衰竭，出现少尿、氮质血症和代谢性酸中毒。肾衰竭的发生是由于缺氧与高碳酸血症反射性地通过交感神经兴奋使肾血管收缩，肾血流量严重减少所致。

六、胃肠变化

严重缺氧可使胃壁血管收缩，因而能降低胃黏膜的屏障作用，CO_2 潴留可增强胃壁细胞碳酸酐酶活性，使胃酸分泌增多，加之有的患者还可合并弥散性血管内凝血、休克等，故呼吸衰竭时可出现胃肠黏膜糜烂、坏死、出血与溃疡形成等病变。

第三节　呼吸衰竭防治的病理生理基础

一、积极防止与去除呼吸衰竭的原因与诱因

慢性阻塞性肺疾患的患者若发生感冒与急性支气管炎，可诱发呼吸衰竭和右心衰竭，故应注意预防，一旦发生呼吸道感染应积极进行抗感染治疗。

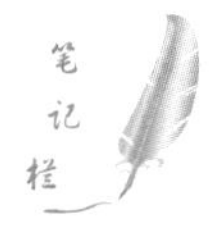

二、合理吸氧和提高 PaO_2

呼吸衰竭者必有低张性缺氧，应尽快将 PaO_2 提高到 50mmHg 以上。Ⅰ型呼吸衰竭只有缺氧而无 CO_2 潴留，可吸入较高浓度的氧(一般不超过 50%)。Ⅱ型呼吸衰竭患者的吸氧浓度不宜超过 30%，并控制流速，使 PaO_2 上升到 50 ～ 60mmHg 即可。

三、增加肺泡通气量降低 $PaCO_2$

$PaCO_2$ 增高是由肺总通气量减少所致，应通过增加肺泡通气量以降 $PaCO_2$。增加肺通气的方法关键是通畅气道，包括：①解除和保持气道通畅：应用抗生素治疗气道炎症，用平喘药扩张支气管，用体位引流、必要时行气管插管以清除分泌物解除呼吸道阻塞。②加强呼吸动力：应用呼吸中枢兴奋剂增强呼吸动力，对原发于呼吸中枢抑制所致限制性通气障碍是适用的，但对一般慢性呼吸衰竭患者用中枢兴奋剂，在增加肺通气的同时也增加呼吸肌耗氧量和加重呼吸肌疲劳，反而得不偿失。③辅助呼吸：用人工呼吸辅助通气维持必需的肺通气量，同时也使呼吸肌得以休息，有利于呼吸肌功能的恢复，这也是治疗呼吸肌疲劳的主要方法。④补充营养：改善呼吸肌功能。

四、改善内环境及重要器官的功能

纠正酸碱平衡及电解质紊乱，改善心、脑、肾等脏器功能，预防肺源性心脏病与肺性脑病以及肾衰竭的发生。

案例 16-1 分析

1. 改善肺通气　抗感染、祛痰。
2. 改善重要器官的功能　利尿、强心等治疗。

小　　结

呼吸功能不全是指由于外呼吸功能障碍，机体不能进行有效的气体交换，导致机能、代谢紊乱的病理过程。呼吸衰竭是呼吸功能不全的严重阶段，出现 PaO_2 降低，或伴有 $PaCO_2$ 升高的病理过程。呼吸衰竭的基本发生机制包括肺通气功能障碍（限制性、阻塞性通气不足）和肺换气功能障碍（弥散障碍、肺泡通气与血流比例失调以及肺内解剖分流增加）。呼吸衰竭可导致酸碱平衡和电解质代谢紊乱、缺氧等病理过程，甚至出现多个系统、器官功能障碍或衰竭，如肺源性心脏病和肺性脑病等。

ARDS 是由于急性肺泡－毛细血管膜损伤引起的急性呼吸衰竭，其机制与肺弥散障碍、肺内分流和无效腔样通气有关。COPD 是指由慢性支气管炎和肺气肿引起的慢性气道阻塞，是引起慢性呼吸衰竭最常见的原因，其发生机制主要涉及阻塞性通气障碍、限制性通气障碍、弥散功能障碍、肺泡通气与血流比例失调。

呼吸衰竭的防治原则是在病因治疗的基础上，通过合理吸氧以提高 PaO_2、增加肺泡通气量以降低 $PaCO_2$，并改善内环境及重要器官的功能。

复习思考题

1. 简述呼吸衰竭的发生机制。
2. 试述慢性阻塞性肺疾病患者用力呼吸时，呼气性呼吸困难加重的机制。
3. 为什么单纯弥散障碍不伴有 $PaCO_2$ 升高？
4. 试述阻塞性通气不足中阻塞部位对呼吸困难形式的影响，并阐明机制。
5. 试述肺源性心脏病的发生机制。
6. 为什么 ARDS 患者通常发生Ⅰ型呼吸衰竭?

（许益笑）

主要参考文献

王迪浔，金惠铭，2008. 人体病理生理学. 北京：人民卫生出版社.
王建枝，钱睿哲，2018. 病理生理学. 9 版. 北京：人民卫生出版社.
王万铁，2012. 病理生理学. 北京：高等教育出版社.
Kaufman CE，Mckee PA，2002. Essential of pathophysiology. 北京：中国协和医科大学出版社.

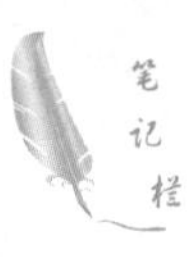

第十七章　肝功能不全

学习目标

掌握：肝功能不全、肝性脑病、假性神经递质和肝肾综合征、黄疸的概念；掌握肝性脑病的发生机制[（氨中毒学说、假性神经递质学说、血浆氨基酸失衡学说及γ-氨基丁酸（γ-aminobutyric，GABA）]学说；掌握肝性腹水的形成机制。

熟悉：肝功能不全的分类；肝性脑病发生的影响因素；肝肾综合征的发生机制；黄疸病因和发病机制。

了解：肝功能不全的病因和发病机制；肝性脑病防治的病理生理基础；黄疸的分类；黄疸对机体的影响。

案例 17-1

患者，男性，28岁，因右肋部疼痛、乏力4年，呕血、便血、昏迷15h急诊入院。患者于5年前工作后感到十分疲乏无力，休息也不能解除并出现夜间发热、出汗、不思饮食、肝区疼痛。半个月后，发现面部及巩膜黄染，检查发现肝大，肝功能异常。诊断为“肝炎”，医治半年后，黄染渐退，疲乏无力基本消失，食欲好转。但身体情况较前差，只做些轻工作。1年半前因工作劳累，疲乏徐徐加重，右肋区也常常疼痛，食欲不振，食量减少。时有头昏，不愿活动，不能坚持工作而休息。半年前上述症状加重，身体日渐消瘦。1个月前出现少量呕血、黑便。入院前一天晚20时，同事发现患者勉强呈站立状，衣服凌乱，意识欠清晰。地面有黑红色大便，烦躁不安，晚23时送到医院时，已昏迷，又多次呕吐咖啡色液，便呈暗红色，给以止血、输液输血800ml等抢救后收入病房。体格检查：体温36.4℃，脉搏140次/min，血压90/56mmHg，呼吸32次/min。有鼾声，深度昏迷。营养欠佳。面色晦暗，手背、颈部有许多蜘蛛痣，肝掌，巩膜不黄，瞳孔稍散大，角膜反射消失。眼睑水肿。有特别肝臭味。双肺粗湿啰音。心脏（–），腹部饱满，肝脾肋下未触及。腹叩诊脐以上稍鼓，无明显移动性浊音。腹壁反射、提睾反射消失。四肢肌肉松弛，膝反射弱，巴宾斯基征阳性。实验室检查：血红蛋白106g/L，血小板47×10^9/L，WBC20.6×10^9/L，中性粒细胞0.92，单核细胞0.02，淋巴细胞0.06。尿蛋白（+），RBC少许，透明管型和颗粒管型（+）。大便潜血强阳性。肝功能检查：GPT220U/L，A/G=0.6。血氨140.3μmol/L，凝血酶原时间23s，NPN 63.18mmol/L。

问题：

1. 该患者发生的主要病理过程是什么？依据有哪些？
2. 本案例的病理过程属何类型？有无诱因？诱因是什么？
3. 发生机制如何？

案例 17-2

患者，男性，52岁。3天前进食牛肉0.25kg后出现恶心、呕吐、神志恍惚、烦躁而急诊入院。

患者患“慢性肝炎”十余年，4年前症状加重，4个月来，进行性消瘦、无力、憔悴、黄疸、鼻和齿龈易出血。

体格检查：神志恍惚，步履失衡，烦躁不安，皮肤、巩膜深度黄染，肝肋下可触及、质硬、边钝，脾左肋下3横指，质硬，有腹水征。X线提示食管下段静脉曲张。实验室检查：胆红素34.2μmol/L，GPT 120U/L，血氨88μmol/L。

入院后经静脉输注葡萄糖、谷氨酸钠，酸性溶液灌肠等，病情好转。第5天大便时患者突觉头晕、虚汗、乏力，昏厥于厕所内。查脸色苍白、脉搏细速，四肢冷湿，BP 60/40mmHg，第6天再度神志恍惚，烦躁尖叫，扑翼样震颤，柏油样大便，继而昏迷。经降氨后症状无改善，静脉滴注L-多巴1周，神志转清醒，住院47天，症状基本消失出院。

问题：请分析2次“神志恍惚”的诱因、发生机制及治疗情况。

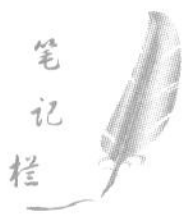

第一节 概 述

肝脏是人体中最大的腺体，也是最大的实质性脏器，接受来自门静脉和肝动脉的双重血液。来自胃肠吸收的物质，几乎全部进入肝脏，并在肝内合成、分解、转化、储存。肝脏是人体内具有多种生理功能的器官，担负着重要而复杂的功能，如代谢功能、分泌和排泄功能、合成功能、解毒功能，还具有强大的储备功能和再生能力，一般轻度的肝损害并不能导致肝功能的异常，只有较严重的肝损害才会出现明显的肝功能异常。肝细胞由肝实质细胞和非实质细胞构成，当肝实质细胞发生功能障碍时，首先受损的是分泌功能，表现为高胆红素血症；其次是合成功能障碍，表现为凝血因子减少、低白蛋白血症等；最后是解毒功能障碍，表现为灭活激素功能低下、芳香族氨基酸水平升高等。库普弗细胞受损或功能障碍将会导致肠源性内毒素血症（intestinal endotoxemia）的发生，后者又可加重肝脏损害，并引起多种肝外并发症，如弥散性血管内凝血（DIC）、功能性肾衰竭、顽固性腹水等。各种致肝损伤因素使肝细胞（包括肝实质细胞和库普弗细胞）发生严重损害，使其合成、降解、解毒、储存、分泌与免疫功能发生严重障碍，机体往往出现黄疸、出血、继发性感染、肾功能障碍及肝性脑病等临床综合征，称为肝功能不全（hepatic insufficiency）。肝功能不全的晚期为肝功能衰竭（hepatic failure），主要临床表现为肝性脑病（hepatic encephalopathy，HE）和肝肾综合征（hepatorenal syndrome，HRS）。

一、肝功能不全的常见病因

（一）生物性因素

病毒、感染性寄生虫（血吸虫、华支睾吸虫、阿米巴滋养体）、钩端螺旋体、细菌等均可造成肝脏损害，其中尤以病毒最为常见。目前，已发现有甲、乙、丙、丁、戊、己、庚型 7 种嗜肝病毒，均可引起病毒性肝炎，其中对乙型肝炎病毒（HBV）的研究较多，据统计，中国每年约有 50 多万人死于慢性乙型肝炎导致的肝脏损害和肝癌。目前，全国约有慢性乙型肝炎患者 3000 万人，其中约有 20% ～ 30% 慢性肝炎患者发展成肝硬化，20% ～ 25% 的肝硬化发展成肝癌，病毒性肝炎是严重危害我国人民健康的一种常见传染性疾病。另外，细菌、阿米巴滋养体可引起肝脓肿；血吸虫可引起肝硬化等。

（二）化学性因素

化学药品如四氯化碳（目前，常用于复制肝损害的动物模型）、氯仿、磷、锑、砷剂等中毒，往往可破坏肝细胞的酶系统，引起代谢障碍，或使氧化磷酸化过程受到抑制，ATP 生成减少，导致肝细胞变性坏死；有些药物，如氯丙嗪、对氨柳酸、异烟肼、某些磺胺药物和抗菌药物（如四环素），即使治疗剂量就可以引起少数人的肝脏损害，这可能与过敏有关。药物所致肝损害一般包括中毒性肝损害和过敏性肝损害。乙醇的代谢与分解主要在肝脏进行。研究发现，慢性酒精性肝病患者在近期内集中大量饮酒时，乙醇中毒致肝细胞线粒体内氧自由基产生增多，损伤线粒体的 DNA、蛋白质及脂质，使线粒体内 β 氧化受损，如线粒体损伤严重、生物氧化障碍、重要能量来源丧失，加以糖异生受损，患者可有发热、黄疸、腹水、白细胞增高、酶学增高，可致严重代谢紊乱、急性线粒体功能障碍，引起肝脏小泡性脂肪变性，进而引起急性肝功能衰竭、肝性脑病以致死亡。此外，嗜酒所致的营养缺乏也起一定作用。

（三）遗传性因素

遗传性肝病虽然少见，但很多肝病的发生、发展却与遗传因素有关。有些肝病是由于遗传缺陷而引起的遗传性疾病，如由于肝脏不能合成铜蓝蛋白，使过量的铜在肝脏沉积，而引起肝豆状核变性（也称 Wilson 病）；原发性血色病时，含铁血黄素在肝内沉积也可导致肝损害。糖、脂肪、氨基酸等遗传性代谢病如半乳糖血症，是由于肝细胞内缺少 1- 磷酸葡萄糖半乳糖尿苷酸转移酶，1- 磷酸半乳糖不能转变为 1- 磷酸葡萄糖而发生蓄积，损害肝细胞，引起肝硬化。

知识连接 17-1　　非酒精性脂肪性肝病

目前，国内外研究较多的一种与遗传易感性相关的代谢性疾病——非酒精性脂肪性肝病（non-alcoholic fatty liver disease，NAFLD），NAFLD 除直接或通过促进并存的其他肝病进展，导致肝功能衰竭、肝细胞癌和移植肝复发外，还参与 2 型糖尿病和动脉粥样硬化的发病。近年来大量研究表明 NAFDL 与代谢综合征（metabolic syndrome，MS）的各个组分密切伴随，并发现胰岛素抵抗在 NAFDL 的发病机制中起关键作用，故越来越多地被内分泌学者关注。

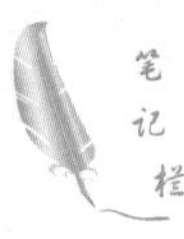

（四）免疫性因素

免疫功能异常的肝病可以引起免疫反应异常，免疫反应异常又是引起肝脏损害的重要原因之一。例如，乙型肝炎病毒引起的体液免疫和细胞免疫都能损害肝细胞，乙型肝炎病毒的表面抗原、核心抗原、e 抗原等能结合到肝细胞表面，改变肝细胞膜的抗原性，引起自身免疫。又如，原发性胆汁性肝硬化，其主要病变为非化脓性破坏性胆管炎，由于慢性炎症变化可引起胆汁流出障碍，血中胆红素，总胆汁酸和胆道系统酶类活性增加，出现黄疸，多数可检测到线粒体抗体，产生肝硬化并逐渐发展为肝功能不全。

（五）营养性因素

营养不足，如缺乏胆碱、甲硫氨酸时，可以引起肝脂肪性变。这是因为肝内脂肪的运输需先转变为磷脂（主要为卵磷脂），而胆碱是卵磷脂的必需组成部分；甲硫氨酸供给合成胆碱的甲基。当这些物质缺乏时，脂肪从肝中移除受阻，造成肝的脂肪性变。饥饿时，肝糖原、谷胱甘肽等减少，可降低肝脏解毒功能或增强毒物对肝脏的损害；而随食物摄入的黄曲霉素、亚硝酸盐等，也可促进肝病的发生。

二、肝功能不全的分类

（一）急性肝功能不全

急性肝功能衰竭又称为暴发性肝功能衰竭，起病急骤，病情严重，一般发病后 12 ～ 24h 发生黄疸，2 ～ 4 日后即由嗜睡进入昏迷，并有明显的出血倾向，其主要原因是广泛肝细胞坏死。急性肝功能衰竭最常见的原因是急性重型肝炎，包括暴发性病毒性肝炎和暴发性中毒性肝炎。根据急性肝功能衰竭患者出现肝性脑病的时间又分为超急性肝功能衰竭、急性肝功能衰竭、亚急性肝功能衰竭。急性肝功能衰竭的病理基础是广泛的肝细胞变性（主要为脂肪变性）、坏死。引起急性肝功能衰竭的病因可因地域、年龄等情况有所差异。

（二）慢性肝功能不全

病情进展缓慢，迁延，病程较长，往往在某些诱因作用下病情突然加剧而发展为昏迷。多见于肝炎病毒感染、自身免疫性肝损害、脂肪肝、慢性酒精性肝损害等基础上，由于肝细胞的再生和肝纤维化的发生，最终导致肝硬化。肝硬化的晚期和肝癌的晚期可诱发肝性脑病。

知识连接 17-2　　慢性急性肝衰竭

慢加急性肝衰竭（ACLF）是指各种急性损伤因素作用下，肝功能相对稳定的慢性肝病患者迅速恶化的肝衰竭综合征。按从发病到出现肝衰竭综合征的时间（以 2 周为界），ACLF 可分为慢加急性和慢加亚急性肝衰竭，也可统称为 ACLF。

三、肝功能不全机体的机能和代谢变化

肝脏由肝实质细胞（即肝细胞）和肝非实质细胞组成，肝非实质细胞包括肝巨噬细胞也即库普弗细胞、肝星形细胞也即储脂细胞、肝脏相关淋巴细胞也即 Pit 细胞和肝窦内皮细胞。肝细胞是完成肝脏功能的主体细胞，参与多种蛋白质（白蛋白、脂蛋白、补体蛋白、纤维蛋白、凝血酶原、多种载体蛋白等）的合成，也参与糖类、胆固醇、胆盐等的合成，并具有储存糖原、维生素，分泌胆汁及解毒、氧化还原、水解、结合等功能。此外，肝细胞还参与某些药物的代谢。

当肝细胞受到损害后，肝功能将发生障碍，主要表现为：糖、蛋白质、脂肪等的代谢障碍，水、电解质代谢紊乱，胆汁分泌与排泄障碍，凝血功能、免疫功能障碍，生物转化功能障碍等。

（一）物质代谢障碍

1. 糖代谢障碍　肝脏是合成和储存糖原、氧化葡萄糖和产生能量的场所，肝糖原在调节血糖浓度以及维持其稳定中起重要作用。当肝功能衰竭时，因大量肝细胞坏死可导致肝内糖原储备锐减；肝脏内残存的肝糖原在肝细胞内质网上的葡萄糖 -6- 磷酸酶受到破坏后难以分解为葡萄糖；胰岛素灭活减弱，形成高胰岛素血症（hyperinsulinemia）。严重肝功能衰竭患者常因低血糖症而出现肝性脑病。但部分肝功能衰竭患者可出现类似糖尿病患者的糖耐量降低，在患者摄入较多葡萄糖时，易导致高血糖（hyperglycemia），这有可能是血浆中来自胰腺 A 细胞的胰高血糖素比胰岛素更多的缘故。

2. 脂类代谢障碍　肝脏是机体脂类代谢的重要器官，在脂类的消化、吸收、合成、分解与运输过程中均具有重要作用。而且在脂类的生物转换过程中，肝脏能够生成许多重要的生物活性物质，如由胆固醇合成胆汁酸盐、固醇类激素、皮质激素、性激素等。肝内脂肪酸是在线粒体内进行分解的，

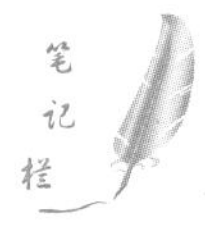

通过β-氧化反应，脂肪酸被氧化为乙酸辅酶A，并产生大量能量。肝脏还能合成三酰甘油和脂蛋白，参与磷脂和胆固醇的代谢等。因此，当肝功能受损时，肝内脂肪氧化障碍或脂肪合成增多，而又不能有效地运出，中性脂肪在肝细胞内堆积导致脂肪肝。此外，当肝细胞受损时，血浆胆固醇的酯化作用减弱，血浆胆固醇酯浓度下降。

3. 蛋白质代谢障碍 肝脏与蛋白质代谢的关系极为密切，它是人体蛋白质合成和分解的主要器官，也是血浆蛋白质（包括血浆白蛋白、凝血因子以及多种酶类）的重要来源。因此在肝硬化发生时，由于有效肝细胞总数减少和肝细胞代谢的障碍，白蛋白合成可减少一半以上，以致出现低白蛋白血症，是肝性腹水发病的机制之一。此外，肝脏受损时，某些氨基酸在肝内的分解代谢障碍，导致其在血浆中的含量升高，出现血浆氨基酸失衡，芳香族氨基酸和蛋氨酸、谷氨酸、天门冬氨酸等升高。

知识连接 17-3　肝脏大小昼夜有差别

对哺乳动物来说，肝脏在代谢和清除毒素方面起着举足轻重的作用，当肝脏处于活性并及时得到营养时，其工作性能可达到最大的效率。瑞士日内瓦大学的生物学家发现了肝脏是如何适应进食和禁食的周期、昼夜交替的。研究人员通过实验发现小鼠在活动和休息等不同阶段，肝脏的大小有变化和波动，肝脏尺寸最大时是最小时的1.5倍。该研究小组描述了这种波动的细胞机制，当正常的生物节律被逆转时，这种波动就会消失。也就是说，当我们由于工作原因或者生活不规律（夜间工作，或按倒班制工作、又或有频繁的国际旅行）导致的生物钟变化可能会对我们的肝功能有重要的影响。

（二）水、电解质代谢紊乱

1. 肝性腹水 是肝硬化最突出的临床表现，其发生机制为钠、水的过度潴留，与下列腹腔局部因素和全身因素有关：

（1）门静脉压力增高：①肝硬化时，因肝内纤维结缔组织增生、肝细胞结节状再生，压迫门静脉分支，使门静脉压力增高；②由于上述变化，造成肝内血循环紊乱，肝内门静脉、肝静脉和肝动脉分支三者之间失去正常联系，导致肝动脉－门静脉异常吻合支形成，使肝动脉血流入门静脉，从而使门静脉压增高；门静脉压力超过300mmHg时，腹腔内脏血管床静水压增高，组织液回吸收减少而漏入腹腔，形成腹水。

（2）血浆胶体渗透压降低：肝功能障碍时，白蛋白合成减少，白蛋白低于30g/L时，血浆胶体渗透压降低，腹腔内漏出液体增多。

（3）淋巴循环障碍：肝硬化患者出现肝静脉回流受阻时，血浆自肝窦壁渗透至窦旁间隙，使肝淋巴液生成增多，超过胸导管引流能力时，淋巴液自肝包膜和肝门淋巴管渗出至腹腔，形成腹水。

（4）钠、水潴留：这是肝性腹水形成的全身性因素，由于门静脉压力增高等原因使血液滞留于脾、胃等腹腔脏器，有效循环血量减少，肾血流量减少，可导致：①肾小球滤过率降低：由肾血流量减少所致；②醛固酮过多：肾血流量减少，激活肾素－血管紧张素－醛固酮系统（RAAS），醛固酮产生过多；肝功能障碍时，肝脏灭活醛固酮减少，也使醛固酮增多，从而导致肾钠重吸收增加；③心房钠尿肽等减少：肾血流量减少，使得肾交感神经活动增强，心房钠尿肽、前列腺素等活性降低，使其抑制肾小管重吸收钠的作用低下。以上变化均可导致钠、水潴留，促进腹水形成。

2. 电解质代谢紊乱

（1）低钾血症：肝功能障碍使醛固酮灭活减少。另外，严重肝病时往往有腹水发生，致使有效循环血量减少，从而引起醛固酮分泌增多。这些均可导致钾随尿排出增多而致低钾血症。

（2）低钠血症：主要是由于水潴留而致的血液稀释，而水潴留是与肝病时有效循环血量减少引起的抗利尿激素（Antidiuretic hormone，ADH）分泌增多和抗利尿激素在肝脏灭活减少有关。低钠血症时，细胞外液渗透压降低，水进入细胞内，导致细胞水肿，特别是脑细胞水肿可引起中枢神经系统功能障碍。

（三）凝血功能障碍

肝脏是多种凝血因子和抗凝物质的生成和清除的场所，是保持凝血和纤溶过程动态平衡的重要器官。肝功能障碍时可出现血小板减少、凝血不足、红细胞减少等。严重胆汁淤积时胆汁不能排入肠腔，致使维生素K吸收发生障碍，脂溶性维生素K的吸收不良进一步导致凝血因子Ⅴ、Ⅶ、Ⅸ、

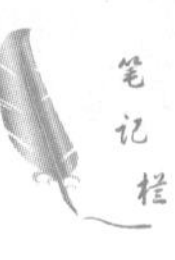

X合成减少，因此肝功能不全的患者易出现紫癜、血尿、经血量异常等，食管和胃肠道的其他部位也易受伤出血，严重时可导致DIC。

（四）胆汁分泌和排泄障碍

肝细胞对胆汁有生成、分泌和排泄作用。肝细胞受损时，胆红素的摄取、酯化和排泄发生障碍，导致高胆红素血症（hyperbilirubinemia），临床表现为黄疸（jaundice）；肝细胞内胆汁分泌器结构和功能障碍，导致肝内胆汁淤积（intrahepatic cholestasis），临床表现为黄疸、瘙痒，并伴有血清结合胆红素、胆固醇、碱性磷酸酶、5-核苷酸和脂蛋白增高。肝细胞内胆汁各成分积聚过多可引起肝细胞变性与坏死；胆盐可激惹小胆管增生及炎症反应，引起纤维化，进而发生肝硬化；肠内胆盐缺乏可使内毒素的吸收过多，加速肠源性内毒素血症（intestinal endotoxemia）的形成；血中胆盐的积聚可引起动脉血压降低与心动过缓；胆汁酸具有毒扁豆碱作用，使血中胆碱酯酶活性降低，引起神经系统的抑制症状。

（五）生物转化功能障碍

1. 解毒功能障碍　肝细胞受损可使肝脏解毒功能减退，使来自肠道的有毒物质进入血液增多，有毒物质还可绕过肝脏经侧支循环直接进入体循环，严重时可导致肝性脑病。

2. 药物代谢障碍　肝功能障碍时肝脏对药物的代谢能力降低，使药物毒副作用增加，同时因肝细胞受损，白蛋白合成减少，与白蛋白结合的药物减少，血液中游离药物增加，从而影响药物的正常分布与代谢。此外，肝硬化时，药物绕过肝脏经侧支循环直接进入体循环，增加体内药物毒性。故肝病患者使用药物时需谨慎。

3. 激素灭活功能减弱　很多激素在肝内代谢。肝功能障碍时，胰岛素的灭活减少，导致低血糖，这在肝性脑病的发病中有重要作用；对糖皮质醇灭活减弱，使患者易发生感染和色素沉着；醛固酮灭活减少引起水肿及腹水；性激素的灭活减少，在女性可出现卵巢功能紊乱、性欲丧失和不孕；在男性可出现睾酮水平降低、睾丸萎缩、性欲丧失、虚弱和男性女性化等，出现由小动脉扩张所致的蜘蛛痣和肝掌。

（六）免疫功能障碍

库普弗细胞有很强的吞噬能力，能吞噬血中的异物、细菌、内毒素及其他颗粒物质。这种吞噬能力在纤维粘连蛋白协助下会变得更加强大。门静脉中的细菌约有99%在经过肝窦时被吞噬。因此，库普弗细胞是肝脏抵御细菌、病毒感染的重要屏障。

1. 细菌感染与菌血症　库普弗细胞能产生超氧阴离子以杀灭细菌，产生干扰素以抗病毒，还能合成补体成分和吞噬来自血液循环的抗原－抗体复合物和其他有害物质，以消除这些物质对机体的损害。补体系统和循环中的吞噬细胞是防御感染的关键。在严重肝功能障碍时，由于补体不足以及血浆纤维连接蛋白减少、库普弗细胞的吞噬功能受损，因此感染概率增加，所致的死亡率可达20%～30%。肝病并发感染常见于菌血症、细菌性心内膜炎、尿道感染等。

2. 肠源性内毒素血症 intestinal endotoxemia，IETM　肠道革兰氏阴性细菌释放内毒素，在正常情况下小量间歇地进入门静脉，或漏入肠淋巴并转漏至腹腔，在进入肝脏后迅速被库普弗细胞吞噬而被清除，故不能进入体循环。在严重肝病情况下往往出现肠源性内毒素血症，与下列因素有关：

> **知识连接17-4　肠源性内毒素血症**
>
> 当机体由于某些原因出现内毒素的生成增加、灭活减少，从而肠道内毒素增加，吸收入血增多而形成内毒素血症称为肠源性内毒素血症（intestinal endotoxemia，IETM）。

（1）内毒素产生增多：肝硬化时，由于胃肠道长期淤血缺氧，导致肠蠕动减慢、延迟，肠道清除能力下降，给过路菌提供了接触、黏附黏膜的机会，造成肠腔内微生态环境破坏，肠道菌群严重紊乱，肠道原有细菌如双歧杆菌减少，肠杆菌、肠球菌显著增多，释放内毒素增加，从而导致内毒素血症。

（2）肠道黏膜屏障功能破坏：肠黏膜屏障包括机械屏障、免疫屏障、化学屏障及生物屏障，是机体抵御细菌和毒素侵袭的天然屏障。肝硬化时肠黏膜屏障功能破坏，内毒素吸收增多，从而形成IETM。

（3）内毒素清除减少：肝脏清除能力减退，肝硬化时肝脏合成能力下降导致补体生成不足，补体介导的免疫调理作用减弱，天然免疫细胞吞噬和灭活能力也随之降低，机体和局部的免疫能力

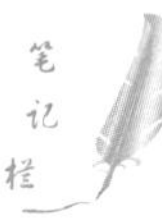

下降；再加上门 – 体分流及肝库普弗细胞吞噬活性受损，单核吞噬细胞系统活性下降，门静脉和体循环中的细菌及其代谢产物如内毒素等不能有效清除，导致 IETM 的形成；外周血内毒素灭活能力下降，而肝硬化时，外周血内毒素灭活能力明显下降。其发生的原因与白细胞数量的减少、低补体血症和低高密度脂蛋白、低白蛋白血症和转铁蛋白减少有关。

（4）门脉高压影响：肝硬化门静脉高压时，进入门静脉系统的内毒素，可以通过侧支循环绕过肝脏直接进入体循环造成内毒素血症。且肝硬化门静脉高压时，毛细血管静水压升高，血浆胶体渗透压降低，使血管内液体外渗，肝脏和肠系膜淋巴液增加，内毒素通过腹腔淋巴管 – 胸导管进入体循环。

肠源性内毒素血症（IETM）与肝病的关系日益受到重视。动物实验证实各种实验性肝病多伴有 IETM。各种致肝损伤因素（如肝炎病毒、乙醇、药物与肝性毒物等）通过各自的特异性发病机制所造成的肝损伤，称之为“原发性肝损伤”，在肝炎发生发展过程中机体出现肠源性内毒素血症，内毒素及内毒素激活库普弗细胞所造成的肝损伤，则称之“继发性肝损伤”，这种肝损伤已失去原致肝损伤因素各自的特异性，均为肠源性内毒素血症所致。

这种“继发性肝损伤”对肝炎的发展与转归有着重要作用和影响。IETM 重者往往引起过度炎症反应，发生严重肝坏死，而导致重症肝炎，甚至发生急性肝功能衰竭。轻者可出现反复与持续的肝细胞损伤和相伴随的炎症细胞浸润，进而发生肝纤维化，相继发展为肝硬化以至肝癌，往往以慢性肝功能衰竭而告终。

肝血窦壁细胞，包括库普弗细胞、内皮细胞、储脂细胞及隐窝细胞（pit cell），它们在内毒素所致肝组织损害中起着关键性作用，其中库普弗细胞的作用更为重要。库普弗细胞是肝内定居的巨噬细胞（占单核吞噬细胞系统的 80% ～ 90%），在内毒素所致的肝损害中具有双重作用。一方面具有清除内毒素的功能，另一方面又可被内毒素激活，通过多种途径损害肝组织。内毒素与库普弗细胞有高度亲和力，促使其释放 TNF-α、IL-1、IL-6、IL-8、血小板激活因子（PAF）、白三烯（LTs）、氧自由基、内皮素（ET-1）、NO 及细胞间黏附分子等。其中 TNF-α、氧自由基、NO 等具有直接肝细胞毒性作用而损伤肝细胞，而有些因子则通过微循环障碍导致肝损伤。这些物质构成一个独特的网络系统，共同参与对肝组织的损伤，其中 TNF-α 发挥着关键与核心作用，其他因子则发挥着协同、辅助或增强作用。

第二节 肝性脑病

一、概念与分期

肝性脑病（hepatic encephalopathy，HE）是指在排除其他已知脑疾病的前提下，继发于肝功能障碍的一系列严重神经精神综合征。肝性脑病的精神症状主要表现为欣快感、健忘、注意力不集中、易激惹、烦躁、患者哭笑无常、衣着不整、语无伦次等；患者神经体征为运动不协调、扑翼样震颤、肌张力增强、腱反射亢进，甚至可出现大脑强直。肝性脑病早期的一些精神症状是可逆的，晚期会发生不可逆性昏迷甚至死亡。

案例 17-1 分析

患者 1 个月前少量呕血、黑便。入院前一天晚 20 时，同事发现患者勉强呈站立状，衣服凌乱，意识欠清楚，地面有黑红色大便，烦躁不安，晚 23 时送到医院时，已昏迷。说明已发生肝性脑病。

案例 17-2 分析

3 天前进食牛肉 0.25kg 后出现恶心、呕吐、神志恍惚、烦躁而急诊入院。说明已发生肝性脑病。肝性脑病的临床表现有一系列精神神经症状，早期可出现注意力不集中，欣快感，烦躁不安或反应淡漠；重者可表现为性格行为异常，出现语无伦次，哭笑无常，衣着不整等；最后才出现嗜睡，昏迷及不协调运动。昏迷并不是肝性脑病的唯一症状，故以往称肝性脑病为肝性昏迷不妥。

肝性脑病的分期，按临床观察的神经精神症状轻重分为四期。因各期界限并不十分鲜明，病情进展不一或长期处于某一阶段，故这种分期有利于动态观察病情发展变化，有利于早期判断并及时给予治疗措施（表 17-1）。

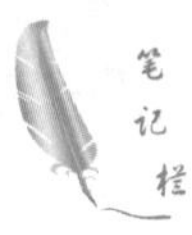

表 17-1 肝性脑病的分期

分期	临床表现	脑电图
一期（前驱期）	轻度性格改变，可表现为轻度知觉障碍、欣快或焦虑、精力集中时间缩短，轻微扑翼样震颤	无明显异常
二期（昏迷前期）	一期症状加重，出现嗜睡、淡漠、轻度时空感知障碍，言语不清，明显行为异常，明显的扑翼样震颤，肌张力增强，腱反射亢进，锥体束征阳性	异常的慢波
三期（昏睡期）	明显的精神错乱，时空定向障碍，健忘症、言语混乱等，昏睡但能唤醒，尚可引出扑翼样震颤	明显异常的 R 波和三相慢波
四期（昏迷期）	神志丧失，呼之不醒，对疼痛刺激无反应。浅昏迷时腱反射亢进，肌张力增强，不能引出扑翼样震颤，瞳孔散大	出现 S 波

二、肝性脑病的发病机制

肝性脑病的发病机制尚不完全清楚，肝性脑病的神经病理学变化多被认为是继发性变化，肝性脑病的发生主要是由于脑组织的功能和代谢障碍所引起，目前有氨中毒学说、假性神经递质学说、血浆氨基酸失衡学说及γ-氨基丁酸（γ-aminobutyric，GABA）学说等用于解释肝性脑病的发病机制，但是某一种学说并不能完整解释肝性脑病的全部临床表现，故目前认为肝性脑病是多因素共同作用的结果。然而，引起肝性脑病发病机制的中心环节，目前仍旧认为是由于肝功能障碍或门－体分流的存在，肠源性内毒素直接进入体循环及脑组织，引起神经和精神症状。慢性肝功能不全导致的肝性脑病，病理学表现为星形胶质细胞的肿胀、增生；急性肝功能不全可表现为细胞毒性脑水肿，肝性脑病无明显的特异性脑结构变化。

（一）氨中毒学说（ammonia intoxication hypothesis）

人们很早就发现临床上肝硬化患者口服铵盐、尿素等含氮物质或进食大量蛋白质后血氨升高，并出现与肝性脑病相同的症状和脑电图改变。80%～90% 肝性脑病患者有血氨升高。临床观察证实，肝硬化患者发生昏迷，降血氨后病情好转；动物实验也证实，氨对机体有毒性作用，这些均说明氨代谢障碍与肝性脑病有密切关系。

正常人血氨浓度为 59μmol/L 以下，其来源和清除保持着动态平衡。肝性脑病时血氨的升高，既可由于氨的生成过多，也可由于其清除不足所致，氨在肝脏中合成尿素是维持此平衡的关键。当肝功能严重受损时，尿素合成发生障碍，因而血氨水平升高。增高的血氨通过血脑屏障进入脑组织，从而引起脑功能障碍。

1. 氨的正常代谢

（1）体内氨的来源：①肠道产氨，正常人肠道内每天产生的氨约 4g，这是血氨的主要来源。肠道细菌含有氨基酸氧化酶，可将蛋白质的分解产物氨基酸进一步分解为氨。②肠道产生的氨经门静脉入肝后，通过鸟氨酸循环合成尿素，在肝脏内合成的尿素约有 25% 再从肠黏膜渗入肠腔，并几乎全部被含有尿素酶的肠道细菌分解形成氨，这就是所谓的尿素肠肝循环。肠道氨的吸收与肠道 pH 有关，pH 降低时，肠道吸收氨减少。反之，肠道内 pH 增高，肠道吸收氨则增加。③肾脏产氨，肾静脉血中的氨较肾动脉血中高，说明肾脏产生氨。肾脏中的氨主要来自谷氨酰胺的水解，从血液中来的谷氨酰胺在肾小管上皮细胞内经谷氨酰胺酶的作用，生成谷氨酸及氨。④其他，肌肉、血管壁、肠黏膜和脑也可产氨，但很少。

（2）体内氨的去路：①合成尿素，在肝细胞内经过鸟氨酸循环合成尿素，然后由肾脏排出，这是清除血氨的主要途径。②以铵盐形式由尿排出，肾脏产生的氨，其中一部分进入肾小管腔内，与氢离子结合成铵，从尿中排出。③转化为谷氨酸和谷氨酰胺在肌肉、肝、肾、脑等组织，氨与α-酮戊二酸生成谷氨酸，后者与氨结合生成谷氨酰胺。

2. 血氨增高的原因

（1）氨的产生增多：①上消化道出血：慢性肝功能衰竭患者，门－体静脉分流形成后，常发生上消化道出血，血液蛋白质在肠道细菌的作用下，产生大量的氨。②肠道淤血，细菌繁殖增加：肝硬化时，由于门静脉回流受阻，消化道淤血、水肿或由于胆汁分泌减少，食物的消化、吸收及排

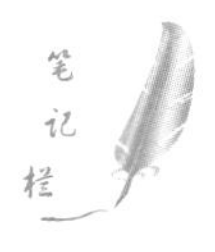

空都发生障碍，导致肠道细菌生长活跃，未经充分消化的蛋白成分增多，致使产氨增加。③肝肾综合征：肝硬化晚期可因合并肾功能不全而发生氮质血症，尿素排出减少，血中堆积大量尿素，弥散入肠腔，肠道产氨增加。④肾脏产氨增加：因肾小管上皮细胞产生的氨，在肾小管内被吸收入静脉血时受肾小管腔内 pH 的影响，故临床上，肝硬化腹水的患者用排钾利尿剂时，可使肾小管上皮细胞排钾增加，氢离子排除减少，因而同氨结合生成铵减少，氨弥散入血增加；另外，如应用碳酸酐酶抑制剂乙酰唑胺能抑制肾小管内碳酸的生成，使 H^+ 与 Na^+ 交换减少，H^+ 即减少，则铵的生成也减少，氨弥散入血随之增加。⑤肌肉产氨增加：目前认为，肌肉组织中腺苷酸分解为肌肉产氨的主要方式。当肌肉收缩加强时，这种分解代谢增强，氨产生增加。肝性脑病前期，高度不安、躁动和肌肉活动增强，可致产氨增加。

（2）氨清除不足：氨的清除主要是在肝脏经鸟氨酸循环合成尿素，再经肾脏排出体外。肝性脑病时血氨升高的主要原因是由于肝细胞受损所致的鸟氨酸循环障碍。鸟氨酸循环的特点：①氨经鸟氨酸循环生成尿素需要消耗大量的能量，即生成 1 分子的尿素能清除 2 分子的氨，同时消耗 4 分子的 ATP; ②鸟氨酸循环酶促反应的反应速度随底物浓度的增高而加快，底物包括：鸟氨酸、瓜氨酸、精氨酸。此外，氨基甲酰磷酸合成酶，鸟氨酸甲酰基转移酶等参与尿素的合成。

肝性脑病时氨清除不足的原因主要有以下几点：①代谢障碍导致 ATP 供给不足。②肝内鸟氨酸循环的酶系统严重受损，故尿素合成能力显著降低而导致氨的清除不足。③动物实验和临床观察表明，在已建立肝内、外侧支循环的肝硬化患者和门 – 体静脉吻合后，血氨浓度升高主要是由于来自肠道的氨绕过肝脏，直接进入体循环所致。

案例 17-1 分析

1. 该患者发生肝性脑病的诱因主要是食管下段曲张的静脉破裂导致产氨增多以及发生失血性休克所致。该患者血氨 140.3μmol/L，血氨超过 59μmol/L 即为高氨血症。

2. 氨清除不足，肝严重受损时，肝内酶系统遭破坏及底物缺失，使将氨合成尿素的鸟氨酸循环难以正常进行而有血氨增加。

案例 17-2 分析

肝硬化患者进食物大量蛋白质食物以后，在肠道细菌的作用下，生成较多的氨，食管下段静脉曲张，血氨水平升高。肝硬化时，由于门静脉回流受阻，消化道淤血、水肿或由于胆汁分泌减少，食物的消化、吸收及排空都发生障碍，导致肠道细菌生长活跃，未经充分消化的蛋白成分增多，致使产氨增加。

3. 氨对脑的毒性作用 正常人体内，血氨以游离氨（NH_3）与离子状态铵（NH_4^+）两种形式存在，两者可以互相转变，处于动态平衡状态，即反应的趋势取决于氢离子浓度。正常人体血液 pH 为在正常范围（7.35 ～ 7.45）时，动脉血中 99% 是以铵离子（NH_4^+）存在着，NH_3 仅为 1%，故血氨应指氨和铵根离子浓度的总和。NH_3 容易通过血脑屏障而进入脑细胞内，NH_4^+ 则难以通过。故当呼吸性或代谢性碱中毒时，氨增多并易进入脑细胞内引起功能障碍。肝硬化腹水患者常因服用排钾利尿剂而又未能及时补钾造成低钾性碱中毒，或因氨增多刺激呼吸中枢，使换气过度而造成呼吸性碱中毒。这些因素均能促进铵转变成氨。因此，患者常见细胞外液 pH 上升，而细胞内液 pH 下降，血中非离子氨增多。当细胞内、外 pH 梯度增大时，将有助于氨向脑组织弥散。进入脑内的氨增高，可产生如下作用：

（1）氨干扰脑细胞的能量代谢：大脑神经活动需要大量的能量，脑内储存的糖原却极少，脑内能量的供给主要靠正常进行的葡萄糖有氧氧化。然而脑内氨过多时将引起：①大量的氨与 α- 酮戊二酸结合，生成谷氨酸，消耗了 α- 酮戊二酸，由于血液中 α- 酮戊二酸很难通过血脑屏障，致使脑组织内消耗的 α- 酮戊二酸得不到补充，故三羧酸循环不能顺利进行，以致 ATP 减少。②氨中毒时脑组织以形成谷氨酸形式解毒，从而消耗还原型辅酶 I（NADH），由于线粒体 NADH 减少，妨碍呼吸链中递氢过程，以致 ATP 生成不足。③在氨与谷氨酸结合生成谷氨酰胺的过程中，由于这一过程系 ATP 依赖性氨化作用，故可有大量 ATP 消耗。④氨能抑制丙酮酸的氧化脱羧基过程，从而使乙酰 CoA 生成减少，丙酮酸和乳酸增多，氨亦可激活糖酵解过程，以致 ATP 生成不足。

（2）使脑内神经递质发生改变：通常兴奋性神经递质和抑制性神经递质在脑内保持动态平

衡。而脑内氨水平升高则直接影响脑内神经递质的水平和神经传递。氨通过影响谷氨酸能神经元和 GABA 能神经元等的活性使脑内神经递质平衡失调，兴奋性递质减少，而抑制性递质增多，导致中枢神经系统功能紊乱。①乙酰胆碱（ACh）减少：高浓度的氨能抑制丙酮酸脱氢酶（Pyruvate dehydrogenase，PD），导致脑组织内乙酰辅酶 A 生成减少，乙酰辅酶 A 与胆碱结合生成的乙酰胆碱（ACh）也相应减少，ACh 是中枢兴奋性递质，故乙酰胆碱（ACh）减少可引起中枢神经系统抑制。②谷氨酸在肝性脑病前驱期和昏迷前期增加：大量的氨能抑制 α- 酮戊二酸脱氢酶（α-ketoglutarate dehydrogenase，α-KGDH）活性，α- 酮戊二酸与氨结合生成谷氨酸，影响谷氨酸能神经传递，患者表现兴奋性增强。③谷氨酰胺增多：随着病情发展，脑内氨进一步增多，氨与谷氨酸结合生成谷氨酰胺，中枢兴奋性递质谷氨酸因被消耗而减少，中枢抑制性递质谷氨酰胺增多，神经传递障碍。④ γ- 氨基丁酸（GABA）增加：谷氨酸经谷氨酸脱羧酶脱羧，形成 γ- 氨基丁酸，后者是抑制性神经递质，氨中毒时，氨对 γ- 氨基丁酸转氨酶有抑制作用，这使 γ- 氨基丁酸不能形成琥珀酸半醛而变成琥珀酸进入三羧酸循环，因而脑组织中有 γ- 氨基丁酸蓄积而引起中枢神经系统抑制（图 17-1）。

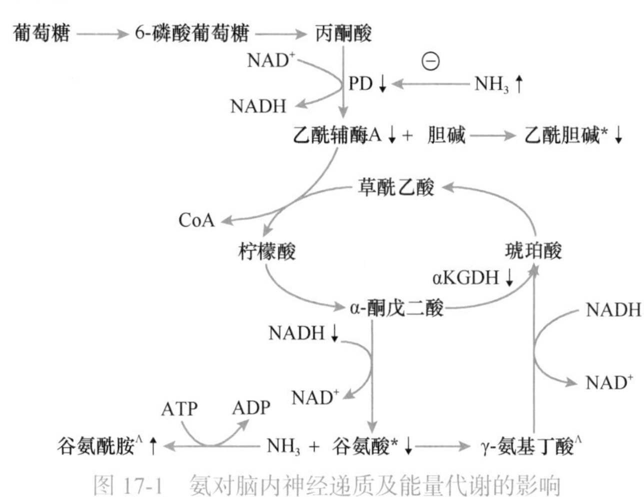

图 17-1　氨对脑内神经递质及能量代谢的影响

*：兴奋性神经递质；△：抑制性神经递质

（3）氨对神经细胞质膜的作用：氨对神经细胞膜上的 Na^+-K^+ 依赖式 ATP 酶的活性有干扰作用，从而使需要 ATP 的神经细胞复极化过程受到影响；氨与 K^+ 有竞争作用，影响 Na^+、K^+ 在神经膜内、外的正常分布，造成细胞内 K^+ 缺乏，使神经元的膜电位降低和兴奋过程不能正常进行，从而干扰神经传导活动；氨水平增高可导致线粒体跨膜电位下降或消失，发生线粒体肿胀，能量代谢障碍及氧自由基生成增多。

（4）刺激大脑边缘系统：大脑边缘系统是由围绕在丘脑周围的部分大脑皮质以及某些皮质和下丘脑构成的。动物实验发现，用电流刺激海马会引起动物癫痫、愤怒、类似人类精神分裂症的状态，切除双侧杏仁核，多半引起动物情绪反应降低，性格变得温顺，破坏隔区可使情绪反应亢进。电生理研究证实，氨可以使以海马、杏仁核为主的大脑边缘系统呈兴奋状态。因此，肝性脑病患者所出现的精神、神经症状很可能与氨刺激大脑边缘系统有关。

氨中毒学说已成为解释肝性脑病发病机制的中心学说，例如氨引起的神经递质及其受体的变化，星形胶质细胞与神经元相互作用异常等均参与了肝性脑病的发生发展过程。氨中毒学说的基础是星形胶质细胞功能受损，其功能异常可以直接影响神经元的功能及代谢，并参与肝性脑病的发生发展过程。

氨中毒学说的不足之处，血氨水平升高虽与肝性脑病密切相关，但并不能完全解释肝性脑病的发病机制，而且缺乏足够的实验依据。临床观察发现，肝性脑病的患者中约有 20% 血氨仍保持在正常水平；并且有的肝硬化患者血氨水平虽明显增高，但并未发生肝性脑病。此外，还有的肝性脑病患者其昏迷程度与血氨水平无平行关系，当给昏迷患者采取减氨疗法后血氨虽降至正常水平，但患者的昏迷程度并无相应好转等。总之，氨中毒学说不足以完全解释肝性脑病的各种症状。

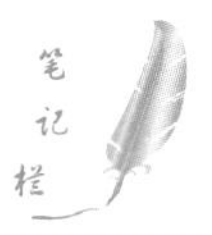

案例 17-1 分析

该患者因1个月前少量呕血、黑便。这是因为上消化道出血，血液蛋白质在肠道细菌的作用下，生成较多的氨；说明肝性脑病与血氨增高有关。

案例 17-2 分析

谷氨酸在肝性脑病前驱期和昏迷前期增加，血氨增高，氨能抑制α-酮戊二酸脱氢酶（α-ketoglutarate dehydrogenase，α-KGDH）活性，α-酮戊二酸与氨结合生成谷氨酸，影响谷氨酸能神经传递，患者表现兴奋性增强，烦躁尖叫。

（二）假性神经递质学说（false neurotransmitter hypothesis）

Parkes 于 1970 年首先以左旋多巴治疗肝性脑病获得成功。因急性重型肝炎而昏迷的患者经左旋多巴治疗后其神志迅速恢复，虽然最终并未治愈，但这一发现为进一步探讨急性重型肝炎产生昏迷的机制提供了启示。其后 Fischer 等对肝性脑病的发生提出了假性神经递质学说。假性神经递质学说认为，肝性脑病的发生是由于假性神经递质在网状结构的神经突触部位堆积，使神经突触部位冲动的传递发生障碍，从而引起神经系统的功能障碍而导致昏迷。

1. 假性神经递质及其生成 蛋白质在肠道分解后，其中的芳香族氨基酸（如苯丙氨酸和酪氨酸）经肠道中细菌脱羧酶的作用可生成苯乙胺和酪胺，这些生物胺被吸收后经门静脉入肝。在肝功能正常时，苯乙胺和酪胺可经单胺氧化酶作用被分解清除。当肝功能严重障碍时，肝脏的解毒功能低下，血中酪胺与苯乙胺浓度升高。此外，在肝功能不全时，苯丙氨酸和酪氨酸被吸收入肝后分解代谢减弱，致使血中浓度明显增加，促使它们透过血脑屏障进入儿茶酚胺神经元。由于苯丙氨酸具有抑制酪氨酸羟化酶、增强酪氨酸脱羧酶活力的作用，致使大量酪氨酸不能合成多巴胺和去甲肾上腺素，却生成更多的酪胺。酪胺再经羟化而成为羟苯乙醇胺。肝性脑病患者体内产生的生物胺，如苯乙醇胺和羟苯乙醇胺，其化学结构与正常神经递质——多巴胺和去甲肾上腺素极为相似（苯乙醇胺与去甲肾上腺素、羟苯乙醇胺与多巴胺化学结构相似），可竞争性与正常递质的受体结合，但其生物学效应却远较正常递质为弱，故称为“假性神经递质”（false neurotransmitter）。

2. 假性神经递质与肝性脑病 脑干网状结构中的上行激动系统对于维持大脑皮质的兴奋性和觉醒具有极其重要的作用。上行激动系统能激动整个大脑皮质的活动，维持其兴奋性，使机体处于觉醒状态。当这一系统活动减弱时，大脑皮质就从兴奋转入抑制，进入睡眠。上行激动系统在网状结构中多次地更换神经元，所通过的突触特别多。突触在传递信息时需要神经递质，中枢神经递质有乙酰胆碱、单胺类（去甲肾上腺素、多巴胺和 5- 羟色胺）和氨基酸类（γ- 氨基丁酸、谷氨酸、谷氨酰胺）。正常人体内，酪氨酸在脑干神经细胞经酪氨酸羟化酶作用转化为二羟苯丙氨酸（多巴），后再脱羧成为多巴胺，多巴胺进一步羟化成为去甲肾上腺素。肝性脑病时血液和脑组织苯丙氨酸和酪氨酸浓度增高，由于高浓度苯丙氨酸对酪氨酸羟化酶具有抑制作用，故可出现酪氨酸羟化酶活性降低，酪氨酸脱羧酶活性增高，羟苯乙醇胺生成增多。当脑干网状结构中假性神经递质增多时，则竞争性地取代正常神经递质而被神经末梢所摄取和储存，当发生神经冲动时再释放出来。因假性神经递质作用效能远不及正常神经递质，使网状结构上行激动系统功能失常，因而到达大脑皮质的兴奋冲动受阻，大脑功能发生抑制，出现意识障碍和昏迷。扑翼样震颤是肝性脑病患者晚期出现的无意识的上肢摆动，是使肌体紧张性增高的表现。正常人体内，锥体外系的黑质－纹状体系统含有丰富的多巴胺，其生理功能是使肌肉松弛。肝性脑病患者的多巴胺被假性神经递质羟苯乙醇胺取代后，便出现肢体肌张力增高的无意识活动（图 17-2）。

假性神经递质学说建立的主要依据是：①最初针对肝性脑病的研究发现，脑内真性神经递质——去甲肾上腺素、多巴胺等减少。②临床应用左旋多巴可以明显改善肝性脑病的病情。去甲肾上腺素和多巴胺的前体——左旋多巴可以通过血脑屏障入脑，并在脑内转变成前者，使正常神经递质增多，并与假性神经递质竞争，促进患者苏醒。但大量研究结果并不支持假性神经递质学说，原因为：在肝硬化患者（发生或不发生肝性脑病）死后的尸检中发现，脑组织内真性神经递质与非肝病患者并无明显差异，有时，羟苯乙醇胺的浓度在非肝病患者中更高；另外，大鼠实验显示，大鼠脑内羟苯乙醇胺增高，去甲肾上腺素、多巴胺相应减少，但动物的活动状态无明显变化。因此，假性神经递质学说逐渐被氨基酸失衡学说所代替。

笔记栏

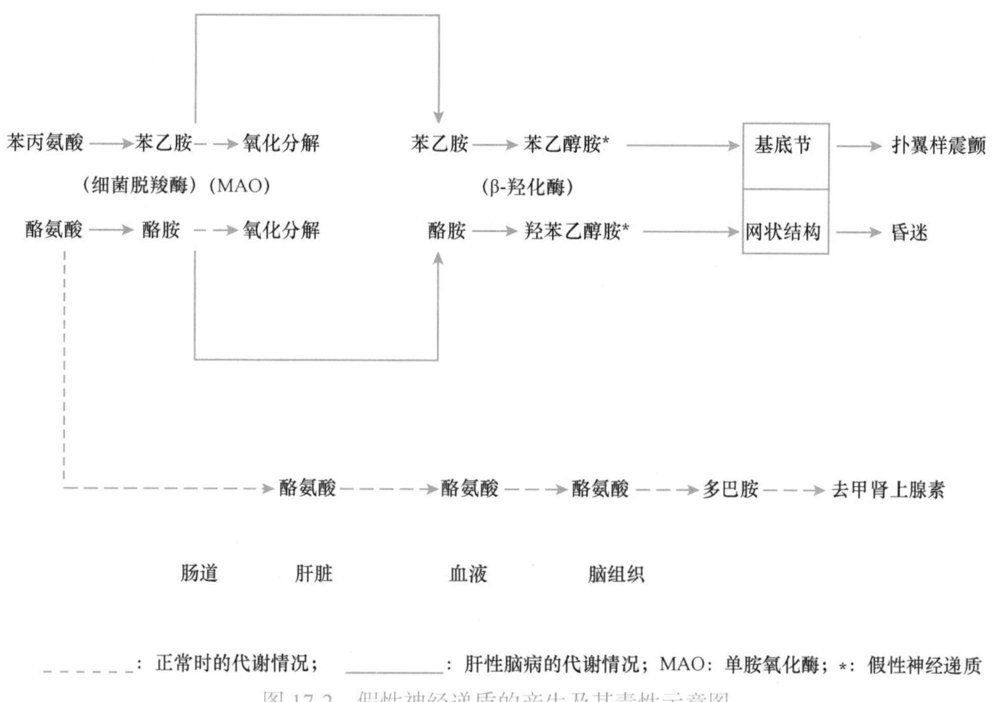

图 17-2 假性神经递质的产生及其毒性示意图

(三)氨基酸失衡学说(amino acid imbalance hypothesis)

正常人血浆内支链氨基酸(BCAA)与芳香族氨基酸(AAA)的比值为 3 ～ 3.5。肝功能严重障碍时，由于支链氨基酸减少和芳香族氨基酸增多，使两者比值小于 3，称此为氨基酸失衡(amino acid imbalance)。肝性脑病患者的血浆氨基酸异常有两种类型：①慢性肝病恶化而发生肝性脑病者，血浆芳香族氨基酸(苯丙氨酸、酪氨酸、色氨酸)含量增高，甲硫氨酸、谷氨酸、天冬氨酸有某种程度升高，支链氨基酸(缬氨酸、亮氨酸、异亮氨酸)下降；②急性肝功能不全患者除支链氨基酸浓度保持正常或轻度下降外，所有其他氨基酸均升高。实验证明，正常人和动物血浆支链氨基酸 / 芳香族氨基酸之比值接近 3 ～ 3.5，而肝性脑病时为 0.6 ～ 1.2。若用中性氨基酸混合液将此比值矫正到 3 ～ 3.5，中枢神经系统功能即会得到改善。

1. 支链氨基酸降低、芳香族氨基酸增多 血中支链氨基酸的减少主要与血胰岛素增多有关。胰岛素具有促进肌肉和脂肪组织摄取、利用支链氨基酸的功能，在肝脏灭活。当肝功能障碍时，肝对胰岛素的灭活明显减弱，因而导致血浆胰岛素含量升高。因此，支链氨基酸在胰岛素含量增加后其摄取和利用增加，血中的含量减少。血中芳香族氨基酸增加除与肝功能障碍时芳香族氨基酸在肝内转化为糖的能力减弱有关外，还与胰岛素 / 胰高血糖素的比值下降有关。实际上在肝功能障碍时，二者在血中均有增加，但以胰高血糖素增高更为显著，二者比值下降。由于胰高血糖素具有增强组织蛋白分解代谢的作用，致使大量芳香族氨基酸由肝脏和肌肉释放入血，而肝脏又失去降解芳香族氨基酸的能力，从而导致血中芳香族氨基酸增高。

2. 芳香族氨基酸与肝性脑病 支链氨基酸和芳香族氨基酸在生理情况下呈电中性，由同一载体转运系统通过血脑屏障，被脑细胞所摄取。在肝功能严重障碍时，血浆中高浓度的芳香族氨基酸将抑制脑细胞对支链氨基酸的摄取，本身则大量进入脑细胞。脑内酪氨酸、苯丙氨酸和色氨酸增多时，或通过抑制酪氨酸羟化酶，或通过抑制多巴脱羧酶使多巴胺和去甲肾上腺素合成减少，同时在芳香族氨基酸脱羧酶作用下，分别生成酪胺和苯乙胺，并经羟化酶作用，最终生成假性神经递质。色氨酸在脑内可先羟化形成 5- 羟色氨酸，再通过芳香族氨基酸脱羧酶生成 5- 羟色胺。5- 羟色胺是中枢神经系统上行投射神经元的抑制性递质，同时 5- 羟色胺可被儿茶酚胺神经元摄取而取代储存的去甲肾上腺素，因此它也是一种假性神经递质。总之，苯丙氨酸、酪氨酸、色氨酸大量进入脑细胞，使假性神经递质生成增多，并抑制去甲肾上腺素的合成，最终导致肝性脑病发生。

血浆氨基酸失衡学说认为脑中的假性神经递质不单纯来自肠道，而脑组织本身在芳香族氨基酸浓度很高的情况下也可以合成假性神经递质。此外，肝性脑病的发生可能是由于假性神经递质的蓄积取代了正常神经递质，也可能是由于脑内去甲肾上腺素的合成受到抑制，或两者综合作用的结果。

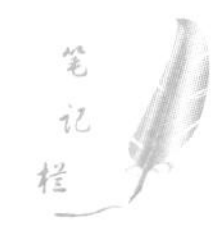

因此，血浆氨基酸失衡学说是假性神经递质学说的补充和发展（图 17-3）。

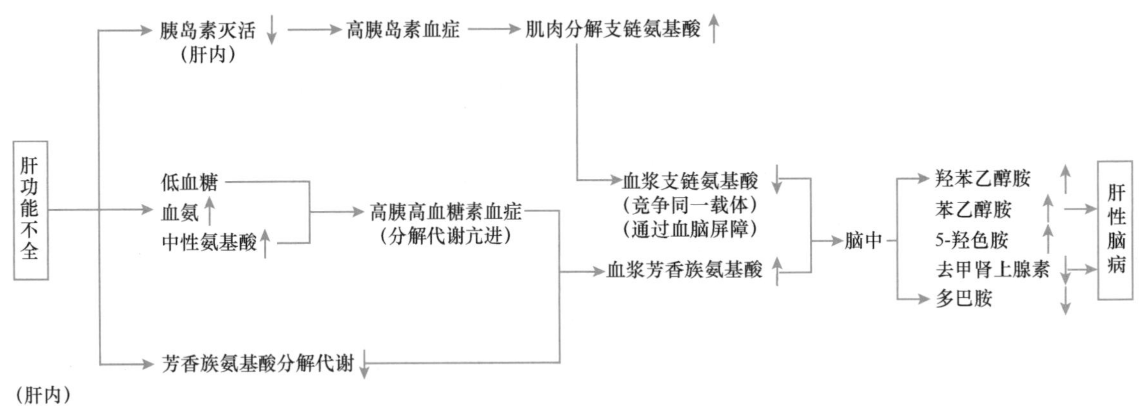

图 17-3　血浆氨基酸失衡与肝性脑病示意图

（四）γ- 氨基丁酸学说（GABA hypothesis）

γ- 氨基丁酸学说是指肝功能衰竭时，肝脏不能清除肠源性 GABA，使血中浓度升高，通过通透性增强的血脑屏障进入中枢神经系统，与突触后膜 GABA 受体结合，使细胞外 Cl^- 内流而呈超极化状态，造成中枢神经系统功能抑制，称为 γ- 氨基丁酸学说。实验证明，氨中毒时脑内谷氨酸、乙酰胆碱等兴奋性神经递质减少，而 γ- 氨基丁酸（GABA）等抑制性神经递质增加，而 GABA 是先减少后增加。GABA 由谷氨酸经脱羧酶作用生成，进一步在转氨酶作用下，与 α- 酮戊二酸进行转氨基作用，生成琥珀酸半醛，然后氧化成琥珀酸进入三羧酸循环，此即所谓的 γ- 氨基丁酸旁路（图 17-1）。

脑内 GABA 储存在突触前神经元的囊泡内，并无生物效应，当释放至突触间隙，并结合到突触后神经元膜面的 GABA 受体上，才能发挥神经抑制作用。GABA-A 受体为亲离子型受体，由两个 α 亚单位和两个 β 亚单位组成，其中 β 亚单位含 GABA 受体，而 α 亚单位含苯二氮䓬类（BZ）受体，GABA 和苯二氮䓬类物质作为 GABA-A 受体复合物的激动剂，可活化 GABA-A 受体。当突触前神经元兴奋时，GABA 从囊泡中释放，通过突触间隙与突触后膜上的 GABA 受体结合。则 Cl^- 运转通道开放，使 Cl^- 由细胞外进入细胞内，使静息膜电位处于超极化状态，导致 GABA 神经递质起明显的抑制作用，出现肝性脑病中所见的意识变化与运动调节功能障碍。GABA 也具有突触前抑制作用，当 GABA 作用于突触前的轴突末梢时，也可使轴突膜对 Cl^- 通透性增强。但由于轴质内的 Cl^- 浓度比轴突外高，因而，Cl^- 反而由轴突内流向轴突外，进而产生去极化，使末梢在冲动到来时，释放神经递质的量减少，从而产生突触前抑制作用。

血氨增高对 GABA 能神经活动具有增强作用，机制如下：①氨可使 GABA-A 受体复合物与其配体（GABA、内源性苯二氮䓬类物质）结合力增强，从而使脑内中枢抑制性递质介导的中枢抑制作用增强；②氨可增强星形胶质细胞 GABA 的释放，使突触间隙 GABA 水平增高，从而促使 GABA-A 受体活性增强；③脑内氨增高可明显上调位于线粒体外膜的外周型苯二氮䓬受体（peripheral type benzodiazepine recepter，PTBR）水平，进而导致线粒体内神经类固醇前体——孕烯醇酮合成增加，因此主要的神经类固醇类物质如四氢孕烯醇酮和四氢去氧皮质酮水平增高，而两者作为 GABA 受体的强激动剂可变构调节 GABA-A 受体活性，增强 GABA-A 受体复合物内源性配体的作用，从而增强中枢抑制作用，产生肝性脑病。

（五）其他神经毒质在肝性脑病发病中的作用

在肝性脑病的发病中对神经组织具有毒性作用的物质叫神经毒质，包括氨、胺类、硫醇、短链脂肪酸和酚，它们在肝性脑病发生中发挥协同作用。

1. 蛋氨酸及其降解产物　蛋氨酸在肠道中经细菌作用而产生的硫醇是一种毒性很强的化合物。在肝功能正常情况下，硫醇可被肝脏氧化而解毒。肝功能严重受损或有门 – 体循环建立时，硫醇可通过肝脏或门 – 体循环加入体循环。口服蛋氨酸可使肝性脑病患者血液中甲基硫醇、二甲基硫化物增多，并可诱发脑病。硫醇的毒性作用有：①抑制尿素合成，干扰氨的解毒；②抑制脑内 Na^+，K^+-ATP 酶活性；③抑制线粒体的呼吸过程。如事先口服抗菌药物，抑制肠道细菌作用，则可防止脑病发生。硫醇吸收入血后，在经过肺循环时可由肺呼出，即可引起所谓的肝臭。甲硫氨酸在肠道细菌

笔记栏

作用下可产生有毒性作用的硫醇。

2. 短链脂肪酸　肝功能严重障碍时，可引起脂肪代谢障碍，肝脏清除脂肪酸不足，可使血中短链脂肪酸增多，短链脂肪酸可抑制脑能量代谢及氨的分解代谢；另一方面，由于血浆中白蛋白减少因此和蛋白结合的脂肪酸也少，血中游离的脂肪酸增多。用大量脂肪酸灌注动物可诱发昏迷。短链脂肪酸经静脉注入动物体内很快产生镇静作用，体外实验显示短链脂肪酸干扰神经后电位，即影响神经兴奋后的恢复过程。短链脂肪酸和其他毒物能协同发挥毒性作用，还能增强氨和其他毒物的毒性反应，例如它们能干扰尿素合成，阻止氨与α-酮戊二酸生成谷氨酸。

3. 酚　酚是酪氨酸和酪胺在肠道经大肠杆菌的腐败作用而生成的有毒产物之一。在正常情况下，酚经门静脉入肝后，经结合反应转化为无毒产物。当肝功能严重障碍时，血清和脑脊液中的酚类物质明显增多，而且与肝性脑病的严重程度明显有关。实验证明，酚可抑制多种酶的活性，并与氨、硫醇有协同作用。

此外，色氨酸经肠道细菌作用可产生吲哚、甲基吲哚等，由于肝对其解毒功能障碍，也可产生毒性作用，此与肝性脑病的发生也有一定关系。

肝性脑病的发病机制虽然较为复杂，但诸多因素间的相互作用及其内在联系已得以揭示。氨中毒学说已成为解释肝性脑病发病机制的中心学说，与其他学说的联系日趋密切，而且氨水平与肝性脑病严重程度密切相关。有人提出，氨中毒为肝性脑病发病的唯一机制，而其他学说所涉及的变化均为氨增高所引起的继发性变化。目前，对肝性脑病的发病机制尚无定论，但随着研究的深入，观点基本趋于一致，这将有助于指导临床治疗。

三、肝性脑病的诱因

（一）脑的敏感性增高

严重肝病患者，对一些有害因素的敏感性增高，因而易于在各种外源性因素（如镇静剂、感染、缺氧、电解质等）作用下发生脑病。

慢性肝病患者脑敏感性增高的原因可能是①大脑长期受一些毒性物质作用的结果；②大脑缺乏某些必需的物质，如肝脏提供各种核苷酸不足可使脑的正常代谢无法维持。上述提及的毒物蓄积和必需物质缺乏，二者常相互强化作用。

严重慢性肝病患者，由于脑的敏感性增高，外加轻度损害，就可以诱发脑病的发生；而急性肝功能不全患者，脑病发生迅速，大脑未曾致敏。故脑病的发生与外界的诱因无关，而主要是严重的肝功能不全所致。

（二）氮的负荷增加

1. 上消化道出血　肝硬化患者食管下端静脉曲张，食入粗糙食物或腹压升高，曲张的静脉破裂，大量血液进入消化道，血中的蛋白质经肠道细菌作用下生成大量氨。另外，出血还可以造成低血容量，可损害肝、脑和肾功能。肾功能不全促进尿素的肠肝循环，因而产氨增多，易诱发脑病。休克和缺氧时，组织分解增强，氨产生增多。

2. 利尿剂　过度利尿引起血容量降低与肾前性肾衰竭，产生低钾性碱中毒，使 pH 升高，有利于氨通过血脑屏障。

3. 止痛、镇静、麻醉药的使用不当　由于肝脏是代谢和清除这些药物的器官。长期使用这些药物的肝病患者，往往在体内已有不同程度的药物积蓄，直接刺激大脑功能活动。在毒物作用下，脑对中枢神经抑制药物敏感性增强。

4. 尿毒症　肝性脑病患者血液和组织内蓄积很多代谢产物，芳香族氨基酸、假性神经介质、氨及胆红素等，其中许多是需要通过肾脏排出体外的。少尿或无尿则导致这些代谢产物在体内潴留，合并尿毒症时，从肾脏排出尿素减少，尿素则经胃肠道黏膜入肠腔，在细菌尿素酶作用下转化为氨，使血氨水平不断增高，进而干扰脑组织的能量代谢。

5. 感染　感染可造成缺氧和体温升高，使全身各组织分解代谢增强，氨的产生增多，同时，由于脑组织的能量消耗增加，使脑对氨敏感性增加。

6. 便秘　氨和其他含氨物质产生和吸收增加。

7. 电解质和酸碱平衡紊乱

（1）呼吸性碱中毒：血氨升高引起的呼吸加深加快，二氧化碳呼出增加，使血液中碳酸减少，碳酸氢盐就相对增多。

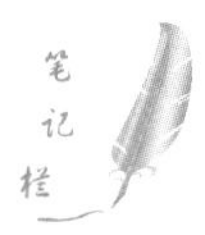

（2）代谢性碱中毒：利尿剂、输糖、继发性醛固酮增多、进食减少、呕吐、腹泻形成低血钾，细胞内钾释出细胞，而细胞外氢进入细胞内，导致细胞外液碱中毒。

8. 低血糖 肝功能受损时，粗面内质网被破坏、葡萄糖-6-磷酸脱氢酶降低及对胰岛素灭活减弱，血液中胰岛素增多，从而使糖原储备不足和糖原异生作用降低，患者易出现低血糖，低血糖本身可促使昏迷发生。

案例 17-1 分析

本病例发生机制与氨中毒学说、氨基酸失衡学说、假性神经递质学说和GABA学说有关，其内容是高血氨刺激胰高血糖素分泌，后者使芳香族氨基酸增多而使支链氨基酸与芳香族氨基酸的比值下降；高血氨在脑内与谷氨酸结合形成谷氨酰胺，它促进芳香族氨基酸入脑，产生假性神经递质；高血氨对γ-氨基丁酸转氨酶有抑制作用，使GABA不能转变为琥珀酸半醛而蓄积于脑内，导致中枢神经系统抑制加深，出现昏迷。

四、肝性脑病防治的病理生理基础

（一）防治诱因

肝硬化患者对氨的处理能力下降，如果一次性食用过多的肉类、蛋白质类食物，超过自己的消化能力，肠道细菌分解未消化的蛋白质，产生大量的氨，超过肝脏处理氨的能力，大量的血氨会进入脑组织，引起肝性脑病，所以适量食用蛋白质类食物，有利于避免发生肝性脑病。

大多数肝性脑病的发生都有明显的诱因：如上消化道出血、大量放腹水、大量排钾利尿、便秘、尿毒症、服用安眠药或麻醉药、感染等。这些诱因是可避免或可治疗的。一旦诊断为肝性脑病，就应该积极查找潜在的诱因并纠正之，对于没有明显诱因的自发性肝性脑病，要高度怀疑门－体分流的存在。

（二）对症治疗

低蛋白饮食，清洁肠道，口服不吸收的抗生素，调节肠道菌群等仍具有重要作用，药物如二糖酶抑制剂 AO-128 和 L-鸟氨酸-天门冬氨酸等新药的治疗为肝性脑病患者提供了帮助。

1. 营养支持 肝性脑病患者，除了急性期患者建议首日禁食蛋白质外，一般提倡进食蛋白食物，因为长时间禁食蛋白质，会加重自身蛋白质的分解，增加芳香族氨基酸（AAA）的含量，而且还会导致肝功能恶化及感染的发生。随病情好转，增加蛋白质的量至 1.0～1.5g/（kg·d）。建议肝病患者首选植物蛋白和奶制品蛋白（含热量高），因为植物蛋白富含支链氨基酸和非吸收纤维，有利于维持肠道正常菌群和酸化肠道。另外，补充营养物质如锌、硫胺素和维生素 B_1 等，可在肝性脑病降氨治疗中起到良好的辅助效果。

2. 降低血氨

（1）口服缓泻剂：如乳果糖、乳梨醇、甘露醇等，维持稀软大便 2～3 次/天；

（2）肠道灌洗：非清醒状态下禁止肠道灌洗。

（3）药物治疗：①二糖酶抑制剂 AO-128 是链霉素菌属提取物，经口服后可抑制肠道的二糖酶，使肠道碳水化合物降解减少。有研究发现，AO-128 可以有效降低肠道 pH，改善肝性脑病患者意识状态，故认为其是一种治疗中度肝性脑病的辅助治疗用药。②左旋肉碱是广泛存在于人体内的一种特殊氨基酸，是长链脂肪酸代谢产生能量必需的一种重要物质，具有降低血氨改善肝性脑病的作用。③抗幽门螺杆菌治疗，幽门螺杆菌虽然是导致肝性脑病的一个重要细菌，但研究显示，清除幽门螺杆菌并不能降低血氨水平和改善意识状态。因此，目前不推荐对肝性脑病患者实施抗幽门螺杆菌治疗。④口服抗生素，可抑制肠道产尿素酶的细菌，减少氨的产生，其中利福昔明是一种口服后肠道吸收极少的广谱抗生素。⑤ L-鸟氨酸-天门冬氨酸（OA）通过刺激谷氨酰胺合成而降氨，既能降低血氨水平又可以减轻脑水肿，是目前较有效的降血氨用药。⑥左旋多巴是脑内正常神经递质多巴胺和去甲肾上腺素的前身物质，通过血脑屏障进入中枢，经多巴脱羧酶作用转化成多巴胺，提高大脑对氨的耐受，使患者清醒，症状改善。⑦支链氨基酸（BCAA）治疗：晚期肝硬化时，芳香族氨基酸增多、胰岛素/胰高血糖素比值失调及营养摄入不足，可导致支链氨基酸（BCAA）水平降低。肌肉作为氨的"缓冲系统"可降低血氨水平，晚期肝硬化有肌肉消瘦、负氮平衡。故给予 BCAA，除可增加肌肉内蛋白质合成或降低其分解之外，还能恢复 AAA 与 BCAA 的比值，防止肝性脑病的发生。

笔记栏

（三）经皮经肝肝内门 – 体分流技术

经皮经肝肝内门 – 体分流技术（transjugular intrahepatic portosystemic shunt，TIPS）的不断应用，在食管胃底静脉曲张破裂出血和顽固性腹水治疗方面，取得了突破性进展。然而，TIPS 术后支架的狭窄闭塞和分流性脑病（PES）成为困扰 TIPS 技术发展的两大难题，前者在近期带膜（血管）支架的大量应用后，得到极大的改善，然而后者始终未得到解决，其具体发病机制有待研究。

（四）肝移植

1. 肝细胞移植　肝细胞移植是用人的肝细胞通过门静脉、肝内或脾内移植。人胎肝细胞（fetal liver cell，FLC）悬液的静脉或肝内输注或脾内移植，已取得成效，使肝功能改善。这在以往具有理论意义，现则已成为事实。肝性脑病患者在输注 FLC 后苏醒，其他如凝血障碍、蛋白质合成、胆红素排泄功能，机体免疫功能也获得改善。其作用机制包括以下几点：①代偿支持作用；②恢复细胞免疫和星形胶质细胞的吞噬功能，可防止内毒素血症；③调节造血干细胞的增殖、分化和成熟，网织红细胞增多；④促进肝细胞再生及肝功能恢复。

2. 肝移植　对于许多目前尚无其他满意治疗方法可以逆转的慢性肝性脑病，肝移植不失为一种有效的治疗方法。目前，器官移植技术和抗排异技术得以飞速发展，肝移植已成为重症肝病患者主要的治疗手段之一，其生存率明显提高。但慢性肝性脑病的患者行肝移植手术后，神经系统的表现可能不会或仅有部分改善。因此，对于持续性肝性脑病患者，在出现脑损害前，是否进行早期肝移植仍有争论。

案例 17-2 分析

如果一次性食用过多的肉类、蛋白质类食物，超过自己的消化能力，肠道细菌分解未消化的蛋白质，产生大量的氨，超过肝脏处理氨的能力，大量的血氨会进入脑组织，引起肝性脑病，所以适量食用蛋白质类食物，有利于避免发生肝性脑病。

左旋多巴是脑内正常神经递质多巴胺和去甲肾上腺素的前身物质，通过血脑屏障进入中枢，经多巴脱羧酶作用转化成多巴胺，提高大脑对氨的耐受，使患者清醒，症状改善。

第三节　肝肾综合征

肝肾综合征（hepatorenal syndrome，HRS）是指肝硬化失代偿期和急性重型肝炎时，继发于肝功能衰竭基础上的可逆性功能性肾功能衰竭，故属于肝性功能肾衰竭。近年来把肝肾综合征分为真性和假性两种。所谓真性肝肾综合征是指肝硬化患者在失代偿期所发生的功能性肾衰竭（肝性功能性肾衰竭）及重症肝炎所伴随的急性肾小管坏死。凡是同一病因使肝和肾同时受到损害的情况，均属假性肝肾综合征。

一、病因和类型

肝肾综合征的病因或诱因多是指各种类型的肝硬化、重症病毒性肝炎、暴发性肝衰竭、肝癌、妊娠性急性脂肪肝等。

肝肾综合征的类型分为肝性功能性肾衰竭和肝性器质性肾衰竭。前者多发，一般无器质性肾损害，肝病病情如果得到及时改善，肾功能可恢复；后者多于肝病病情持续时间较长时发生，可因肾小管缺血、缺氧或并发消化道出血甚至休克，引起急性肾小管坏死。也有少数急性肝衰竭患者可直接导致急性肾小管坏死，其机制可能与肠源性内毒素有关（表 17-2）。

表 17-2　两种肝性肾衰竭的比较

	功能性肾衰竭	急性肾小管坏死
肝功能	严重障碍	有或无障碍
腹水	通常有	可有
脑病	通常有	可有
诱发因素	可无明显诱因或胃肠道出血、腹腔放液、利尿等	低血压
病程	通常缓慢	迅速
低血压	晚期出现	早期出现

笔记栏

续表

	功能性肾衰竭	急性肾小管坏死
少尿	逐渐、晚期出现	急速、早期出现
尿沉渣	正常或轻度异常	管型与蛋白
尿渗透压	高于血浆	低于血浆
尿钠	极低	中等度
有效肾血浆流量与肾小球滤过率	低	极低
肾大小	正常	正常或大
肾脏病理改变	无	多见

二、肝肾综合征的发病机制

肝肾综合征的病理生理改变主要是肾血流减少和肾小球滤过率降低。尸体检查结果表明，大多数肝肾综合征患者的肾脏，在组织学和解剖学上是正常的。有报告将正常人肝脏移植给本病患者，其衰竭的肾脏也恢复了正常功能。这就说明本病的肾脏功能是可逆的。但也有报告急性暴发肝炎可引起急性肾小管坏死。

肝肾综合征的发病机制很复杂，目前认为，肝肾综合征的肾脏有效循环血量不足可能与下列因素有关：

（一）肾交感神经张力增高

严重肝病时，由于大量腹水（使血浆大量漏出）、大量利尿（丧失大量体液）、上消化道出血和低蛋白血症等，可使血容量减少；而大量的扩血管物质使周围血管扩张及门脉高压所致的大量血液在门脉系统的血管床内淤滞，也可使有效循环血量减少。

有效循环血量减少，交感 – 肾上腺髓质系统兴奋，儿茶酚胺增多，使肾脏小动脉收缩，肾内血流重分布，致流经皮质肾单位的血流减少，肾小球滤过率降低。然而近髓肾单位的血流量减少不明显，肾小管重吸收功能可正常。

（二）肾素 – 血管紧张素 – 醛固酮系统激活

肝功能障碍时，肾素灭活减少；肾血流量减少引起肾素释放增多。肾素 – 血管紧张素 – 醛固酮系统激活导致肾血管收缩，肾小球滤过率下降，醛固酮增多使尿钠排出减少。这些在肝肾综合征的发病中有一定作用。

（三）假性神经递质的作用

产生于胃肠道的假性交感神经递质胺类物质，取代了外周交感神经的正常神经递质，使血流重新分布，而引起肾血流减少。

（四）激肽系统活性异常

严重肝硬化患者血浆中激肽释放酶和缓激肽减少，而血浆肾素和血管紧张素Ⅱ活性增强，在肝硬化患者发生功能性肾衰竭时特别明显。

（五）前列腺素、白三烯的作用

肝肾综合征患者尿中 PGE 减少的同时 TXA 的水平明显增高，因而，严重肝病伴有功能性肾衰竭时，肾血流量减少和肾小球滤过率下降可能是肾血管收缩增强而肾合成前列腺素不足的结果。

严重肝病时 LTC_4、LTD_4 生成增多，而灭活和排泄减少。肾脏有丰富的白三烯（LTs）受体，是主要的靶器官之一，白三烯的增多使肾血管收缩。

（六）内皮素（ET-1）

HRS 时，组织缺氧、从肠道吸收的内毒素、儿茶酚胺增多等均可促进 ET-1 的生成增多。而 ET-1 具有缩血管作用，导致肾血流减少，也可刺激肾小球系膜细胞收缩，减少滤过面积，使肾小球滤过率降低。

（七）内毒素血症

严重的肝硬化伴 HRS 患者血浆内毒素水平明显升高，而内毒素可引起细胞因子如 LTS、TXA_2 产生，这些细胞因子可促进肾血管收缩。

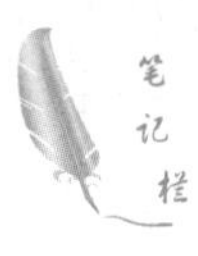

通过各种机制使肾血流减少，是引起 HRS 的主要原因，早期肾功能的变化是功能性的、可逆的。

但是严重缺血或持续时间过久，可使肾小管上皮细胞变性，甚至坏死。胆汁对肾小管上皮细胞有一定的毒害作用，给肾缺血大鼠静脉滴注胆汁酸，可以加重肾缺血对肾小管上皮细胞的损害。急性重型肝炎时，不仅肾血流量减少，而且有胆汁逆流入血（肝细胞性黄疸），在肾小管内有许多胆色素管型形成，肾小管上皮细胞常有明显变性，甚至坏死。

肝功能不全患者，一旦发生肝肾综合征，将促进和加重肝性脑病的发生和发展：①氮质血症，有更多的尿素渗入肠腔，氨生成增多；②芳香族氨基酸代谢产物如羟苯乙醇胺由肾排出减少，而在体内潴留；③代谢性酸中毒、血钾增高、血钠降低，都可加重中枢神经系统障碍。

总之，肝脏严重功能障碍时，由于门脉高压和腹水引起有效循环血量减少，肾血流减少，激活肾素－血管紧张素－醛固酮系统，交感－肾上腺髓质系统；内皮素等物质产生过多也使肾血管收缩，肾小球滤过率下降，影响肝肾综合征的发生与发展（图 17-4）。

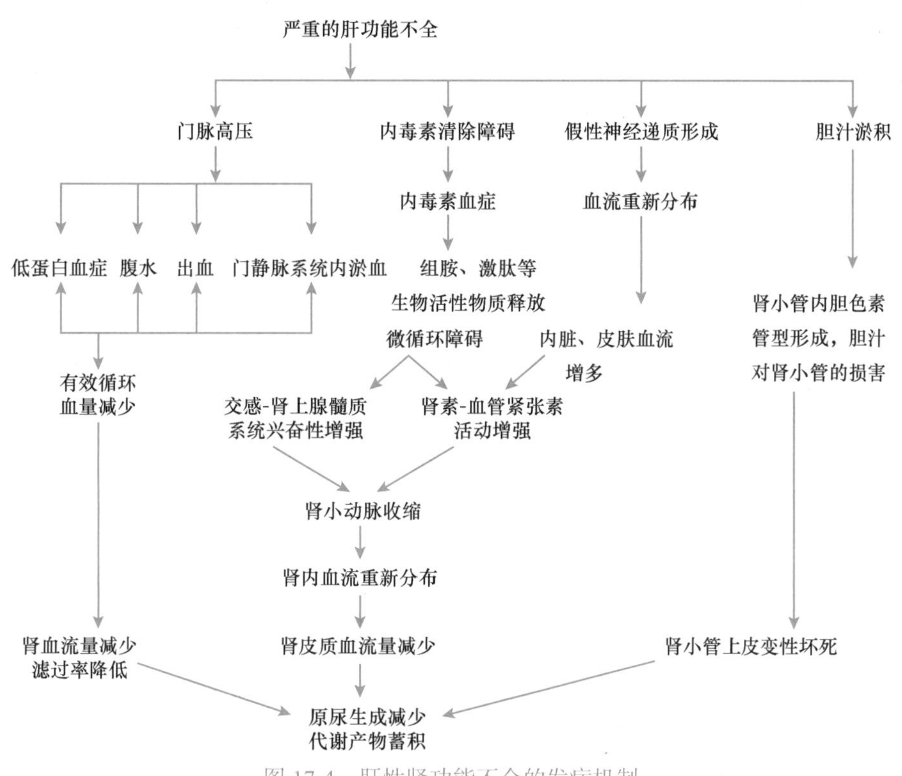

图 17-4　肝性肾功能不全的发病机制

案例 17-1 分析

本案例的病理过程属慢性肝功能不全，肝性脑病、肝性功能性肾衰竭。

依据：慢性肝炎病史，出现衣服凌乱，意识欠清楚，烦躁不安，昏迷。呕吐咖啡色液，便呈暗红色。体检发现有许多蜘蛛痣、肝掌，有特别肝臭味。实验室检查：尿蛋白（+），RBC 少许，透明管型和颗粒管型(+)。大便潜血强阳性。肝功能检查: GPT 220 U/L，A/G=0.6。血氨 140.3μmol/L，凝血酶原时间 23s，NPN 63.18mmol/L。

第四节　肝 性 黄 疸

血清中胆红素浓度升高所引起的巩膜、皮肤、黏膜、体液及组织黄染的现象，称为黄疸（jaundice）。黄疸一般是胆红素代谢障碍所致的临床表现。但新生儿生理性黄疸却是新生儿胆红素代谢的一种生理现象。胆红素与弹性蛋白有较强的亲和力，故富含弹性蛋白的巩膜和皮肤较易被黄染。血清胆红素浓度的正常范围为 5.13 ～ 17.2μmol/L。血清胆红素浓度增高称为高胆红素血症（hyperbilirubinemia）。当血清胆红素浓度高于 34.4μmol/L，肉眼即可见明显的黄疸。胆红素浓度虽高但肉眼尚不能察及者，如在 17.2 ～ 34.4μmol/L 时，称为隐性黄疸（recessive jaundice）。在许多疾病的发生发展过程中。胆红素的生成及肝脏对胆红素的转化和排泄出现障碍时，就会出现黄疸。

笔记栏

一、胆红素的正常代谢

（一）胆红素的来源

正常人每日生成胆红素为 250 ～ 350mg，人体胆红素来源有三个途径：

1. 80% ～ 85% 来源于循环血液中衰老的红细胞 衰老的红细胞在肝、脾、骨髓的单核吞噬细胞内被裂解，释放出血红蛋白，在组织蛋白酶的作用下，成为血红素与珠蛋白，血红素经微粒体血红素加氧酶作用转变为胆绿素，后者由胆绿素还原酶催化成胆红素。人体每天约 1% 的红细胞裂解，释放出 6 ～ 8g 血红蛋白，1g 血红蛋白分解后约产生 38mg 胆红素。

2. 10% ～ 15% 来自骨髓 骨髓内少许红细胞在未成熟时就被破坏释放出血红蛋白（既无效造血），少量尚未释放入血的新生红细胞也可在骨髓内分解，并在肝内形成胆红素。

3. 1% ～ 5% 来自肝脏中的游离胆红素及含血红素的蛋白质 如过氧化氢酶、细胞色素与肌红蛋白等。

（二）胆红素的生成

胆红素是含铁的卟啉化合物在体内分解代谢的产物。正常红细胞的平均寿命约为 120 天。在胆红素生成过程中，血红素加氧酶是限速酶。细胞色素、肌红蛋白、过氧化氢酶、过氧化物酶等亦可脱去蛋白而生成含铁的卟啉化合物，并经进一步的代谢生成胆红素。此种胆红素尚未经肝脏处理即未与葡萄糖醛酸结合，故称为未结合胆红素、自由胆红素或非酯型胆红素，这种胆红素在血清胆红素定性试验中呈间接反应，故又称为间接胆红素。

（三）胆红素在血液中的运输

以上形成的胆红素为游离胆红素，未被肝细胞摄取，为脂溶性，不溶于水，不能从肾小球滤过，故尿中不出现游离胆红素，能透过细胞膜的脂蛋白层，对神经系统有特殊亲和力，进入脑组织引起核黄疸。间接胆红素进入血循环后主要与白蛋白结合，形成胆红素白蛋白复合物，运载至肝脏。

（四）肝脏对胆红素的代谢

1. 肝细胞对胆红素的摄取 非结合胆红素白蛋白复合体到达肝脏后与白蛋白解离，与肝细胞膜血窦表面特异性受体结合并进入肝细胞内，在肝细胞内与载体蛋白结合后，转运到光面内质网微粒体部分。

2. 胆红素的结合 间接胆红素在肝细胞内质网中经尿苷二磷酸葡萄糖醛酸转移酶（uridine diphosphate glucuronic acid transferase）的作用与尿苷二磷酸葡萄糖醛酸结合，形成结合胆红素，结合胆红素也称酯型胆红素，后者在凡登白试验中呈直接阳性反应，故又称直接胆红素，为水溶性，能被肾小球滤过，可从尿中排出，但不能透过类脂膜，一般认为对神经系统无毒性（表 17-3）。

表 17-3 非酯型胆红素与酯型胆红素的区别

非酯型胆红素	酯型胆红素
脂溶性	水溶性
可穿过细胞膜进入脑组织产生毒性	不能穿过细胞膜，无毒
不能从肾小球滤过	可从肾小球滤过
胆红素定性试验间接阳性	胆红素定性试验直接阳性

3. 胆红素的排泄 酯型胆红素形成后，连同胆汁的其他成分经高尔基复合体运输至毛细胆管微突、细胞管、胆管而排入胆道，再经胆道入肠，是一个克服浓度梯度差耗能的主动分泌过程。

4. 胆红素的肠肝循环 酯型胆红素排入肠道后，在小肠内基本不能重吸收，到达回肠下端和结肠后被肠道细菌的作用先脱去葡萄糖醛酸，再被还原为尿胆原，大部分随粪便排出，成为粪胆原，此即粪便颜色的主要来源。小部分经回肠下端或结肠重吸收，通过门静脉回到肝脏，转变为胆红素，其中大部分再随胆汁排入肠道而形成胆红素的肠肝循环。其中小部分从肠道重吸收的尿胆原经肝静脉体循环，经肾随尿排出，它是尿中的主要颜色。

二、黄疸的分类

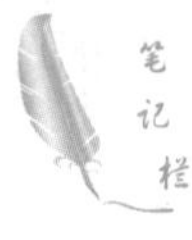

黄疸不是一个独立疾病，而是多种疾病的一种症状和体征，多见于肝胆系、胰腺、血液系统的某些疾病及其他系统疾病，另外服用某些药物也可出现。黄疸有以下几种分类方法，例如根据发病学分为：①溶血性黄疸；②肝细胞性黄疸；③梗阻性黄疸。根据病变发生部位分为：①肝前性黄疸；

②肝性黄疸；③肝后性黄疸。根据治疗观点分为：①内科性黄疸；②外科性黄疸。根据增高的胆红素的性质分为：①非结合胆红素升高为主的黄疸；②结合胆红素升高为主的黄疸。下面重点讨论肝细胞性黄疸和梗阻性黄疸。

三、肝性黄疸的病因和发病机制

（一）肝细胞性黄疸

各种肝脏疾病均可引起肝细胞损伤和破坏，因肝细胞受损而发生的黄疸，称为肝细胞性黄疸（Hepatocellular jaundice）。

1. 原因和机制

（1）肝脏疾病：病毒性肝炎、肝脓肿、中毒性肝炎、药物性肝病、酒精性肝病、自身免疫性肝病、遗传代谢性肝病（如肝豆状核变性、血色病等）。

（2）肝脏损害：酒精、四氯化碳、四环素等引起的肝中毒；肝硬化和肝癌等肝脏疾病；全身感染性疾病所致的肝脏损害（如败血症、疟疾、钩端螺旋体病、伤寒、布鲁菌病、结核病、出血热、登革热等）。

肝脏受损时，肝脏对胆红素的摄取、酯化和排泄都可发生障碍，但其中排泄是一个限速步骤，最易发生障碍。由于肝脏对胆红素的排泄障碍，大量的酯型胆红素反流入血，所以血清中以酯型胆红素浓度升高为主。酯型胆红素增多的机制是：①由于肝脏排泄功能障碍，大量酯型胆红素在肝内滞留并反流入血。②相邻的肝细胞坏死引起毛细胆管破裂，胆汁成分从破裂处反流入血。③毛细胆管的通透性增高，胆汁成分可经肝细胞入血液。④毛细胆管被阻塞（如胆栓或炎症细胞）或被肿大的肝细胞压迫，都可促进胆汁成分入血。

肝细胞性黄疸血清中非酯型胆红素也可增高，这是因为：①肝细胞受损时，肝脏对胆红素的摄取、运载、酯化亦可发生障碍，从而导致非酯型胆红素在血中堆积。②酯型胆红素排泄障碍可反馈的抑制 BGT 活性和肝脏对非酯型胆红素的摄取。③肝细胞受损时，溶酶体释放出 β 葡萄糖苷酸酶可将酯型胆红素水解为非酯型胆红素。

2. 胆色素代谢特点

（1）肝细胞性黄疸血清中酯型或非酯型胆红素均增多，其中以酯型胆红素增多为主。

（2）但由于肝脏排泄酯型胆红素功能障碍，故进入肠道内的酯型胆红素减少，粪胆原也因而生成减少并使粪色变淡。

（3）由肠道重吸收入血的尿胆原化合物虽然也减少。但因肝功能障碍，故摄取并重新向肠道排泄尿胆原能力降低，因而有较多的尿胆原出现在血中并随尿排出，尿中尿胆素原、尿胆素均增多，尿色加深。

（4）由于血清中酯型胆红素增多，酯型胆红素可通过肾小球滤过，故尿中出现胆红素。

（二）阻塞性黄疸

肝胆管或胆总管因各种原因而发生完全或不完全阻塞，使酯型胆红素排除困难而反流入血，此种黄疸为阻塞性黄疸。

1. 原因和机制

（1）肝外胆管阻塞：异物阻塞（如胆管内结石、寄生虫如蛔虫、华支睾吸虫等）、炎症（如化脓性胆管炎）、胆管狭窄（先天性胆道闭锁、手术和外伤所致）、胰头增大的慢性胰腺炎、肿瘤压迫（如胰头癌、乏特壶腹癌、肝门淋巴结转移灶）等。

（2）肝内胆管阻塞：分为肝内阻塞性黄疸与肝内胆汁淤积，前者常见于肝内胆管结石、癌栓、华支睾吸虫病、原发性硬化性胆管炎等；后者可见于各种原因导致的肝细胞及肝内小胆管病变包括病毒、细菌、寄生虫、药物、酒精、毒物、自身免疫性、妊娠等因素。

肝外胆管阻塞引起黄疸的机制主要为胆道发生梗阻时整个胆道系统内压会因胆汁淤积而显著增高，最后使肝内细胆管或毛细胆管破裂，胆汁便直接或经淋巴管而返流入血，胆红素也随之进入体循环，胆道内压增高同样也可使肝细胞的胆汁排泄发生障碍，故胆红素也可通过肝细胞的窦面质膜或紧密连接反流入血。

2. 胆色素代谢特点

（1）血清中酯型胆红素显著增多。

（2）尿中、粪中尿胆原、粪胆原减少或无（胆道完全梗阻时），粪便颜色变淡或呈白陶土色。

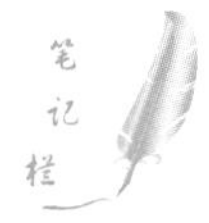

（3）尿中出现胆红素，尿色加深。

四、肝性黄疸对机体的影响

（一）对免疫系统的影响

胆红素具有明显的免疫毒性，可导致细胞免疫功能下降。具有毒性作用的未结合胆红素，可启动与淋巴细胞凋亡有关的Fas基因，导致淋巴细胞凋亡过度。免疫球蛋白介导的体液免疫反应在人体对抗外来抗原侵袭过程中起着重要作用。研究发现，患儿IgG、IgA、IgM、补体C3、补体C4的水平与黄疸程度有关，重度黄疸上述因子水平明显降低。且随着胆红素增高，C3、C4水平逐渐降低。研究发现，即使在体液免疫改变不明显的情况下，高胆红素血症新生儿也存在着IgG亚类的失衡，主要表现为IgG1的下降，并因此使患儿发生细菌感染的概率增加。梗阻性黄疸患者因为血中存在着免疫抑制因子，比如由活化的淋巴细胞及单核细胞产生的可溶性IL-2受体，致使机体细胞免疫功能紊乱而处于不应答状态，也导致感染机会增加。可溶性IL-2受体不仅是重要的免疫抑制因子，也是反应机体免疫系统功能的敏感指标之一。

（二）高胆红素血症与氧化应激反应

丙二醛（MDA）与超氧化物歧化酶（SOD）反映机体脂质过氧化程度及氧自由基清除能力。研究发现，新生儿黄疸时MDA含量明显增高，SOD、巯基、过氧化氢含量则明显降低，提示体内处于明显的氧化应激状态。梗阻性黄疸时肝脏组织丙二醛升高，超氧化物歧化酶下降，氧化应激在梗阻性黄疸肝损伤发生发展过程中有着重要作用，抑制氧自由基的产生或清除氧自由基可以有效减轻肝损伤。对母乳性黄疸患儿氧化应激反应研究，发现患儿总抗氧化能力及氧化应激指数均明显降低。因此，氧化应激可能参与了黄疸对机体的损害。

（三）胆红素对其他脏器的影响

1. 对肾功能的影响 高胆红素血症引起的肾脏损害病理上称为“胆红素肾病”，病理改变为胆红素结晶沉积在肾锥体、肾髓质及肾小管集合管内，可见肾乳头坏死，严重者甚至出现损害肾小管。这可能与下列因素有关。①胆红素肝外排泄障碍时，可有低血压或手术后休克的倾向，从而引起肾血流量的不足；②酯型胆红素可使肾小管上皮细胞，对缺血损害敏感，从而发生变性坏死；③胆道梗阻时，胆汁不能正常进入肠道，使胆酸盐对肠道细菌的抑制作用减弱，肠道细菌过度生长，并产生大量的内毒素，从而危害肾脏；④胆汁酸盐和胆红素的作用，尽管肾脏是胆汁排出的代偿途径，但当大量胆红素和胆汁酸等经肾脏排出体外，可损害肾脏。

2. 对心血管系统的影响 患者可有心动过缓、血压降低等表现，其发生机制目前尚不清楚。高胆红素血症时血清胆盐明显升高，胆红素引起心肌损伤可能的机制是：高胆盐血症可抑制ATP活性、机体对于氧的摄取及蛋白质的合成，并对心肌细胞有毒性作用。当体内过多的胆红素沉积在心肌，超过肝细胞处理胆红素的正常代谢水平时，心肌细胞的能量代谢受干扰，导致细胞内Ca^{2+}堆积，损伤线粒体及细胞膜，产生脂质过氧化作用，使心肌收缩力下降和心肌损伤。

3. 对肺功能的影响 试验证实，非酯型胆红素能改变肺泡磷质膜的表面张力等，肺泡壁扩张而发生限制性通气不足。

4. 对消化系统的影响 由于胆道梗阻，胆汁不能进入肠道，脂肪的消化吸收都可发生障碍，因而可以发生脂肪痢，肠道胆汁减少，可造成维生素A、D、E、K吸收障碍，此外，因失去了胆汁促进胃肠蠕动的作用，患者易发生腹胀和消化不良等。

5. 凝血障碍 凝血因子Ⅱ、Ⅶ、Ⅸ、Ⅹ是在肝脏合成的，均需维生素K参与。由于维生素K不能正常吸收，导致上述凝血因子合成不足，加之肝脏疾患时，血中抗凝物质增多，如类肝素物质，FDP产生增多等，故患者易出现出血倾向。

6. 胆汁成分入血的影响 患者可有皮肤瘙痒，皮肤瘙痒和黄疸几乎同时出现，皮肤瘙痒可能与胆汁酸盐作用于皮肤神经末梢有关。另外，患者可出现皮肤、黏膜、巩膜黄染，伤口愈合缓慢等。

小　结

肝脏是人体内具有多种生理功能的器官，如代谢功能、分泌和排泄功能、合成功能、解毒功能，还具有强大的储备功能和再生能力，一般轻度的肝损害并不能导致肝功能的异常，只有较严重的肝损害才会出现明显的肝功能异常。肝功能不全是指各种致肝损伤因素使肝细胞（包括肝实质细胞和库普弗细胞）发生严重损害，使其合成、降解、解毒、储存、分泌与免疫功能发生严重障碍，机体

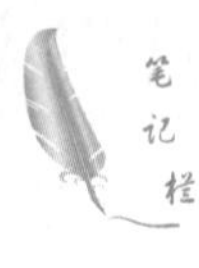

往往出现黄疸、出血、继发性感染、肾功能障碍及肝性脑病等临床综合征。

复习思考题

1. 肝功能障碍患者为什么容易出血?
2. 为什么肝功能障碍患者容易感染?
3. 肝功能障碍患者为什么容易产生黄疸?
4. 肝脏对激素灭活减弱会产生什么结果?
5. 为什么严重肝病患者在碱中毒情况下容易发生肝性脑病?
6. 临床上为什么应用左旋多巴治疗肝性脑病?
7. 肝功能障碍在物质代谢方面会产生什么后果?
8. 肝性脑病患者为什么会有高氨血症?
9. 氨对脑组织有哪些毒性作用?
10. 假性神经递质是如何产生的? 如何促进肝性脑病的发生?

（王淑秋）

主要参考文献

金惠铭，2005．病理生理学基础医学系列．上海：复旦大学出版社．
王建枝，钱睿哲，2018．病理生理学．9 版．北京：人民卫生出版社．
王淑秋，2015．病理生理学．2 版．西安：中国出版集团世界图书出版公司．
魏文汉，1984．病理生理学．上海：上海科学技术出版社．
Flore S，Alan G，Daniel M，et al，2017. Diurnal oscillations in liver mass and cell size accompany ribosome assembly cycles. Cell，169（4）：651.

笔记栏

第十八章　肾功能不全

学习目标

掌握：急性肾衰竭的概念；急性肾衰竭的发生机制、少尿型少尿期机体的功能代谢改变；慢性肾衰竭的概念、发生机制以及功能代谢变化；尿毒症的概念。

熟悉：急性肾衰竭的病因和类型；慢性肾衰竭的发展过程。

了解：肾功能不全的概念、病因；急性肾衰竭的防治原则；慢性肾功能不全的原因；尿毒症毒素、尿毒症时机体功能代谢变化及其机制、慢性肾衰竭和尿毒症防治的病理生理基础。

肾脏主要行使泌尿功能，通过泌尿排出体内代谢终产物、毒物和药物等，通过调节水、电解质和酸碱平衡维持机体内环境稳定。肾脏还是重要的内分泌器官，可以产生肾素、促红细胞生成素、前列腺素和 1,2-$(OH)_2D_3$，灭活甲状旁腺激素和促胃液素等。

当各种致病因素引起肾功能严重障碍，水、电解质和酸碱平衡紊乱，代谢产物、毒物和药物在体内蓄积，以及内分泌功能紊乱的临床综合征称为肾功能不全（renal insufficiency）。

肾功能不全发展到晚期阶段称为肾衰竭（renal failure）。根据病因与发病的急缓不同，又可分为急性肾衰竭和慢性肾衰竭。急性肾衰竭（acute renal failure，ARF）时由于机体来不及充分代偿引起代谢产物在体内迅速蓄积而产生严重的后果，但大多数急性肾衰竭是可逆的，与慢性肾衰竭（chronic renal failure，CRF）的不可逆性进展过程不同。ARF 和 CRF 发展到最严重阶段时，都表现为尿毒症（uremia）。

第一节　急性肾衰竭

急性肾衰竭指各种致病因素引起的短时间内（数分钟至数小时）双侧肾脏泌尿功能急剧降低，导致代谢产物在体内迅速蓄积，机体内环境出现严重紊乱的临床综合征。患者主要表现为水中毒、氮质血症、高钾血症和代谢性酸中毒等。大多数患者出现少尿（成人尿量＜ 400ml/d）或无尿（成人尿量＜ 200ml/d），称为少尿型 ARF；少数患者尿量不减少，但肾脏排泄功能降低，氮质血症明显，称为非少尿型 ARF。急性肾衰竭不管是否伴有尿量减少，肾小球滤过率（glomerular filtration rate，GFR）都显著下降，所以 GFR 降低是 ARF 发病的中心环节。

急性肾衰竭是临床较常见的危重症，病情凶险，但如能早期诊断治疗，大多数 ARF 患者肾脏功能可完全恢复正常；少数病例迁延不愈，可转为慢性肾衰竭。

知识链接 18-1　　急性肾损伤

2005 年国际肾脏病和急救医学界建议使用急性肾损伤（acute kidney injury，AKI）这一概念取代 ARF。AKI 指多种疾病引起的肾功能急剧下降的临床综合征，其诊断标准为：肾功能在 48 小时内迅速减退，血清肌酐绝对值升高≥ 26.5μmol/L，或 7 天内血清肌酐增加到≥ 1.5 倍基础值，或尿量＜ 0.5ml/（kg·h）持续超过 6 小时。AKI 的概念与 ARF 相比更强调这一临床综合征的早期诊断和早期治疗的重要性。

案例 18-1

患者，男性，28 岁，车祸右腿严重挤压伤 6 小时急诊入院。

体格检查：神志清楚，表情淡漠，体温 38.2℃，脉搏 106 次 /min，呼吸 25 次 /min，血压 65/40mmHg，伤腿湿冷、发绀、肿胀。

膀胱导尿 250ml，急查血清 5.4mmol/L。立即静脉补液和甘露醇治疗，血压升至 110/70mmHg，但仍无尿。再查血清 K^+8.6mmol/L，立即行截肢手术。入院 72 小时，共排尿 300ml，酱油色，内含肌红蛋白。以后的 20 天内患者完全无尿，持续使用腹膜透析。入院后 16 天，因透析继发腹膜炎。入院第 21 天，血生化检测：BUN 17.9mmol/L，血清肌酐 389μmol/L，血清 K^+6.7mmol/L，pH7.19，$PaCO_2$ 30mmHg，HCO_3^-10.5mmol/L。尿常规检查，尿中有蛋白、细胞和颗粒管型。虽经

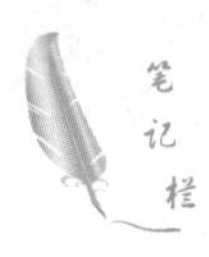

积极治疗，患者一直少尿、无尿，于入院第 28 天死亡。

问题：

1. 患者入院时有何异常，提示处于何种病理过程？
2. 患者入院后经补液治疗血压稳定后为何要做截肢手术？
3. 患者入院后的整个病程中最主要的脏器损伤是什么？其病因、临床类型及判断依据是什么？

一、急性肾衰竭的分类和病因

引起 ARF 的病因很多，根据发病的解剖部位和环节不同把 ARF 分为肾前性、肾性和肾后性三类（表 18-1）。

表 18-1　急性肾衰竭的分类和原因

分类	机制	常见原因
肾前性 ARF	肾脏低灌流	严重失血、失液，心力衰竭、肾动脉狭窄或栓塞
肾性 ARF	肾器质性损伤	急性肾小球、肾间质和肾血管疾病，急性肾小管坏死
肾后性 ARF	肾以下尿路梗阻	尿路结石、炎症、肿瘤，前列腺肥大等

（一）肾前性急性肾衰竭

肾前性急性肾衰竭（acute prerenal failure）是肾脏血液灌流量急剧降低所引起的急性肾衰竭。常见于各型休克的早期，由于血容量减少、心泵功能障碍或血管容量扩张，使有效循环血量减少和交感神经兴奋，引起肾血流量急剧减少，GFR 显著降低。此时肾脏无器质性病变，及时恢复肾脏灌流，肾功能可以迅速恢复，因此这种 ARF 又称为功能性肾衰竭（functional renal failure）。

（二）肾性急性肾衰竭

肾性急性肾衰竭（acute intrarenal failure）是由于肾实质的器质性病变引起，又称器质性急性肾衰竭。主要见于肾缺血（50%）、肾毒物（35%）、间质性肾炎（10%）和肾小球肾炎（5%）等。

1. 肾小球、肾间质和肾血管病变　急性肾小球肾炎、狼疮性肾炎、过敏性紫癜性肾炎和多发性结节性动脉炎等引起的肾小球损伤；急性间质性肾炎、巨细胞病毒感染等引起的间质性肾损伤；肾动脉狭窄、血栓或栓塞，微血管闭塞等肾血管病变。

2. 急性肾小管坏死　急性肾小管坏死（acute tubular necrosis，ATN）是肾性急性肾衰竭最重要、最常见的原因，约占肾性急性肾衰竭的 80% 左右。引起 ATN 的因素主要是：

（1）肾缺血和再灌注损伤：肾前性急性肾衰竭的各种病因，如各型休克未及时抢救引起的持续肾缺血，或休克复苏后的再灌注损伤，是引起急性肾小管坏死的重要原因。此时，功能性肾衰竭转为器质性肾衰竭。

（2）肾中毒：引起肾中毒的毒素可分为外源性毒素和内源性毒素。外源性毒素包括药物（抗生素、造影剂、化疗药物等）、有机溶剂（四氯化碳、氯仿、甲苯等）、重金属（汞、砷、铅、锑等）和生物毒素（细菌毒素、蛇毒、蜂毒等）；内源性毒素包括肌红蛋白、血红蛋白和尿酸等。由于肾小管重吸收过程中有浓缩毒素的作用，因此容易引起肾小管坏死。

肾缺血和肾中毒在疾病中常同时或相继发生。如肾缺血常伴有毒性产物蓄积，肾毒素也可引起局部血管收缩而引起或加重肾缺血。

（三）肾后性急性肾衰竭

肾后性急性肾衰竭（acute postrenal failure）指肾脏以下尿路（从肾盏到尿道口）梗阻引起的肾功能急剧下降，如双侧输尿管结石、前列腺肥大和盆腔肿瘤等。梗阻位置上方压力增高，肾盂积水，肾小球囊内压升高，造成肾小球有效滤过压降低而导致 GFR 降低，肾功能急剧下降。肾后性 ARF 早期无肾实质损害，及时解除梗阻可使肾脏泌尿功能很快恢复。

案例 18-1 分析

1. 患者入院时神志清楚，表情淡漠，体温 38.2℃，脉搏 106 次 /min，呼吸 25 次 /min，血压 65/40mmHg，伤腿湿冷、发绀、肿胀，血清 K^+5.4mmol/L。提示发生了创伤性休克。

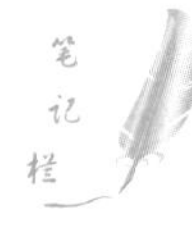

2. 患者入院时处于创伤性休克状态，由于挤压综合征造成大量组织细胞尤其是肌肉细胞损伤。但是由于循环障碍，损伤细胞释放的 K^+ 没有全部释放入血，在补液治疗改善循环后，坏死组织释放的大量 K^+ 入血引起血钾快速升高，不得不立即进行截肢手术。

3. 该患者持续少尿、无尿、酱油色尿，尿中出现蛋白、细胞和颗粒管型等，均提示发生了肾性急性肾衰竭。

二、急性肾衰竭的发生机制

急性肾衰竭的发生机制非常复杂，目前仍没有完全阐释清楚，但不管什么原因引起的 ARF，其中心环节都是 GFR 降低。肾前性及肾后性 ARF 引起 GFR 降低的机制前已述及，下面主要以急性肾小管坏死引起的少尿型肾性 ARF 的发生机制进行阐述（图 18-1）。

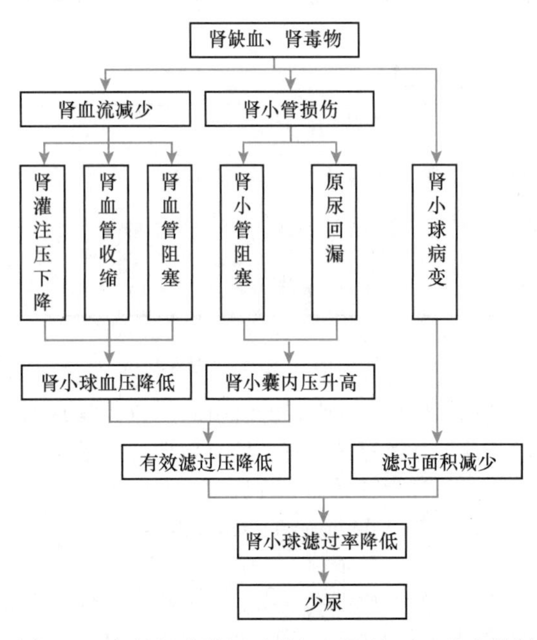

图 18-1 急性肾小管坏死引起少尿型 ARF 发生机制

（一）肾血流减少

虽然 ATN 时以肾小管上皮细胞损伤为主，但引起尿量减少的中心环节仍然是 GFR 降低。在 ARF 早期，肾血管及血流动力学异常造成的肾血流减少是 GFR 降低和少尿的主要机制。

1. 肾灌注压下降 当动脉血压低于 80mmHg 时，肾血流失去自身调节能力，肾血液灌注压降低，肾血流量减少，引起 GFR 降低。

2. 肾血管收缩 肾缺血和肾毒素可引起血管活性物质的释放发生改变：①交感 – 肾上腺髓质系统兴奋，儿茶酚胺分泌增多；②肾素 – 血管紧张素系统激活：近曲小管和髓袢损伤，对 Na^+ 和 Cl^- 重吸收减少，原尿中 Na^+ 含量增高，刺激致密斑，进一步激活肾素 – 血管紧张素系统，引起肾血管收缩；③肾内血管活性因子释放失衡：肾血管内皮细胞受损，引起血管内皮源性缩血管因子（如内皮素）释放增多，而舒血管因子（如激肽、前列腺素等）释放减少。在这些血管活性物质作用下，肾血管收缩，血流量减少，肾小球有效滤过压降低，GFR 下降。

3. 肾血管阻塞 ①肾毛细血管内皮细胞肿胀：肾组织缺血缺氧、毒素损伤或休克复苏后的再灌注过程中产生的大量自由基，使血管内皮细胞损伤，Na^+，K^+-ATP 酶活性降低，引起内皮细胞水肿，管腔狭窄，肾血流量降低；②肾血管内凝血：部分 ATN 患者发生肾内 DIC，微血栓形成使肾血流阻力增加，甚至阻塞肾血管。

（二）肾小球病变

急性肾小球肾炎、狼疮性肾炎等，由于肾小球滤过膜受损，滤过面积减小，导致 GFR 降低。

（三）肾小管损伤

ATN 时，由于肾缺血及再灌注损伤、肾中毒等引起肾小管上皮细胞损伤，造成肾小管细胞的重吸收及分泌作用紊乱，甚至引起肾小管细胞的坏死和凋亡。肾小管上皮细胞的严重损伤和坏死脱落可引起肾小管阻塞、原尿回漏等。

1. 肾小管阻塞 肾缺血、肾毒素造成肾小管坏死脱落的细胞碎片、挤压综合征释放的肌红蛋白、异型输血时释放的血红蛋白以及高浓度尿酸形成的结晶等，都可在肾小管内形成各种管型，阻塞肾小管管腔。同时，原尿量减少进一步促进管型的形成，以及肾小管上皮细胞肿胀引起的管腔狭窄，都可以进一步促进肾小管的阻塞。肾小管的阻塞可引起阻塞部位以上肾小管管腔内压升高，进一步造成肾小球囊内压升高，GFR 减少。

2. 原尿回漏 持续的肾缺血和肾毒素作用使肾小管上皮细胞间的紧密连接被破坏，肾小管上皮细胞变性、坏死、脱落，基膜裸露甚至断裂，都可以使肾小管的管壁完整性被破坏。原尿经受损肾小管管壁漏入周围肾间质，直接造成尿量减少，还引起间质水肿，压迫肾小管和周围毛细血管，使 GFR 进一步减少，形成恶性循环。

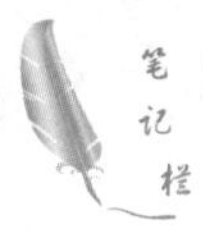

案例 18-1 分析

1. 肾血流减少 患者入院时血压 65/40mmHg（＜ 80mmHg），肾血流失去自身调节能力，肾血液灌注压降低，肾血流量减少，引起 GFR 降低；患者创伤性休克入院，交感－肾上腺髓质系统兴奋，儿茶酚胺分泌增多，引起肾血管收缩；儿茶酚胺分泌增多、肾血流量减少可以进一步促进肾素分泌，进一步激活肾素－血管紧张素系统，引起肾血管收缩；患者补液和甘露醇治疗后，仍无尿，可能还由于休克复苏再灌注过程中大量自由基生成，使血管内皮细胞损伤，引起内皮细胞水肿，管腔狭窄，肾血流量降低。

2. 肾小管损伤 由于肾缺血及再灌注损伤、挤压综合征释放的肾毒性肌红蛋白等可引起肾小管上皮细胞的严重损伤和坏死脱落，造成肾小管阻塞、原尿回漏等，使 GFR 进一步减少，形成恶性循环。

三、急性肾衰竭的功能代谢变化

ARF 根据发病时尿量是否减少，分为少尿型 ARF 和非少尿型 ARF。

（一）少尿型急性肾衰竭

少尿型 ARF 根据发病过程中尿量的变化分为少尿期、移行期、多尿期和恢复期。

1. 少尿期 少尿期是 ARF 最危重阶段，患者尿量显著减少，伴有严重内环境紊乱。一般持续 1～2 周，长者可达数周，持续越久，预后越差。

（1）尿的变化：①少尿、无尿：肾血流量急剧减少、肾小管阻塞和滤过膜损伤等导致少尿发生；②低密度尿：由于肾小管受损，尿液浓缩稀释功能障碍，尿密度常固定于 1.010～1.015；③尿钠含量升高：肾小管对 Na^+ 重吸收功能障碍，致尿钠含量升高；④血尿、蛋白尿、管型尿：由于肾小球滤过膜和肾小管损伤，尿中可出现蛋白质、红细胞、白细胞和脱落的肾小管上皮细胞，还可见到透明、颗粒和细胞管型等。

功能性 ARF 时肾小管功能未受损，少尿的原因主要是有效滤过压降低引起 GFR 显著降低所致，而器质性 ARF 时肾小球和肾小管俱有损伤，两者虽然都有少尿，但尿成分的变化有本质的差异，这是临床鉴别功能性 ARF 与器质性 ARF 的重要依据，对判断预后和指导治疗都有重要的意义（表 18-2）。

表 18-2 功能性与器质性急性肾衰竭时尿的变化特点

	功能性 ARF	器质性 ARF
尿密度	＞ 1.020	＜ 1.015
尿 Na^+ 含量（mmol/L）	＜ 20	＞ 40
尿渗透压（mmol/L）	＞ 500	＜ 350
尿 / 血肌酐比值	＞ 40 ：1	＜ 20 ：1
尿蛋白	阴性或微量	+～++++
尿沉渣镜检	轻微	显著，可见管型、红细胞、白细胞或脱落上皮细胞
甘露醇利尿效应	良	差

（2）高钾血症：是 ARF 患者死亡的首要因素。主要发生原因有：①尿量减少，使 K^+ 排泄量减少；②组织损伤、分解代谢增强及酸中毒，使细胞内 K^+ 大量转移到细胞外；③输入库存血、摄入含钾量高的食物或药物等。高钾血症可引起心脏传导阻滞和心律失常，严重时甚至引起心室颤动或心脏停搏，因此应密切监护患者血钾及心电图，必要时作血液净化治疗。

（3）水中毒：由于尿量减少而体内分解代谢增强使内生水增多，如同时输液过量等，可导致体内水潴留、稀释性低钠血症和细胞水肿，严重者可引起肺水肿、脑水肿和心功能不全。这是 ARF 患者重要的死亡原因。因此，在少尿期，需严密观察和记录水出入量，严格控制补液量和补液速度。

（4）代谢性酸中毒：主要发生机制有：① GFR 降低，使固定酸排出减少；②肾小管损伤，泌 H^+、泌 NH_4^+、重吸收 HCO_3^- 功能障碍；③分解代谢增强，固定酸产生增加。酸中毒可以抑制心血管

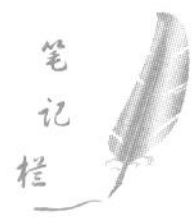

系统和中枢神经系统，并加重高钾血症。

（5）氮质血症：肾脏排泄功能障碍和蛋白质分解代谢增强引起血中尿素、肌酐和尿酸等非蛋白氮含量显著升高，称为氮质血症（azotemia）。少尿期氮质血症进行性加重，严重时可引起尿毒症。

案例 18-1 分析

从该患者的临床表现和实验室检查结果分析，判断其发生了急性肾衰竭，患者持续表现为少尿、无尿，因此应属于少尿型急性肾衰竭，且死于少尿期严重的功能代谢紊乱：

1. 尿的变化　患者入院时和治疗过程中持续少尿、无尿，尿呈酱油色，后期尿中出现蛋白、细胞和颗粒管型。

2. 高钾血症　患者入院后经抗休克治疗，血清 K^+8.6mmol/L，立即行截肢手术；入院第 21 天，血清 K^+6.7mmol/L。

3. 代谢性酸中毒　入院第 21 天，pH7.19，$PaCO_2$ 30mmHg，HCO_3^-10.5mmol/L。

4. 氮质血症　入院第 21 天，血生化检测 BUN 17.9mmol/L，血清肌酐 389μmol/L。

2. 移行期　少尿期后，尿量开始恢复，当尿量增加＞400ml/d 时，进入移行期，是肾功能开始好转的信号。在移行期，肾血流量和肾小球滤过功能处于刚开始恢复阶段，肾排泄能力仍低于正常，氮质血症、高钾血症和酸中毒等还很难立即改善。

3. 多尿期　移行期经 5 ～ 7 天达到多尿期，尿量可达 3 ～ 5L/d，最多可达 6 ～ 10L/d。引起多尿的机制包括：①肾血流量和肾功能逐渐恢复，GFR 增加；②肾小管上皮细胞开始修复，但水、钠重吸收功能仍低下；③肾间质水肿消退，肾小管内管型被冲走，尿路逐渐恢复通畅；④少尿期潴留的大量代谢产物滤出后，使原尿渗透压升高，引起渗透性利尿。

多尿期开始的一周内，由于肾功能尚未完全恢复，高钾血症、氮质血症和酸中毒并不能很快改善，患者仍处于危险期；一周后随着血中尿素氮、肌酐等代谢产物浓度降低，少尿期症状开始改善，但由于尿量明显增加，容易引起脱水、低钾血症和低钠血症。

4. 恢复期　多尿期持续 2 周左右，进入恢复期。尿量和尿成分基本已恢复正常，氮质血症、酸中毒及水、电解质代谢紊乱得以纠正。但肾小管功能完全恢复需要数月甚至更长时间。

急性肾小管坏死引起的 ARF 病情危重，但如果患者可以度过危险期，多数患者肾功能可望逐渐恢复正常。少数患者由于肾小管上皮细胞和基膜破坏严重，出现肾组织纤维化而转为慢性肾衰竭。

（二）非少尿型急性肾衰竭

非少尿型 ARF 指患者在进行性氮质血症过程中尿量持续＞400ml/d，平均尿量在 1000ml/d 左右，患者肾脏损害和临床症状较轻，病程相对较短、病死率也低，预后较好。

非少尿型 ARF 肾小管还可以维持部分功能，主要表现为尿浓缩功能障碍，所以尿量不少、尿钠含量低、尿密度也较低；尿沉渣检查细胞和管型相对较少；但患者 GFR 仍然是降低的，可引起氮质血症，但高钾血症较为少见。

四、急性肾衰竭防治的病理生理基础

（一）控制原发病或致病因素

如抗休克、抗感染，尽早解除肾血管痉挛，恢复肾血液灌流，尽快清除肾毒性物质；合理用药，避免使用肾毒性药物；利尿、降低肾小管内压，增加 GFR。

（二）纠正内环境紊乱

1. 纠正水、电解质紊乱　①少尿期应“量出为入”，严格控制液体输入量，防止水中毒；而多尿期注意补充水、电解质，防止脱水、低钠和低钾血症。②预防和处理高钾血症（见第三章第二节）。

2. 纠正代谢性酸中毒　（见第四章第三节）。

3. 控制氮质血症　①葡萄糖滴注抑制蛋白质分解；②补充必需氨基酸，促进蛋白质合成、肾小管上皮细胞再生；③透析治疗排出含氮代谢废物。

4. 透析治疗　透析治疗是抢救 ARF 最有效的措施，通过透析将血液中毒素排出，可使患者度过少尿期、降低死亡率和缩短病程。

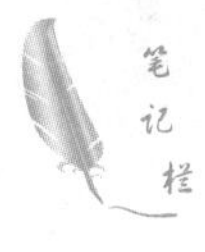
笔记栏

知识链接 18-2　　透析治疗

透析治疗是利用半透膜原理，将体液中的溶质或水分排出体外的方法。在肾病的治疗中，透析的应用非常广泛。从 1914 年给狗制作的第一个人工透析机开始，在无数的肾衰竭患者的治疗中发挥了重要作用。透析疗法大致分为两类：血液透析和腹膜透析。血液透析，俗称人工肾、洗肾，利用透析机的半透膜原理，通过扩散排出体内的代谢废物和有害物质，净化血液。腹膜透析直接利用腹膜作为半透膜，将配置好的透析液经导管灌入患者腹膜腔，通过不断更换透析液，以达到排出有害物质，纠正内环境平衡的作用。

（三）控制感染和营养支持

1. 控制感染　感染是 ARF 常见原因，抗感染治疗极为重要，但是在应用抗生素时注意避免肾毒性药物。

2. 营养支持　营养疗法可以维持机体的营养供应和正常代谢，提高存活率，有助于肾细胞的修复与再生。尽量以碳水化合物供能，必须保证每天至少 100g 碳水化合物，限制蛋白质摄入量，静脉补充必需氨基酸。

第二节　慢性肾衰竭

各种慢性肾脏疾病，引起肾单位进行性、不可逆性破坏，以致残存肾单位越来越少，不足以充分排出代谢废物和维持内环境稳定，导致水、电解质代谢和酸碱平衡紊乱，代谢废物和毒物潴留，以及肾脏内分泌功能紊乱，这一临床综合征称为慢性肾衰竭。

CRF 的发展呈渐进性，肾单位的破坏以及肾功能的损害逐渐发展，病程迁延，最后发展为尿毒症而死亡，是各种慢性肾脏病持续进展的共同结局。慢性肾脏病（chronic kidney disease，CKD）是指肾脏损害和（或）GFR 下降＜ 60ml/（min·1.73m^2）持续超过 3 个月者。

案例 18-2

患者，女性，34 岁，精神不振、嗜睡 1 个月，呕吐、尿少、面部水肿 2 周入院。

患者 10 年前出现尿频、尿急、排尿烧灼感，未曾治疗。4 年前出现多尿、夜尿、烦渴，眼睑、面颊及下肢水肿，当地医院检查尿中有蛋白、红细胞和管型。上述症状逐渐加重，1 年前入院诊断为“慢性肾盂肾炎”，经治疗症状好转出院。近 2 周病情加重，活动后心慌、气短，伴恶心、呕吐和精神不振，来院就诊。

体格检查：患者极度衰弱，精神萎靡，神志清楚。面部重度水肿，皮肤、黏膜未见出血点。体温 37.5℃，脉搏 96 次 /min，呼吸 24 次 /min，血压 150/115mmHg，心界向左扩大，肺（–），双肾区叩击痛。

实验室检查：RBC 2.55×10^{12}/L，Hb 73g/L，WBC 9.3×10^9/L，NPN 191.3mmol/L，肌酐 1387.9μmol/L，血磷 3.07mmol/L，血清 K$^+$5.0mmol/L，血清 Na$^+$117 mmol/L。X 线显示全身骨质脱钙。

入院后，虽经积极治疗，但效果不佳，病情持续恶化，多次发生牙龈及鼻出血。入院第 16 天，血压 250/130mmHg，NPN 202.7mmol/L，肌酐 1405.11μmol/L，多次出现癫痫样痉挛发作，随后进入昏迷状态，抢救无效死亡。

问题：

1. 该患者主要发生的是哪个脏器的严重功能障碍？其病情进展特点如何？
2. 患者在发病过程中有哪些临床表现？其发生机制是什么？
3. 试分析该患者可能的死亡原因？

一、慢性肾衰竭的病因

凡是能引起肾实质进行性破坏的疾病都可以引起 CRF，包括原发性和继发性肾脏疾病。引起 CRF 的原发性肾脏疾病如慢性肾小球肾炎、慢性肾盂肾炎、肾小动脉硬化症、肾结核等；继发性肾脏疾病如糖尿病肾病、高血压肾病、狼疮性肾炎等。在我国，慢性肾小球肾炎是 CRF 最常见的病因（50% ～ 60%），西方发达国家 CRF 的首位病因是糖尿病肾病，其次是高血压肾病。近年来的资料显示，糖尿病肾病和高血压肾病引起的 CRF 在我国发病率呈升高趋势。

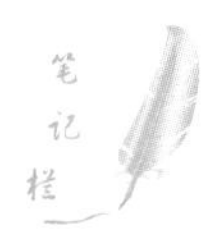

二、慢性肾衰竭的发展过程

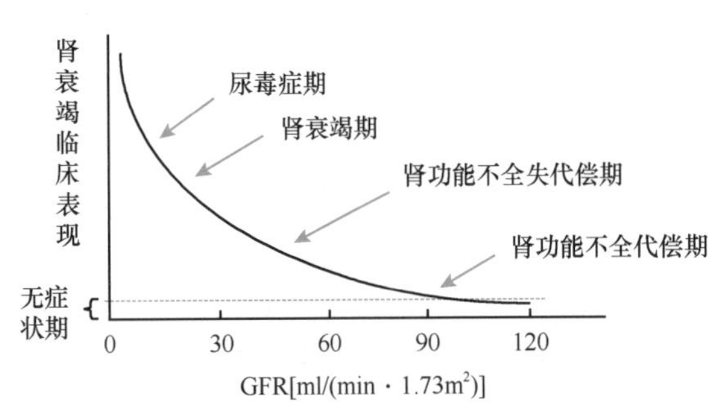

图 18-2 慢性肾衰竭的发展过程与分期

肾脏本身有强大的储备和代偿能力，因此 CRF 呈现为缓慢而渐进的发展过程。根据肾功能损伤的程度，将 CRF 的发展过程分为四个阶段（图 18-2）。

（一）肾功能不全代偿期

受损肾单位＜ 50%，由于肾脏强大的代偿储备功能，使 GFR ＞ 90ml/（min·1.73m^2），肾脏仍能维持内环境的稳定，血浆尿素氮（BUN）和肌酐多在正常范围，无临床症状。但肾脏储备功能降低，如果水、电解质负荷突然增加时，可出现内环境紊乱。

（二）肾功能不全失代偿期

受损肾单位＞ 50%，GFR 30 ～ 89ml/（min · 1.73m^2），肾脏已不能维持内环境稳定，患者出现夜尿、多尿，轻至重度氮质血症和酸中毒。还可以出现乏力、食欲下降或轻度贫血等临床表现。

（三）肾衰竭期

GFR 下降到 15 ～ 29ml/（min · 1.73m^2），出现较重的氮质血症、酸中毒、高磷血症和低钙血症等。肾衰竭的临床表现明显，可出现轻度高钾血症，严重贫血，甚至出现部分尿毒症中毒症状。

（四）尿毒症期

GFR ＜ 15ml/（min·1.73m^2），大量肾毒性物质积聚，有明显的水、电解质和酸碱平衡紊乱，出现严重的全身性尿毒症中毒症状，并发生继发性甲状旁腺功能亢进和多系统功能障碍。

案例 18-2 分析

患者由病史及临床症状、实验室检查可分析，发生了慢性肾衰竭，其发生原因为迁延的慢性肾盂肾炎。

慢性肾衰竭发展呈渐进性，肾单位的破坏以及肾功能的损害逐渐发展，病程迁延，最后发展为尿毒症而死亡，是各种慢性肾脏病持续进展的共同结局。

三、慢性肾衰竭的发生机制

CRF 的发生机制非常复杂，仍处于研究中。目前认为 CRF 的发病过程中有多种机制相互作用，推动了肾脏损伤进行性加重，最终引起尿毒症的发生。

（一）健存肾单位血流动力学的改变

1960 年，Bricker 提出的健存肾单位学说（intact nephron hypothesis）认为：各种慢性进行性肾疾患不断破坏肾单位结构，造成损伤严重的肾单位功能丧失，而损伤较轻或未受损肾单位（健存肾单位）加倍工作，以适应机体需要。当代偿不足以完成肾脏的排泄和内分泌功能时，出现 CRF 的症状。

20 世纪 80 年代，Brenner 等对健存肾单位学说提出了修正，提出了肾小球过度滤过学说（glomerular hyperfiltration hypothesis），认为 CRF 时残存肾单位高压力、高灌注和高滤过状态（三高）可以刺激肾小球系膜细胞增殖和基质增生，损伤内皮细胞和促进血小板聚集，引起微动脉瘤形成，引起炎性细胞浸润、系膜细胞凋亡等，是导致肾小球硬化和残余肾单位功能进行性下降的重要原因。

（二）肾小管高代谢

CRF 时残存肾单位的肾小管重吸收和分泌功能明显加强，代谢亢进，引起肾小管耗氧量增加、自由基生成增加、Na^+-H^+ 反向转运亢进和细胞内钙超载，都可以进一步加重肾小管－间质损伤；残存肾单位肾小管 HCO_3^- 重吸收和氨产生增加，可激活补体旁路途径，不断加重肾单位的破坏过程。

（三）矫枉失衡学说

CRF 时，内环境紊乱并非完全由肾功能减退引起，部分是由于机体为了矫正某些内环境紊乱而引起的新的内环境失衡，引起机体进行性损伤。例如，肾脏排磷减少，血磷浓度升高而引起血钙降低，刺激机体分泌甲状旁腺激素（PTH），抑制健存肾单位肾小管对磷的重吸收，促进磷的排泄，使血磷在一定时间内可以维持相对正常，起到“矫枉”的作用。但随着健存肾单位进行性减少，GFR 逐渐降低，虽然 PTH 分泌也进行性增多，但仍不足以使血磷充分排出，血磷持续增高的同时，

笔记栏

继发性亢进的甲状旁腺功能可引起肾性骨病和一系列的自体中毒症状，使内环境进一步紊乱，造成新的“失衡”。

此外，还有一些因素被认为在推动 CRF 进展中发挥作用：①肾素－血管紧张素－醛固酮系统（RAAS）激活：CRF 时，激活的血管紧张素Ⅱ可以引起肾小球系膜细胞增殖肥大和肾小球硬化，醛固酮可以引起蛋白尿和肾微血管损伤；②蛋白尿：大量滤过的蛋白质可以在肾小管中形成管型，阻塞肾小管，还可以通过激活近曲小管上皮细胞对蛋白质的重吸收而引起蛋白应激反应，引起炎症活化和血管活性基因的上调；③高血压：高血压既是肾脏疾病过程中的并发症，也是加重 CRF 疾病进展的独立危险因素；④其他：高血糖、高血脂、营养不良等也与 CRF 的病情进展有关。

四、慢性肾衰竭时的功能代谢变化

（一）尿的变化

1. 尿量的变化　CRF 早中期主要表现为夜尿和多尿，而晚期逐渐发展为少尿。

（1）夜尿：夜间尿量增多，接近甚至超过白天尿量的现象，称为夜尿（nocturia）。夜尿的发生机制目前仍不清楚。

（2）多尿：成人尿量超过 2000ml/d，称为多尿（polyuria）。CRF 引起多尿的机制包括：①原尿流速加快：健存肾单位高灌注、高滤过，原尿生成增多、流速加快，肾小管上皮细胞来不及充分重吸收，使尿量增多；②尿液浓缩功能降低：肾小管髓袢功能受损，导致髓质高渗环境形成障碍，水重吸收减少，尿液不能充分浓缩，这是 CRF 引起多尿最主要的机制；③渗透性利尿：健存肾单位滤出的原尿中代谢产物的含量代偿性升高，引起渗透性利尿。

（3）少尿：CRF 晚期，由于肾单位大量破坏，GFR 极度减少，引起少尿。

2. 尿渗透压的变化　临床常用测量方法更简便的尿密度来反应尿渗透压的变化，正常值为 1.003 ～ 1.030。CRF 早期，由于肾小管浓缩功能障碍而稀释功能基本正常，尿密度最高只能达到 1.020，称为低渗尿。CRF 晚期，由于肾小管浓缩稀释功能都发生障碍，尿密度常固定在 1.008 ～ 1.012，尿渗透压与血浆渗透压接近，称为等渗尿。

3. 尿成分的变化　由于肾小球基膜破坏、滤过膜通透性增加和（或）肾小管上皮细胞功能受损，使得蛋白质、红细胞、白细胞滤出而随尿排出，称为蛋白尿、血尿和脓尿。

（二）氮质血症

CRF 晚期大量肾单位破坏和肾小球滤过率降低，引起血浆中含氮的代谢废物排出减少在体内蓄积，引起氮质血症。其中内生肌酐清除率是判断肾小球滤过功能损害的敏感指标。

（三）水、电解质和酸碱平衡紊乱

1. 水钠代谢紊乱　CRF 时，健存肾单位进行性减少和肾脏浓缩稀释功能障碍，引起肾脏对水钠负荷的调节能力发生障碍。

水摄入增加时，由于肾稀释功能障碍，不能相应增加水的排出量而发生水潴留、水肿和水中毒等；水摄入不足或伴有呕吐、腹泻等引起体液丢失时，由于肾脏浓缩功能障碍，不能减少水的排泄而发生脱水、低血容量等。

当限制钠盐摄入、应用利尿剂时，可以引起低钠血症，导致细胞外液和血容量减少、软弱无力和血压偏低等；当钠盐摄入过多时，可以造成钠水潴留，引起高血容量、水肿、高血压甚至心力衰竭等后果。

CRF 晚期，患者尿量明显减少，容易引起钠水潴留、水中毒和高血压等。

2. 钾代谢紊乱　CRF 早期，虽然 GFR 有降低，但通过健存肾单位肾小球高滤过、肾小管泌钾增多和肠道代偿性排钾增多，血钾浓度可以维持相当长时间的稳定。但此时肾脏排钾的调节能力降低，如钾摄入不足，呕吐、腹泻或长期使用排钾利尿剂使钾丢失过多时，可引起低钾血症。CRF 晚期，尿量明显减少，引起排钾减少，合并酸中毒、溶血、感染或使用保钾利尿剂等，常引起高钾血症。

3. 钙磷代谢紊乱

（1）高磷血症：当血清磷＞1.6mmol/L，称为高磷血症。CRF 早期时，由于 GFR 降低，肾排磷减少，机体通过刺激甲状旁腺激素（PTH）分泌增多，抑制近端小管对磷的重吸收，使尿磷排出增多，可在一定时间内维持血磷浓度在正常范围内。但 CRF 晚期，当 GFR 显著下降，继发分泌增多的 PTH 已不足以使磷充分排出，血磷显著升高；而增多的 PTH 又可加强溶骨过程，使骨磷释放入血增多，引起恶性循环，使血磷不断升高。

笔记栏

（2）低钙血症：CRF 引起血钙降低的原因有：①高磷血症：血磷与血钙的乘积为一常数，血磷升高时，会引起血钙降低；②血磷升高，肠道分泌磷酸根增多，磷酸根在肠内与钙结合形成难溶的磷酸钙，抑制了肠钙的吸收；③肾源性毒素直接损伤肠道，抑制肠道钙吸收；④肾实质破坏，1,25-$(OH)_2D_3$ 生成不足，肠道钙吸收减少。

CRF 患者由于常伴有酸中毒，使骨钙溶解有所增加，而使血游离钙浓度得以维持，所以很少出现手足搐搦，因此在纠正酸中毒时要注意预防低血钙引起的肌肉兴奋性增高的表现。

4. 代谢性酸中毒 CRF 早期，肾小管上皮细胞泌 H^+、泌 NH_4^+ 以及重吸收 HCO_3^- 功能障碍，引起酸中毒；当 GFR < 10ml/min 时，肾脏排酸功能障碍，血固定酸浓度升高；机体分解代谢增强，使酸性代谢产物生成增多，也可促进酸中毒发生。

（四）肾性高血压

由各种肾脏疾病引起的高血压称为肾性高血压（renal hypertension），是最常见的继发性高血压类型。慢性肾小球肾炎引起的 CRF，高血压的发生率为 90%，而糖尿病肾病所致 CRF 中高血压的发生率几乎为 100%。肾性高血压的发生机制包括：

1. 钠水潴留 CRF 患者钠水潴留，引起血容量和心排血量增多，血压升高。肾性高血压患者 80% ～ 90% 是由血容量增高引起，又称为钠依赖性高血压。此型高血压可以通过限制钠盐摄入和加强利尿起到较好的降压效果。

2. 肾素分泌增多 慢性肾小球肾炎、肾小动脉硬化症等疾病引起的 CRF，由于肾缺血，刺激致密斑产生肾素，引起肾素 – 血管紧张素 – 醛固酮系统激活，产生强烈的收缩血管和钠水潴留作用，升高血压。这种情况称为肾素依赖性高血压（rennin-dependent hypertension）。肾素依赖性高血压占 5% ～ 10%。

3. 肾脏生成扩血管物质减少 肾单位大量破坏，使肾合成的 PGE_2、PGA_2 和激肽等扩血管物质减少，进一步促进外周阻力升高。

（五）肾性骨营养不良

肾性骨营养不良（renal osteodystrophy）又称肾性骨病，指 CRF 时因为钙、磷及维生素 D 代谢障碍所致的骨病，可引起儿童的肾性佝偻病和成年人骨质疏松、骨质软化、纤维性骨炎及转移性钙化等。其发生机制包括：

1. 继发性甲状旁腺功能亢进 随着肾功能减退，出现高磷血症和低钙血症，导致继发性甲状旁腺功能亢进，大量 PTH 分泌入血。PTH 浓度明显升高，使骨的破坏、吸收和新骨形成都非常活跃，当骨的纤维化突出时，则出现骨硬化，若骨的吸收占优势，则出现骨质疏松。

2. 维生素 D 代谢障碍 肾单位进行性破坏，使维生素 D 活化障碍，造成 1,25-$(OH)_2D_3$ 生成减少，引起肠道 Ca^{2+} 吸收减少，出现低钙血症和骨盐沉着障碍而引起骨质疏松、骨软化症等。低钙血症又会进一步加重继发性甲状旁腺功能亢进，进一步造成骨代谢异常。

3. 酸中毒 CRF 可伴有持续的代谢性酸中毒，引起骨盐溶解以缓冲血液中增多的 H^+，出现骨质脱钙。酸中毒还可以干扰 1,25-$(OH)_2D_3$ 的活化，抑制肠道对钙磷的吸收。

（六）肾性贫血

约 97% 的 CRF 患者伴有贫血，称为肾性贫血（renal anemia），是 CRF 最常见的并发症。其发生机制包括：①肾实质破坏使红细胞生成素合成减少，导致骨髓红细胞生成减少；②肾源性毒物的蓄积直接抑制了骨髓的造血功能；③毒性物质抑制血小板功能可导致出血；④肾毒性物质破坏红细胞，引起溶血；⑤肾毒性物质抑制肠道对铁、叶酸和蛋白质等造血原料的吸收。

（七）出血倾向

CRF 患者常有出血倾向（hemorrhagic tendency），表现为皮下淤斑和黏膜出血，如鼻出血、牙龈出血和消化道出血等。主要是由于体内蓄积的肾毒性物质对血小板的抑制作用所致，而血小板数量大多不减少。

案例 18-2 分析

1. 患者 4 年前出现多尿、夜尿，后少尿、无尿，尿中有蛋白、红细胞和管型。

2. 氮质血症 入院时实验室检查 NPN 191.3mmol/L，肌酐 1387.9μmol/L；入院第 16 天，

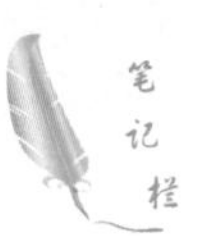
笔记栏

NPN 202.7mmol/L，肌酐 1405.11μmol/L。

3. 水、电解质代谢紊乱　患者四年前出现眼睑、面颊及下肢水肿；入院时面部重度水肿；血磷 3.07mmol/L，血清 117 mmol/L。

4. 肾性高血压　患者入院时血压 150/115mmHg，入院第 16 天，血压 250/130mmHg。

5. 肾性骨营养不良　患者入院时血磷 3.07mmol/L，X 线显示全身骨质脱钙。

6. 肾性贫血　患者入院时 RBC 2.55×10^{12}/L，Hb 73g/L。

7. 出血倾向　患者入院后，病情持续恶化，多次发生牙龈及鼻出血。

第三节　尿　毒　症

各种急慢性肾脏疾病发展的最严重阶段，肾单位大量破坏，引起代谢产物和内源性毒物大量蓄积，伴有水、电解质和酸碱平衡紊乱以及某些内分泌功能失调，而引起的一系列自身中毒症状，称为尿毒症。

一、尿毒症毒素

肾衰竭患者体液中含量显著升高，并与尿毒症代谢紊乱和临床表现密切相关的物质，称为尿毒症毒素（uremia toxin）。

（一）尿毒症毒素的来源

包括：①正常代谢产物在体内蓄积，如尿素、肌酐及多胺等；②生理活性物质含量异常升高，如 PTH、血管紧张素等；③未经机体解毒、排泄的外源性毒物，如铝、砷等的潴留；④机体蓄积的毒性物质经代谢又产生的新的毒性物质，如氨甲酰化氨基酸、终末氧化蛋白产物等。

（二）尿毒症毒素分类

根据相对分子质量大小可将尿毒症毒素分为①小分子毒素：相对分子质量小于 500D，如 H^+、K^+、尿素、胍类、胺类等；②中分子毒素：相对分子质量 500 ～ 5000D，多为细胞和细菌的裂解产物；③大分子毒素：相对分子质量大于 5000D，主要是血中异常增高的某些激素，如 PTH、肾上腺髓质激素等。

（三）几种常见的尿毒症毒素

1. 甲状旁腺激素　尿毒症时，继发性 PTH 分泌增多，切除甲状旁腺可使尿毒症的多种症状减轻或消失，说明 PTH 在尿毒症的发病过程中起重要作用：①干扰骨代谢，引起肾性骨营养不良；②促进 Ca^{2+} 进入细胞，引起钙盐沉积：Ca^{2+} 进入施万细胞或轴突，引起周围神经损伤；Ca^{2+} 沉积于皮肤和神经末梢，引起皮肤瘙痒；引起软组织钙化甚至坏死；PTH 促进钙、铝进入脑细胞，引起尿毒症痴呆。③刺激促胃液素释放，促进溃疡发生；④促进蛋白质分解代谢，引起低蛋白血症及氮质血症加重；⑤抑制骨髓造血，促进和加重肾性贫血；⑥抑制中性粒细胞和淋巴细胞功能，抵抗力下降，易发生感染。

2. 胍类化合物　是体内精氨酸的代谢产物，正常情况下精氨酸主要经肝脏代谢产生尿素、胍乙酸和肌酐。肾衰竭时，精氨酸代谢异常，产生大量甲基胍、胍基琥珀酸，导致体内胍类化合物蓄积。甲基胍目前认为是毒性最强的小分子物质，可引起体重下降、呕吐、腹泻、肌张力亢进、抽搐、意识障碍、溶血和心室传导阻滞等；胍基琥珀酸可影响脑细胞功能，引起脑病变，还可抑制血小板功能，引起出血。

3. 尿素　是体内含量最高的含氮代谢产物，可进一步分解生成氰酸盐。尿素和氰酸盐可引起头痛、厌食、呕吐、腹泻、糖耐量降低和出血倾向等。氰酸盐还能使蛋白质氨基甲酰化，引起蛋白质功能障碍，如单胺氧化酶、黄嘌呤氧化酶等氨基甲酰化使酶活性降低；突触膜蛋白氨基甲酰化可干扰高级神经中枢功能，引起疲乏、头痛和嗜睡等症状。

4. 多胺　是氨基酸代谢产物，包括精胺、亚硝胺、尸胺和腐胺等，可引起消化系统症状、蛋白尿、溶血等；还可以通过抑制 Na^+，K^+-ATP 酶活性，促进肺水肿和脑水肿的发生。

5. 中分子量物质　目前化学结构不明，推测多为多肽类物质。体外实验发现可以抑制成纤维细胞和淋巴细胞增生、白细胞吞噬作用，抑制细胞对葡萄糖利用等。

笔记栏

二、尿毒症时的功能代谢变化及其机制

尿毒症期，CRF 期的各种功能代谢障碍、水电解质和酸碱平衡紊乱进一步加重，还可出现各器官系统功能及代谢障碍所引起的临床表现。

（一）神经系统

约 86% 尿毒症患者可出现中枢神经系统或周围神经病变。

1. 中枢神经系统功能障碍 又称为尿毒症脑病，表现为头痛、头晕、烦躁不安、记忆力减退等，严重时出现抑郁、嗜睡甚至昏迷。

2. 周围神经病变 男性多见，表现为足部发麻、腱反射减弱、远侧肌肉麻痹等。病理检查可见神经脱髓鞘和轴索变化。主要机制是胍基琥珀酸或 PTH 增多，抑制神经中的转酮醇酶，使髓鞘发生病变。

（二）消化系统

尿毒症时，消化系统症状出现最早、最突出，早期主要表现为食欲缺乏、厌食，后期出现恶心、呕吐、腹泻、口腔黏膜溃疡和消化道出血等。其原因为消化道排出尿素增多，尿素经尿素酶分解形成氨，刺激消化道黏膜引起炎症甚至溃疡；继发性甲状旁腺功能亢进刺激促胃液素释放，胃酸分泌增加，促进溃疡形成。

（三）心血管系统

心血管系统损害是尿毒症患者最常见的致死原因。主要表现为充血性心力衰竭、心律失常，动脉粥样硬化等，晚期可出现尿毒症性心包炎。心血管系统损害是肾性高血压、酸中毒、高钾血症、贫血及肾毒性物质共同作用的结果。尿毒症性心包炎多为纤维性心包炎，尿素、尿酸的渗出可能是其主要原因，患者表现为心前区疼痛，体检时可闻及心包摩擦音。

（四）呼吸系统

酸中毒可引起呼吸加深加快，严重时可表现为酸中毒固有的深大呼吸（kussmaul 呼吸）甚至潮氏呼吸。口腔黏膜分泌尿素增多，尿素经唾液酶分解形成氨，使得患者呼出气体有氨味。严重尿毒症患者可发生肺部并发症：①肺水肿：主要与心力衰竭、低蛋白血症、肺泡呼吸膜毒性损伤及钠水潴留等有关；②纤维素性胸膜炎是由尿素刺激引起的胸膜炎症；③磷酸钙在肺组织的沉积可引起肺钙化。

（五）免疫系统

尿毒症患者极易因免疫功能低下而引发感染，也是尿毒症患者主要的死亡原因之一。患者主要表现为细胞免疫功能低下，而体液免疫正常或略降低。血中 T 淋巴细胞数量减少，中性粒细胞吞噬和杀菌能力均降低。尿毒症患者器官移植存活期延长，迟发型变态反应及淋巴细胞转化试验反应减弱。

（六）皮肤变化

尿毒症患者面色苍白或黄褐色，常出现皮肤瘙痒、干燥、脱屑等。皮肤瘙痒是常见的困扰患者的临床表现，目前认为主要由于 PTH 引起的钙盐在皮肤和神经末梢沉积有关。有的尿毒症患者皮肤表面可见尿素随汗液排出形成的细小的白色结晶，称为“尿素霜”。

（七）代谢障碍

1. 糖代谢异常 约有 50% ～ 70% 的尿毒症患者出现糖耐量降低，少数病例可出现空腹高血糖。血液中尿素、肌酐和中分子量毒物等毒性物质可以使胰岛素分泌减少、外周组织对胰岛素敏感性降低、使生长激素和胰高血糖素分泌增多。

2. 蛋白质代谢异常 尿毒症患者常出现消瘦、低蛋白血症等负氮平衡的体征，其发生机制有：①厌食、呕吐和腹泻使蛋白质摄入减少；②毒性物质蓄积或合并感染，使组织蛋白分解加强；③蛋白尿或出血使机体丢失蛋白质增多。

3. 脂肪代谢异常 尿毒症患者常伴有高脂血症，血清三酰甘油增高。主要是由于胰岛素抵抗物使肝脏合成三酰甘油增加，以及周围组织脂蛋白酶活性降低使三酰甘油的清除减少所致。

案例 18-2 分析

患者由于慢性肾盂肾炎逐渐发展为肾衰竭尿毒症期，内环境紊乱、内分泌功能障碍等引起的肾源性毒素中毒症状严重，后期尤以中枢神经系统功能紊乱明显。入院第 16 天，血压 250/130mmHg，非蛋白氮 202.7mmol/L，肌酐 1405.11μmol/L，多次出现癫痫样痉挛发作，随后进入昏迷状态，最终抢救无效死亡。

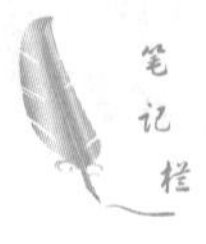

三、慢性肾衰竭和尿毒症防治的病理生理基础

（一）治疗原发病

及时诊断和治疗原发病，防止或减轻肾实质损伤，改善肾功能。

（二）去除加重肾损伤的因素

控制感染、糖尿病、高血压和心力衰竭，避免使用血管收缩药物或肾毒性药物，及时纠正水、电解质和酸碱平衡紊乱，降血脂，治疗贫血等。

（三）饮食控制和营养疗法

饮食控制和营养疗法是非透析治疗中最有效、最基本的方法。给予低蛋白、低磷、高热量和高生物效价的饮食，注意补充钙、必需氨基酸和多不饱和脂肪酸。

（四）透析疗法

透析疗法包括血液透析和腹膜透析两种，都是根据膜平衡原理，使尿毒症患者体内蓄积的毒素透过半透膜弥散进入透析液，而透析液中所含的人体所需的物质弥散进入血液。透析疗法使患者长期存活率明显增加，使 CRF 从“不治之症”变为“可治之症”。

（五）肾移植

肾移植是利用外科手术，将一个健康个体的肾脏完整的移植给患者，替代已经丧失功能的肾脏，是目前治疗尿毒症最根本的方法。肾移植是各种器官移植中成功率最高的，目前我国移植肾的存活率已达到世界先进水平。

知识链接 18-3　　肾移植

肾移植（renal transplantation）俗称换肾，是将身体健康者的肾脏移植给肾脏病变且肾脏功能丧失的患者。肾脏有强大的肾单位储备，一般情况下一个肾脏的肾单位就可以满足正常的代谢需求，当慢性肾衰竭发展到终末期，两侧肾脏功能都丧失时，最理想的治疗方法就是肾移植。肾移植后患者生活质量往往明显改善，但需终身服用免疫抑制剂，防止移植肾脏被机体免疫排斥。

肾移植因其供肾来源不同分为自体肾移植、同种异体肾移植和异种肾移植，目前开展的主要是同种异体肾移植。为了解决肾源的短缺问题，异种器官移植是现在研究的热点，尤其是与人类有较多相似之处的猪器官的移植已获得动物实验的很大进展。

小　　结

当各种致病因素引起肾功能严重障碍，水、电解质和酸碱平衡紊乱，代谢产物、毒物和药物在体内蓄积，以及内分泌功能紊乱的临床综合征称为肾功能不全。肾功能不全发展到晚期阶段称为肾衰竭。根据病因与发病的急缓不同，又可分为急性肾衰竭和慢性肾衰竭。ARF 和 CRF 发展到最严重阶段时，都表现为尿毒症。

急性肾衰竭指各种致病因素引起的短时间内（数分钟至数小时）双侧肾脏泌尿功能急剧降低，导致代谢产物在体内迅速蓄积，机体内环境出现严重紊乱的临床综合征。根据患者是否出现少尿或无尿，分为少尿型 ARF 和非少尿型 ARF。急性肾衰竭发病的中心环节是各种原因引起的 GFR 降低。患者主要表现为水中毒、氮质血症、高钾血症和代谢性酸中毒等。

慢性肾衰竭是指各种慢性肾脏疾病，引起肾单位进行性、不可逆性破坏，以致残存肾单位越来越少，不足以充分排出代谢废物和维持内环境稳定，导致水、电解质代谢和酸碱平衡紊乱，代谢废物和毒物潴留，以及肾脏内分泌功能紊乱的临床综合征。凡是能引起肾实质进行性破坏的疾病都可以引起 CRF 发生。CRF 的发展呈渐进性，肾单位的破坏以及肾功能的损害逐渐发展，病程迁延，最后发展为尿毒症而死亡。

尿毒症是指各种急慢性肾脏疾病发展的最严重阶段，肾单位大量破坏，引起代谢产物和内源性毒物大量蓄积，伴有水、电解质和酸碱平衡紊乱以及某些内分泌功能失调，而引起的一系列自身中毒症状。肾衰竭患者体液中各种来源的尿毒症毒素含量显著升高，引起水电解质和酸碱平衡紊乱进一步加重，还可出现各器官系统功能及代谢障碍所引起的临床表现，甚至危机患者生命。

复习思考题

1. 试述急性肾衰竭和慢性肾衰竭产生多尿的机制有何不同。
2. 简述肾性贫血的发生机制。

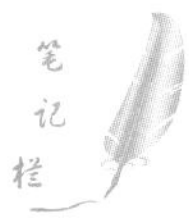

3. 简述肾性骨营养不良的发生机制。
4. 如何判断休克病情进展引起功能性肾衰竭与器质性肾衰竭的差别。
5. 试述少尿型急性肾衰竭患者少尿期机体的功能与代谢改变。
6. 以钙磷代谢为例，试述矫枉失衡学说。

（石　磊　李钰伶）

主要参考文献

葛均波，徐永健，王辰，2018．内科学．9 版．北京：人民卫生出版社．
牛春雨，王万铁，2018．病理生理学．北京：科学技术文献出版社．
王建枝，钱睿哲，2018．病理生理学．9 版．北京：人民卫生出版社．
王万铁，倪世容，2014．病理生理学．2 版．北京：人民卫生出版社．

笔记栏

第十九章　脑功能不全

学习目标

掌握：认知障碍的概念、病因和发生机制，意识障碍的概念、病因和发生机制。

熟悉：认知障碍的主要表现形式，意识障碍的主要表现形式及意识障碍对机体的影响。

了解：认知的脑结构基础，意识维持和认知的脑结构基础；认知障碍、意识障碍防治的病理生理基础。

第一节　概　　述

一、脑的特点

脑位于颅骨内，由神经元和胶质细胞组成，前者是脑各种功能的行使者，后者对神经元起营养和保护作用。脑具有复杂的结构和功能，是神经系统的核心部位，主要参与学习、记忆、意识、情感和行为等高级神经活动，是调控各系统、器官功能的中枢。脑在保持机体内部各器官系统、机体与外部环境的协调中，处于主导地位，可以直接或间接调节体内各器官、组织、细胞的活动，使之相互联系成为统一的整体；还可以调节各种生理过程，使机体随时适应外界环境的变化，从而保持机体内环境的稳定。一般来说，机体对外环境刺激能够有正常的、有意义的反应是脑功能正常的标志。

二、脑疾病的表现形式及病理基础

脑功能不全是指由于脑的功能障碍对人的精神、情感、行为、意志，及对各个器官产生不同程度影响的病理过程。严重的脑功能不全甚至会导致其他器官的功能衰竭。随着近年来广泛应用的电子计算机断层扫描（computed tomography，CT）、正电子发射断层扫描（positron emission tomography，PET）和功能性磁共振影像（functional magnetic resonance imaging，fMRI）等相关技术的发展和应用，对脑功能不全的研究和认识有了质的飞跃。

脑功能不全的发病原因较为复杂，主要包括：脑外伤（颅脑损伤、脑震荡等）、感染（细菌、病毒、寄生虫等）、中毒（有机磷中毒、毒气等）、心脑血管疾患（脑出血、脑血栓、高血压等）、神经退行性病变、先天因素、脑肿瘤以及机体内环境水电解质、酸碱、渗透压等的异常。

脑功能障碍的临床表现主要有头痛、抽搐、瘫痪、晕厥、认知障碍、精神障碍、意识障碍、运动障碍和疼痛等。脑功能障碍的病因和症状的特征是：同一种疾病，根据病程的急缓、病变部位的不同，通常会引起不同的临床表现或后果；根据定位体征，可以指示相应病灶，但并不全都指示相应的病灶。

大脑损伤最主要的表现是认知障碍和意识的异常，本章重点介绍认知障碍和意识障碍。

第二节　认知障碍

案例 19-1

患者，女性，66 岁，5 年前开始出现记忆力下降、反应迟钝、说话不清楚，后期出现肢体活动不便，病情逐渐加重，近期事情基本遗忘。

体格检查：体温 37.1℃，脉搏 77 次 / 分，呼吸 22 次 / 分，血压 120mmHg。精神检查：神清欠合作，多问少答，回答简单或错误，记忆力检查提示近期记忆力很差，但以前的事经过提示可以想起，未发现典型的错觉、幻觉、抑郁，但情感反应较简单、冷漠。头颅 CT 检查发现皮质性脑萎缩和脑室扩大。

问题：

1. 该患者有认知障碍吗？如果有，那么导致该患者认知障碍的病因是什么？
2. 认知障碍的临床表现是什么？
3. 认知障碍的发生机制是什么？

认知是机体认识和获取知识的一个复杂的思维过程，包括学习、记忆、思维、语言、精神、情

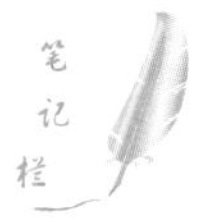

感、时间空间及人物定向能力等一系列心理和社会行为，是高级神经活动的重要组成部分。认知障碍（cognitive disorder）指与学习、记忆以及思维判断有关的大脑高级智能加工过程出现异常，从而引起严重的学习和记忆障碍（learning and memory impairment），同时伴有失语（aphasia）或失用（apraxia）或失认（agnosia）或失行（disturbance in executive functioning）等改变的病理过程。

认知的基础是大脑皮质的正常功能，任何引起大脑皮质功能和结构异常的因素均可导致认知障碍。由于大脑的功能复杂，认知障碍的不同类型互相关联，因此，某一方面的认知问题可以引起另一方面或多个方面的认知异常。例如，某患者有注意力和记忆方面的缺陷，也会出现解决问题的障碍。因此，认知障碍是脑疾病诊断和治疗中最重要的问题。

一、认知的脑结构基础

认知的结构基础是大脑皮质，它具有严密的形态结构和功能定位。大脑皮质各功能区由主区（primary area）和辅助区（association area）构成，对事物的观察、分析与判断以及对躯体运动的协调均由主区控制，但主区完成这些功能，需要依赖辅助区对行为和智能活动的高级整合。Brodmann根据形态特征，将大脑皮质分为52个功能区，不同皮质形态区分别执行不同的功能。特定部位大脑皮质功能区的损伤，将会引起相应的功能障碍。额叶皮质区负责自主运动，书写、记忆、创造性思维、判断、远见、社会责任感等复杂的智力活动，该区损伤将导致中侧性偏瘫、失写症、额叶性痴呆等。脑左半球额叶皮质语言区损伤将导致运动性失语症。顶叶皮质的主要功能是对感觉信息的高级加工和整合，顶叶皮质1区至3区的损伤将导致对侧感觉障碍，39区的损伤将会导致感觉性失读症，40区的损伤将会引起触觉缺失等。颞叶接受听觉刺激，41区和42区感受声音刺激，听觉辅助皮质22区则帮助对声音的理解，22区损伤将会导致感觉性失语症（也称Wernicke's失语）。颞叶的海马和蓝斑结构参与记忆的加工，损伤时分别影响空间或情感记忆功能。枕叶含有原始视觉皮质，17区感知和接受视觉刺激，该区损伤引起视野缺陷；视觉联络皮质18区和19区包绕视皮质，理解和诠释视觉信息和内容，该区损伤将会导致不能识别事物，不理解物体的用途或生命的形式。

二、认知障碍的临床表现

人脑涉及的认知功能范畴和功能区非常广泛，在临床上，认知障碍的表现形式多种多样，这些表现可以单独存在，但大多情况下，会多种症状同时存在或相继出现。

（一）学习、记忆障碍

学习、记忆是一种复杂的神经活动。学习，是指通过阅读、听讲、思考、研究、实践等途径获得知识或技能的过程。记忆是处理、储存和回忆讯息的能力，与学习和知觉相关。记忆过程包括感觉输入、短期记忆、长期记忆、信息回忆等过程。大脑皮质的不同部位受损伤，将会引起不同类型的学习、记忆障碍，如颞叶海马区受损主要引起空间记忆障碍，蓝斑、杏仁核区受损主要引起情感记忆障碍等。如痴呆患者出现记忆过程全面的功能减退；痴呆患者和慢性酒精中毒性精神病患者，出现对某段亲身经历发生遗忘，而用完全虚构的故事来填补和代替之，随之坚信，或是所谈内容大部分为既往记忆的残余，在诱导下串联在一起。

（二）语言障碍

失语（aphasia）是由于脑损害所致的语言交流能力障碍。言语功能比较复杂，它在大脑皮质上的位置不能予以定位，临床上单靠语言障碍这个症状进行病灶位置的判断是相当困难的，但是皮质上某些区域对于语言功能及相关方面具有主要的意义，因此，可以相对地区分为各个语言中枢。目前关于失语症的分类说法不一，失语的临床类型分类多采用Benson（1979）分类法，大致有运动性失语、感觉性失语和混合性失语等。

患者在意识清晰、无精神障碍及严重智能障碍的前提下，无视觉及听觉缺损，亦无口、咽、喉等发音器官肌肉瘫痪及共济运动障碍，却听不懂别人及自己的讲话，说不出要表达的意思，不理解别人的语句，也写不出患病前会读、会写的字句等。传统观念认为，失语只能是由大脑皮质语言区损害引起，CT问世后，发现位于优势侧皮质下结构（如丘脑及基底核）病变也可引起失语。

（三）失认

失认（agnosia）是指脑损害时患者并无视觉、听觉、触觉、智能及意识障碍的情况下，不能通过某一种感觉辨认以往熟悉的事物，但能通过其他感觉通道进行认识。患者面对某物，能通过其他感觉通道对它进行认识，但却不能由某一特定的感觉通道和相应的感官认识自己所熟悉的物品、自体或视觉空间的能力。这种认识不是由于感觉、语言、智能、记忆等障碍导致，也不是由患者不熟

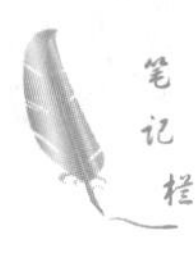

悉该物体所致，常由大脑半球特定的功能部位受损引起。例如，患者看到物体不知是什么，但通过触摸物体的外形或听敲击物体发出的声音，便可辨认并说出物体的名字。

（四）失用

失用（apraxia）是指患有脑部疾病时，患者并无任何运动麻痹、共济失调、肌张力障碍或感觉障碍，也没有意识及智能障碍的情况下，不能在全身动作的配合下，正确地使用一部分肢体功能去完成那些本来已经形成习惯的动作。如患者不能按要求做洗脸、刷牙等简单动作，但在不经意的情况下却能自发地做这些动作。

一个复杂的随意运动的完成，需要上、下运动神经元和锥体外系及小脑系统的整合，还需要有运动的意念。失用常发生于优势半球顶下小叶、缘上回损伤时。优势半球缘上回发出联合纤维经胼胝体到达并支配对侧半球的缘上回，因此，优势半球缘上回皮质或皮质下的病变引起两侧肢体的失用；病灶扩大到中央前回时，表现为优势半球支配侧上、下肢瘫和对侧肢体失用；胼胝体内产生病灶，因联合纤维中断，引起支配侧失用。可见，两侧缘上回之间相互影响，因此，临床很少出现单侧失用。

（五）痴呆

痴呆（dementia）是指较严重的、持续的认知障碍，是大脑器质性或代谢性病变造成的进行性智能衰退，是慢性脑功能不全产生的获得性和持续性智能障碍综合征。智能损害包括不同程度的记忆、语言、视空间功能障碍、人格异常及其他认知能力（如概括、计算、判断、综合和解决问题）的降低。患者常常伴有行为和情感的异常，这些功能障碍导致患者日常生活自理能力下降，社会交往和工作能力的明显减退。记忆障碍常常为突出表现，出现近记忆受损后，逐渐进展为远记忆损害，伴发视空间障碍、抽象思维障碍、语言障碍等；人格改变表现为主动性不足、自私、对周围环境的兴趣减少、对人缺乏热情、缺乏羞耻感及伦理观念等行为异常；精神和行为症状表现为幻觉、妄想、错认、抑郁、躁狂及睡眠障碍等；生活能力下降、社会功能衰退表现为日常生活能力明显下降，逐渐需要他人照顾，严重者个人生活完全不能自理。

临床上以缓慢出现的智能减退为主要特征，伴有不同程度人格改变，但没有意识障碍。因起病缓慢、病程较长，故又称为慢性脑病综合征（chronic brain syndrome）。

（六）其他精神、神经活动的改变

患者常常出现情绪多变、语多唠叨、焦虑、抑郁、激越、欣快等精神、神经活动方面的异常改变。

三、认知障碍的病因及发生机制

认知是大脑皮质高级神经功能活动的反映，是大脑的高级功能，其结构基础是大脑皮质结构，其结构或功能的任何损伤均可引起认知障碍。

（一）颅脑损伤

脑外伤对学习记忆与智力有不同程度的影响。脑震荡等轻度外伤患者可不出现症状，或有轻微的头痛、头昏、耳鸣、心悸、失眠、健忘等症状，这些表现多持续几天，之后会逐渐消失，对记忆功能不会产生影响；脑挫裂伤、颅内血肿等中度外伤患者会出现暂时失去知觉或记忆的表现，患者清醒后可能出现短暂意识丧失、近事遗忘，主要表现为受伤和伤前一段时间内的事件出现遗忘，但在此之前的往事仍然能够清楚回忆；重度外伤患者昏迷时间会持续较久，清醒后多数会留有后遗症，造成学习记忆严重障碍乃至智力丧失。

（二）组织代谢异常

慢性脑损伤以及一些全身性疾病中很多参与脑功能调节的调节蛋白和体液因子合成、分解代谢异常，可以引起脑功能的障碍。

1. 神经递质及其受体异常　大多数神经元之间的信息传递是通过神经递质（neurotransmitter）及其相应的受体完成的。这些神经递质或受体异常改变均可导致不同类型与不同程度的认知异常。

（1）去甲肾上腺素（noradrenaline）：去甲肾上腺素是最早被发现的单胺类神经递质，是多巴胺经 β 羟化酶作用生成的产物。在脑内，去甲肾上腺素通过 α_1、α_2 与 β 受体发挥调节作用。脑中 α_2 受体激动与维持正常的认知功能有关，而 α_1 受体持续、过度激活可以导致认知异常。在正常觉醒状态时，脑细胞含适量去甲肾上腺素，α_2 受体功能占优势，维持正常的认知功能。但在应激状态下产生大量去甲肾上腺素，α_1 受体过度激活，因此，长期处于应激状态更易出现认知障碍。

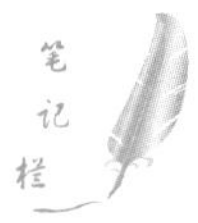

（2）多巴胺（dopamine）：多巴胺是以酪氨酸为底物，在酪氨酸羟化酶与多巴脱羧酶的作用下合成。脑中多巴胺含量显著降低时可导致动物智能减退、行为情感异常、言语错乱等高级神经活动障碍；多巴胺过多也可导致动物认知功能的异常改变。例如，在帕金森病（Parkinson disease，PD）患者，黑质多巴胺能神经元减少，酪氨酸羟化酶与多巴脱羧酶活性及纹状体多巴胺递质含量明显下降。

（3）乙酰胆碱（acetylcholine）：胆碱能神经元在中枢分布较为广泛，神经细胞合成并释放的乙酰胆碱通过 M 受体与 N 受体发挥调节作用，其被分为局部环路神经元与投射神经元，自 Meynert 基底核发出的胆碱能纤维投射至皮质的额叶、顶叶、颞叶与视皮质，此通路与学习记忆功能密切相关。阿尔茨海默病（Alzheimer's disease，AD）患者记忆障碍与基底区胆碱能神经元减少，皮质胆碱乙酰转移酶活性与乙酰胆碱含量显著降低有关；精神分裂症者认知障碍与皮质胆碱乙酰转移酶活性降低相关；临床上对 AD 与精神分裂症患者应用胆碱酯酶抑制剂或 M 受体激动剂可改善其记忆功能。

（4）谷氨酸（glutamate）：谷氨酸在人大脑皮质中的含量为 9 ～ 11μmol/g。脑内的谷氨酸主要来自谷氨酰胺在谷氨酰胺酶的作用下水解或 α- 酮戊二酸的转氨作用。纹状体的谷氨酸神经纤维抑制丘脑向大脑皮质发出感觉冲动，当谷氨酸能神经低下时，这种冲动发出增多，大脑皮质单胺活性增强，引起相应的认知功能异常。由于谷氨酸是脑内最重要的兴奋性神经递质，谷氨酸含量异常增高时，可引起“兴奋性毒性”损伤。

2. 神经肽异常 神经肽（neuropeptide）是生物体内的一类生物活性多肽，主要分布于神经组织，神经肽与神经递质常共存于同一神经细胞，是一类特殊的信息物质，其特点是含量低、活性高、作用广泛而又复杂，在体内调节痛觉、睡眠、情绪、学习与记忆等生理功能。但神经肽与神经递质相比，神经肽比神经递质相对分子质量大，它的调节缓慢而持久，神经肽的异常与认知障碍密切相关。如血管加压素、血管活性肠肽含量减少与记忆力减退有关。促甲状腺素释放激素与行为改变如兴奋、欣快、情绪暴躁等有关，其水平也可以改变影响动物的学习记忆、动机行为等，其既可以作为一种神经激素通过受体调节其他递质起作用，又可以作为一种神经递质直接起作用。多发性硬化患者丘脑下部 – 垂体 – 肾上腺皮质轴功能紊乱与其反应迟钝、智能低下、重复语言等认知功能障碍显著相关。在癫痫病的发作时，主要就是由于神经肽在神经细胞内无法合成以及无法在突触处正常释放，进而无法与突触后膜上的对应受体相结合，阻碍正常信息传递，引发癫痫。

3. 雌激素水平异常 雌激素水平降低可引起学习记忆障碍，在临床上，表现为绝经期女性 AD 的发病率高于男性，绝经后接受雌激素替代疗法者的患病率降低，另外，雌激素也可以改善 AD 患者的学习记忆能力。

4. 神经营养因子缺乏 神经元与胶质细胞可合成、分泌大量的神经营养因子，这些神经营养因子对神经元的存活与神经元突起的生长具有重要作用，可以促进认知和记忆能力，如神经生长因子（nerve growth factor，NGF）、睫状神经营养因子（ciliary neurotrophic factor，CNTF）、脑源性神经营养因子（brain-derived neurotrophic factor，BDNF）与胶质源性神经营养因子（glia-derived neurotrophic factor，GDNF）等。研究发现在多种神经退行性变疾病中均有神经营养因子含量的改变，如 PD 患者黑质中神经生长因子、脑源性神经营养因子和胶质源性神经营养因子的含量明显降低。

5. 脑组织蛋白质异常聚集 蛋白质的异常聚积与基因变异、蛋白质合成后的异常修饰、脑组织慢病毒感染、脑老化与环境毒素中毒等多种因素有关。脑组织中蛋白质异常聚集可见于一大类脑神经细胞退行性变性疾病中，如 AD、PD、亨廷顿病（Huntington disease，HD）、克 – 雅脑病（Creutzfeldt-Jakob disease，CJD）等。

（1）基因变异：多种基因异常，都参与了神经细胞的退行性变性。例如，在 AD 患者，发现了 5 个相关基因突变，编码的蛋白质依次为淀粉样前体蛋白（amy-loid precursor protein，APP）、早老蛋白 1（presenilin-1，PS-1）、早老蛋白 2（presenilin-2，PS-2）、载脂蛋白 E（apolipoprotein E，ApoE）与 α_2- 巨球蛋白。APP、PS 基因突变与 ApoE 基因多态性可导致 APP 异常降解，产生大量 Aβ- 淀粉肽在神经细胞间聚集形成老年斑，也可以导致过氧化损伤、炎症反应与神经细胞死亡，引起学习记忆障碍。

（2）蛋白质合成后的异常修饰：蛋白质合成后的不同加工修饰，使蛋白质具备不同的结构与功能，实现了蛋白质结构与功能多样性。蛋白质的异常修饰会导致结构异常、功能降低或丧失。在 AD 患者，发现细胞骨架蛋白 tau 被异常磷酸化、异常糖基化、异常糖化、异常泛素化修饰，异常修饰的 tau 蛋白沉积在神经细胞中，形成了神经原纤维缠结，沉淀在神经元细胞体以及轴突、树突内，使细胞骨架损害，干扰细胞转运、神经传递功能，使突触丧失、神经元退行性变。在 AD 患者，显

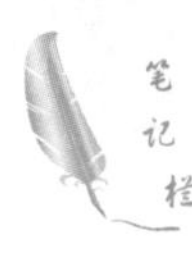

示有蛋白激酶催化蛋白质磷酸化，大脑颞叶皮质多种蛋白激酶的表达量或活性比对照者显著增强，是由于 tau 蛋白异常过度磷酸化，导致异常修饰的 tau 在神经细胞内聚集，引起了 AD 患者神经细胞退行性变。

（三）慢性脑缺血、缺氧性损伤

大脑神经元对缺血、缺氧非常敏感，完全缺血 5 分钟即可导致神经元死亡。脑缺血、缺氧造成大脑皮质损伤是引起不同类型认知障碍的常见原因。脑卒中患者在发病后出现痴呆的危险性较同龄对照组高；有脑卒中史的老年群体的认知水平较无卒中史的同龄老人低。脑细胞缺血引起认知异常的机制，可能主要与以下因素有关。

1. 能量耗竭与酸中毒　脑细胞在缺血、缺氧状态下，能量代谢转为无氧酵解，生成 ATP 的效率低，使细胞能量供应减少。无氧酵解引起脑组织代谢性酸中毒，引起细胞 Na^+-K^+ 泵功能损伤和细胞膜通透性增强，K^+ 大量外溢，同时 Na^+、Cl^-、Ca^{2+} 大量流入细胞内引起细胞损伤。缺血区乳酸堆积还可引起神经胶质细胞与内皮细胞的水肿与坏死，加重缺血性损害。因此，能量缺乏和酸中毒可引起脑细胞功能障碍和结构损伤。

2. 细胞内 Ca^{2+} 超载　脑缺血时，神经细胞膜去极化，引起大量神经递质释放，使钙通道开放，Ca^{2+} 内流增加，也可以使 Ca^{2+} 从内质网释放至细胞质内；膜去极化开放了电压依赖性钙通道，加重 Ca^{2+} 内流。神经细胞 Ca^{2+} 超载可以使线粒体氧化磷酸化障碍，引起能量减少；激活细胞内 Ca^{2+} 依赖性酶导致神经细胞骨架破坏；激活磷脂酶使膜磷脂降解，产生大量游离脂肪酸及代谢产物，如花生四烯酸、血栓素、白三烯，生成大量自由基加重细胞损害，激活血小板，促进微血栓形成。

3. 自由基损伤　在急性脑缺血时，自由基产生与清除的平衡状态受到破坏，引起脑损伤，导致自由基产生增多和清除减少。自由基增多可通过细胞的膜脂质过氧化、抑制蛋白质以及破坏核酸和染色体而导致脑细胞损伤。如缺血区脑细胞线粒体内钙离子增多，三羧酸循环发生障碍，不能为电子传递链的细胞色素氧化酶提供足够的电子，导致电子链传递异常，从而生成氧自由基，并漏出线粒体。急性脑缺血时，NO 生成增多，NO 与氧自由基作用形成过氧亚硝基阴离子，使氮氧自由基生成增多。

4. 兴奋性毒性　中枢神经系统中的神经递质多为氨基酸类，兴奋作用最强的是谷氨酸，也将其称为兴奋性氨基酸。“兴奋性毒性”是指脑缺血缺氧时，造成能量代谢障碍，可以抑制细胞质膜上 Na^+，K^+-ATP 酶活性，使胞外 K^+ 浓度显著增高，造成神经元去极化，谷氨酸在突触间隙大量释放，过度激活其受体，使突触后神经元过度兴奋，并导致最终死亡。“兴奋性毒性”作用可以导致神经细胞损伤和死亡，损害认知功能。

5. 炎症细胞因子损害　严重脑缺血，可促使产生多种细胞因子。白细胞介素 1（IL-1）、白细胞介素 6（IL-6）、肿瘤坏死因子 α（TNF-α）等炎性细胞因子，可以造成神经元损伤，加重脑缺血损害；而转化生长因子 -β1（TGF-β1）等对脑血管有保护作用。

（四）环境、代谢毒素对脑的损害

各种慢性代谢性或中毒性脑病时，如心肺衰竭、慢性肝性脑病、慢性尿毒症性脑病、贫血、慢性电解质紊乱、叶酸缺乏等，可以引起能量代谢障碍、神经递质合成及释放异常、神经细胞膜和突触传递异常，从而导致意识障碍。

许多神经系统类药物也可选择性作用于突触而影响神经功能。如苯二氮草类药物（地西泮等）与中枢抑制性神经递质 γ- 氨基丁酸（GABA）具有协同效应，而产生突触抑制，可引起意识模糊、昏睡等症状。环境对脑的损害，其危险因素包括毒品、药物、酒精或重金属中毒等。如有机磷农药通过抑制和破坏胆碱酯酶，阻断胆碱能神经突触传递，导致意识障碍。

（五）慢性全身性疾病

高血压、糖尿病、脑血栓、脑出血、慢性阻塞性肺疾病等，脑血液供应减少和长期脑缺氧，从而继发性造成脑功能损伤，引起认知障碍。资料统计表明，亚临床阶段的心、脑血管疾病的高危人群的认知测验得分，明显低于无任何亚临床特征的同龄老人，说明病变可能已经造成脑功能损伤。此外，整体功能水平降低，如老年人听力下降，可降低老年人对外界环境的感知与认同能力；操作性活动减少也可以引起认知功能减退。

（六）精神、心理异常

不良的心理、社会因素，如遇突发事件、处境困难、惊恐、抑郁等均可以成为认知障碍的诱因。与之相反，轻松、愉快的生活和心理环境，可以促进大脑皮质的增长。有研究显示，社会心理功能

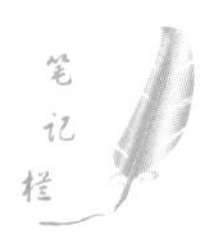

减退患者的有关脑区可出现皮质萎缩；精神分裂症患者的有关脑区可出现神经细胞数目减少，细胞体积变小。

（七）脑老化

认知功能一般随年龄增高而下降。临床表现为注意力、记忆力下降，思维的敏捷性减退，对事物的判断能力、综合能力和社交能力均逐渐下降。PD 患者黑质多巴胺能神经元、酪氨酸羟化酶与多巴脱羧酶活力、纹状体多巴胺递质自 30 岁以后随年龄增长而逐年减少或降低。老年人脑部血液供应减少，合成与分解代谢以及对毒素的清除能力均降低，造成老化脑神经细胞死亡，认知功能降低。

四、认知障碍防治的病理生理基础

（一）对症治疗

有明显精神、神经症状的患者，如抑郁、焦虑、睡眠障碍等可进行对症治疗，给予地西泮等镇静催眠药物，并进行心理治疗；颅内高压者给予脱水、利尿等治疗；纠正水、电解质、酸碱平衡紊乱以保证脑细胞正常代谢；高压给氧以增加 PaO_2，可以增强脑的能量代谢，并预防脑水肿；另外还可以使用冬眠、低温等处理，有利于减少脑的代谢，保护脑细胞。

（二）神经保护性治疗

针对认知障碍的病因和发生机制，可应用不同的神经细胞保护剂，如脑循环改善剂、能量代谢激活剂、神经递质和神经生长因子保护剂、Ca^{2+} 拮抗剂、谷氨酸盐受体拮抗剂、非甾体类抗炎剂等对不同疾病引起的认知障碍均有治疗作用。

（三）恢复和维持神经递质的正常水平

多种认知障碍与神经递质异常有关，因此，为提高多巴胺能神经功能，应用多巴胺的前体药物以补充多巴胺含量，并植入促进多巴胺合成的酶基因，促进纹状体内多巴胺的生成，阻止多巴胺能神经元死亡、刺激受损的黑质纹状体系统的再生。对于 AD 患者的胆碱能神经元退化，可以应用胆碱酯酶抑制剂阻断神经细胞突触间隙乙酰胆碱的降解，从而提高神经系统乙酰胆碱的含量，达到治疗效果。

（四）手术治疗

手术治疗主要用于 PD 的治疗，传统的手术疗法有苍白球切除术、丘脑切除术以及立体定位埋植脑刺激器等，对缓解症状都取得了一定疗效。20 世纪 90 年代以来，国外建立的立体定位损毁疗法在治疗晚期 PD 患者中取得了成功。

（五）康复训练

认知障碍患者应积极开展认知康复训练，其对减轻症状及延缓症状的进展具有重要的作用。训练内容包括注意力训练、记忆训练、计算力训练及知觉障碍训练等。

案例 19-1 分析

1. 该患者有认知障碍，导致该患者认知障碍的病因是神经退行性疾病——阿尔茨海默病。

2. 认知障碍的表现形式多种多样，这些表现可以单独存在，但大多情况下，会多种症状同时存在或相继出现。

（1）学习，记忆障碍。

（2）失语。

（3）失用。

（4）失认。

（5）痴呆。

（6）其他精神、神经活动的改变。

第三节 意识障碍

案例 19-2

患者，男性，45 岁，外伤 5 小时、昏迷 2 小时后入院，患者家属诉患者于 5 小时前，遇摩托车撞伤头部，当场昏迷 5 分钟，随后清醒，感头晕、头痛剧烈，自行回家后，呕吐 2 次。2 小时前再度昏迷，呼之不应，急送入院。

体格检查：体温 38.5℃，脉搏 110 次 / 分，呼吸 18 次 / 分，血压 120/80mmHg。浅昏迷，双瞳孔不等大，左侧 5mm、右侧 3mm，对光反射迟钝，右侧枕部可见 3cm×2cm 软组织挫伤区，

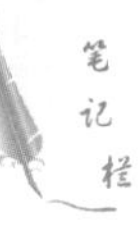
笔记栏

部肿胀明显，压痛明显，右侧肌力3级、左侧肌力5级。X线提示右枕骨骨折。

问题：

1. 该患者意识障碍的程度？判断依据是什么？
2. 该患者意识障碍的病因是什么？
3. 意识障碍的发生机制是什么？
4. 意识障碍的救治原则是什么？

一、概　念

意识（consciousness）是指人们对自身状态和客观环境的主观认识能力，以及对外界刺激做出恰当反映的能力，是人脑反映客观现实的最高形式。意识包含两方面的内容，即觉醒状态和意识内容。前者指与睡眠呈周期性交替的清醒状态，能对自身和周围环境产生基本的反应，属皮质下中枢的功能；后者包括认知、情感、意志活动等高级神经活动，能对自身和周围环境做出理性的判断并产生复杂的反应，属大脑皮质的功能。可见，与认知功能主要依赖大脑皮质不同的是，意识的维持涉及大脑皮质及皮质下脑区的结构和功能完整。因此，认知和意识的概念不能截然分开，认知功能的完成需要正常的意识状态，而意识的内容中也包括一些认知的成分。

意识障碍（conscious disorder）指不能正确认识自身状态和（或）客观环境，不能对环境刺激做出反应的一种病理过程，是大脑皮质、丘脑和脑干网状系统的功能异常。意识障碍通常同时包含有觉醒状态和意识内容两者的异常，常常是急性脑功能不全的主要表现形式。

二、意识的脑结构基础

脑干网状结构、丘脑和大脑皮质在维持意识方面起着极其重要的作用，意识的维持是大脑皮质、丘脑和脑干网状结构系统功能交互的结果。意识障碍的发生机制是网状结构－丘脑－大脑皮质系统发生器质性损伤、代谢紊乱或功能性异常。

（一）脑干网状结构

脑干网状结构（brain stem reticular formation）位于脑干中轴两旁的广泛区域，由交织成网状的神经纤维和穿插其间的神经细胞组成，包括网状上行激动系统和网状上行抑制系统，是保证大脑清醒状态的结构基础。意识的维持和意识障碍的发生均与脑干网状结构密切相关，网状上行激动系统（ARAS）的作用是维持大脑皮质的兴奋性，上行激动系统与上行抑制系统（ARIS）之间的动态平衡及其与大脑皮质的相互联系决定了意识水平。ARAS的投射纤维终止于大脑皮质广泛区域的各细胞层，主要作用是维持大脑皮质的兴奋性，以维持觉醒状态、产生意识活动。ARAS在网状结构中多次更换神经元，通过的突触及牵涉的神经递质较多，容易受到致病因素的影响，从而导致意识障碍。

（二）丘脑

丘脑（thalamus）由许多核团组成，丘脑核团可分为特异性丘脑核和非特异性丘脑核。特异性丘脑核构成丘脑特异性投射系统，点对点的投射到大脑皮质相应的特定功能区，产生特定的感觉；非特异性丘脑核则接受脑干网状结构上行纤维信息并向大脑皮质投射，至大脑皮质各叶和各层，参与维持大脑皮质的觉醒。研究证明，此系统被破坏时，动物可长期处于昏睡状态。

（三）大脑皮质

大脑皮质（cerebral cortex）由神经元、神经胶质细胞及神经纤维组成，是有机体全部功能活动的最高调节器。清醒的意识主要取决于大脑皮质的兴奋性，这种适宜的兴奋性要有脑干网状结构上行激动系统的支持，还取决于大脑皮质本身的代谢状态，尤其是能量代谢状态。脑缺血、缺氧、生物氧化酶系受损等多种因素可以影响脑的能量代谢，导致大脑皮质功能低下而发生意识障碍，甚至昏迷。

总而言之，意识的维持取决于脑干网状结构－丘脑－大脑皮质之间功能的相互间的密切联系。网状结构主要与觉醒状态相关，而大脑皮质与意识内容相关。大脑皮质是完整意识的高级中枢，但其需在皮质下觉醒机制的支持下方能正常工作。任何影响上述功能活动的因素都可能导致意识障碍。

三、意识障碍临床表现

由于意识包含有觉醒状态和意识内容两种成分，因此，意识障碍有以觉醒状态异常为主的表现，亦可有以意识内容异常为主的表现，但更多的是两者兼而有之。由于意识障碍轻重程度的差异，使

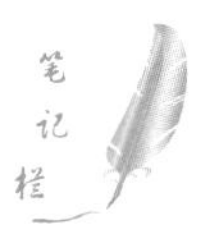

意识障碍的表现形式多种多样，常见症状归纳如下。

（一）恍惚

恍惚（captation）指意识水平轻度下降，对外界的认识及反应能力轻度受损，对周围的理解与判断失常，患者的时间、空间及人物定向明显障碍，思维不连贯，常答非所问，错觉可为突出表现，幻觉少见，情感淡漠，对周围事物漠不关心，但仍保留着基本的反应与简单的精神活动。

（二）谵妄

谵妄（delirium）为意识模糊和定向力障碍，如出现幻觉、错觉、妄想，患者注意力丧失和精神活动错乱，对客观环境的认识能力及反应能力均有所下降，注意力涣散，定向障碍，言语增多，思维不连贯，多伴有觉醒－睡眠周期紊乱，并伴有烦躁不安、活动增多和对刺激反应增强而且多不正确。

（三）嗜睡

嗜睡（somnolence）为意识水平轻度下降，卧床即能入睡，但易被唤醒，刺激停止后又迅速入睡；能简单回答问题、反应迟钝而且往往有错误；能完成简单的命令动作。

（四）昏睡

昏睡（stupor）是指患者处于较深睡眠，觉醒水平、意识内容均降至最低水平，难以唤醒，随意运动也消失，强烈疼痛刺激可使患者出现睁眼、眼球活动等反应，但不能回答问题或答非所问，当刺激减弱后很快进入睡眠状态，患者几乎无随意运动，但腱反射尚存，是仅次于昏迷的较严重意识障碍。

（五）昏迷

昏迷（coma）是意识障碍最严重阶段，意识丧失，任何强大的刺激都不能唤醒，可有无意识的活动。昏迷是大脑皮质和皮质下网状结构发生高度抑制的病理状态，是病情最危重的信号。昏迷患者的临床表现常呈现由浅入深的发展过程，包括：

1. 轻度昏迷 患者对呼唤全无反应，也没有随意运动，生理体征仅存在深浅反射。角膜反射、瞳孔对光反射、吞咽反射、眼球运动等都存在。意识大部分丧失，强刺激也不能唤醒，但对疼痛刺激有痛苦表情及躲避反应。体温、脉搏、血压和呼吸等生命体征改变不显著。

2. 中度昏迷 患者意识丧失，对外界一般刺激无反应，强烈疼痛刺激可见防御反射活动，角膜反射减弱或消失，生命体征可能有不规律的波动，呼吸节律紊乱，可见周期性呼吸或中枢神经性过度换气，大小便失禁或潴留。

3. 深度昏迷 患者意识全部丧失，随意活动完全消失，对各种刺激皆无反应，对疼痛等各种刺激均无反应，全身肌肉松弛，角膜反射、瞳孔对光反射均消失，眼球固定，可出现病理反射。呼吸不规律，可有血压下降，体温视病情可增高或降低。

四、病因及发生机制

意识障碍的病因多种多样，故其发生机制极其复杂。一般说来，各种脑器质性病变、躯体疾病引起的脑中毒、各种精神疾病或病理过程均可通过各自不同的机制破坏脑干网状结构、丘脑、大脑皮质对意识的正常调节功能，从而引起意识障碍，概括起来大致可分为以下几类。

（一）急性脑损伤

脑急性损伤常见于脑炎、脑膜炎、脑型疟疾等颅内弥漫性感染；颅骨骨折、脑震荡和脑挫裂伤等广泛性脑外伤；脑出血、蛛网膜下腔出血、脑栓塞、脑血栓形成、高血压脑病等脑血管疾病等。以上疾病可引起大脑两半球弥漫性炎症、水肿、坏死、血管扩张等反应，导致急性颅内压升高。颅内压升高会导致脑血管受压而使脑供血减少，还可使间脑、脑干受压下移，使脑干网状结构被挤压于小脑幕切迹与颅底所围成的狭窄孔中，从而导致上行网状激活系统功能受损，出现意识障碍，甚至累及各种生命中枢，导致各种生命活动的调节障碍，危及生命。此外，各种急性脑损伤也可以通过压迫、梗死等损伤引起中枢系统能量代谢障碍、神经递质改变等机制，从而引起意识障碍。

（二）急性脑中毒

维持正常的意识活动必须具备下列两个条件，一是要有充分的氧和营养物质供给脑组织，能够维持神经元的正常生命活动；二是要有中枢神经递质的适当合成、储存、释放和灭活。引起意识障碍的原因，可以是脑组织的氧和代谢底物供给不足，或是兴奋性与抑制性神经递质间出现了失平衡。

1. 内源性毒素损伤 体内代谢性毒素（metabolic poisons）或感染性毒素（infectious poisons）均可引起意识障碍。如肝性脑病、尿毒症性脑病、肺性脑病、心源性昏迷、水与电解质及酸碱平衡紊乱产生的大量代谢性毒素；急性肺部感染、流行性出血热、疟疾、伤寒、中毒性痢疾产生的大量

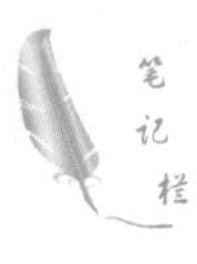

感染性毒素等，这些均可引起神经递质合成及释放异常、脑能量代谢障碍，神经细胞膜和突触传递异常，从而导致意识障碍。

（1）能量代谢异常：脑细胞的能量代谢与体内其他组织细胞代谢相比，具有其自己的特点：脑细胞对能量需求异常高，对能量缺乏极敏感，由于脑细胞的高代谢率，需要大量的氧和底物的持续供应，如果能量减少，可以通过影响局部和全脑血液循环和能量代谢，引起脑细胞的能量衰竭，引发膜转运离子成分的紊乱，在较短的时间内可引起脑细胞的不可逆性损害；脑具有各种底物的特殊性载体机制，这些机制是各种底物在血液与组织间运输所必需的；神经元几乎无再生能力，故脑能量代谢障碍使神经功能丧失后难以恢复；正常脑的活动需要足够的能量，细胞间交换亦需要各种活性物质参与，活性物质需要正常合成、释放、灭活及适当的补充，如果以上环节发生障碍，也可导致供血、供氧或底物不足。脑缺氧和脑缺血是能量代谢障碍最常见的原因，通常情况下，轻至中度慢性脑缺血、缺氧常引起认知障碍，急性严重脑缺血、缺氧则导致意识障碍。

1）脑缺氧：脑细胞缺氧是由于动脉血氧含量减少、脑血流量急性下降或两者并存而引发的。研究表明，缺氧动物脑组织的化学变化与缺氧的严重性和持续时间有关。主动脉血氧分压降低到50mmHg以下，脑组织中能量代谢会明显改变；当PaO_2下降到45mmHg时，会出现精神活动障碍；当PaO_2下降至30mmHg时会出现昏迷。

2）脑缺血：脑缺血最早的表现为能量代谢物浓度迅速降低。其表现为血液携氧功能下降，并且糖、激素、氨基酸和营养物质供应均不足。根据能否恢复正常灌流，可以将脑缺血分为可逆性脑缺血和不可逆性脑缺血两种。不可逆性脑缺血，是指颅内无再灌注，可导致脑死亡；可逆性脑缺血，是指颅内有不同程度的再灌注，它可使脑组织功能得到部分或者完全恢复；也会由于再灌注造成损伤，加重脑功能障碍。

3）其他因素：低血糖、中枢神经系统感染、各种内外毒素和维生素缺乏等也易导致脑能量代谢紊乱和功能障碍。

（2）神经递质异常：正常意识的维持，有赖于中枢兴奋性和抑制性两大类神经递质间的平衡。中枢神经兴奋性递质有乙酰胆碱、儿茶酚胺（含多巴胺、去甲肾上腺素、肾上腺素）、谷氨酸和天门冬氨酸等；中枢神经抑制性递质有5-羟色胺、γ-氨基丁酸、甘氨酸、丙氨酸和丝氨酸等。多巴胺有兴奋作用，亦有抑制作用，取决于存在的部位。如果这两大类中枢神经递质的平衡遭到破坏，将会发生意识障碍。如在肝性脑病、低血糖时，脑内乙酰胆碱合成减少；肝性脑病和尿毒症昏迷时脑内5-羟色胺和γ-氨基丁酸增加；在药物性昏迷，除药物直接抑制突触活动外，可见到多种神经递质的释放减少和突触后受体对递质的敏感性降低；脑梗死时不仅神经递质的合成发生障碍，而且储存、释放和摄取等单胺代谢过程亦受到影响。

假性神经递质是指与正常递质结构相似的物质，它也可以被神经末梢摄取和储存。正常人也有少量假性神经递质，当神经冲动到达神经末梢时，它可以与正常神经递质一起被释放出来，并被突触后受体所接受，但不发生生理效应。病理情况下，假性神经递质含量过多，就会阻碍正常神经递质的作用，使脑功能失常。如在肝性脑病时，体内产生的苯乙醇胺和羟苯乙醇胺增多，这两种物质在化学结构上与正常神经递质去甲肾上腺素和多巴胺相似。增多时，取代正常递质，被肾上腺素能神经元所摄取，但其被释放后的生理效应弱于正常递质。因此，脑干网状结构的唤醒功能不能维持，发生昏迷。

（3）环腺苷酸异常：环腺苷酸（cAMP）是细胞内参与调节物质代谢和生物学功能的重要物质，是生命信息传递的“第二信使”，主要由ATP在腺苷酸环化酶的催化作用下形成，在体内分布广泛，能产生多种不同的生理效应。cAMP的直接作用是激活细胞内的蛋白激酶，当神经细胞兴奋时，突触前神经末梢释放递质作用于突触后膜上相应的受体并激活腺苷酸环化酶，在突触后膜合成环腺苷酸，进而激活蛋白激酶A，通过膜蛋白的磷酸化改变膜对离子的通透性，从而影响神经细胞的兴奋性，由于各种细胞的蛋白激酶种类不同，所以cAMP可产生不同的效应。此外，cAMP还能作用于胆碱能神经末梢，促进乙酰胆碱囊泡的释放。临床观察表明，高度意识障碍的患者脑脊液中cAMP含量显著下降，而当意识改善时，脑脊液中cAMP也回升，说明了cAMP与意识障碍密切相关。

（4）神经细胞膜损伤：在缺氧性酸中毒时，酸中毒可以导致神经细胞膜损伤，因此，在临床上表现为脑脊液的pH变化比血液更明显，当脑脊液pH低于7.25时，脑电波变慢，pH低于6.8时脑电完全停止。在尿毒症性脑病患者体内，尿毒症毒素蓄积，使神经细胞膜Na^+,K^+-ATP酶活性降低，能量代谢障碍，脑细胞膜通透性增加，脑细胞内Na^+含量增高，造成脑水肿，会出现严重意识障碍。在肝性脑病患者体内，升高的血氨除干扰神经细胞能量和递质代谢以外，还影响神经细胞膜Na^+,K^+-

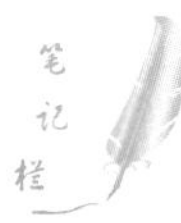

ATP 酶活性，与 K^+ 竞争进入细胞内，影响细胞内外 K^+ 的分布，进而影响膜电位和兴奋及传导等功能，导致意识障碍的发生。

2. 外源性毒素损伤 神经冲动传递过程中，最易受药物、毒物影响的部位是突触，许多神经系统类药物都是选择性作用于某一类型突触而影响神经功能的。由于网状结构的多突触传递特性，使网状结构成为特别易受药物、毒物影响的位点，大脑皮质的广泛突触结构也是药物和毒物攻击的重要部位，如苯二氮䓬类（地西泮、氯硝西泮等）通过增强 GABA 能神经的效应产生突触抑制，大脑皮质、边缘系统、脑干都含有丰富的 GABA 受体，苯二氮䓬类作用于边缘系统主要产生抗焦虑作用，当大剂量作用于脑干网状结构和皮质时，可以引起意识模糊、昏睡。巴比妥类药物也主要抑制多突触传递，从而产生镇静、催眠、麻醉作用。有机磷农药则通过对胆碱酯酶的抑制和破坏、阻断胆碱能神经突触的传递，最终亦可导致意识障碍。

（三）颅内占位性和破坏性损伤

颅内占位性病变是指颅腔内一定空间被局灶性病变所占据，引起临床局灶性神经症状、体征和颅内压增高，如颅内各种原发和转移性肿瘤、颅内脓肿、颅内各种肉芽肿、颅内各种寄生虫病等。颅内破坏性病变多由于脑梗死、脑出血等；颅内占位性和破坏性损伤引起意识障碍的主要机制是脑受压，尤其是脑干网状结构受压，破坏性损伤直接伤及脑干网状结构或引起大脑皮质广泛性梗死时也可直接造成意识障碍或昏迷，当损伤位于脑桥 – 中脑的网状结构上行激动系统时，即使损伤小而局限，也可导致深度的昏迷，如脑桥的出血或小梗死灶。

由于中脑上段（网状结构的主要通路部位）恰位于小脑幕与颅底围成的天幕孔狭窄处，因此，各种颅内占位性病变，包括弥漫性的脑损害，常常都因引起颅内压升高，使脑干移位、受压，形成不同的小脑幕裂孔疝，压迫网状上行激活系统，引起昏迷。

五、意识障碍防治的病理生理基础

意识障碍，特别是昏迷常常是急性脑功能不全的外在表现，表明脑干、大脑皮质功能的严重障碍，中枢神经系统对全身各系统、器官功能的调控能力受损程度严重，而且意识障碍会降低或失去机体的各种自我防御保护机制和对外界环境变化的适应能力，因而极易受到伤害，各种生命攸关的功能衰竭随时都可能发生，此时应紧急应对、积极防治。根据意识障碍的病理生理学基础，昏迷的防治不但应有针对原发病的病因治疗，也要注重防治生命功能衰竭的实时监测和紧急应对措施，保护脑功能、防止中枢神经系统进一步受损。

（一）紧急应对措施

在昏迷原因尚未确定之前，就应及时处理，避免出现的各种生命功能的障碍和衰竭。保持呼吸道通畅，防止发生呼吸衰竭，迅速建立输液通路，维护循环功能，防止循环衰竭等。因昏迷患者的呼吸、循环中枢的调控能力都常明显受损，且昏迷患者的呼吸道防御反射也多有障碍，因此呼吸功能障碍容易发生，此外，意识障碍还容易引起肺部感染，肺部感染也会导致呼吸功能障碍，并因其引起的高热、毒素增加等，进一步加重意识障碍。患者一旦呼吸、循环功能出现障碍，病情将急剧恶化，因此应紧急抢救、采取处置措施。

（二）尽快明确诊断，对因治疗

尽早病因治疗是减少脑损害、挽救患者生命的根本措施。颅内出血、血肿的相应内外科处理；毒物和药物中毒患者，要进行洗胃治疗，并使用相应的拮抗药物等，毒物引起的意识障碍，在早期未造成脑的实质性损害前，若能及时救治，预后较好；对急性脑梗死患者，若能在发病后 6 小时内进行有效的脑再灌注和脑保护等治疗措施（“超早期治疗”），可以最大限度争取神经细胞存活，减少细胞死亡，缩小梗死灶面积。一般情况下，结构损害引起的意识障碍较难恢复；代谢紊乱和中毒引起的意识障碍，及时纠正后，意识障碍可以恢复。

（三）生命指征、意识状态的监测

由于昏迷患者的意识状态和生命指征随时都可能出现急剧的变化，因此，必须严密监控血压、呼吸、脉搏、体温、瞳孔等生命指征，并及时应对各种紧急情况。意识状态的细致观察对于中枢神经系统的受损程度、预后评估都极其重要，应用较为客观的对意识状态评估的评定表，可对意识障碍和昏迷做较准确的评定。

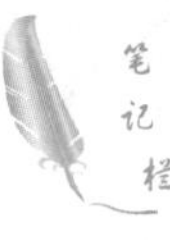

（四）脑保护措施

除意识障碍和昏迷的原发病因造成对脑的损害以外，在意识障碍和昏迷的发展过程中还会出现使脑组织进一步受损的继发性变化，因此，控制抽搐、减轻脑水肿、降低颅内压、改善脑代谢和脑血流等进行脑组织保护，以及避免脑组织进一步受损的措施常常在昏迷的治疗中有非常重要的作用。

案例 19-2 分析

1. 患者意识障碍的程度　重度，属于轻度昏迷。判断依据有：浅昏迷，呼之不应；双瞳孔不等大，左侧 5mm、右侧 3mm，对光反射迟钝。

2. 该患者意识障碍的病因是脑外伤导致急性硬膜外出血。

3. 意识障碍的发生机制

（1）脑干上行网状激动系统受损，丘脑受损，大脑皮质的广泛损伤及功能抑制，网状上行激动系统的作用是维持大脑皮质的兴奋性，上行激动系统与上行抑制系统之间的动态平衡及其与大脑皮质的相互联系决定了意识水平。当该部位受损后，由特异性上行传导系统的侧支传向脑干上行网状激动系统的神经冲动被阻断，脑干网状激动系统的兴奋性下降，导致意识障碍。

（2）内源性、外源性毒素导致的能量代谢、神经递质、环腺苷酸异常、神经细胞膜损伤等会造成脑组织的氧和代谢底物供给不足，或是兴奋性与抑制性神经递质间出现失平衡，引起意识障碍。

4. 意识障碍的救治原则

（1）及时处理，避免出现各种生命功能的障碍和衰竭。保持呼吸道通畅，防止发生呼吸衰竭，迅速建立输液通路，维护循环功能，防止循环衰竭等。

（2）颅内出血应及时做相应外科处理，若是其他病因也应及时去除病因。

（3）严密监控血压、呼吸、脉搏、体温、瞳孔等生命指征，并及时应对各种紧急情况。

（4）采取控制抽搐、减轻脑水肿、降低颅内压、改善脑代谢和脑血流等保护脑组织措施。

小　　结

脑功能不全是指由于脑的功能障碍对人的精神、情感、行为、意志，及对各个器官产生不同程度影响的病理过程。最主要表现是认知障碍和意识障碍。

认知障碍发生的原因和机制主要为在慢性脑损伤、脑缺血、缺氧性损伤以及一些全身性疾病中，参与脑功能调节的调节蛋白和体液因子合成、分解代谢异常，可以引起认知障碍。

意识障碍发生的原因和机制主要为在各种脑器质性病变、躯体疾病引起的脑中毒、各种精神疾病或病理过程均可通过不同的机制破坏脑干网状结构、丘脑、大脑皮质对意识的正常调节功能，从而引起意识障碍。意识障碍发生后，有以觉醒状态异常或（与）意识内容异常为主的表现，如恍惚、谵妄、嗜睡、昏睡、昏迷等。认知障碍的表现形式多种多样，会同时存在或相继出现，如学习记忆障碍、语言障碍、失认、失用、痴呆等。

脑功能不全防治的病理生理基础，有对症治疗、神经保护性治疗、恢复和维持神经递质的正常水平等脑保护措施、手术治疗、康复训练等。

复习思考题

1. 试述神经细胞内钙超载导致细胞死亡的机制。
2. 简述意识障碍的发生机制。
3. 试述意识障碍对机体的危害。
4. 结合认知障碍的发生机制，可以考虑从哪几个方面着手复制痴呆动物模型？

（李新芝）

主要参考文献

崔瑞耀，2004. 脑的基础与临床. 山东：中国海洋大学出版社.

斯维特，2012. 学习和记忆机制. 北京：科学出版社.

王建枝，钱睿哲，2018. 病理生理学. 9 版. 北京：人民卫生出版社.

王玮，赵小贞，2017. 中枢神经功能解剖学. 2 版. 北京：科学出版社.

朱大年，2008. 生理学. 北京：人民卫生出版社.

笔记栏

第二十章　多器官功能障碍综合征

学习目标

掌握：MODS 概念、病因及发生机制。

熟悉：MODS 时机体主要功能代谢变化。

了解：MODS 防治的病理生理基础。

多器官功能障碍综合征（multiple organ dysfunction syndrome，MODS）是指遭受感染、创伤、休克及其他严重疾病时，进展性出现两个或两个以上器官功能障碍的综合征。MODS 概念是在多器官衰竭（multiple organ failure，MOF）、多系统器官衰竭（multiple system organ failure，MSOF）和多器官系统衰竭（multiple organ system failure，MOSF）等概念基础上提出来的。MOF，MSOF 及 MOSF 均过于强调器官功能障碍的终末阶段——衰竭，忽视了器官功能不全的整个进展过程。1991 年美国胸科医师学会（the American College of Chest Physician，ACCP）和危重病医学会（Society of Critical Care Medicine，SCCM）联合提出 MODS 概念，强调对这一综合征的早期诊断和治疗。

MODS 中的器官功能障碍可直接由损伤因素引起，也可继发于机体对损伤因素的系统性反应，肺、肝、肾、肠道等脏器较易受到累及。MODS 十分危重，是 ICU 主要致死因素，通常受到累及的器官越多，死亡率越高。

案例 20-1

患者，男性，28 岁，以“胸腹部刀刺伤”为诊断在医院行手术治疗。术中发现肝及胰腺破裂、气胸，行肝、胰腺修补、双侧胸腔闭式引流术。术前及术中输血计 6000ml。术后第 2 天 BUN 10.8mmol/L，Scr 230μmol/L。术后第 4 天 BUN 40.6mmol/L，Scr 582μmol/L，尿量 300ml/24 小时，血生化检测显示 K^+ 6.6mmol/L，Na^+ 157mmol/L，Cl^- 108mmol/L，HCO_3^-16mmol/L，pH 7.31，行血液透析治疗。术后第 5 天，自觉气短，双肺下野呼吸音弱、叩诊浊音，放置胸腔闭式引流。术后第 6 天，患者高热，体温达 40 ～ 41.8℃，呼吸困难加重，发绀。PaO_2 42mmHg，SaO_2 63%，$PaCO_2$ 61mmHg。呼吸机辅助通气后，SaO_2 升至 78%，PaO_2 升至 55mmHg，$PaCO_2$ 稳定在 36 ～ 39mmHg。患者多次有血压下降，经应用多巴胺等药物后缓解。胃管引流出咖啡样物。

问题：

1. 患者肾功能状态如何?
2. 患者呼吸功能状态如何?
3. 患者是否发生了 MODS？依据是什么?
4. 患者是否发生了水电解质、酸碱平衡紊乱?
5. 患者高热的可能机制是什么?
6. 患者胃管引流出咖啡样物提示什么?

案例 20-2

患者，女性，21 岁。因呕吐、发热伴脓血黏液样便入院。2 天前，患者食用变质肉汤。次日，患者出现呕吐及发热，体温 39.2℃，排脓血黏液样便 5 次，伴里急后重感。5 年前患者患肾病综合征，此后间断性出现水肿、蛋白尿等。体格检查：体温 39.0℃，脉搏 120 次 / 分，呼吸 35 次 / 分，血压 80/40mmHg。意识模糊，呼吸急促，双侧肺部广泛干湿啰音。肝肋下两指，双下肢水肿。辅助检查：便常规，RBC（+++），WBC（+++）；血常规，RBC 3.5×10^{12}/L，WBC 12.3×10^9/L，PLT 161×10^9/L；尿常规，蛋白（+++）；血气分析，PaO_2 54mmHg，$PaCO_2$ 42mmHg，SaO_2 82%；X 线显示心影扩大，两侧肺水肿。患者 ALP 和 ALT 均升高，人血白蛋白和总蛋白均低于正常。入院后患者咳出粉红色泡沫痰，并出现血尿、黑便及鼻孔出血，PLT 35×10^9/L，3P 实验阳性。

问题：

1. 患者呼吸功能状态如何?
2. 患者心功能状态如何?

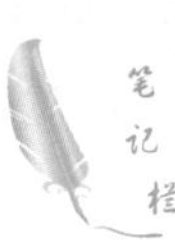

3. 患者肝功能状态如何？
4. 患者是否发生了 MODS？依据是什么？
5. 患者是否发生了休克，哪种类型？
6. 患者是否发生了 DIC？

第一节　MODS 病因

细菌等微生物引起的感染是 MODS 常见的病因，但严重创伤、大手术等非感染性因素也可引起 MODS。

（一）感染

脓毒症（sepsis）及脓毒性休克（septic shock）是 MODS 最常见的原因。脓毒症和脓毒性休克主要基于 1991 年 ACCP/SCCM 和 2015 年第三届国际会议（脓毒症和脓毒性休克定义）提出的诊断标准进行判定（表 20-1，表 20-2）。其中前者强调感染引起的全身炎症反应综合征（system inflammatory response syndrome，SIRS），后者强调机体对感染产生失控性、全身性反应，且这些反应进一步引起器官功能障碍。

表 20-1　1991 年 ACCP/SCCM 定义脓毒症、严重脓毒症及脓毒性休克

类型	临床表现
脓毒症	SIRS ①体温＞ 38℃或＜ 36℃ ②心率＞ 90 次 / 分 ③呼吸频率＞ 20 次 / 分或 $PaCO_2$ ＜ 32mmHg ④白细胞计数＞ 12×10^9/L，或＜ 4.0×10^9/L，或幼稚粒细胞＞ 10% 菌血症
严重脓毒症	伴有器官功能障碍、低血压或高灌流的脓毒症
脓毒性休克	脓毒症，即使在充分补液的情况下，仍伴有低血压及灌流异常。灌流异常可引起乳酸酸中毒、少尿及急性精神障碍等。患者即使应用药物恢复血压后仍可能存在灌流障碍

表 20-2　2015 年第三届国际会议定义脓毒症和脓毒性休克

类型	临床表现
脓毒症	①机体对感染的失控性全身性反应引起威胁生命的器官功能障碍 ②出现远离感染灶的器官功能障碍
脓毒性休克	①脓毒症，伴有严重的循环和细胞代谢障碍，导致死亡率增加 ②需要应用血管收缩药物，维持动脉血压＞ 65mmHg；血浆乳酸浓度增加，＞ 2mmol/L

（二）非感染性因素

严重创伤、烧伤、大手术、失血性休克、急性胰腺炎、产科并发症等非感染性因素均可引起 MODS。此外，重要器官系统的慢性疾病、糖尿病、大量输血、药物应用不当、化疗药物等导致的免疫抑制均可促进 MODS 发生。

第二节　MODS 发生机制

MODS 发生发展存在三种模式，①一次打击模式（one-hit model）：由脓毒症、多发性创伤、大面积烧伤等严重损伤因素直接引起；②二次打击模式（two-hit model）：原发损伤因素作用后，随即出现第二次打击。第二次损伤因素看起来可能不明显，如导管相关感染，但其可加强炎症反应及免疫功能失调，导致 MODS；③持续打击模式（sustained-hit model）：损伤因素持续存在，如呼吸机相关性肺炎。MODS 的发生机制非常复杂，目前尚未完全阐明，包括免疫系统功能失调、肠道细菌移位及肠源性内毒素血症、组织细胞缺血缺氧、线粒体功能障碍等。

（一）免疫系统功能失调

MODS 时，机体存在明显的免疫系统功能失调，表现为促炎 – 抗炎失衡。

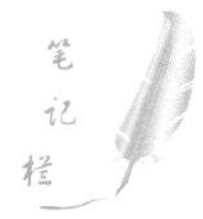

病原体入侵机体后，先天免疫系统可对其进行识别并做出反应。具体而言，病原体成分（如LPS）可与Toll样受体（TLRs）及Nod样受体（NLRs）等结合，进而激活单核吞噬细胞等免疫细胞，释放肿瘤坏死因子α（TNF-α）、白细胞介素1β（IL-1β）等促炎介质。在致病因素过于强烈的情况下，大量免疫细胞被激活，引起TNF-α、IL-1β等早期促炎介质过量释放，这些介质进一步诱导其他促炎介质释放并激活其他免疫细胞，形成恶性循环，放大炎症反应（表20-3，表20-4），这一现象也被称为SIRS。

促炎介质的释放诱导体内细胞同时产生一些抗炎介质，如白细胞介素10（IL-10），以维持免疫系统平衡，在不干预病原体清除的情况下，减轻促炎介质导致的组织细胞损伤。然而过量抗炎介质的释放，可引起代偿性抗炎反应综合征（compensatory anti-inflammatory response syndrome，CARS），导致免疫功能抑制，增加对感染的易感性，出现免疫麻痹（immune paralysis）现象。

中性粒细胞在TNF-α等促炎介质作用下，细胞表面蛋白表达出现变化，如黏附分子表达增多，通过与血管内皮细胞作用，游离出血管，进入组织并产生氧自由基，清除病原体。在严重炎症反应中，中性粒细胞凋亡减少，导致大量中性粒细胞浸润组织，氧自由基过量释放并损伤组织细胞。

表20-3 主要促炎介质及其来源和损伤性作用

类型	来源	主要损伤性作用
TNF-α	巨噬细胞、NK细胞、肥大细胞	引起发热、血管扩张和低血压、白细胞数量增加
IL-1β	巨噬细胞、淋巴细胞	引起发热、血管扩张和低血压、白细胞数量增加
IL-6	巨噬细胞、淋巴细胞	引起发热、白细胞数量增多
IL-8	巨噬细胞	趋化中性粒细胞、放大炎症反应
NO	巨噬细胞、中性粒细胞	引起血管扩张和低血压
ROS	中性粒细胞、内皮细胞、巨噬细胞	损伤细胞
PAF	单核/吞噬细胞、血小板、内皮细胞	活化血小板促进血栓形成
补体		趋化中性粒细胞、放大炎症反应；促进组胺和激肽释放

表20-4 主要炎症细胞及其激活物及损伤性作用

细胞	激活物	主要损伤性作用
巨噬细胞	LPS、趋化因子、补体	释放ROS、蛋白酶、PAF、花生四烯酸代谢产物；释放TNF-α、IL-1
中性粒细胞	补体、趋化因子、LPS、凝血因子	释放ROS、蛋白酶、PAF、花生四烯酸代谢产物；引起内皮损伤、血管扩张、血管通透性增强、低血压及休克；引起微血管凝血
肥大细胞	LPS、补体、直接损伤	释放组胺、PAF、花生四烯酸代谢产物；引起血管扩张、血管通透性增强、低血压及休克

（二）肠道细菌移位及肠源性内毒素血症

机体通过肠道上皮吸收养分，同时抵御肠道内微生物的侵入，然而重大疾病影响肠道完整性。脓毒症和由创伤、烧伤、失血等因素引起的非感染性炎症均可诱导肠道上皮凋亡，同时更新能力减弱，肠道通透性增强。恶性肿瘤、酒精、老龄化等因素能够强化炎症对肠道通透性的影响。

正常情况下，肠道微生态（microbiota）对机体健康至关重要。重要疾病可引起微生物群多样性丧失，致病菌滋生。抗生素等药物的不当使用可加重这一异常。脓毒症、创伤、烧伤等可在数小时内将一个健康的微生物群改变成一个致病性微生物群。发生变化的不仅是微生物种类，还包括微生物的毒性因子。由于肠道一直暴露在外源性微生物抗原作用下，免疫系统在维持肠道微生物群和机体（宿主）之间的稳态中至关重要。重大疾病时肠道免疫系统功能紊乱也是肠道细菌移位及肠源性内毒素血症机制之一。

值得注意的是，作为MODS的“发动机”，肠道异常本身可引起远隔器官的损伤。肠源性因子可通过肠系膜淋巴系统引起急性呼吸窘迫综合征（ARDS），而在重大疾病时阻断肠系膜淋巴管可预防肺损伤。作为最靠近肠道器官，肝脏通过门脉系统接触微生物成分及其代谢产物。重大疾病时，肠源性毒素入肝增多，可诱发肝损伤。此外，微生物群产物可在肾脏积聚及通过“肠－脑轴”分别损害肾脏和大脑。

笔记栏

知识链接 20-1　　Microbiota

Microbiota 译作微生态、微生物群或微生物组。肠道微生态指肠道各种共生或致病性微生物共同构建的一个生态群体。这些微生物包括细菌、病毒、真菌等。微生态对宿主的免疫、激素及代谢稳态至关重要。肠道微生态紊乱已被发现参与了糖尿病、肿瘤等众多疾病的发生发展过程。Microbiome 与 microbiota 含义接近，不仅指体内微生物群体，还指微生物群体基因组学，包括基因序列、转录表达等信息。

（三）微循环障碍，组织细胞缺血缺氧

血管内皮参与调节血管张力、细胞流动、凝血及局部促炎 – 抗炎介质平衡，因而内皮功能异常在微循环障碍中发挥核心作用。脓毒症时，一些可溶性因子，如可溶性 fms 样酪氨酸激酶 1（sFlt1，即可溶性血管内皮生长因子 1 受体）可激活血管内皮细胞。内皮细胞激活后，释放活性氧（ROS）和趋化物质，与白细胞黏附并将其激活。活化的中性粒细胞和巨噬细胞均可进一步产生 ROS，损害血管内皮细胞。此外，循环血液中增多的组胺、激肽也可提高血管通透性，导致血浆外渗，血液浓缩。组织损伤释放的组织因子（凝血因子Ⅲ）可启动外源性凝血途径，而血管内皮破坏所致的胶原暴露可激活内源性凝血途径。血小板活化因子（PAF）对血小板的激活及纤溶酶原激活物抑制物 1（PAI-1）对纤溶系统的抑制均可诱发微循环凝血。微循环障碍导致组织细胞缺血缺氧，出现形态、代谢及功能异常。血浆外渗可形成组织水肿，进一步影响细胞供氧过程。

创伤、烧伤、失血等应激情况下，交感神经 – 肾上腺髓质系统和肾素 – 血管紧张素系统（RAS）均被激活。前者释放的儿茶酚胺可直接引起外周脏器血管收缩，血供减少。RAS 激活能够诱导白细胞黏附，增加血管通透性并引起氧化应激反应。

（四）线粒体功能障碍

线粒体功能障碍及其引起的细胞毒性缺氧（亦称为组织性缺氧）是 MODS 发病机制之一。中性粒细胞释放的过氧化物及血管内皮细胞释放的 NO 共同形成过氧亚硝酸盐，导致线粒体呼吸抑制。氧化应激和炎性细胞因子信号通路均可干扰线粒体氧化磷酸化过程。这些情况导致 ATP 产生减少，细胞功能障碍，甚至死亡，如凋亡。

第三节　MODS 时机体主要功能代谢变化

（一）高代谢及高动力循环状态

MODS 患者常表现出高代谢状态，其机制主要与原始病因引起的应激反应和 SIRS 相关。应激反应中糖皮质激素、儿茶酚胺等激素分泌增多；SIRS 时炎症介质的作用，如发热，均可以提高基础代谢率。机体氧耗量增加，大于供氧，导致缺氧；三大营养物质分解代谢增强，出现负氮平衡、血糖升高。临床上，患者表现出肌肉萎缩、消瘦、恶病质状态。此时，外源性营养补充无法缓解患者的高代谢状态。部分 MODS 患者发病初期出现“高排低阻”型高动力循环状态。机体代偿性反应导致患者心排血量增加，同时扩血管物质引起血管扩张，外周阻力下降。然而，随着心肌受损，患者逐渐转变为“低排低阻”型循环状态，器官组织缺血缺氧，血压明显降低。

（二）肺功能障碍

肺泡上皮直接暴露在外部抗原下，在炎症反应的发生发展过程中发挥重要作用，因而肺在多发性创伤、脓毒症等情况时较常受到累及。患者可出现 ARDS，其机制包括两方面，①直接损伤，如细菌感染、吸入性损伤等；②间接损伤，如脓毒症、创伤、烧伤、输血等。ARDS 时，肺部中性粒细胞浸润，巨噬细胞激活，炎症介质大量释放，肺泡 – 毛细血管屏障受损，肺血管通透性增强，出现肺水肿。此时，毛细血管旁 J 感受器受到刺激，呼吸反射性加深、加快，CO_2 排出过多可引起呼吸性碱中毒，但患者低氧血症得不到缓解。临床上，ARDS 患者表现为进行性呼吸窘迫和低氧血症，伴有发绀和肺水肿，通常需借助机械辅助通气以维持呼吸。

（三）肝功能障碍

MODS 时，肠道移位的细菌、毒素，首先作用于肝脏，肝脏灌流不足也可直接损害肝功能。细菌、毒素可激活库普弗细胞，释放促炎介质、趋化因子、ROS 及 NO，损害肝细胞，间接降低肝脏功能（图 20-1）。患者通常表现为高胆红素血症和低白蛋白血症，伴有丙氨酸转氨酶（ALT）和碱性磷酸酶（ALP）升高。患者由于糖异生和糖原分解障碍，可出现低糖血症，而乳酸清除障

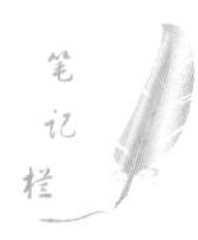

碍可发生代谢性酸中毒。此外，部分患者可出现凝血障碍及肝性脑病。

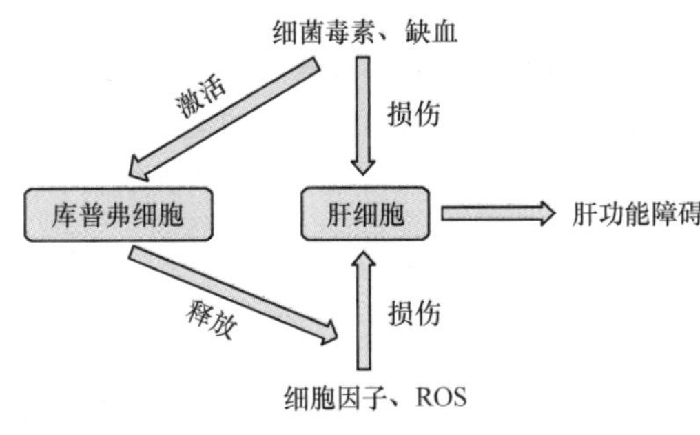

图 20-1 MODS 时肝功能障碍机制

（四）心功能障碍

MODS 时，心功能障碍主要表现为心肌收缩性减弱，射血分数降低，同时伴有心室扩张。心肌收缩性减弱的机制包括以下几个方面（图 20-2）：①细菌毒素，特别是 LPS 及促炎性细胞因子 IL-1β，TNF-α 等对心肌具有抑制作用；②心肌缺血、缺氧及线粒体功能障碍导致心肌能量代谢障碍；③钙、钾等离子紊乱及酸中毒，干扰心肌兴奋－收缩偶联，损害心肌收缩性；④持久的交感－肾上腺髓质系统兴奋，导致心肌对儿茶酚胺反应性减弱。

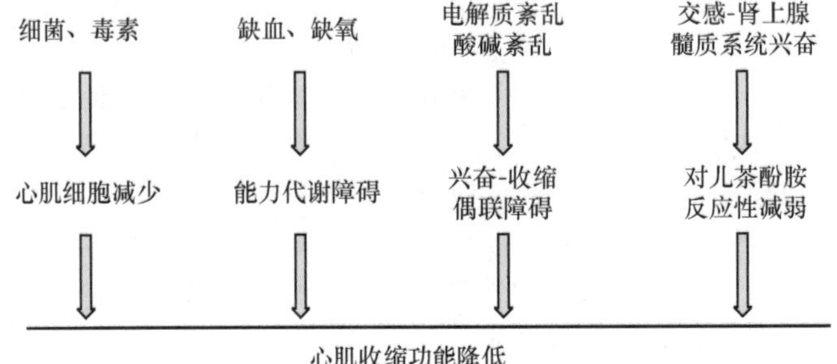

图 20-2 MODS 时心功能障碍机制

（五）肾功能障碍

MODS 时，肾功能障碍具有较高的发生率。急性肾衰竭患者通常表现为少尿、氮质血症、代谢性酸中毒和高钾血症。严重创伤、大失血等应激条件下，交感－肾上腺髓质系统及肾素－血管紧张素系统兴奋，儿茶酚胺和血管紧张素Ⅱ等缩血管物质释放增多，引起肾血管收缩，肾血流灌注减少，即功能性肾衰竭。随着缺血时间延长，肾小管上皮细胞可发生坏死，即演变为器质性肾衰竭。脓毒症时，内毒素及促炎性细胞因子可诱导肾小管上皮细胞凋亡，出现肾功能障碍，此时肾血流量并不一定减少，也无肾小管坏死（图 20-3）。

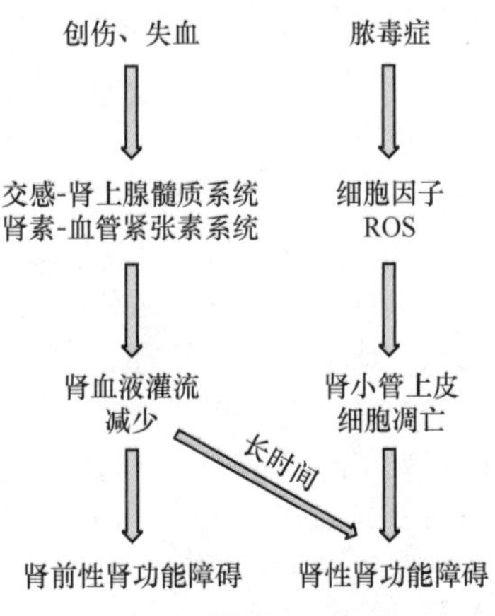

图 20-3 MODS 时肾功能障碍机制

（六）胃肠道功能障碍

创伤、烧伤、失血等应激时，交感－肾上腺髓质系统强烈兴奋，儿茶酚胺引起血流重新分布，胃肠道黏膜缺血缺氧，导致黏膜变性、坏死、糜烂，甚至出血，形成应激性溃疡。感染是导致胃黏膜损伤的重要因素，细菌毒素及炎性介质可直接损伤胃黏膜。胃肠道功能障碍主要表现为胃肠运动能力减弱，消化液分泌减少，消化吸收障碍。胃肠道黏膜上皮坏死及凋亡，导致胃肠道黏膜屏障功能减弱，进而引起细菌移位及肠源性内毒素血症。

（七）脑功能障碍

脓毒症时，循环血液中炎性介质可引起脑内皮细胞激活，血脑屏障通透性增强，炎性介质进入脑内，炎性介质及脑内形成的自由基均可损伤脑细胞。脑内皮细胞激活，也可引起脑微循环障碍，形成微血栓及局部出血等病理改变。MODS 早期，血压降低不明显，脑循环存在自身调节，同时儿茶酚胺释放等因素可引起血液重新分布，脑的血液供应因而可以得到保证，患者没有明显的脑功能障碍。随着 MODS 进展，血压进行性下降，脑循环自身调节功能丧失，脑血液供应减少，再加上脑微循环障碍，脑细胞严重缺血、缺氧，导致患者出现一系列神经功能障碍。此外，脑血管壁通透性增高，可引起脑组织水肿。

笔记栏

第四节　MODS 防治的病理生理基础

MODS 累及到多个器官，病情严重，如果器官发展至衰竭阶段，死亡率高，因而 MODS 应早诊断、早干预。

（一）病因学防治

去除或处理原始病因。例如，对于病原菌感染患者，应积极应用抗生素治疗；对于外伤患者，应及时清除伤口内的异物，切除坏死或严重污染的组织；对于休克患者，应积极进行补液、输血、应用血管活性药物、纠正酸中毒等抗休克治疗。

（二）纠正组织细胞缺氧

组织细胞氧代谢障碍是 MODS 发病机制之一，改善细胞缺氧状态是 MODS 防治的重要手段。采用机械通气提高氧的输送，维持动脉血氧饱和度在 88% ～ 92% 及静脉血氧饱和度在 70% 左右。

（三）提高器官血液灌注

密切监视患者动脉血压及中心静脉压等生命指标，及时补液以恢复缺血器官灌流量，保证有效循环血量。同时应防治缺血 – 再灌注损伤。

（四）控制炎症反应

根据情况，可考虑应用糖皮质激素或非类固醇类抗炎药物，控制体内炎症反应，保护细胞。

（五）营养能量支持

MODS 分解代谢增强，能力消耗明显，应及时补充葡萄糖、氨基酸、辅酶 A 及 ATP 等营养物质，保护器官功能。

（六）器官特异性防治

如肾功能不全时采用透析治疗；心功能障碍时减轻心脏负荷等。

案例 20-1 分析

患者外伤后出现氮质血症、少尿、高钾血症及代谢性酸中毒，表明患者出现急性肾功能不全；出现呼吸困难、发绀、低氧血症、高碳酸血症，表明患者发生呼吸功能不全，因此说明患者因外伤出现 MODS（注意：肺及肾均未直接受到外伤）。患者高热在排除原发外伤所致感染的基础上可考虑 SIRS。胃管引流出咖啡样物则提示患者发生了应激性溃疡。

案例 20-2 分析

患者因肠道炎症，发生脓毒症及脓毒性休克。然后，出现呼吸困难、低氧血症及高碳酸血症，表明患者发生肺功能不全；出现心影扩大，两侧肺水肿及粉红色泡沫痰，表明患者发生急性左心功能不全；出现 ALP 和 ALT 升高，人血白蛋白和总蛋白降低，表明患者发生肝功能不全，因此患者因脓毒症及脓毒性休克发生 MODS。患者多处出血，血小板减少及 3P 实验阳性，表明患者发生 DIC。

小　结

MODS 是指遭受感染、创伤、休克及其他严重疾病时，进展性出现两个或两个以上器官功能障碍的综合征。MODS 病情危重，死亡率高。MODS 病因包括感染性因素及创伤、烧伤、大手术、失血性休克等非感染性因素，其中脓毒症及脓毒性休克是 MODS 最常见的原因。MODS 的发生机制非常复杂，尚未完全阐明，包括免疫系统功能失调、肠道细菌移位及肠源性内毒素血症、组织细胞缺血缺氧、线粒体功能障碍等。MODS 患者存在高代谢及高动力循环状态，并可能伴有肺、肝、心、肾等多个器官功能障碍。MODS 防治病理生理基础包括病因学防治、纠正组织细胞缺氧、提高器官血液灌注、控制炎症反应、营养能量支持及器官特异性防治等方面。

复习思考题

1. MODS 概念是什么？
2. MODS 发生机制有哪些？
3. MODS 时肝功能障碍机制是什么？

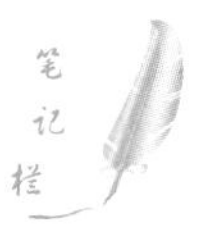

4. MODS 时肾功能障碍机制是什么？

（赵成海）

主要参考文献

王建枝，钱睿哲，2018．病理生理学．9版．北京：人民卫生出版社．
徐哲龙，2018．病理生理学．北京：清华大学出版社．

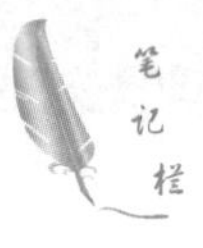

中英文名词对照索引

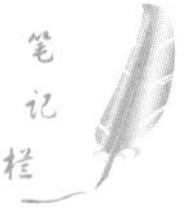

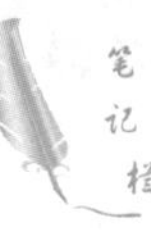
笔
记
栏

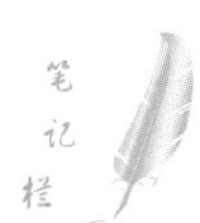

笔记栏

X

Y

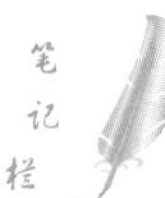

笔记栏